精选男性药酒1200例

张保国◎编著

中国医药科技出版社

内容提要

本书紧扣男性生理病理特点，针对男性的常见多发疾病及抗衰防老、益智健脑、强筋壮骨、养颜护肤、乌发生发、减肥调脂等日常需要，精选1120种效果突出的药酒经典名方，详细介绍其原料、制作、功效、主治、用法及注意事项，并附有80种行之有效的解酒醒酒验方，具有资料权威、配方高效、原料易得、制作简便、查阅快捷等特点。

本书适合广大贤妻良母、男性保健爱好者、营养专业人员、男科临床医师以及医药爱好者使用。

图书在版编目（CIP）数据

精选男性药酒1200例／张保国编著．—北京：中国医药科技出版社，2013.5

ISBN 978－7－5067－6003－4

Ⅰ.①精…　Ⅱ.①张…　Ⅲ.①男性生殖器疾病－药酒－配制　Ⅳ.①R289.5

中国版本图书馆CIP数据核字（2013）第042720号

美术编辑　陈君杞

版式设计　郭小平

出版　中国医药科技出版社

地址　北京市海淀区文慧园北路甲22号

邮编　100082

电话　发行：010－62227427　邮购：010－62236938

网址　www.cmstp.com

规格　710×1020mm 1/16

印张　21 1/2

字数　377千字

版次　2013年5月第1版

印次　2014年5月第2次印刷

印刷　航远印刷有限公司

经销　全国各地新华书店

书号　ISBN 978－7－5067－6003－4

定价　39.80元

前 言

中医中药是我国独具特色的医药文化，是中华民族对人类文明、生存繁衍做出的重要贡献。作为中医学方剂中的酒剂，有着悠久的历史。汉朝桓宽《盐铁论·国病》中记载：“夫药酒苦于口，利于病”。唐朝孙思邈著《千金要方》、《千金翼方》及明朝李时珍所著的《本草纲目》中均有大量的药酒方。用酒治病是我国古代医家的创造和发明，是传统医学的一大进步。

药酒亦称补酒、保健酒、配制酒，它是采用治疗和滋补等功能的中药材与酒配制而成。具有治疗多种疾病和强身健体的作用，其制作简便，四季均可饮用。

酒剂的药方众多，但对于男性防病治病及养生保健的药酒处方则散见于各家著作和诸多文献中，为将这些宝贵的药酒经典验方推广和应用，本书紧扣男性生理病理特点，针对男性的常见多发疾病及养颜护肤、乌发生发、减肥调脂、益智健脑、强筋壮骨、抗衰防老等日常需要，作者收集整理了1120种效果突出的经典名方，详细介绍其原料、制作、功效、主治、用法及注意事项，并附有80种行之有效的解酒醒酒方剂，具有资料权威、配方高效、原料易得、制作简便、查阅快捷等特点，适合广大贤妻良母、男性保健爱好者、营养专业人员、男科临床医师以及医药爱好者使用。

药酒在防病治病中虽然有许多优点，但不是对所有的人和病症都能适用，必须根据自身体质和症状辨证选择，最好请中医师指导，切不可盲目乱用。特别是不尚饮酒者，更应注意，以免服用过量而导致其他并发症发生。饮用药酒后，不能紧接着服用抗癫痫类、水杨酸类、三环类等抗抑郁药，以免这些药物的中枢抑制作用加强，从而导致这类药物在常规剂量时也会引起药物中毒。

本书在编写过程中，参考与引用了众多作者的研究资料，在此向这些作者表示衷心的感谢。由于本人编写水平有限，书中遗漏与错误之处在所难免，敬请各位读者给予批评指正。

张保国

2013年1月

目录

第一章 概述

第二章 男性治病药酒

第三章 男性养生药酒

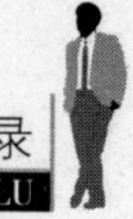

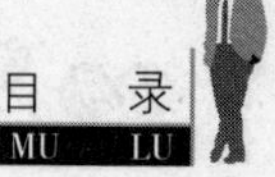

第四章 解酒醒酒验方

第一章 概 述

第一节 男性保健酒的历史、分类及保健作用

一、药酒和保健酒的历史

中华民族酒的历史，可以追溯到上古时期。上古时代，人们不会自觉造酒，偶然把吃剩下的饭倒在树洞里，在温度及其他条件作用下，自然转化为酒或酒化食物，这种现象逐渐被人们所认识。当农业出现后，人们贮藏的谷物堆积发酵，人工酿酒随之产生。如《淮南子·说林训》载有“清醠之美，始于耒耜”，即说明酿酒与农业生产的密切关系。《史记·殷本纪》有关于纣王“以酒为池，悬肉为林”，“为长夜之饮”的记载，以及《诗经》中“十月获稻，为此春酒”和“为此春酒，以介眉寿”的诗句等，均表明我国酒之兴起，已有五千年的历史。酒最早的文字记载见于《战国策·魏策》：“昔者，帝女令仪狄作酒而美，进之禹，禹饮而甘之”，故后世有“仪狄造酒”之说。

酒与医药关系密切，从“医”字、从酒（酉）可明之。中医有“酒为百药之长”说。在殷商时期已有药酒出现，由单味或多味药材浸泡酒中而成。如用黑黍为酿酒原料，加入郁金香草（一种中药）酿制而成的药酒。这是有文字记载的最早药酒。从长沙马王堆汉墓中出土的医方专书《五十二病方》，用到酒的药方不下于35个，至少有5方可认为是酒剂配方，用以治疗蛇伤、疽、疥瘙等疾病。其中有内服药酒，也有供外用的。出土的帛书《养生方》中有药酒的酿造方法。古人重视用酒防病。《史记·扁鹊仓公列传》中记载了用酒醪治疗肠胃疾病，“其在肠胃，酒醪之所及也”。我国最早的医学典籍《黄帝内经》中《素问·汤液醪醴论》篇曾指出：“自古圣人之作汤液醪醴，以为备耳”。这就说古人之所以酿造醪酒，是专为药而备用的。《黄帝内经》中还载有“左角发酒”，治尸厥，“醪酒”治经络不通，病生不仁。“鸡矢酒”治臌胀。东汉张仲景的《伤寒杂病论》中，载有妇人六十二种风，腹中血气刺痛，红兰花酒主之。隋唐时期是药酒应用较为广泛的时期，记载最丰富的是孙思邈的《千金方》。《千金要方·风毒脚气》中专有“酒礼”一书，共载酒方16首，《千金翼方·诸酒》中载酒方20首，是我国现存医著中，最早对药酒的专题论述。明代伟大的医药学家李时珍的《本草纲目》中的附方，记载了大量前人和当代人的药酒配方。卷二十五酒条下，设有“附诸药酒方”的专目，辑药酒69种，在各药条目的附方中，也往往附有药酒配方，约为200多种。如补虚弱、益精

气、祛冷风、壮阳道、健腰膝的“枸杞酒”；补中益气、治诸虚的“人参酒”；补五脏、调六腑、令人无病的“天门冬酒”；益丈夫兴阳、理腰膝冷的“仙灵脾酒”；祛风寒湿痹、壮筋骨、填精髓的“五加皮酒”；和血脉、坚筋骨、止诸痛的“当归酒”；治诸风、顽痹瘫痪、挛急疼痛、恶疮疥癞的“花蛇酒”、“乌蛇酒”、“三蛇酒”、“虎骨酒”、“牛膝酒”等。这些药酒配方绝大多数是便方，具有用药少，简便易行的特点。

随着酿酒工艺不断发展与提高，药酒不仅强身保健及治病，还出现了风行一时的名酒，有的成为宫廷御酒。如元代羌族的枸杞酒、地黄酒；大漠的鹿角酒、羊羔酒；东北的松节酒、松根酒、虎骨酒；南方的五加皮酒、茯苓酒；西南的乌鸡酒、腽肭脐酒等。明代宫廷建有御膳房，专造各种名酒。如名噪金殿的“满殿香”就用白术、白檀香、缩砂仁、藿香、甘草、木香、丁香等酿成。民间有薏苡酒、羊羔酒、正月腊八酒、端午菖蒲酒、中秋桂花酒、重阳菊花酒等。清代乾隆年间，出现以烧酒为基质的各种药酒，烧酒以花果酿之，故以“露”名之，如玫瑰露、茵陈露、山楂露、五加皮、莲花白等，其功能大多有“保元固本、益寿延年”的养生保健作用。保健酒在不同的历史时期有着不同记载，如北宋王怀隐等在《太平圣惠方·药酒序》中对酒的性能做了一些新的论述：“夫酒者古蘗之精，和养神气，性唯剽悍，功甚变通，能宣利肠胃，善导引药势”。唐代大诗人白居易说“麦面之英，米泉之精，作合为酒，孕和产灵。孕和者何？浊醪一尊，霜天雪夜，变寒为温。产灵者何？清醑一酌，离人迁客，转忧为乐……”，从这些记载中可以看出酒对于健康以及酒与药之间的密切关系。

二、药酒和保健酒的分类

药酒和保健酒，其主要的特点是在酿酒过程中或在酒中加入了中药、草药和其他具有营养的成分。因此，药酒和保健酒两者并无本质上的区别。其中，药酒是以治疗疾病为主要目的，有特定的医疗作用，而保健酒则是以滋补养生健体为主，对人们具有保健强身作用。药酒和保健酒，或称为补酒、健身酒，从广义上讲凡能强体健身的酒都可称为保健酒。从狭义上可以认为是以黄酒、白酒、葡萄酒等作为酒基，加以中药材经过浸渍、渗漉、蒸馏或酿制等方法制成的具有滋补强壮、延缓衰老作用的饮料酒。

药酒和保健酒是伴随着我国中医学和酿酒业而发展起来的，属于中药制剂剂型之一。现存最早的药学专著《神农本草经》中就已记载了包括酒剂在内的多种剂型，历代多种本草专著对药酒亦做过较详细的介绍。较早时期，人们只利用酒本身具有的疏通血脉的作用，辅以活血通脉，祛风湿利关节的药方，后来，人们发现加以补益药可借酒流畅气血之力达轻身延年之效，保健酒由此形成和发展起来。药酒和保健酒原则上是根据给药途径、功能、基酒、制作方法等进行分类的。

1. 按给药途径分类

中药药酒按给药途径主要可分为内服和外用两大类。内服药酒数量大，多

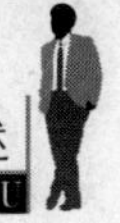

作为治病和健身强体来应用，工业化生产品种和数量均高，是中药药酒的主要产品。外用药酒主要是作用于皮肤，外搽或敷、揉患处，产生局部药理效应和治疗作用。外用药酒内容丰富，使用广泛。

2. 按功能分类

中药药酒按功能可分为治疗用（治病）药酒和防病用（强体保健）药酒两大类。

（1）祛邪治病的药酒　是以防治疾病为主的药酒，在配伍上严格按照中药“七情和合”的要求，是专为治疗疾病而设置的。主要作用有祛风散寒、活血止痛、祛风除湿、舒筋活络、止咳平喘、清热解毒、养血活血等。如国公酒、胡蜂酒、桑菊酒、人参蛤蚧酒等。

（2）补性药酒　是补益人体之阴、阳、气、血偏虚的药酒，此类药酒对某些疾病有一定防治作用，但主要是对人体起滋补增益作用，促进人体健康、精力充沛，预防病邪袭人，是专为补虚纠偏，调整阴阳而设置的。不同的补性药酒各有其作用特点和适用范围。如益气类、补血类、养阴类、温阳类、补益长寿类、补益肝肾强壮筋骨类、美容类、乌须美发类等。

3. 按使用基酒分类

中药药酒按制作药酒时使用的原料酒（基酒）的不同，可分为白酒类（包括使用食用或药用酒精）及其他酒类，包括黄酒类、米酒类、果酒类等。

（1）白酒类药酒　按照《中华人民共和国药典》（2010 年版）一部附录ⅠM 酒剂规定，制备中药药酒所用基酒应为蒸馏酒，符合蒸馏酒质量标准的规定。蒸馏酒的浓度依据各品种要求而定，内服酒剂应以谷类酒为原料。药典收载的中药药酒，均用白酒制备。白酒依据风格和酒体的不同，有浓香、酱香、清香、米香、药香、浓中带酱等风味，制备药酒多用浓香型白酒。

（2）其他　制备中药药酒除主要使用白酒外，也有用黄酒、米酒、果酒等含醇量较低的酒作为制备中药药酒的原料用酒，由于其醇含量较低，治疗适于不善饮酒者使用。这类酒较之白酒含有葡萄糖、氨基酸、微量元素等多种营养成分，因而多用于制作各类滋补保健酒。

4. 按制作方法分类

（1）浸提类　依浸渍温度不同，可分为冷浸法和热浸法。依使用工艺手段的不同，有一般传统制药酒浸制法和工业化生产的浸制法制药酒，如循环浸渍法、罐组式逆流循环提取法、热回流法，以及渗漉法制药酒等均可归入浸提法制的药酒类。

（2）酿制类（药酿法）　系将药材或药汁配合造酒原料、酒曲等，发酵配制而成。

（3）配制类　药材经提取获得提取物，加基酒及其他添加剂配制而成。

5. 按外观形态分类

（1）液体药酒　即以药物和各种酒类制成，呈液体状，有不同的规格，瓶装，占药酒的主要部分。

（2）固体药酒　为便于携带，采用环化糊精作基料。环化糊精能把酒中有用物质全部吸收，然后加工成粉末，饮用时只需把粉末用凉开水溶解即可。其色、香、味均可保待原汁药酒的特点。

三、药酒和保健酒的保健作用

中医学认为，酒为水谷之精华，其气剽悍，味辛甘，性热，入心、肝经，具有畅通血脉、开瘀化结、祛风散寒、消食暖胃、滋润皮肤的功能，还能引药上行，助药力，适量饮用，可强心提神，助气健胃，消除疲劳，增强精神。而中草药一般多为天然之品，不良反应较少。与酒结合形成的药酒，介于食物与药物之间，有病可以医病，无病可以防病健身。在古代，用酒治病，特别是制成药酒来防治疾病的现象十分普遍，因而古人视“酒为百药之长”。例如，用酒泡大黄、白术、桂枝、桔梗、防风等制成的“屠苏酒”，是古代除夕男女老幼必用之品。端午节饮“艾叶酒”，重阳节饮“茶花酒”以避瘟疫。可见药酒在古代防治疾病的重要性。

药酒确有延年益寿的作用。这一点在历代的医疗实践中已得到了证实。如对老年人具有补益的作用的“寿星酒”；补肾壮阳、乌须黑发的“回春酒”；“五加皮酒”可以去风湿，壮筋骨，填精髓；“当归酒”可以和血脉，壮筋骨，止诸痛；“人参酒”可以补中益气，治疗诸虚；“黄精酒”能壮筋骨，益精髓，褒白发等。

现代医学研究表明，适量饮酒对人体有一定的益处，如可以促进消化，减轻心脏负担，预防心血管疾病。还能加速血液循环，有效地调节和改善机体代谢和神经传导，有助于身心健康和延年益寿。用酒浸药，酒本身就是一种良好的有机溶媒，有良好的穿透性，易于进入药材组织细胞中，可以把中药里的有效成分高效地提取出来，使人体易于吸收，更好地发挥出药材的原有作用。由于每一品种的药酒或保健酒均按药物的性质和中医方剂理论组成，故呈现出不同的药理作用。如“壮酒”具有抗应激或抗疲劳的作用，能增强机体的耐受性。“宫廷葆春酒”能明显提高机体的内分泌系统、免疫系统、能量代谢、抗氧化等作用，适用于因性激素水平较低，内分泌失调引起的阳虚倦怠，体力下降，免疫功能下降，抵抗力降低引起的诸多病症的中老年男性病人。“益康药酒”能增强衰老患者的学习及记忆能力，增加免疫器官的质量，提高血清中SOD的活性，降低血清中MDA和肝脏中MAO的含量，具有抗衰老作用。“山海补液”能提高机体内雄性激素水平，兴奋肾上腺皮质功能，调整内分泌系统，增强机体的免疫功能。“芪茸保健酒”可明显缩短男性勃起潜伏期，延长勃起持续时间，显著增加附睾精子数，提高精子存活率。“雷公藤药酒”能抑制类风湿性关节炎炎症反应，显著减轻关节肿胀度，阻止继发性病变的发生。“风湿骨痛药酒”能通过改善骨内及周围组织的微循环，抑制滑膜组织中一氧化氮的过度产生，降低软骨中纤溶酶原激活物的活性，提高纤溶酶原激活物抑制因子的活性，消除导致关节软骨退变的内在因素，提高关节液中透明质酸的含量，从而达到保护关节软骨、抗关节软骨退变的目的。“银杏叶酒”能使人体全血和血浆粘度降低，红细胞聚集性降低，变形性增加，血甘油三酯和胆固醇含量降低，明显改善血液流变学指标，对缺血性心脑血管疾病有较好的预防作用。“红曲珍珠保健酒”具有促进人体新陈代谢，增强机体免疫功能，消除血液中胆固醇、脂肪、血栓等不纯物质，使血液成分正常畅通，并通过供给各器官细胞的充足养分和氧气，使细胞迅速再生，保持青春活力。“抗癌药酒”能提高人体免疫器官的免疫功能，具有一定的抑瘤作用。“中药十一方酒”外敷化疗渗漏疗效显著，具有速达肿痛组织，促进血液循环，改善神经肌肉功能，迅速止痛消肿的作用。

药酒和保健酒的品种较多，所使用的药材也不尽相同，内容十分丰富，今后，随着人们保健意识的增强，渴望长寿的美好愿望，“治未病”越来越受到重视，对药酒和保健酒的作用研究将会更加深入。

第二节 男性保健酒的制作

一、材料的选择及处理

1. 拟定处方

自制药酒和保健酒应当选用适合家庭自制的安全可靠的药酒处方，有些配方并不适宜自制，如某些有毒性的中草药，是必须要经过炮制后才能应用的。一般家庭没有这样的条件。民间流传的一些单方、验方，如果配制药酒，应当先去咨询医生，弄清楚药物的性质和适用范围，以免延误病情，甚至引起中毒。

2. 处理药材

一般制备酒剂的药材都切成薄片或捣碎成粗颗粒状。按医生处方配齐所用药物的种类、剂量，将其洗净晒干，凡是坚硬的皮、根、茎等药物，应切成3毫米的药片；草质茎根，切成3厘米长的段子；种子类应捣碎。某些药物，还要经过一定的加工炮制处理，民间验方的中草药，首先要弄清楚其品名、规格，要防止因同名异物或异名同物而弄错的药材。

3. 酒的选择

原则上以不低于60度的烧酒较为适合。若用70%的药用乙醇来代替，则更有利于药材成分的浸出。对于不善饮酒者，亦可用低度白酒或黄酒，但浸出时间及次数宜适当增加为宜。

二、制作方法

1. 冷浸法

冷浸法是药酒和保健酒常用的制作方法之一，在民间盛行。其制作工艺简单、操作简易、实用性较强。即将药材按药物处方选好洗涤加工成碎片或粗末状，用干净纱布袋装好或直接放入带盖容器内，加入适量酒，封口浸泡一段时间后，启封除去酒中的药渣便制成药酒。一般情况下，100～200克中草药中加酒1000克。容器封口后每日摇荡1～2次，7天1个周期，1月后药材中各种成分浸出，除渣即可。此时若药酒口感过差，应按配方药性要求，分别加入砂糖、蜜汁或甜味物质，调整药酒口感。

2. 热浸法

热浸法也是传统制作药酒和保健酒

的方法，古医书中多有记载，又叫酒煮法。该工艺较冷浸法复杂。即将药材整理加工按药物处方配比要求放入耐热容器中，倒入适量酒后，用火加热容器煮沸，待液面布满泡沫时离火，趁热密封容器口，埋入土中，以拔除酒中水火毒气，待一定时间取出除渣后既得药酒。该法可缩短药材在酒中浸泡时间，并能加快药材中各种有效成分在酒中充分浸出；同时药材中难溶性物质成分在相应温度下受热浸出，增加了药酒的药效。使用高度白酒煮药材时比较危险，为了安全，可再增加一套耐热容器，隔水相煮，切忌明火直接加热。一般埋入土中10～15日取出，启封除去药渣即得药酒。热浸法不宜用大火炖煮，且煮药时间不宜太长，以免药物的挥发性成分及酒精成分的过大损失。如药物含挥发性成分较多则不宜使用上述方法。

3. 药膏改制法

此法即先将药材洗涤加工整理后制成碎片或粗粉状，按药物处方中要求品种比例放入砂锅（或搪瓷锅、不锈钢锅）中，加清水高出药面约10厘米左右，水浸6小时左右，加热用文火煮1～2小时，分离药汁和药渣。药渣则另取清水文火煮1小时后，汁、渣又分离，弃渣，将两次药汁混合均匀静置8小时，令其药汁自然沉淀，取上清汁液加热浓缩成稠汁膏状（一般情况下，5公斤生药可得2公斤左右药汁膏）。然后加入与药膏相等量酒，使其混合均匀，贮放一定时间即可得药酒。本法适宜含脂肪性高和难溶性成分多的中药配方，如猪脂、老母鸡、矿类物质等。至于含较多芳香、易挥发成分的处方不宜采用本法。

4. 酿造法

酿造法制药酒和保健酒也是一种古老的制作方法。当今市售的药酒（保健酒）中，不少采用此法制成。可分为直接法和间接法两种。

（1）间接酿造法　把药材加工成碎片或粗粉状放入砂锅（或搪瓷锅、不锈钢锅）中加水煮汁备用。在拌曲发酵时加入药汁共同发酵，一般发酵6～7天便可压榨得药酒。

（2）直接酿造法　把药材洗涤整理加工成粗粉状，同曲粉一道撒入备好的米饭中搅和均匀，入罐共同发酵，一般发酵10～15天后压榨得酒；或鲜药压汁同曲、米饭一同入罐发酵，除渣制得药酒。

5. 蒸馏加工法

将洗涤整理加工后的药材按比例放入盛酒的容器中，经24小时浸泡后，药、酒一同装入蒸馏设备中蒸馏，可制得药酒。此法亦称露酒法。该法适用于不溶、难溶性成分需在加压加温下才能充分提取药物成分，同时，此法对易挥发成分有降低损失率、药材成分综合利用率高的特点。

三、制作药酒应注意的问题

配制药酒和保健酒有许多环节，除了掌握其配制工艺外，还应必须注意以下几个方面的问题：①所配制的药酒与所要治疗的病证应相符，配制补酒也要根据本身气血的盛衰，五脏六腑的偏盛与不足，来选择适宜的药酒处方。②每次配制的药酒不宜过多，一般5公斤左右。若病未愈，可再配制，这样可避免浪费。若方剂中剂量较大，可酌情将剂量比例缩小。③处方内的药物一般不要任意改动或增减剂量，必要时可在医师指导下应用。④所用的药材必须洁净或新鲜。质次、伪劣者均不得使用。⑤凡配制药酒所用的一切用具、容器均要洁净、完好，并用必要的消毒方法处理。⑥配制时所用白酒、米酒、黄酒应选用符合国家食用标准的优质品种，劣质和不符合国家食用标准的酒用于制作药酒，对人体会产生不同程度的损害。⑦在服用药酒前，应注意观察是否有变质、污染、霉变等异常现象及腐败气味，否则不用，以免产生急性或慢性中毒。

第三节 男性保健酒的饮用与储存

一、男性保健酒的饮用

服用药酒和保健酒应注意以下几个方面的问题。

1. 平日酒量小的患者，在服用时，可用适量的冷开水冲淡饮服。还可以在服用时兑上适量的葡萄酒或黄酒。

2. 老年人在服用时应注意饮用后有无不良反应，如出现易醉，易呕吐，心跳加快，血压升高等，则应停服，或在医师指导下服用。

3. 服用药酒和保健酒后，应禁服其他药物，尤其是西药，以免因酒的作用而增强某些药物的毒副作用，甚至造成生命危险。

4. 若在寒冷季节或地区配制、饮用的药酒，可将原剂量稍微增多；在炎热地区或季节，则应将原饮用量稍微减少。

5. 治疗疾病的药酒服用量每次为20~30毫升为宜，保健酒根据身体状况可略加量。

二、男性保健酒的贮存

药酒和保健酒若贮存不当，不但影响药酒的疗效，而且会使药酒变质或受污染而不能服用。因此，在配制、应用药酒时，应注意药酒的贮藏与保管。

1. 凡用来盛装药酒的容器，均应先洗干净，然后用清水洗净晾干，或用75%的乙醇消毒。

2. 当药酒配制完成后，应及时装入玻璃瓶内，或其他有盖子的坛、罐、缸等容器中，并密封容器口。

3. 夏季贮藏药酒要避免阳光的直接照射，因强烈的光照，可破坏药酒内的有效成分的稳定性及色泽，使药物功效降低。用黄酒或米酒配制时，冬天要避免受冻变质，应贮于温度不低于－5℃之处。

4. 贮存药酒的位置应选择在温度变化不大的阴凉处，温度以10~20℃为宜。放置药酒的地方，不能同时放置汽油、煤油以及腥、臭怪味等较大、刺激性较强的物品和其他有毒的物品，以免药酒串味，影响服用。并注意防火，不得与蜡烛等同置一处。

5. 凡配制的药酒，均应贴上标签，并写上所用药酒处方名称、治疗（保健）作用、配制时间、用量及注意事项等内容，以免时间长久不易辨认，与其他药品发生混淆、影响使用，甚至发生差错。

第四节　男性的生理特点

一、男性生殖系统

男性内生殖器包括睾丸、附睾、输精管、射精管、精囊腺、前列腺、尿道球腺及尿道。外生殖器包括阴囊和阴茎。

1. 睾丸

睾丸能产生精子和分泌男性激素，男性激素可维持男性第二性征。如生胡须、声音变粗、喉结突出等。睾丸呈卵圆形，左右各一个，位于阴囊内，睾丸的后方有附睾附着。睾丸表面有一层致密结缔组织形成的白膜，白膜伸入睾丸内将睾丸的实质分成许多睾丸小叶，睾丸小叶内有1～3条曲细精管，曲细精管是弯曲细长的上皮管道，上皮内有生长在不同阶段的生精细胞，其间有支持细胞。在曲细精管之间的结缔组织内还有一种间质细胞，能分泌男性激素，经毛细血管进入血液循环。在胚胎时期的睾丸位于腹后壁膈肌附近。随着胚胎的不断发育而逐渐下降，最后经腹股沟管降入阴囊内。如果出生以后，睾丸仍停留在下降途中的某一部位，则形成隐睾症，而影响生育。睾丸下降的同时，还有一部分腹膜呈袋状随睾丸一起降入阴囊，仅折成双层附贴在睾丸的表面，叫睾丸鞘膜，紧贴于睾丸表面的叫脏层，衬附于阴囊壁内面的为壁层，二层之间的腔为鞘膜腔，腔内有少量浆液，如果腔内浆液过多则成为鞘膜积液。正常情况下，睾丸鞘膜腔与腹膜之间互不相通，如果发育不正常，两腔之间仍然相通，在腹压增高的情况下，腹腔内容物（如小肠或大网膜等）可经扩大了的腹股沟管进入睾丸鞘膜腔内，形成腹股沟斜疝。

2. 输送管道及附属腺体

输送管道包括附睾、输精管、射精管和尿道。

附睾紧贴睾丸的上端和后缘，可分为头、体、尾三部。头部由输出小管蟠曲而成，输出小管的末端连接一条附睾管。附睾管长约4～6米，蟠曲构成体部和尾部。管的末端急转向上直接延续成为输精管。附睾管除贮存精子外还能分泌附睾液，其中含有某些激素、酶和特异的营养物质，它们有助于精子的成熟。

输精管为一条细长的肌性管道，起于附睾的后部反折上升经阴囊、腹股沟管进入盆腔。在直肠、膀胱之间与精囊腺的排泄管合成射精管，开口于尿道的前列腺部。输精管和睾丸的血管、神经、淋巴管等共同构成精素，输精管较硬呈条索状，因而在精索内易于模出。因输精管是输送精子的管道，所以将其切断结扎，即可达到绝育的目的。输精管结扎只是阻断精子的排出通路，并不影响男性激素的分泌和排出。因此结扎

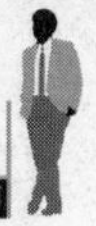

输精管后不会影响身体健康，也不会影响男性的性功能。

射精管由输精管的末端和精囊腺排泄管汇合而成，穿过前列腺，开口于尿道。

附属腺体包括前列腺、精囊腺、精囊管和尿道球腺。

前列腺只有一个，外形极似栗子，位于膀胱下方，正常的前列腺按之有弹性，边缘清楚，其后方有一浅的中央沟。前列腺中间有尿道通过，老年期可能由于激素的平衡失调，致使前列腺的腺组织、结缔组织和平滑肌不同程度的增生；前列腺的后方贴直肠的前壁，因此在临床检查前列腺时，可经直肠触摸其大小、形态及硬度。

精囊腺和尿道球腺各有一对。精囊腺位于膀胱的后方，尿道球腺位于尿道海绵体后方的一对豌豆状的小腺，其排泄管开口于尿道。

以上各腺体分泌弱碱性的液体与精子共同组成精液，这些腺体的分泌液主要是便于精子的活动，同时中和尿道和女性生殖管道的酸性环境，以利精子的生存。

3. 阴囊和阴茎

阴囊内藏有睾丸、附睾及部分输精管。

阴囊皮肤松弛而色素较多，皮下组织内有大量平滑肌细胞，称为肉膜。冷环境可使肉膜收缩而变厚，热环境可使肉膜舒张而变薄，从而调节阴囊内温度，使之适应睾丸内精子的产生和生存。

阴茎是由两块阴茎海绵体和一块尿道海绵体、外包皮肤及皮下组织构成。阴茎海绵体位于上方，尿道海绵体位于下方，有尿道通过，海绵体内有许多血窦呈网状，血窦充血可以使阴茎勃起。阴茎的皮肤较松，其前端反折包盖阴茎头，称包皮，包皮过长可致包皮阴茎头炎，从而影响排尿和排精。

二、男性生殖功能

1. 精子的生成、贮存和排出

精子是男性的生殖细胞，由睾丸产生。睾丸里有很多生殖细管，男性到了青春期后，曲细精管里的细胞逐渐发育成精子。精子生成以后进入附睾，在附睾中继续发育成熟。成熟的精子贮存在附睾管和输精管内，可以贮存60天，42天内仍保持受精能力，60天内如不排出就要被吸收，因此在结扎输精管进行绝育手术后，2个月内仍有受孕的可能。

精子由射精动作排出体外，每次射精大约排出2~6毫升，约含有4亿个精子，如果1次射精的精子数目少于1亿个，则很少有受孕的可能性。精子排出后，在37℃（体温）的条件下，精子的寿命为24~72小时。

2. 男性激素

男性激素主要是由睾丸的间质细胞产生的睾丸酮，睾丸酮能促进男性生殖器管的生长和发育，同时促进第二性征的发育。如长胡子，声音变粗，肌肉发达，喉结突出等。这些都是在睾丸酮作用下产生的，没有睾丸酮就不会出现这些生理变化。

3. 脑垂体前叶的促性腺激素

脑垂体前叶分泌两种促性腺激素，一种叫精子生成素，能促进睾丸曲细精管产生精子，另一种叫间质细胞刺激素，能促进睾丸间质细胞产生睾丸酮。

三、中医学对男性生殖系统生理和功能的认识

中医学认为，男性生育繁衍与肾有着密切的关系。肾主水而藏精，精液的物质基础是气血，脏腑是化生气血的源泉，经络是运行气血的通道。如《素问·上古天真论》云："肾者主水，受五脏六腑之精而藏之，故五脏盛，乃能泻"。因而生理上特别注重肾、气血、经络，及足厥阴肝经、足阳明胃经、足少阴肾经和足太阴脾经等因素。

1. 睾丸

中医称睾丸为"卵"，又简称"睾"，是男子特有的器官之一。其状若卵丸，左右各一，为男性外生殖器之一，归属奇恒之腑。其形态异于六腑，功能贮精汁而不泄于外。睾丸虽属奇恒之腑，但在生理功能上与肝肾密切相关。肾主藏精，睾丸储藏生殖之精，所藏之精需肾之资化。若肾封藏失职，睾丸亦失所贮。肾气不足，或睾丸发育不全，或肾气亏损病及睾丸，可出现睾丸萎缩的疾病。因而睾丸在经脉循行上与足厥阴肝经关系密切。寒邪侵袭，留滞于肝脉，证见少腹坠胀，阴囊收缩、睾丸硬冷上缩。肝经湿热下注，留于阴股，能致阴汗、阴冷、小便黄赤、睾丸肿痛等症。

2. 阴茎

阴茎，为人体外生殖器之一，兼为尿窍。阴茎在生理上与肝、肾、脾、阳明关系密切。阴茎为肾之外窍。肾司二阴，人体生长发育需要肾气、肾精、肾阴、肾阳之滋养，才能发挥正常的生理功能。肾亏则阴茎不用，肾竭则阴茎短缩。为先天之本，先天禀赋不足，则阴茎发育不全。阳明为五脏六腑之海，主润宗筋，五脏六腑禀气于胃，胃为五脏六腑之大源，胃气盛则气血充，五脏能藏精，阴茎得濡润，阳明衰可出现宗筋弛纵不收，萎而不用。所以，阴茎由筋、经脉相聚成体，气血津液精微濡养以行使正常生理功能。太阴、厥阴经脉发病，邪气留客，或气虚不足，精亏血少，均可造成阴茎不用，或萎或挺，或痛或痒，或茎缩不长的疾患。

3. 肾

肾为五脏之一，位于腰部，左右各一。中医学认为，肾有两脏，其左为肾，右为命门。命门者，精神之所舍也，男子以藏精，女户以系胞。肾之经脉属肾而络于膀胱，二者互为表里，上开窍于耳，下开窍于二阴。主藏精，内寓真阴真阳及命门相火。肾在人体生命活动中起着非常重要的作用，为先天之本。因此，肾与人体的生殖、生长、发育、衰老、水液代谢有着密切的关系。

（1）主藏精，主生长发育与生殖

中医学认为，精有精粹、精微、精华之意，是构成人体的基本物质，也是人体各种机能活动赖以生存的物质基础。精有先天与后天的区别，先天之精禀受于父母，是肾脏通过肾气和天癸的作用而产生的，为人体赖以生育繁衍的物质，这部分精的生成、贮藏与施泄均由肾所司；后天之精即五脏六腑之精，为来源于饮食物的精华部分，由脾胃所化生，营养人体各组织器官。先天之精和后天之精是相互依存和相互资生的。人在出生之前由先天之精男女媾合结成胚胎。

说明先天之精禀受于父母，是形成人体原始的物质基础。当男女两性之精相结合后，就在母体中孕育，由母体气血滋养，构成身形，发育成人，一旦降生，即由后天水谷之精为之充养，维持胎儿脉道通畅，气血运行，正常地成长发育。人之始生，依靠先天之精，而为后天之精生化的物质基础；人之既生，又必赖于后天之精为之滋养，但水谷精微的化生，仍需先天精气的气化，才能化源不绝。故五脏之精，统藏于肾，当脏腑机能发育成熟时，一部分脏腑之精转化成生殖之精，出现“五脏盛，乃能泻”的现象，赖以繁衍后代。

肾精能化气。肾精为物质基础，肾气是功能表现，二者互相依存，互相滋生，互相为用，肾精充足，肾气旺盛；肾精不足，肾气疲惫。肾气不充，则封藏失职，肾精亏损；肾气盛旺，则摄纳固密，精不外泄，肾精满盈。人的生殖能力和生长发育过程，主要是由肾的精气所决定的，肾气的盛衰对生殖和生长发育起着决定性的作用。人从降生起，后天以济先天，肾的精气逐渐充盛，发生了齿更发长的生理现象，随着肾中精气的不断充盛，发展到一定阶段，便产生了一种促性腺发育成熟的物质，即“天癸”，于是男子产生精子，性机能渐趋成熟，人也发育到青春期，具备了生殖能力，以后随着肾中精气由充盛而逐渐衰退，“天癸”的功能亦随之减弱，性机能和生殖机能亦随之减退而消失。人亦从中年转入老年。所以，人从生到老的过程，就是肾气从盛到衰的过程，人的成长发育都贯穿了肾气的重要作用。

中医学还指出，人们齿、骨、发的生长情况可作为观察肾中精气盛衰的标志。若肾精不足，将影响生长发育和生殖，出现五迟、五软、发育迟缓、形惫瘦小、面色不华、精少不育、头晕眼花、脑中空鸣、视力减退、耳鸣耳聋、精神疲倦、骨酸形惫、齿摇欲坠、发落枯萎、遗精滑泄、阳痿不举、面色淡白、脉大虚软、舌体虚胖色淡等诸多病证。

肾精所化之肾气，是由肾阳蒸化肾阴而产生的，肾阴肾阳又都以肾所藏之精为物质基础，所以肾的精气包含肾阴、肾阳两个方面。肾阴又叫“元阴”、“真阴”，是人体阴液的根本，对各脏腑组织起濡润、滋养作用，五腑之阴液非此不能滋，是推动人体生殖、生长发育，构成人体精血津液、维持生命活动的物质基础。肾阳又叫“元阳”、“真阳”，是人体阳气的根本，对各脏腑组织起温煦、生化、推动的作用。因此，肾阴、肾阳概括了肾脏生理功能和病理机制的两个方面，肾阴和肾阳是矛盾的对立统一体，互相制约，互相依存，维持着人体生理的动态平衡。若由于某些原因导致这种平衡失调而又不能自行恢复时，即可出现相应的病理变化。如肾阴亏损可出现眩晕、耳鸣、健忘、少寐、腰膝酸软、形体消瘦、咽干舌燥、五心烦热、或午后潮热、颧红盗汗、梦遗滑精、舌红少苔、脉象细数等病理变化；肾阳虚衰可出现形寒肢冷、阳痿早泄、精神疲惫、腰膝酸软、小便不利、或小便清长、频数不禁、或癃闭水肿、五更肾泻、少腹胀满、舌淡胖嫩、舌有齿痕、舌苔白滑、脉沉迟细等病理变化。

因肾阴肾阳都基于肾精，所以肾阴虚与肾阳虚的本质都是肾的精气不足。阴阳两个方面在一定条件下又可互相转化，阳生于阴，阴根于阳。若肾阴虚损可致阴损及阳，肾阳不足可致阳损及阴，最后导致阴阳两虚。肾阳和肾气有别，肾气虚到一定程度可导致肾阳虚，肾阳虚为肾气虚之最。肾阴和肾精殊异，肾阴虚必然阳亢，有虚热证候，而肾精亏损不会出现虚热证，只出现精气两亏的虚衰证，即只能导致肾气的虚衰。纵观肾之病证，突出的特点是虚证，虚证中又多阴虚和精亏，但多兼阴损及阳。故在治疗方面以补为主，补阳之中多兼以补阴，即甘温补肾阳的药物往往与甘润补肾阴的药物同用，才能阴阳相互为用，协调共济。滋肾阴的方剂中多配伍有益肾精的药物，补肾精的方剂中也多配伍有滋肾阴的药物。

（2）肾主水，司水液代谢与气化　津液是人体液体的总称，包括各种营养物质和废物杂质。人体水液具有湿润、分泌、流通、排泄的全过程，皆赖肾为之枢纽。肾主水，是指肾对体内津液的吸收、输布、排泄及维持体内津液代谢的平衡起着极为重要的作用。水液代谢虽由脾、胃、肺、肾、膀胱、三焦等脏腑协调完成，但整个过程需肾阳之气化为之主宰，从胃的纳入、脾的转输、肺的宣降、三焦之决渎、膀胱之气化，无不基于肾的蒸腾气化。这种作用具体体现在两个方面，一是将饮食中具有濡养作用的津液输布到全身，二是将利用过的废液排出体外，贯穿于水液升清、降浊的全过程，通过肾之气化，清者升，浊者降，最后将浊中之清升而归于肺，浊中之浊下流于膀胱通过气化排出体外。如果肾阳不足，气化失司，主水受阻，就可引起水液代谢失常，从而出现小便不利、水肿、喘咳等症。

（3）肾主纳气，摄肺之吸入　人的呼吸虽然是肺所主，但吸入之气，必须下纳于肾，所以有“肺主呼气，肾主纳气”的说法。故人体的呼吸功能，虽为肺所主，但必须依赖于肾的摄纳作用，因而呼吸出入之气，其主在肺，其根则在肾。说明肺肾通过经脉互相联系，以保证体内外气体的正常交换。在生理上，只有肾气充足，摄纳正常，才能使肺的气道通畅，快慢适合，浅深相宜，呼吸均匀。若肾的纳气功能减退，摄纳无权，则呼吸浅表，动辄气喘，呼多吸少，呼气延长，吸气缩短，口唇青紫，张口抬肩，腰膝酸软，四肢不温，颜面虚浮，自汗神疲，痰液清稀而排出不畅，舌淡，脉虚浮，或脉细迟弱等症。从病理上说是肺肾气虚的一种综合表现。

（4）肾能生血，其华在发　血是运行在血管中的赤色液体。血的生成一是由食物经过脾胃消化、化生营气和津液等营养成分，上输于心肺化而为血。二是由精所化生。肾藏精，精生髓，髓生血，故精能生血，精盛则血充。因而精血同源，互相资生，同盛同衰，充分说明肾能生血。肾精衰少，可导致血少，临床出现毛发枯槁花白，容易脱落。头发的荣枯，反映着肾精的盛衰，精足则血旺，血旺则发荣，故从头发的荣枯可以测知精之盈虚。“其华在发”，“发为血之余”旨在说明发源于血，而实跟于肾。临床证实，填精益肾之品，多具补血作用，现代药理研究亦证明，填精益肾药物能促进血细胞的增生。

（5）肾主骨，生髓，通于脑，益智力 肾主骨，说明肾与骨、髓的生长有着密切的关系。肾藏精，精能生髓，髓居于骨中，滋养骨骼。因此，肾精充足，则骨髓的生化有源，充盈不衰，骨骼得以充分滋养而生长，始能坚固有力。齿为骨之余，肾脏精气的盛衰，也决定着牙齿的健壮和坚固。所以从齿、骨、发的生长、变化和荣枯可以反映出肾之精气的盛衰。如果肾精虚少，骨髓化源不足，生化障碍，不能营养骨骼，在小儿可见软弱无力，甚则枯槁；在老人可见骨质疏松、容易骨折的病变；牙齿亦发生相应的变化，小儿牙齿生长迟缓，老人牙齿松落。临床上凡见有骨、牙病变的患者也大多从肾辨证论治。

髓包括骨髓、脊髓、脑髓，三者均需肾精为之充养化生。髓上通于脑，脑为髓聚而成。肾精充盈，则髓海得养，脑发育健全。脑的功能主要是主持精神意识思维活动，但要靠肾精的不断化生才能发挥作用。肾精充足，则精神健旺，思维敏捷，耳聪目明，动作灵敏。反之，肾精亏损，骨髓空虚，则可出现头晕健忘，失眠脑鸣，智力低下，反应迟钝等症状。此类病证，临床均可以补肾填精之法治疗。

（6）肾为作强之官 关于“作强”的解释，其一认为当作用强力解，认为“盖髓者，肾精所生，精足则髓作，髓在骨内，髓作则骨强，所以能作强，而才力过人也，精以生神，精足神强，智多伎巧。髓不足，则力不强，精不足则智不多”；其二认为作强是能力充实，认为“肾藏志，志立则强于作用”。而意之所存谓之志，有志则能力充实；其三认为作强指性功能，肾藏精，精足则阳强，精亏则阳痿。三种说法，均本于肾之精气，如果肾精充足则筋骨强劲，动作有力，反之，肾亏则精亏髓少，则腰脊无力，骨弱酸楚，阳痿不举。

（7）肾藏志，在志为恐 肾藏志之“志”指意志，即“意之所存谓之志”。认为脑髓只有在肾精的滋养化生下才能发挥正常功能，故肾精充足，则脑髓充盈，精神健旺，志气坚定；反之，肾精不足，髓海空虚，不但意志消沉，而且可出现头昏、健忘、不寐、精神恍惚、脑转耳鸣等症。在志为恐者，恐是人们对事物惧怕的一种精神活动，恐则气下，恐能伤肾。有恐惧，上焦气机闭塞不畅，气迫于下，则发生二便自遗、阳痿滑精。所以对于意志不定、精神恍惚、怯房症、遇事胆怯等病症，多从补肾精入手。

（8）肾主耳、司听闻 耳是司听觉的器官，耳为肾之上窍，为十二经宗脉所灌注，上通于脑，下通于肾。肾藏精而主骨髓，而脑为髓海，肾精充沛，肾气调和，髓海得濡，则耳受肾精之注才能听觉灵敏，分辨率高。反之精气亏虚，则髓海失养，出现听力减退，重听，或见耳鸣，甚则耳聋；久病精脱可出现耳鸣、耳聋。所以，中医治疗耳病亦从肾论治。

（9）肾开窍于二阴、司二便之开阖 二阴者，前阴即生殖器、尿道及睾丸，有排尿和生殖的功能。后阴即肛门，有排泄粪便的功能。二便的启闭开阖，靠肾的气化功能始能自如。尿液的贮藏与排泄虽在膀胱，但必经肾阳的气化才能行使正常的职能，所以肾阳不足的病证常导致排尿异常，肾的气化不利可以出现尿闭、尿少；肾气不固可出现尿频、遗尿、尿后余沥，夜间多尿；前阴又兼生殖功能，若肾之气化不行，可出现阳痿及精窍失调的病变。如早泄、精少不育、滑精、精不射出等病证。大便的排泄虽通过后阴，关系到脾与大肠的功能，但也受肾阳温煦作用的影响。如果肾阳不足，也常导致大便的异常变化，肾的失温，气化失司可见排便困难或遗矢无度；肾阴不足无以濡润，可出现便秘；命火脾阳不足，清气不升，可导致久泻，或五更泻。总之，二阴之开而不阖或阖而不开，多归咎于肾，在治疗上多从调肾补肾着手。

(10) 肾在液为唾，在味为咸　唾为口津中较稠厚者，为肾津所化，咽而不吐，有滋养肾中精气的作用，为人体阴液之一。若多唾或久唾，则易耗损肾中精气，所以古代导引家或气功家练功时，舌抵上腭，待津唾满口后，咽之以养肾精。唾与脾胃密切相关，认为“唾为肾液，而肾为胃关，故肾家之唾为病，必见于胃也”。肾在味为咸，说明咸味同肾有亲和作用，临床主要体现在用药上，某些药物经盐制后能增强入肾治疗的效果。如盐黄柏、盐知母等。另外，补肾药品也每以淡盐水为引，以使药物归附肾经。临床上见到唾而不收或口中作咸的病证，多为肾病及寒证，亦从肾论治。

4. 肾与其他脏腑的关系

(1) 肾与心　肾与心的关系主要体现在精和血及阴阳水火互济上。心为阳中之太阳，在上属火，肾为阴中之少阴，在下属水。在正常生理状态下处于水火相交的动态平衡中，称为“水火既济”或“心肾相交”。临床上由于某些原因一旦使这种升降平衡失调而又不能恢复时，就可出现系列病理变化，称为“心肾不交”。

肾阳虽为命门真火，但有赖于心阳为之触发温煦，心阳充足，血流旺盛，濡养命火，则肾阳充足，动力强健；若心阳不振，不能下触肾阳，可出现肾阳虚弱，致水寒不化，上凌心肺或泛溢四旁，出现畏寒肢冷、尿少水肿、腰以下肿甚、按之没指或心悸、心慌、气短、喘咳痰鸣等症状；反之命门火衰，亦可致心阳不足，不能温运血脉，致血脉不畅，出现舌质紫暗，形寒肢冷，唇甲青紫等症。如果肾水不足，不能上济心阳，阴不制阳，或肾阳不足，不能蒸化肾阴，可致心火独亢，临床可见心悸、怔仲、健忘、心烦、失眠、梦遗、头晕耳鸣、口干舌红、腰膝酸软等证候。若阳亢于上，阳随火化，可出现口舌生疮，口干少津，五心烦热等。或相火无制，出现情欲亢奋，阳强不倒，见色流淫。

心又主血和神志，肾藏精，精血互相资生，精亏则血亏，血少则精少，而精是神的物质基础，神是精的外在表现，精气充沛是神志正常活动的条件，而神机旺盛是精气再生的保证，肾精不足可导致心血不足，心血不足亦可导致肾精亏损，因而出现失眠、多梦、遗精、惊悸、怔仲、精神恍惚等症。

(2) 肾与肺　肺肾两脏经脉相连，

肾属水，肺属金，肺肾是金水相生的关系。肺为水之上源，肾为水之下源，肺肾相互协调，才能共同完成水液的输布和排泄，以维持体内水液的正常代谢。

肺主通调水道，下输膀胱，为水之上源，而肾属水，司开阖，为水之下源，故而水液代谢失常，常与肺肾关系密切。肺之通调宣降失常必累及于肾。而见尿少、水肿等。肾之气化不利，不能蒸水化气，关门不利，气化为水，可聚水上犯于肺，出现喘息，咳逆倚息，不得平卧，临床当从肾论治。

肺主呼气而肾主纳气，肺吸入之清气，必经肾为之摄纳，肾之精气旺盛，摄纳正常，肺才能主气自如，若肾虚摄纳无权，气浮于上，呼多吸少，或肺气久虚，伤及肾气，或肺肾气虚，出现气喘，动则更甚等病症。

另外，肺阴与肾阴有着相互资生、相互依存的关系，肾阴乃人身阴液之根本，五脏之阴非此不能滋养。若肾阴久亏，不能上滋肺阴，子盗母气，或虚火上炎，灼伤肺络，可出现干咳少痰、颧红、胸痛、乏力、五心烦热、口干咽燥、声嘶、咯血等症。同理，肺阴充足，亦能资助肾阴，使肾阴不亏，金水相生。

(3) 肾与脾　肾为先天之本，脾为后天之本，说明脾肾两脏，“水”“土”相互制约，相互资生。在精微的生成上，脾之运化，必须依赖于肾阳为之温煦，肾阴为之滋润，即脾阳根于肾阳，脾阴滋于肾阴，方能腐熟水谷，化生精微，营养四末。如果肾之阴阳不足，常可影响于脾，致脾不运化；反之脾阴脾阳不足，亦可损及于肾，影响先天之精的生化和充养，由脾及肾，进而脾肾两虚，而见食少腹胀、腹部冷痛、下利清谷、久泻不止、面色皖白、形寒肢冷、五更泻泄、水肿倦怠等。由肾及脾可见腰膝酸软、饮食减少、腹泻腹胀、梦遗滑精、阳痿早泄、精少不育等症。

在水液代谢方面，肾主水，司水之开阖，但有赖于脾气之制约。若脾气虚衰，失却制约，则开阖失常，水液的吸收和排泄出现障碍，而见浮肿、尿少、或反尿多、腹胀等一系列水液代谢紊乱的病症。此外，脾虚失运，水湿内滞，亦可影响于肾，出现腰部沉重、酸胀、如坐水中的病症。

正是由于脾肾两脏在生理上互相资生，互相制约，此病及彼、彼病及此，故在治疗上除脾肾两助外，当分清脾肾虚损的程度，分别采用补肾助脾或补脾助肾的治法，当根据临床辨证施治。

(4) 肾与肝　肾经贯肝膈形成了肝肾之间的经脉联系。在生理功能上，肾藏精，肝藏血，精血相生。血的化生，有赖于肾中精气的气化，反之肾中精气的充盛，亦靠血液的滋养，精能生血，血能化精。在病理上，精血病变常互相影响。肾精不足常导致肝血不足，肝血不足亦可导致肾之精气亏损。肝在上，为阳中之少阳，肾在下，为阴中之少阴，肾阴滋助肝阴，肾阳温养肝阳。肝肾之阴阳互相制约，互相维系，息息相通，肾阴亏虚可致肝阴不足，肝阳上亢，出现眩晕、耳鸣、健忘、失眠、咽干口燥、心烦易怒、肢体麻木，面赤胁痛、五心烦热、颧红盗汗、遗精滑泄等，临床采用滋水涵木的治疗方法。反之，肝阳妄动，也可下劫肾阴，致肾阴不足，相火亢旺，证见心烦失眠、遗精盗汗、情欲亢奋等，治疗多以滋阴潜阳或清泻肝火的方法。

此外，肝主疏泄、肾主封藏，两者互相制约，互相协调，只有肝之疏泄正常，肾精才能封藏固密，而肾阴、肾阳又能资助肝之疏泄，封藏与疏泄相济，则肝血得养，肾精充盈。若肝失疏泄，郁结不畅，肝血不能资助肾阴，肾阴不能涵养肝木，互济失调，则肝血失养，肾精亏损，临床可见遗精、早泄，或阳痿不举，或阳强不倒，精不射出等。

（5）肾与阴茎、睾丸、胞宫　肾脏为内肾，阴茎、睾丸为外肾，又叫“阴器”。阴茎为筋经所聚，为肾之外窍，睾丸为奇恒之府，藏生殖之精。外肾和内肾通过经络互相联系，外肾受内肾之滋养而成体。外肾和内脏通过经络相连，而肾为先天之本，脾为后天之本，肝藏血，阳明主润宗筋，共同对各组织器官起濡养作用，其中肾受先天之精而藏之，主人体生长、生殖、发育。若先天禀赋薄弱，肾精不足，发育受限，身小力怯，外肾也相应得不到阴精濡润，而见生长迟缓，发育不全，出现阴茎短小，或隐睾不降，或阴阳畸形，或精子缺如等。但后天不知持满，不时御神，逆于生乐，恣情纵欲，滥施手淫，均可戕伐肾精，亦可致阴茎、睾丸变小，或宗筋弛纵，萎软不用，无精不育。肝血不足，不能荣筋，可致阳痿不用；肝胆湿热循经下注亦可致阴器不灵不用；寒滞肝脉还可见疝气控睾、阴缩阴冷。阳明主润宗筋，宗筋主束骨而利机关，阳明太阳之受纳运化不健，则气血乏源，宗筋失养，亦可见阴茎短小，萎而不用。

胞宫在女子指子宫，在男子当指精室。不同的是“女子以血为主，则水从血化而为经水；男子以气为主，则血从水化而为精。”血海为藏精受胎之所，男精女血全赖肾气盛而始能生育，若肾精亏虚，精失所藏，则出现男性不育，若相火亢旺，湿热内炽，扰于精室，精室不宁，可见遗精、血精等病证。

第五节　男性病的病因病机特点

一、现代医学对常见男性疾病的诠释

随着社会的发展，人们对生活质量的要求越来越高，男士们社交活动增多，各种压力加大，长时间的办公、开车、熬夜、焦虑，使男性常见疾病发生率有不断升高趋势，如阳痿、早泄、遗精、前列腺疾病等。而我国男性由于对自身生殖系统疾病缺乏认识，对自我保健知识知之甚少，且男性看医生的频度要比女性低28%，则我们更应该关注男性健康，关注男性保健，特别是生殖保健。

按现代医学的分类，男性病主要包括阳痿、遗精、早泄、性欲亢进、性欲低下、房劳腰痛、性窘迫综合征、不射精、逆行射精、射精疼痛、阴茎异常勃

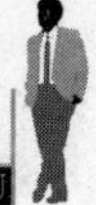

起、缩阴症、少精子症、无精子症、精子增多症、精液量过多、弱精症、脓精症、精液不液化症、男性自身精子免疫性不育症、男性不育症、阴茎头包皮炎、阴茎硬结症、阴茎结核、阴囊湿疹、阴囊蜂窝织炎、睾丸炎、附睾炎、附睾结核、附睾郁积症、急性前列腺炎、慢性前列腺炎、非细菌性前列腺炎、前列腺痛、前列腺增生症、前列腺结石、前列腺结核、急性尿潴留、精索静脉曲张、精索炎、精囊炎、鞘膜积液、男性乳房发育症、男子更年期综合征、淋病、非淋菌性尿道炎、软下疳、梅毒、生殖器疱疹、阿米巴病、生殖器念珠菌病、性病性淋巴肉芽肿、腹股沟肉芽肿、阴虱病、疥疮、体癣、股癣、滴虫病、尖锐湿疣、传染性软疣、艾滋病、前列腺癌、阴茎癌、睾丸肿瘤、阴茎短小、先天性睾丸发育不全综合征等。

男性病的病因及病理比较复杂，现代医学大致分类如下：一是器质性病变，如生殖系统的先天性缺陷，炎症，手术后遗症，血管先天异常或阻塞，耐力因素，神经系统疾病，药物因素，内分泌或血液病，物理因素，高血压等；二为功能性病变，如在机体发育过程中所受的影响，夫妻关系的不协调，情感方面等。

二、中医学对男性病病因病机的分析

（一）病因

男性疾病的致病因素比较复杂，外感、内伤、情志、饮食、房劳、劳逸、外伤等皆可导致疾病的发生。如外感六淫、内伤七情、房室劳倦、饮食所伤、感染邪毒、跌仆损伤等。此外在疾病过程中原因和结果是相互作用和影响的，在某一病理阶段中是结果者，在另一阶段中则可能成为致病因素，病因与病机常常不能截然分开。男性疾病是男性在一定条件下，对内外各种致病因素的反应，这种反应是通过人体的内在变化而反映出来的，人体对各种致病因素的反应，固然有它共同的规律，但由于人体所处的环境不同，体质各异，生理特点与病理特点有别，病变中的干扰因素不同，这就产生了人体对致病因素反应的各种特殊性，所以孤立地从原因出发认识疾病的发生，是不得要领的。

1. 外感六淫致病

风寒暑湿燥火在正常情况下称为“六气”，能够滋助万物生长；反之则称为“六淫”或“六邪”，对万物和人体均有一定的伤害作用。人生活在自然界中，自然界中存在着人类赖以生存的必要条件，随着自然界环境的变化，人体各脏腑组织的功能也随之而发生相应的变化，如果人体的活动超越了正常的生活规律，不能适应自然环境的变化，必然会感受六淫之邪，导致疾病的发生。但这些致病因素只有在人体抗病能力较差的情况下才能成为发病条件。六淫诸邪，在一定条件下均可成为男性疾病的致病因素。由于男子以气为本，六淫之邪中，寒、湿、热邪易侵袭经脉，阻滞气机，故六淫致男性病以寒、湿、热、邪为多。寒为阴邪，其性收引凝滞、易伤阳气，易致经脉阻滞，可导致男性腰痛、寒疝、水疝、睾丸疼痛、阳痿、阴缩等病；湿为阴邪，其性黏滞重浊趋下，易伤阳气，可导致男性水疝、绣球风、阴肿、不育症等病；热为阳邪，其性炎上，易耗气伤津，生风动血，易致肿疡，可导致男性淋症、肺疝、腰痛、子痈等病。

2. 内生邪气致病

内生邪气是指在疾病的发展过程中，由于气血津液和脏腑等生理功能的异常，而产生的类似风、寒、湿、燥、火六淫外邪致病的病理现象。由于病起于内，故分别称为“内风”、“内寒”、“内湿”、“内燥”、“内火”等。如果素体阴虚，或过食生冷，或冒雨涉水，或房劳过度，戕伐肾阳，使生内寒，寒滞经脉，可致男性寒疝、睾丸疼病等病；若阳虚气化不行，可致癃闭、水疝等病；若阳虚诸经失湿可致房劳头病、阳痿等。素体阴虚者，或过食辛燥肥甘，或七情过极、五志化火，或寒、瘀、湿等邪郁久化热，可生内热，热伤津动血，可致男性乳衄、房劳动血、阴茎衄血等；热扰精室可致男性精浊、尿浊、遗精等；热伤经腐肉，可致男性乳痈、囊痈、狐惑、子痈、筋疝、溃疝等病；热盛可致男性强中、阴茎易举等。

3. 情志内伤致病

情志是指人体的内在精神活动，包括喜、怒、忧、思、悲、恐、惊七类情况，又称为“七情”。一般情况下，大多属于生理活动的范围，并不足以致病，若七情过激或不畅，则为致病因素，可致机体疾病发生。情志因素在男性病的发生中占有重要地位。例如郁怒伤肝、肝气郁结可导致男性乳疬、乳癖、阳痿等；肝郁化火可致乳衄、乳痈、乳发、遗精等；忧思伤脾，痰浊内生可致男性乳癖、乳岩等；惊恐伤肾，可致男性阳痿、滑精等。

4. 饮食不节致病

恣食膏粱厚味，醇酒炙博或辛辣刺激之品，暴饮暴食，饥饱无度可致脾胃功能失常，脾虚气陷可致男性狐疝、尿浊等；脾虚血源不足，可致男性早秃、斑秃等；湿热火毒内生，可致男性乳痈、乳衄、阴茎易举、阳痿、子痈等。

5. 手淫致病

中医学认为，恣意手淫，戕伐太过，会导致气损血伤，宗筋受损，心肾两虚，肾精亏耗，发为体虚、早泄、遗滑、白浊、阳痿诸症。

6. 房事损伤致病

房事过度，可致肾精耗伤，肾气亏损，冲任失调。由于男子有排精的现象，中医学历来认为男子以肾为本，肾精不宜过度耗泄，肾虚可导致男性水疝、房劳头痛、房劳眩晕、癃闭、阴茎短小、冲疝等；肾虚还可导致身体衰弱，易感外邪，引发多种疾病；房事不洁，还可致男子阴中痛痒、肾囊风等；若先天肾脏亏虚，还可致男子水疝、阴茎缩小等。

7. 起居不节、劳逸失度致病

正常的劳动和体育锻炼及休息，有助于气血流通、增强体质，消除疲劳、恢复体力和脑力，不会使人致病，但如果过度劳累和安逸，则会导致疾病的发生。过劳损伤筋脉，可致男子阳痿、筋疝等；过逸脾胃功能减弱，长久可导致男子狐疝、精浊、尿浊等。

8. 外伤致病

跌仆损伤、手术不当可致男性阴

肿、血疝、输精管等结扎术后综合征、阳痿等。

（二）病机

所谓病机，即是指疾病的发生、发展、变化的机制。是指在病因的作用下，导致机体脏腑功能失调，气血津液失运失化，机体阴阳失衡。脏腑功能失调多见肝肾二脏，经脉病变以肝经为多。不同病邪，不同脏腑经脉病变，就产生了不同的病理变化和病证。

1. 寒湿凝聚

由于居处潮湿阴暗，或久坐寒湿之地，或涉水冒雨，或正气素虚、内外不固，可致寒湿之邪侵袭人体。寒为阴邪，主收引凝滞，若寒滞肝脉，气血不畅可致男子寒疝、阴缩、阴汗、睾丸疼痛及输精管结扎术后综合征等；寒伤阳气，温煦无能，可致男性阳痿、阴冷等；湿为阴邪，其性重浊趋下，寒湿之邪侵犯腰府，可致腰痛病；寒凝阴器可致男子水疝、寒疝、不育等。

2. 湿热蕴结

恣食辛辣肥甘刺激之品或嗜酒无度，或寒湿郁久化热，湿热蕴结，可致男性腰痛、阳痿等；湿热交蒸可致男子患狐惑、阴中痛痒、阴肿、肾囊风等；湿热下注可致淋证、精浊、尿浊、水疝、筋疝等。

3. 肝气郁结

肝主疏泄，其志为怒。盛怒或抑郁则伤肝，肝伤不能疏泄条达，肝气郁结，气机不畅，可致阳痿、气疝；肝木横犯脾土、气滞痰凝可致乳癖，乳岩等；气滞血瘀可致乳癖、斑秃等；气滞水停，膀胱气化无权可致水疝、淋症等；肝郁火旺，可致孔衄、乳痈等病；肝郁胆热可致更年期综合征。

4. 肾脏亏损

肾为先天之本，主水、藏精（包括肾阴、肾阳）。若禀赋不足，或房事不节，年老体弱，久病体虚，可致肾阴虚和肾阳虚的病理变化。肾阴虚则阴精亏损，无以制火，虚火内生，若房劳使阴精更伤，可致房劳头痛、房劳眩晕、房劳少腹疼痛；先天肾精不足，可致阴茎缩小，天宦等；火扰精室可致精浊、遗精、尿浊、不育等；虚火灼络可致血淋、房劳动血等。肾阳虚则温煦功能不足，可致男性阴冷、寒疝等；阳虚气化不行，水湿不化可致男性淋症、癃闭、水疝等；阳虚作强不凝则可致阳痿；阳虚血行不畅，不能壮养人体可见腰病、不育、房劳头痛、房劳眩晕、色厥、早秃等。

5. 肝肾不足

肝藏血、肾藏精，精血同源互生，精足则血旺。久病伤肾，情欲无度，年高肾虚，或肝郁日久、阴血不足。肝肾之阴不足，滞涩经脉可致乳疬、乳癖、乳岩等；发失所荣，可致男性早秃、斑秃等。

6. 脾肾阳虚

脾、肾久病耗气伤阳，或久泻久痢，或水邪久居，以致肾阳虚衰不能温养脾阳，或脾阳久虚不能充养肾阳，久则脾肾阳气俱伤。脾肾阳虚，一则水液失运，二则下元不固，可致男科淋症、癃闭、更年期综合征、精浊等。

7. 脾虚气陷

饮食失调，劳累过度，先天不足或年老体虚，或久咳、久泻、便秘或强力举重等致脾气虚弱。气虚清浊升降失常、膀胱气化不行，清浊不分，可致男性尿浊、精浊等。

8. **心肾不交**

心为火脏，心火下温肾水，使肾水不寒，肾为水脏，肾水上济心火，使心火不亢，水火互济，则心肾阴阳得以协调，心肾相交。若久病伤阴，或房事不节，或思虑太过，情志郁结化火，或外感热病，心火独亢等致心肾不交。或为肾水不足，心火失济，心阳偏亢，或为心火独炽，下及肾水，致肾阴耗伤，均可致早秃，更年期综合征，遗精、梦遗等。

9. **气血两虚**

久病不愈，气虚不能生血，或血虚无以化气；气血双虚，无以充养毛发可致早秃；无以充养血脉，气滞血瘀可致乳岩、肾岩、睾丸疼痛等。

10. **血虚风燥**

先天禀赋不足，或脾胃虚弱，生化乏源，或各种急慢性出血，或久病血虚，或思虑过度，暗耗阴血，或瘀血阻络，新血不生，或感受邪热，或血虚阴亏，内热化燥，均可致毛发失荣，致男性斑秃，子秃等；肌肤失养可致男子阴痒、肾囊风等。

11. **肺热**

壅盛温热之邪从口鼻而入，或风寒、风热入里从阳化热，内蕴于肺，肺热壅盛。肺为水之上源，气化不行，津液不布，水道不利，热邪直移膀胱，气化无权可导致男性癃闭、肺疝等。

12. **邪毒蕴结**

火毒外邪或邪郁日久毒火内生，蕴结体内可致乳岩、肾岩及阴茎头包皮炎等。邪毒腐蚀脉络，还可致乳痈、子痈、囊痈等病。

13. **瘀血阻滞**

气滞血瘀或久病血瘀，或手术不当，或跌仆损伤，或劳伤筋脉，均可致瘀血内生。瘀血阻络可导致男子筋疝、阴囊血肿、输精管结扎术后综合征等；瘀血阻滞，血行不畅，毛发失养可致男性斑秃；瘀在腰府，气血不通可致腰痛；瘀血阻滞，血液不能充盈，还可致阳痿。

14. **心脾两虚**

思虑过度或病久失调，或慢性出血致心脾两虚，气血化源不足，血府失和可导致男性更年期综合征；宗筋失养可导致阳痿。

15. **冲任失调**

先天赢赋不足或久病失养，或思虑过度，或饮食不节，脾气受伤，或情志不畅，肝血失藏等均可致冲任失调，冲、任二脉为阴血之海，失调则诸经失常，血行不畅，滞涩经脉可致乳癖等；气滞逆而上行，还可导致冲疝等。

16. **气机紊乱**

素体虚弱或禀赋不足，或久病体虚，阴阳二气虚弱；或过度激动，过度劳累，气血上行。加之房事不节，使阴精愈损，气血阴阳无以自制，气机紊乱，可导致男性色厥等。

第二章　男性治病药酒

第一节　男性器病

一、阴茎疾病

（一）阴茎硬结症

阴茎硬结症亦称纤维性海绵体炎、阴茎纤维织炎，是一种累及阴茎背侧海绵体、白膜的局限性、以纤维斑块为特征的病变，表现为海绵体局部硬性斑块，可伴有阴茎疼痛，或勃起痛，阴茎向硬结侧弯曲，严重者影响性功能。本病常在中老年男性中发病，病因尚不清楚，可能与性病、慢性尿道炎、性交过程中反复轻微损伤及遗传因素有关。长期服用普萘洛尔（心得安），及关节炎、糖尿病、动脉硬化、慢性酒精中毒、强直性脊柱炎、肝硬化等可能是发病诱因。阴茎硬结由致密的结缔组织所组成，其中含有少数弹性纤维及增生的纤维母细胞、少数血管和白细胞，病程较长的患者，可有钙质沉着甚至软骨或骨质形成。此病好发于青壮年，尤以40岁左右的中年男子多见。中医学将本病分为寒痰阻络和气滞血瘀阻络两型，前者证见阴茎背侧硬结，按之如软骨，阴茎勃起痛及勃起弯曲，腰痛，性欲减退，阳痿，舌质淡，苔薄白，脉沉缓。治疗以温脾肾，化痰软坚为主；后者证见阴茎背侧硬结，按之如软骨，有轻度疼痛，勃起疼痛或弯曲，少腹坠胀，舌质瘀点，脉沉弦。治以疏肝理气，化瘀散结。

疏肝化瘀散方（酒）

【原料】 柴胡10克，当归尾12克，桃仁12克，皂刺10克，鳖甲15克，川楝子10克，海藻15克，昆布15克，陈皮10克，茯苓15克，瓦楞子15克，炮穿山甲6克，夏枯草12克，青皮10克，水适量。

【制作】 水煎备用（上方亦可用白酒浸泡后饮用）。

【功效】 疏肝健脾，化瘀，软坚散结。

【主治】 阴茎硬结症。

【用法】 每日1剂，头两煎内服，第三煎熏洗患处20分钟，30天为1个疗程（药酒根据个体情况适量饮用）。

【注意】 本方适用于肝郁脾虚，气滞血瘀型。

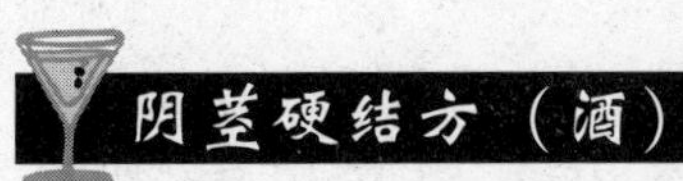

【原料】 柴胡10克，香附6~9克，陈皮9克，黄芪20~30克，赤芍10~15克，三棱10克，莪术10克，牛膝15克，夏枯草30克，连翘15

克，浙贝母15克，海藻20～30克，昆布20～30克，鹿角霜10克，水适量。

【制作】水煎备用（上方亦可用白酒浸泡后饮用）。

【功效】理气活血、化瘀散结。

【主治】阴茎硬结症。

【用法】每日1剂，分两次煎服。1月为1疗程，连续1～3疗程（药酒根据个体情况适量饮用）。

石见穿酒

【原料】石见穿、半枝莲、白花蛇舌草各30克，白酒1000毫升，冰糖50克。

【制作】将以上各药共切碎，放入酒器内，加白酒封口浸泡，7天后开封滤去药渣，药酒过滤；冰糖熬成糖汁，掺入已滤药酒中混匀，即可饮酒。

【功效】活血止痛，清热消积。

【主治】用于热瘀阻络所致阴茎硬结症，阴茎勃起疼痛等症。

【用法】每次服10毫升，一日2次，饭前空腹服。

【注意】服药期间应节制房事。

益气养营酒

【原料】熟地20克，当归、黄芪各15克，人参、茯苓、白芍、浙贝母、白术各12克，陈皮、柴胡、香附、桔梗各10克，大枣10枚，生姜、甘草各6克，60度高粱酒1500毫升，冰糖100克。

【制作】将以上各药共碎成粗末，装入纱布袋内，扎紧袋口，放入酒坛内，加白酒封口浸泡，12天后开封饮酒。

【功效】益气健脾，化瘀通络。

【主治】气血不足，痰瘀阻滞所致阴茎硬结隐痛，伴头晕心悸，气短乏力等症。

【用法】每次服15毫升，早、晚各服1次，饭前空腹服。

【注意】服药期间应节制房事，注意饮食营养。

加味琥珀药酒

【原料】熟地黄30克，白晒参、阿胶、延胡索、续断、当归、金钗石斛、肉苁蓉各15克，川牛膝、制附子、乳香、没药、沉香、琥珀、珍珠各20克，五味子6克，白酒2000毫升，冰糖100克。

【制作】将以各药共研成粗末，装入纱布袋中，扎紧袋口，放入酒坛内，加白酒浸泡，盖上坛盖，3天后将酒坛悬放于盛水大锅内，隔水煮炖1小时左右，取出趁热密封坛口，待冷，贮存12天，开封取出药袋，药酒过滤；冰糖熬成糖汁掺入药酒中混匀即可饮酒。药袋中药末取出烘干，研细装入2号胶囊备用（若无胶囊，亦可吞服药粉）。

【功效】养血活血，益气行气。

【主治】精气亏虚，气虚血瘀，阴茎硬结，伴面色晦暗，精神疲惫，面色不华，射精疼痛等症。

【用法】每次服10毫升，一日2次，饭前空腹服。胶囊每次2～4粒，白开水送服（或用药酒吞服药粉，每次3克）。

【注意】服药期间应节制房事。

山楂益母酒

【原料】当归、益母草、生山楂各18克，当归15克，川芎、陈皮、香附各10克，干姜6克，白酒1000毫升，冰糖50克。

【制作】将以上各药共研成粗末，放入酒器内，加白酒封口浸泡，12天后开封滤去药渣，药酒过滤；冰糖熬成糖汁，掺入已滤药酒中混匀，即可饮酒。

【功效】活血祛瘀，理气止痛。

【主治】用于瘀血阻滞所致阴茎硬结症，伴阴囊或鞘膜积液等症。

【用法】每次服10毫升，一日2次，饭前空腹时服。

【注意】服药期间应节制房事。

散结定痛酒

【原料】益母草、生山楂各18克，川芎、牡丹皮、黑荆芥、乳香各10克，白酒1000毫升，冰糖50克。

【制作】将以上各药共研成粗末，装入纱布袋内，扎紧袋口，放进清洁的酒坛内加白酒密封浸泡，12天后开封去药袋，药酒过滤；冰糖加少许清水熬成糖汁，掺入已滤药酒中，混匀即可饮酒。

【功效】活血祛瘀，散结定痛。

【主治】用于瘀血阻滞所致阴茎硬结症，伴勃起疼痛，或小腹疼痛拒按，射精疼痛等症。

【用法】每次服10毫升，一日2次，饭前空腹时服。

【注意】服药期间应节制房事。

当归药酒

【原料】鬼剪羽30克，当归20克，红花10克，白酒500毫升，冰糖30克。

【制作】将鬼剪羽、当归共切碎，和红花一起放入酒器内，加白酒封口浸泡，15天后开封滤去药渣，药酒过滤；冰糖熬成糖汁，掺入已滤药酒中混匀，即可饮酒。

【功效】活血祛瘀。

【主治】瘀血阻滞所致阴茎硬结症，伴小腹疼痛，阴囊坠胀疼痛等症。

【用法】每次服10毫升，一日2次，饭前空腹时服。

【注意】服药期间应节制房事。

刘寄奴药酒

【原料】刘寄奴、丹参、桃仁、浙贝母各20克，生牡蛎30克，白酒1000毫升，冰糖100克。

【制作】将以上各药共碎成粗末，装入纱布袋内，扎紧袋口，放进清洁的酒坛内加白酒密封浸泡，7天后开封去药袋，药酒过滤；冰糖加少许清水熬成糖汁，掺入已滤药酒中混匀，即可饮酒。

【功效】软坚散结，活血祛瘀。

【主治】痰瘀阻络所致阴茎硬结症，伴勃起时有弯曲疼痛，阴茎背侧可扪及块状或条索状硬结等症。

【用法】每次服10～15毫升，一日2次，饭前空腹时服。

【注意】服药期间应节制房事。

疏肝活血酒

【原料】丹参20克，当归尾、赤芍各15克，炮山甲2克，枳实、柴胡、陈皮、香附、青皮、橘核、红花、白僵蚕各10克，土鳖虫、全蝎各6克，蜈蚣3条，白花蛇15克，60度高粱酒1500毫升，冰糖100克。

【制作】将蜈蚣去头足，与其他各药共研成粗末，装入纱布袋中，扎紧袋口，放入酒坛内，加白酒封口浸泡12天后，开封取出药袋，药酒过滤；冰糖熬成糖汁加入药酒中混匀，即可饮酒。将袋中药末倒出，烘干，研成细末备用。

【功效】疏肝活血，祛瘀通络。

【主治】气滞血瘀所致阴茎硬结，伴阴部坠胀或刺痛，或房事疼痛，阳强，舌上有瘀斑等症。

【用法】每次服10～15毫升，一日3次，同时送服药粉3克（药粉亦可用白开水送服）。

【注意】服药期间应节制房事。

丹参散结酒

【原料】银花藤、鸡血藤各20克，丹参、玄参各12克，白芥子、当归、淮山药、丝瓜络、橘核仁、肉桂各6克，白酒1000毫升。

【制作】将以上各药放入酒坛内，加白酒封口浸泡，每天摇动1次，7天后开封饮酒。

【功效】活血通络，软坚散结。

【主治】脾肾两虚，寒湿阻络所致阴茎硬结症，伴腰酸畏寒。排尿不畅，早泄，阳痿等症。

【用法】每次服10毫升，一日3次。

【注意】服药期间应节制房事。

化痰逐瘀散结酒

【原料】当归、白芍各20克，生牡蛎、川牛膝各15克，蜈蚣、红花、夏枯草、甘草各10克，白酒1000毫升。

【制作】将蜈蚣去头足，与以上各药共碎成粗末，装入纱布袋内，扎紧袋口，放入酒坛内，加白酒封口浸泡，7天后开封饮酒。

【功效】化痰，逐瘀，散结。

【主治】痰瘀互结所致阴茎硬结症，阴茎胀痛不适；勃起时弯曲，伴脘闷心烦，舌上有瘀点等症。

【用法】每次服10毫升，一日3次。

【注意】服药期间应节制房事。

消硬结酒

【原料】丹参、鸡血藤各20克，当归、熟地各15克，玄参、山药、丝瓜络、延胡索、川楝子各10克，橘核、肉桂各6克，白酒1000毫升。

【制作】将以上各药放入酒坛内，加白酒封口浸泡，7天后开封饮酒。

【功效】理气化痰，活血止痛。

【主治】痰瘀阻络所致阴茎硬结症，伴勃起时有弯曲疼痛，阴茎背侧可扪及块状或条索状硬结等症。

【用法】每次服10～15毫升，一日3次。

【注意】 服药期间应注意调节情绪，防止肝气郁滞；不可大怒伤肝；饮食宜清淡，不可过食肥甘厚味。

加味复元活血酒

【原料】 当归、桃仁、炮山甲各12克，三棱、莪术、柴胡、花粉、红花、片姜黄、大黄各10克，甘草6克，白酒1000毫升。

【制作】 将以上各药放入酒坛内，加白酒封口浸泡，7天后开封饮酒。

【功效】 活血，散结，止痛。

【主治】 阴茎硬结，勃起弯曲疼痛，或伴瘀血舌脉等症。

【用法】 每次服10毫升，一日3次。

【注意】 服药期间应注意调节情绪，节制房事。

复方软坚酒

【原料】 橘络18克，法半夏24克，橘红、炒白芥子、炮山甲30克，白酒500毫升。

【制作】 将以上各药共研成粗末，放入酒坛内，加白酒封口浸泡7天，滤出酒液，药渣加清水500毫升，浸泡1天。滤出药液，并与前药酒合并，放入砂锅内煮沸2分钟待冷后装瓶备用。

【功效】 化痰软坚，通经活络。

【主治】 气滞痰凝，阴茎硬结隐痛，形体肥盛，胸脘满闷等症。

【用法】 每次服20毫升，一日3次，饭后服。

【注意】 服药期间应节制房事。

加减舒肝溃坚酒

【原料】 当归、赤芍、白芍各15克，牡蛎20克，柴胡、夏枯草、炮穿山甲、青皮各10克，制乳香、制没药、桃仁各12克，红花6克，白酒1000毫升。

【制作】 将以上各药放入容器内加入白酒，封口浸泡，7天后即可开封饮酒。

【功效】 疏肝解郁，化瘀散结。

【主治】 肝郁气滞，瘀血内结所致阴茎硬结症，伴胸闷胁胀，烦躁易怒等症。

【用法】 每次服10～15毫升，一日2～3次，空腹服用。

【注意】 服药期间应注意调节情绪，不可大怒，应节制房事。

鬼剪羽药酒

【原料】 鬼剪羽、当归、怀牛膝各20克，白酒500毫升，冰糖30克。

【制作】 将以上各药共切碎，放入酒器内，加白酒封口浸泡，7天后开封滤去药渣，药酒过滤；冰糖熬成糖汁，掺入已滤药酒中混匀，即可饮酒。

【功效】 活血祛瘀。

【主治】 瘀血阻滞所致阴茎硬结症，伴勃起疼痛，阴茎背侧可扪及块状或条索状硬结等症。

【用法】 每次服10毫升，一日2次，饭前空腹时服。

【注意】 服药期间应节制房事。

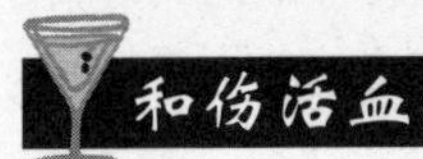

和伤活血酒

【原料】当归尾、生地黄、苏木、红花、桃仁、炮山甲、威灵仙、五加皮各20克，川芎、川大黄、制乳香、制没药、天花粉各60克，血竭、甘草各6克，白酒2000毫升，冰糖100克。

【制作】将以上各药共研成粗末，装入纱布袋内，扎紧袋口，放进清洁的酒坛内加白酒密封浸泡，15天后开封去药袋，药酒过滤；冰糖加少许清水熬成糖汁，掺入已滤药酒中，混匀即可饮酒。

【功效】活血，祛瘀，止痛。

【主治】用于瘀血阻滞所致阴茎硬结症，伴勃起时有弯曲疼痛，阴茎背侧可扪及块状或条索状硬结；或因外伤后久瘀不散，局部疼痛等症。

【用法】每次服10毫升，一日2次，饭前空腹时服。

【注意】服药期间应节制房事。

桃仁壳药酒

【原料】核桃壳、鸡骨草各20克，炮山甲15克，白酒500毫升，冰糖30克。

【制作】将以上各药共研成粗末，放入酒器内，加白酒封口浸泡，15天后开封滤去药渣，药酒过滤；冰糖熬成糖汁，掺入已滤药酒中混匀，即可饮酒。

【功效】活血祛瘀。

【主治】用于瘀血阻滞所致阴茎硬结症，伴少腹疼痛，阴茎背侧可扪及条索状硬结等症。

【用法】每次服10毫升，一日2次，饭前空腹时服。

【注意】服药期间应节制房事。

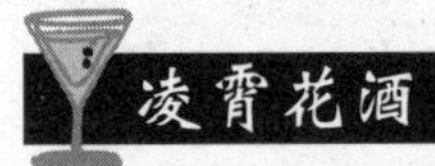

凌霄花酒

【原料】凌霄花18克，当归、赤芍、桃仁、延胡索各15克，官桂、红花、山栀仁、地骨皮、五加皮、牡丹皮、紫河车粉各10克，血竭、硇砂、甘草各6克，红娘子3克，白酒1500毫升，冰糖100克。

【制作】将以上各药共研成粗末，放入酒器内，加白酒封口浸泡，12天后开封滤去药渣，药酒过滤；冰糖熬成糖汁，掺入已滤药酒中混匀，即可饮酒。

【功效】理气活血，破瘀消积。

【主治】瘀血内结、血块阻络所致阴茎硬结症，伴勃起疼痛等症。

【用法】每次服10毫升，一日2次，饭前空腹时服。

【注意】服药期间应节制房事。

破血药酒

【原料】熟地黄、黑豆各30克、当归、白芍、延胡索各15克，川牛膝、篷莪术各12克，香附、蒲黄、肉桂、小茴香、菊花各10克，白酒1500毫升，冰糖100克。

【制作】将以上各药共研成粗末，装入纱布袋内，扎紧袋口，放进清洁的酒坛内加白酒密封浸泡，12天后开封去药袋，药酒过滤；冰糖加少许清水熬成糖汁，掺入已滤药酒中，混匀即可饮酒。

【功效】散瘀破积，温经止痛。

【主治】瘀血内结所致阴茎硬结症，伴小腹坚满，攻刺疼痛，或阴茎勃起疼痛等症。

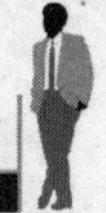

【用法】每次服10毫升，一日2次，饭前空腹服。

【注意】服药期间应节制房事。

（二）阴茎短小

阴茎短小是指成年男子阴茎疲软，勃起后其长度、粗度均小于正常男子平均值的一种疾病。有先天、后天因素两种情况，影响正常的性生活。其病因与下丘脑垂体发育慢，睾酮水平低，体内的睾酮水平分泌不足有关。中医学认为，本病多因肾元不足，肾气虚弱，肾精未充造成。可伴见性欲淡漠，没有生育能力，毛发不泽，发育欠佳，体倦易疲，舌质淡白，脉沉细等。

六味地黄汤化裁方（酒）

【原料】生、熟地各15克，茯苓9克，山萸肉9克，泽泻6克，山药15克，枸杞子12克，菟丝子15克，巴戟天15克，桑螵蛸10克，金樱子12克，知母9克，地骨皮9克，女贞子15克，水适量。

【制作】水煎备用（上方亦可用白酒或黄酒浸泡后饮用）。

【功效】滋阴、补肾、填精。

【主治】阴茎睾丸短小症。

【用法】每日1剂，分两次煎服。10剂为1疗程（药酒根据个体情况适量饮用）。

【注意】本方适用于阴虚火旺，肾气不固型。

海马三肾酒

【原料】海狗肾、黑驴肾、梅花鹿肾各1具，大海马、蛤蚧（去头足）各1对，熟地60克，胡桃肉40克，血鹿茸、白晒参、制附片、淮山药、桑螵蛸、山萸肉、枸杞子、巴戟天、淫羊藿、菟丝子各20克，母丁香、肉桂、紫梢花、韭菜子、覆盆子、破故纸、仙茅、蛇床子、荜澄茄、大茴香各10克，白酒4000毫升，冰糖250克。

【制作】将海狗肾、黑驴肾、梅花鹿肾分别用清水洗净，再用清酒煮熟，炕干并与其余诸药共研成粗末，装入纱布袋中，扎紧袋口，放入酒坛内，加白酒浸泡，盖上坛盖，3天后将酒坛悬放于盛水大锅内，隔水煮炖1小时左右，取出趁热密封坛口，待冷，贮存12天后，开封取出药袋，药酒过滤；冰糖熬成糖汁掺入药酒中混匀即可饮酒。药袋中药末取出烘干，研细装入2号胶囊备用（若无胶囊，亦可吞服药粉）。

【功效】补肾壮阳，滋阴益气。

【主治】肾阳亏虚，命门火衰，阴茎先天发育不良，短小，伴阴囊湿冷，四肢不温，腰膝酸软，体倦神疲，头晕耳鸣，饮食少等症。

【用法】每次服10毫升，一日2次，饭前空腹服。胶囊每次2~4粒，白开水送服（或用药酒吞服药粉，每次3克）。

【注意】服药期间可配合阴茎按摩。

三一肾气酒

【原料】熟地黄、生地黄、淮山药、枸杞各30克，白晒参、鹿茸、牡丹皮、知母、黄柏、泽泻各10克，山萸肉、白茯苓、赤茯苓、锁阳、龟板、天冬、麦冬、淮牛膝各15克，五味子、肉桂各6克，白酒3000毫升，冰糖250克。

【制作】 将以上各药共研成粗末，装入纱布袋中，扎紧袋口，放入酒坛内，加白酒浸泡，盖上坛盖，3天后将酒坛悬放于盛水大锅内，隔水煮炖1小时左右，取出趁热密封坛口，待冷，贮存12天，开封取出药袋，药酒过滤；冰糖熬成糖汁掺入药酒中混匀即可饮酒。药袋中药末取出烘干，研细装入2号胶囊备用（若无胶囊，亦可吞服药粉）。

【功效】 滋阴降火，补气助阳。

【主治】 心肾阳虚，阴茎先天发育不良，伴惊悸怔忡，健忘失眠，头晕目眩，腰膝酸软等症。

【用法】 每次服10～15毫升，早、晚各服1次，饭前空腹服。药粉烘干装入胶囊，每次2～4粒，白开水送服（或用药酒吞服药粉，每次3克）。

【注意】 服药期间可配合阴茎按摩。

补天大造酒

【原料】 紫河车1具，鹿茸、五味子、丹皮各6克，熟地、淮山药、枸杞、菟丝子、补骨脂各18克，杜仲、怀牛膝、肉苁蓉、巴戟天、山茱萸、鹿角胶、龟板胶各15克，当归、麦冬、茯苓、泽泻、胡麻仁各10克，60度高粱酒2500毫升，冰糖150克。

【制作】 将紫河车洗净去筋膜、血管，炕干，与其余各药共研成粗末，装入纱布袋内，扎紧袋口，放进清洁的酒坛内加白酒密封浸泡，每日摇动1次，30天后开封，去药袋，药酒过滤；冰糖加少许清水熬成糖汁，掺入已滤药酒中，混匀即可饮酒。

【功效】 补肾填精。

【主治】 先天不足，阴茎短小，伴头晕耳鸣，腰膝酸软，肢冷体弱，消瘦乏力、性功能低下等症。

【用法】 每次服10～15毫升，早、晚各服1次，饭后半小时服。

【注意】 服药期间可适当加以阴茎按摩。

参茸酒

【原料】 红参12克，黄芪30克，菟丝子、杜仲、山茱萸各15克，天花粉、桑螵蛸、鸡内金各10克，60度高粱酒1000毫升，冰糖100克。

【制作】 将以上药物共研成粗末，装入纱布袋内，扎紧袋口，放进清洁的酒坛内加白酒密封浸泡，12天后开封去药袋，药酒过滤；冰糖加少许清水熬成糖汁，掺入已滤药酒中，混匀即可饮酒。

【功效】 益气，温阳，补肾。

【主治】 肾阳虚，先天不足，阴茎短小，伴气短乏力，腰膝酸软等症。

【用法】 每次服10～15毫升，早、晚各服1次。

【注意】 若服药无效，可行手术治疗。

补肾药酒

【原料】 熟地、巴戟天、山茱萸、枸杞、仙茅、肉苁蓉、补骨脂各20克，紫河车1具，人参、当归、怀牛膝各15克，柴胡10克，蜈蚣5条，60度高粱酒1000毫升，冰糖100克。

【制作】将以上药物共研成粗末，装入纱布袋内，扎紧袋口，放进清洁的酒坛内加白酒密封浸泡，12天后开封去药袋，药酒过滤；冰糖加少许清水熬成糖汁，掺入已滤药酒中，混匀即可饮酒。

【功效】益气温肾，填精补髓。

【主治】先天不足之阴茎短小，伴头晕耳鸣，腰膝酸软，性功能低下等症。

【用法】每次服10～15毫升，早、晚各服1次。

【注意】服药期间可适当加以阴茎按摩。

三鞭药酒

【原料】黄狗鞭（烘干）2条，牛鞭（烘干）、驴鞭（烘干）各30克，海马12克，红参、红花各15克，巴戟天、肉苁蓉、淫羊藿各18克，枸杞40克，白酒2000毫升，冰糖150克。

【制作】将以上药物共研成粗末，装入纱布袋内，扎紧袋口，放进清洁的酒坛内加白酒密封浸泡，30天后开封去药袋，药酒过滤；冰糖加少许清水熬成糖汁，掺入已滤药酒中，混匀即可饮酒。

【功效】培补肝肾。

【主治】适用于先天不足之阴茎偏小，时有勃起障碍等症。

【用法】每次服10～15毫升，早、晚各服1次，饭前空腹服。

【注意】服药期间可配合阴茎按摩。

百补全鹿酒

【原料】鹿肉、鹿杂各100克，鹿骨80克，熟地黄、生地黄、淮山药、枸杞各30克，当归、茯苓、白术、天冬、麦冬、破故纸、葫芦巴、川续断、覆盆子、芡实、怀牛膝各15克，杜仲、菟丝子、锁阳、肉苁蓉、巴戟天各18克，楮实子、秋实、小茴香、沉香、川芎、陈皮、五味子、炙甘草各30克，川椒6克，白酒3500毫升，冰糖250克。

【制作】将以上各药共研成粗末，装入纱布袋中，扎紧袋口，放入酒坛内，加白酒浸泡，盖上坛盖，3天后将酒坛悬放于盛水大锅内，隔水煮炖1小时左右，取出趁热密封坛口，待冷，贮存12天后，开封取出药袋，药酒过滤；冰糖熬成糖汁掺入药酒中混匀即可饮酒。药袋中药末取出烘干，研细装入2号胶囊备用（若无胶囊，亦可吞服药粉）。

【功效】温肾壮阳，填补精血。

【主治】肾阳亏虚，阴茎先天发育不良，短小，伴精神疲惫，头晕耳鸣，面色萎黄，体虚怕冷，腰膝酸软，阳痿遗精；以及手足麻木，小便失禁，步履不便等症。

【用法】每次服10～15毫升，早、晚各服1次，饭前空腹服。药粉烘干，装入胶囊，每次2～4粒，白开水送服（或用药酒吞服药粉，每次3克）。

【注意】服药期间可配合阴茎按摩。

龟鹿二胶酒

【原料】 龟胶、鹿胶各60克，白酒1000毫升，冰糖100克。

【制作】 将各药与冰糖一起放进酒坛内，加入白酒，密封坛口，浸泡12天后，开封饮酒。

【功效】 补气补血。

【主治】 适用于气血不足，阴茎偏小，时有勃起障碍等症。

【用法】 每次服10～15毫升，早、晚各服1次，饭前空腹服。

【注意】 服药期间可配合阴茎按摩。

二、阴囊湿疹

阴囊湿疹是湿疹中最常见的一种，局限于阴囊皮肤，有时延及肛门周围，少数可延至阴茎。此病瘙痒剧烈，皮疹呈多形性变，容易复发。阴囊湿疹主要与出汗较多，会阴、阴囊潮湿，未及时洗澡或长时间机械摩擦、搔抓、局部用药不当，以及各种不良刺激等多种因素有关，夏季尤为明显。真菌、细菌甚至各种病毒等微生物容易在温暖、潮湿、相对密闭的环境下滋生，也是阴囊湿疹的一个重要诱因。中医学认为，本病与外感之湿热邪毒有关，湿可蕴热，发为湿热之症，久之湿则伤脾，热则伤阴血，而致虚实夹杂之状。风、湿、热邪客于肌肤，同时又加体内脏腑虚弱，内外合邪，因而致病。本病初起有风热、湿热之不同，应详辨之。湿热证多见于肥胖体质，患处瘙痒浸润、潮红、破后湿烂、脂水颇多、舌质红、苔黄腻，脉滑数。风热证多见于阳盛体质，初起阴囊干燥作痒，喜浴热汤润之，甚者起疙瘩如赤粟，破后流黄水，皮肤灼热疼痛，舌质红、苔薄黄。日久不愈者可转为阴虚血燥，以阴囊皮厚、皲裂疼痛、干痒为特点。而肾虚风乘则以肾囊潮湿、冷汗、汗出瘙痒为主症。前二者多属实证，后二者多属虚证。治疗常以清热除湿或滋阴养血润燥。

五子黄柏酒

【原料】 川黄柏150克，地肤子、蛇床子、苍耳子、五倍子、黄药子各30克，白酒1500毫升。

【制作】 将前6味共研细末，置容器中，加入白酒，密封，每日振摇1次，浸泡7～10日后即可取用。

【功效】 清热燥湿，疏通血脉，消肿止痛，祛风止痒。

【主治】 阴囊湿疹及各类湿疹。

【用法】 外用：每取此药酒涂搽患处，日涂搽3次。

【注意】 忌服辛辣等物。

活血疏风方(酒)

【原料】 当归12克，丹参12克，赤芍9克，红花9克，荆芥9克，威灵仙9克，白蒺藜9克，苦参9克，水适量。

【制作】 水煎备用（上方亦可用白酒或黄酒浸泡后饮用）。

【功效】 活血疏风，除湿止痒。

【主治】 适用于血虚风燥型阴囊湿疹症。

【用法】 水煎服，每日1剂，日服2次（药酒根据个体酒量适当饮用）。

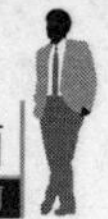

【注意】服用期间注意不食用辛辣刺激等物。

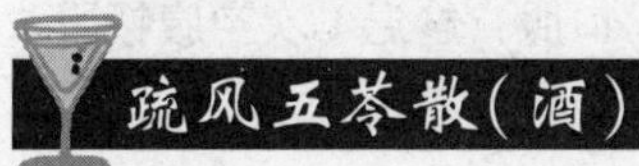

疏风五苓散(酒)

【原料】防风5克，泔浸苍术6克，肉桂3克，羌活3克，猪苓9克，泽泻9克，赤茯苓9克，土炒白术9克，水适量。

【制作】水煎备用（上方亦可用白酒或黄酒浸泡后饮用）。

【功效】疏风利湿。

【主治】适用于风湿袭于下型阴囊湿疹症。

【用法】加生姜为引，水煎服，每日1剂，日服2次（药酒根据个体酒量适当饮用）。

【注意】服用期间注意不食用辛辣刺激等物。

土槿皮酒

【原料】土槿皮30g，白酒100毫升。

【制作】将上药研细末，置容器中，加入白酒，密封，浸泡3～5日后即可取用。

【功效】祛风，杀虫，止痒。

【主治】阴囊湿疹。

【用法】外用：每取药酒涂搽患处，日涂搽2或3次。

【注意】忌服辛辣等物。

加味龙胆泻肝方（酒）

【原料】龙胆草8克，黄芩10克，牡丹皮10克，牛膝10克，泽泻10克，防风10克，蝉蜕5克，水适量。

【制作】水煎备用（上方亦可用白酒或黄酒浸泡后饮用）。

【功效】清热解毒，祛风利湿。

【主治】急性阴囊湿疹。

【用法】每日1剂，7天为1个疗程（药酒根据个体情况适量饮用）。

祛风燥湿汤(酒)

【原料】乌梢蛇9克，独活9克，藁本9克，黄柏9克，白鲜皮9克，金银花9克，白芷6克，甘草6克，水适量。

【制作】水煎备用（上方亦可用白酒或黄酒浸泡后饮用）。

【功效】驱风除湿，清热止痒。

【主治】适用于风热蕴表型阴囊湿疹症。

【用法】水煎服，每日1剂，日服2次（药酒根据个体酒量适当饮用）。

【注意】服用期间注意不食用辛辣刺激等物。

阴囊湿疹酒(外用)

【原料】百部30克，青黛9克，白酒500毫升。

【制作】将上药用布包好，放入酒中浸泡3天后即可。

【功效】除湿止痒。

【主治】适用于湿热蕴结型阴囊湿疹。

【用法】用药酒洗患处，每日2～3次。

【注意】服用期间注意不食用辛辣刺激等物。

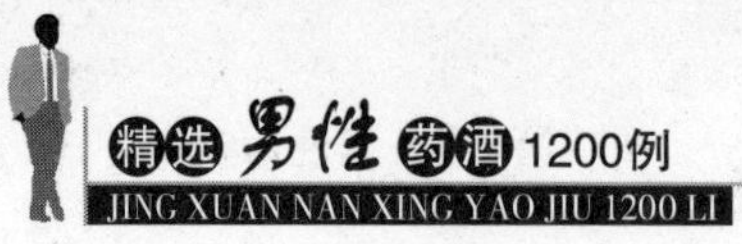

三、睾丸疾病

（一）睾丸鞘膜积液

睾丸鞘膜积液是指睾丸固有鞘膜两层间积有过多液体。鞘膜积液多数均无明显的病因，称为原发性鞘膜积液。其发生和发展都较缓慢。病人可无症状。由于阴囊的外伤，睾丸和副睾的炎症或肿瘤以及丝虫病所引起的鞘膜积液，称为继发性鞘膜积液。它常具有原发病灶的症状。原发性鞘膜积液初起时无症状，其发展又较缓慢。待长大到一定程度，病人才发现。过大的睾丸鞘膜积液由于重量大而有下坠感。有时将阴茎包埋于皮内而影响排尿。先天性鞘膜积液在平卧时，包块迅速消失，固然是其特点，但有时交通孔道很细，只在长时间卧床才略变小或稍变软，易于误诊为睾丸鞘膜积液。中医学将本病称之为“水疝”，其病变在阴囊，为肝经所系。病因多为脾虚健运失司，水湿内生，流注阴囊所致，故以健脾补肾、疏肝散寒、利水祛湿为治则。

三香酒

【原料】南木香、小茴香、八角茴香、川楝肉各 9 克，白酒（陈酒）适量。

【制作】将前 4 味捣碎，同入锅内炒，入葱白（连须）5 根，水一碗，渣入锅，将碗罩住，煎至半碗，取出，去渣，入陈酒半碗，加入炒盐一茶匙，调匀，待用。

【功效】散寒，理气，止痛。

【主治】偏坠气。

【用法】口服：趁温 1 次空腹顿服。

【注意】忌生冷等物。

橘核酒

【原料】橘核、荔枝核、葫芦巴、青皮、川楝子（盐炒）各 9 克，小茴香、牡蛎粉各 15 克，肉桂末 6 克，高粱酒 500 毫升。

【制作】将前 8 味共研细末，置容器中，加入高粱酒，密封，浸泡 3～4 个月，过滤去渣，即成。

【功效】补肾温阳，理气止痛。

【主治】肝肾阴寒，疝气偏坠，阴囊肿大，起消无常，痛引脐腹，因劳累或受冷即发等症。

【用法】口服：每次服 5～30 毫升（或随量服之），日服 2 次。

【注意】小儿禁用。

金橘根酒

【原料】金橘根 60 克，枳壳 15 克，小茴香 30 克，白酒 500 毫升。

【制作】将前 3 味捣碎，入布袋，置容器中，加入白酒，先用大火煎沸，再用文火炖之，待酒煎至减半时，去渣，备用。

【功效】行气散结，健脾养胃，舒筋活络。

【主治】阴囊疝气。

【用法】口服：每日 1 剂，分 2 次温服。

【注意】忌生冷等物。

茴香酒

【原料】灯笼草根、茴香各 15 克，白酒 30 毫升。

【制作】将上药共研细末，备用。

【功效】理湿，行气，止痛。

【主治】膀胱偏坠，久不愈者。

【用法】口服：用白酒送服药末，1 次顿服。

【注意】《本草纲目》中茴香酒，用一味茴香（舶茴尤炒）20 克，白酒 50 毫升，浸泡 7 日，去渣，一次顿服。治卒肾气痛，偏坠牵引及心腹痛。

茴香小雀酒

【原料】舶上茴香 9 克，胡椒 3 克，缩砂仁、辣桂各 6 克，生雀 3 只，白酒适量。

【制作】将前 4 味研为末，再将生雀去毛、去肠，洗净，用 3 个入药于其腹中，麻绳系定，裹煨香熟，备用。

【功效】温肾散寒，理气止痛。

【主治】肾冷疝气，偏坠急痛。

【用法】空腹嚼食，温酒送下。

【注意】忌生冷等物。

栗树根酒

【原料】栗树根 30 ~ 60 克，白酒 500 毫升。

【制作】将上药洗净，切碎，置于容器中，加入白酒，密封，浸泡 10 日后，过滤去渣，即可饮酒。

【功效】清热，降气。

【主治】疝气，血痹等。

【用法】每次服 15 毫升，日服 2 次。

【注意】忌生冷食物。

桂姜萸酒

【原料】桂心 100 克，生姜 60 克，吴茱萸 30 克，白酒或黄酒 200 毫升。

【制作】将前 3 味捣碎，用酒煎至减半，去酒，待用。

【功效】温中散寒止痛。

【主治】腹股沟疝之腹痛。

【用法】每日 1 剂，分 3 次温服。

【注意】服药期间，忌食生姜。

海藻酒

【原料】海藻 500 克，黄酒 150 毫升。

【制作】将以上药物洗净，置容器中，加入黄酒。密封，浸泡 1 天后去渣，即成。

【功效】消痰结，散瘿瘤。

【主治】适用于瘿瘤，瘰疬，疝气等。

【用法】每次服 30 毫升。酒浸后海藻曝晒干，捣为末，酒调 3 克服之，每日 3 次。

【注意】服药期间忌食辛辣食物。

丁香煮酒

【原料】丁香 3 粒，黄酒 50 毫升。

【制作】先将丁香洗净，倒入瓷杯中，加入黄酒，再把瓷杯放在有水的蒸锅中，加热蒸 10 分钟即成。

【功效】温中，暖肾，降逆。

【主治】适用于寒性腹痛，腹胀，吐泻反胃，疝气等。

【用法】趁热一次服下。

【注意】热病及阴虚内热者忌服。

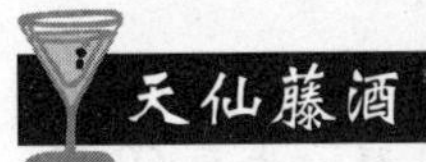

天仙藤酒

【原料】天仙藤100克，黄酒400毫升。

【制作】将天仙藤粗加工使碎，置于砂锅中，加入黄酒，置文火上煮取200毫升，滤去药渣，分成3份。

【功效】行气化湿，活血止痛。

【主治】适用于疝气作痛等。

【用法】每日早、午、晚各1次，每次饮服1份。

【注意】体虚者慎服。

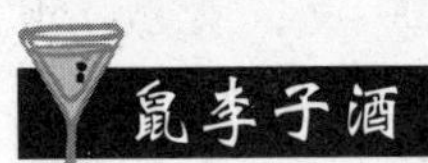

鼠李子酒

【原料】鼠李子240克，白酒1000毫升。

【制作】将鼠李子九蒸九晒后，置于容器中，倒入白酒，加盖密封，置阴凉干燥处，经常摇动，14日后开封，滤去药渣，贮入净瓶中。

【功效】散寒理气。

【主治】适用于寒瘕冷气等。

【用法】每日早、晚各1次，每次温饮20～30毫升。

【注意】忌生冷食物。

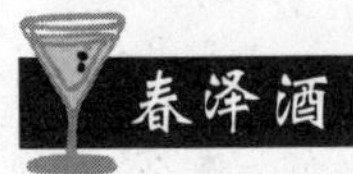

春泽酒

【原料】白晒参、柴胡、白术、猪苓、泽泻各10克，茯苓15克，桂心6克，白酒500毫升，冰糖50克。

【制作】将以上各药共研成粗末，装入纱布袋内，扎紧袋口，放进清洁的酒坛内加白酒密封浸泡，12天后开封去药袋，药酒过滤；冰糖加少许清水熬成糖汁，掺入已滤药酒中，混匀即可饮酒。

【功效】益气利水。

【主治】适用于水疝阴囊肿胀下坠，少腹坠胀疼痛，烦渴引饮，小便不利等症。

【用法】每次服10毫升，每日2次，空腹时服。

【注意】服药期间应节制房事。

天花粉酒

【原料】天花粉18克，黄酒300毫升。

【制作】将天花粉浸于黄酒中6小时，用砂锅，文火煎至微滚，离火后敞置一夜。

【功效】散寒理气。

【主治】适用于偏疝痛极等。

【用法】次晨低凳坐定，两手按膝，饮下即愈。若未效再服1次。

【注意】忌生冷食物。

香楝酒

【原料】木香9克，小茴香9克，大茴香9克，川楝子9克，葱白连须5根，炒盐1条匙，黄酒150毫升。

【制作】将木香、小茴香、大茴香、川楝子切捣碎，入砂锅中炒至香味出，入葱白，用水300毫升淬入锅中，加盖，候煎至半碗，滤渣取液，在药液中加入黄酒、炒盐，搅匀即可。

【功效】温阳理气。

【主治】适用于疝气因劳累而发者，其脉沉紧，豁大无力，疼痛下坠连及少腹，少腹寒痛等。

【用法】空腹热服尽。极痛者，1剂立愈。

【注意】忌生冷食物。

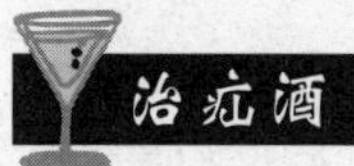

治疝酒

【原料】胡椒40克，延胡索40克，茴香40克，酒1000毫升。

【制作】将以上药材捣为细末，装入细白纱布袋，扎口。药袋浸于酒中，酒坛加盖密封，置阴凉处。每日摇动，3日后开封，取走药袋，滤渣取液，入瓶。

【功效】散气开郁。

【主治】疝痛等。

【用法】每日1~2次，每次30~50毫升。

【注意】忌生冷等物。

水疝汤

【原料】党参、黄芪各20g，山茱萸、泽泻、巴戟天、茯苓各10克，青皮、柴胡、小茴、苏梗、吴茱萸各6克，白术、淮山药、车前仁各15克，甘草3克，水适量。

【制作】水煎备用。

【功效】健脾补肾，疏肝散寒，利水。

【主治】小儿睾丸鞘膜积液。

【用法】内服：每日1剂，水煎2次早晚分服。

四物外浴剂

【原料】川芎、白芍、当归、生地黄各30克，柴胡60克，茯苓60克，水500毫升。

【制作】上药饮片加水1000毫升，文火煎20分钟，两煎混合。

【功效】补血活血，滋阴养血，养肝行滞。

【主治】睾丸鞘膜积液。

【用法】外用：坐浴20分钟左右，每日1次，3日见效，1周后可痊愈。

【注意】四物汤中药物所含的微量元素对人体血液循环有重要作用，其中川芎、芍药、当归还有抗血小板聚集、抗血栓形成、改善微循环的功用。阴囊部皮质较薄，外用局部吸收好，故采取外敷或坐浴治疗。

补中利水酒

【原料】党参、黄芪各20克，柴胡、当归、白术、泽泻、小茴香、橘核、荔枝核、陈皮、桂枝各10克，猪苓、茯苓、桑白皮各15克，甘草、木香各6克，白酒2000毫升，冰糖100克。

【制作】将以上各药共研粗末，装入纱布袋中，扎紧袋口，放入酒坛内加白酒浸泡，盖上坛盖，7天后开封，取出药袋，药酒过滤；冰糖加少许清水熬成糖汁，放入滤过的药酒中，即可饮酒；纱布袋中药末取出烘干研成细末备用。

【功效】补中益气，行气利水。

【主治】脾虚积液，阴囊肿大，皮

薄光亮，食少便溏，神疲体弱等症。

【用法】药酒每次服 10～15 毫升，每日 2 次，饭前空腹服；药末每次服3～5 克，1 日 2 次，可于服药酒的同时用药酒吞服，或用凉开水冲服。

【注意】服药期间应禁房事，同时应注意调节情绪，不可发怒。

导气酒

【原料】川楝子、小茴香各 15 克，广木香 10 克，吴茱萸 6 克，冰糖 100 克，白酒 250 毫升。

【制作】将以上各药加白酒浸泡 2 天后，滤出药酒；药渣加水 500 毫升再浸泡 1 天，加热煮沸 3 分钟，滤出药液，将药液和药酒混合，即可服用。

【功效】疏肝，理气，止痛。

【主治】用于肝郁气滞水疝，积液不多，呈囊性肿大坠胀疼痛牵及小腹等。

【用法】每次服 20 毫升，每日 3 次。

【注意】服药期间应禁房事，同时应注意调节情绪。

茴楝五苓药酒

【原料】茯苓、猪苓各 12 克，川楝子、白术、泽泻各 10 克，小茴香、桂枝各 6 克，白酒 250 毫升。

【制作】将以上各药加白酒浸泡 24 小时后，滤出酒液；药渣加清水 500 毫升再泡 14 小时，滤出药液，并与酒液混合后，加热煮沸 1 分钟，待冷贮存于冰柜里备用。

【功效】利水除湿，理气止痛。

【主治】适用于水湿停聚，阴囊呈囊性肿大，状如水晶，不红不热，或胀病偏坠等症。

【用法】每次服 30 毫升，每日 3 次，饭前烫热服，可连服数剂。

【注意】服药期间尽量避免性冲动。

（二）隐睾

隐睾为先天性阴囊内没有睾丸，它包括睾丸下降不全、睾丸异位和睾丸缺如。睾丸下降不全系指出生后睾丸未降至阴囊底部而停留在下降途中的某一部位，包括停留在腹腔内者。临床上常将睾丸下降不全称为隐睾。睾丸异位是睾丸离开正常下降途径、到达会阴部、股部、耻骨上、甚至对侧阴囊内。因为阴囊内温度要比 37℃体温低 1.5～2℃，这个“低温”条件是睾丸产生精子所必需的。隐睾就不具备这种“低温”条件，使生精功能受累，由于一侧睾丸仍能分泌性激素，所以并不影响夫妻性生活、当然要是两侧睾丸都没下降到阴囊里，睾丸发育受阻，性激素分泌不足，则可影响以后的性功能。中医学认为，本病与先天禀赋不足有关。治疗以滋补肝肾，温肾壮阳，疏肝通络，开窍醒脑，以达补肾益精，促进性激素分泌的作用。

七福酒

【原料】熟地、酸枣仁、当归各 15 克，白晒参、鹿角胶、龟板胶、白术各 10 克，远志、炙甘草各 6 克，白酒 1000 毫升。

【制作】将以上各药共研成粗末，装入纱布袋内，扎紧袋口，放进酒坛中，加白酒密封浸泡，12 天开封去药袋，药酒过滤，即可服用。

【功效】补肝肾，填精髓。

【主治】适用于睾丸发育先天不足，肝肾亏损，睾丸体积很小，或阴囊内无睾丸，伴头晕耳鸣，腰膝酸软，失眠心悸等症。

【用法】每次服 10 毫升，早、晚各服 1 次。

【注意】服药期间应节制房事，注意饮食营养。

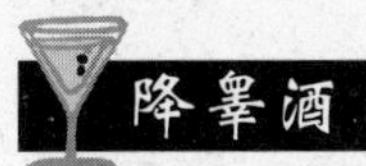

降睾酒

【原料】淮牛膝、淫羊藿各 30 克，生地、淮山药、枸杞各 18 克，巴戟天、五加皮、桃仁、川楝子各 10 克，白酒 1500 毫升。

【制作】将以上各药共研成粗末，装入纱布袋内，扎紧袋口，放进酒坛中，加白酒密封浸泡 12 天，开封即可服用。

【功效】补肾活血。

【主治】适用于肾虚气血郁滞，睾丸不降，伴腰酸腿软，小腹不适，时有隐痛等症。

【用法】每次服 10 ~ 15 毫升，早、晚各服 1 次。

【注意】服药期间应节制房事。

黄芪九物酒

【原料】党参、黄芪各 20 克，鹿角胶、白术、茯苓各 15 克，独活、防风、淮牛膝、大枣肉各 10 克，甘草 6 克，白酒 1000 毫升，冰糖 50 克。

【制作】将以上各药共研成粗末，装入纱布袋内，扎紧袋口，放进清洁的酒坛内加白酒密封浸泡，12 天后开封去药袋，药酒过滤；冰糖加少许清水熬成糖汁，掺入已滤药酒中，混匀即可饮酒。

【功效】健脾，益气，补血。

【主治】适用于睾丸发育先天不足，后天失养，睾丸体积很小，伴食少神疲，肢软乏力，面色不华，心悸气短等症。

【用法】每次服 10 毫升，早、晚各服 1 次，饭前空腹服。

【注意】注意饮食营养。

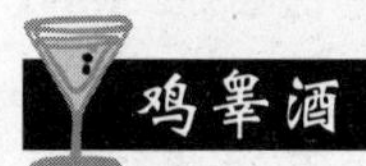

鸡睾酒

【原料】鸡睾丸 20 克，枸杞、桂圆肉各 30 克，米酒 1000 毫升。

【制作】将各药与米酒一起放入净器内，密封浸泡 21 天后，开封饮酒。

【功效】补肾生精。

【主治】适用于肾虚睾丸不降，或睾丸小，精少，精清不育等症。

【用法】每次服 10 ~ 15 毫升，早、晚各服 1 次。

【注意】此酒宜低温保存，不可日晒。

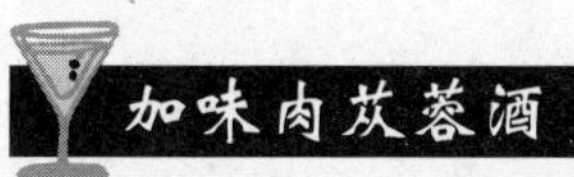

加味肉苁蓉酒

【原料】生地 20 克，肉苁蓉、当归、白芍各 15 克，鹿角胶、龟板胶各 12 克，白酒 1000 毫升。

【制作】以上各药一起放入清洁的酒器内，加白酒密封浸泡 7 天后即可开封饮酒。

【功效】补益气血，滋养肝肾。

【主治】适用于肝肾不足，气血亏虚，睾丸不能下降，或睾丸较小，伴精神不振，疲倦乏力，头发稀疏萎黄等症。

【用法】每次服10毫升，早、晚各服1次。

【注意】服药期间应节制房事。

加减地黄饮子酒

【原料】淮山药20克，熟地、枸杞、黄精各15克，山茱萸、巴戟天、仙灵脾、石斛、麦冬、鸡内金、陈皮各10克，五味子6克，白酒1500毫升。

【制作】将以上各药共研成粗末，装入纱布袋内，扎紧袋口，放进酒坛中，加白酒密封浸泡12天，开封去药袋，药酒过滤，即可服用。

【功效】阴阳双补，气血并调。

【主治】适用于睾丸细小或缺如，阴部湿冷，精液稀少，无精虫等症。

【用法】每次服10~15毫升，早、晚各服1次。

【注意】服药期间应节制房事。

干颓药酒

【原料】黄芪30克，当归、枸杞、山萸肉各20克，鹿角胶18克，制乳香、制没药各10克，白酒1000毫升，冰糖50克。

【制作】将以上各药共研成粗末，装入纱布袋内，扎紧袋口，放进清洁的酒器内，加白酒密封浸泡，7天后开封去药袋，药酒过滤；冰糖熬成糖汁倒入已滤药酒中混匀，即可饮酒。

【功效】益气血，化瘀滞，补肝肾，健骨髓。

【主治】睾丸发育先天不足，后天失养，睾丸体积很小，伴肢体痞软不用，精神不振，面色不华，心悸气短等症。

【用法】每次服10毫升，早、晚各服1次，饭前空腹服。

【注意】注意饮食营养。

十一味附子酒

【原料】熟地黄30克，当归、白芍、淮山药各15克，白术、陈皮、川芎、黄柏、知母、制附片各10克，肉桂6克，白酒1500毫升，蜂蜜50克。

【制作】将以上各药共研成粗末，装入纱布袋中，扎紧袋口，放入酒坛内，加白酒浸泡，盖上坛盖，3天后将酒坛悬放于盛水大锅内，隔水煮炖1小时左右，取出趁热密封坛口，待冷，贮存12天，开封取出药袋，药酒过滤，蜂蜜掺入已滤药酒中混匀即可饮酒。

【功效】补益气血。

【主治】气血亏损，后天不足，睾丸发育不良，伴面色不华，头晕眼花，神疲倦怠，心悸气短等症。

【用法】每次服10毫升，早、晚各服1次，饭前空腹服。

【注意】服药期间忌寒凉生冷食物。

龟鹿二仙酒

【原料】龟板胶、鹿角胶各18克，仙茅12克，仙灵脾30克，青木香10克，白酒1000毫升。

【制作】将以上各药与白酒一起放

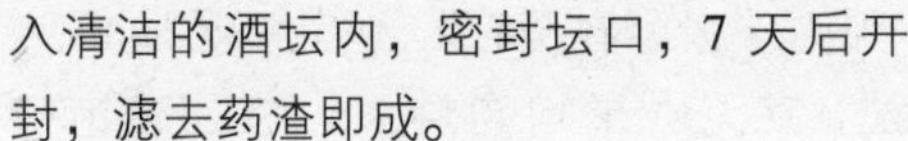

入清洁的酒坛内，密封坛口，7 天后开封，滤去药渣即成。

【功效】补肾填精。

【主治】适用于睾丸生长先天不足，一侧睾丸缺如，伴腰膝酸软，小腹拘急冷痛等症。

【用法】口服：每次服 10 毫升，早、晚各服 1 次。

【注意】服药期间忌寒凉生冷。

益肾化湿通精汤（酒）

【原料】制熟地 18 克，枸杞子 12 克，肉苁蓉 10 克，续断 15 克，黄芪 18 克，车前子 15 克，滑石 15 克，蜈蚣 2 条，石菖蒲 10 克，淮牛膝 10 克，郁金 10 克，水适量。

【制作】水煎备用（上方亦可用白酒或黄酒浸泡后饮用）。

【功效】益肾补虚，疏肝化湿，通窍。

【主治】睾丸发育不良症。

【用法】每日 1 剂，分两次煎服。6 剂为 1 个疗程（药酒根据个体情况适量饮用）。

【注意】本方适用于肾虚火衰，湿蕴络道，精窍不利型。

（三）睾丸炎

睾丸炎通常由细菌和病毒引起。细菌性睾丸炎大多数是由于邻近的附睾发炎引起，所以又称为附睾－睾丸炎。常见的致病菌是葡萄球菌、链球菌、大肠杆菌等。病毒可以直接侵犯睾丸，最多见是流行性腮腺炎病毒，这种病原体主要侵犯儿童的腮腺，但是，这种病毒也侵犯睾丸，所以往往在流行性腮腺炎发病后不久，出现病毒性睾丸炎。中医学将急性睾丸炎分为三种类型，一类为湿热下注型，证见发热恶寒，睾丸肿胀疼痛，质地硬，小便赤涩，大便干，舌红苔黄腻，脉弦滑数，治疗以清利湿热，解毒消痈为主；另一类为气滞血瘀型，证见睾丸逐渐肿大，扪之坚硬，疼痛轻微，舌暗边有瘀斑、苔薄白，脉弦滑，治疗以行气活血，散结为主；第三类为瘀血阻滞型，证见睾丸外伤肿胀疼痛，或红肿灼热，舌质青边有瘀斑，脉涩，治疗以活血化瘀，止痛为主。

山芝麻酒

【原料】鲜山芝麻 25 克，白酒适量。

【制作】将上药洗涤切碎，置砂锅中，加入白酒和清水各半，煎至数百沸，去渣备用。

【功效】解表清热，消肿解毒。

【主治】睾丸炎。

【用法】口服：每日 1 剂，分 2 次服完。

【注意】忌服辛辣等物。

鸡嗪子花酒

【原料】鸡嗪子花 30 克，虎杖、小木通各 15 克，白酒 500 毫升。

【制作】将前 3 味洗净切碎，入布袋，置容器中，加入白酒，密封，浸泡 10 日后，过滤去渣，即得。

【功效】补中益气，清利湿热，解郁和中。

【主治】睾丸肿大。

【用法】口服：每次服 10 毫升，每

日2次。

【注意】忌服辛辣等物。

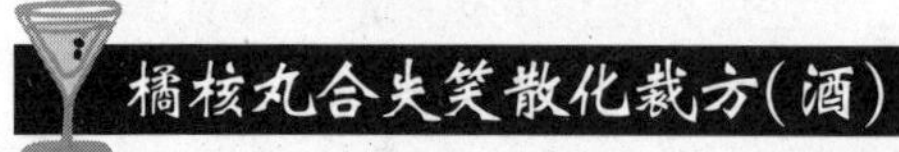

橘核丸合失笑散化裁方(酒)

【原料】炒橘核9克，昆布15克，海藻9克，海带15克，川楝子12克，延胡索9克，桃仁9克，厚朴12克，木通6克，枳实9克，桂心9克，木香9克，五灵脂9克，蒲黄9克，水适量。

【制作】水煎备用（上方亦可用白酒或黄酒浸泡后饮用）。

【功效】活血祛瘀，行气散寒，散结止痛。

【主治】睾丸肿痛。

【用法】每日1剂，10日为1个疗程，药渣添水再煎，温水坐浴20分钟（药酒根据个体情况适量饮用）。

【注意】若痛较重的可加乳香、没药，以增强祛瘀止痛之功效，若出现疾久化热之象，可去桂心加车前子、泽泻、黄柏以增强清热之功。

（四）附睾郁积

附睾郁积症是输精管绝育术后最常见的、较难治的远期并发症。主要表现为阴囊部的坠胀不适，附睾睾丸部的疼痛，及附睾的肿大、触痛。其病理机制是输精管结扎后，正常的精液排泄通道被阻断，进入附睾的精液、精子以及附睾自身的分泌物在附睾腔内继续增多，而附睾的吸收功能降低，从而造成本病的发生。常见阴囊、附睾坠胀疼痛，或结扎处疼痛或见硬节，疼痛可放射到腹股沟小腹或腰骶部等处，常可伴有感染、阳痿、性功能障碍等。中医学将本病归属为“精淤”、“疝痛”范畴。辨证分型为湿浊郁滞型，症见附睾均匀肿大，触之有饱满感，表面光滑，有轻度压痛，伴有胸闷脘痞，大便溏泻，舌质淡、苔白腻，脉滑等；湿热郁结型，症见附睾肿大，较硬，或有多个结节，压痛明显，灼热疼痛，可向腹股沟、下腹部或腰部放射，股缝有痰核。伴有口燥咽干，发热畏寒，小便黄浊，舌质红、苔黄腻，脉滑数等；气血瘀阻型，症见双侧附睾肿胀坠痛，触之较硬，内有多个结节，近睾端输精管增粗，舌尖紫暗或瘀斑、苔白腻，脉弦紧或细涩等。分别治以利水渗湿，温阳化气；清热解毒，利湿散结；活血化瘀，理气散结。

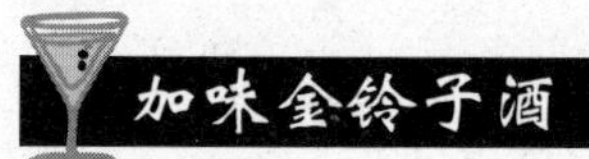

加味金铃子酒

【原料】黄芪20克，川楝子、延胡索、郁金各12克，香附、小茴香、台乌、木香10克，吴茱萸、炙升麻各6克，白酒1000毫升，冰糖100克。

【制作】将以上各药共研成粗末，装入纱布袋内，扎紧袋口，放进清洁的酒坛内加白酒密封浸泡，12天后开封去药袋，药酒过滤；冰糖加少许清水熬成糖汁，掺入已滤药酒中，混匀即可饮酒。

【功效】行气，化瘀，止痛。

【主治】输精管结扎术后，双侧睾丸明显肿大，触痛，阴囊、小腹、腰骶酸胀疼痛，房事或劳累后加重等症。

【用法】每次服10～15毫升，早、晚各服1次。

【注意】服药期间应节制房事。

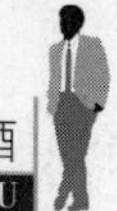

加味柴平酒

【原料】山楂肉15克，法半夏、厚朴各12克，柴胡、黄芩、苍术、青皮、陈皮、枳壳、三棱、莪术、神曲各10克，甘草6克，白酒1500毫升，白糖100克。

【制作】将以上各药共研成粗末，装入纱布袋内，扎紧袋口，放入清洁的酒坛中，加白酒密封浸泡，7天后开封滤去药渣，药酒加白糖搅匀溶化后即成。

【功效】理气疏肝，活血止痛。

【主治】适用于气滞血瘀所致附睾郁积症，附睾硬结肿大，坠胀疼痛，房事后更甚，伴小腹胁肋胀满疼痛等症。

【用法】每次服10毫升，一日2次，饭前空腹服。

【注意】服药期间注意调节情绪，不可过怒及生气，同时应节制房事。

加味泻肝酒

【原料】生地18克，当归15克，桃仁12克，柴胡、胆草、栀子、黄芩、桂枝、木通、泽泻、前仁、萆薢各10克，蜈蚣3条，白酒1000毫升，白糖100克。

【制作】将以上各药共研成粗末，装入纱布袋内，扎紧袋口，放进酒坛中，加白酒密封浸泡12天，开封去药袋，药酒过滤，加白糖搅匀即可服用。

【功效】清热利湿，化浊止痛。

【主治】肝经湿热，附睾肿胀热痛，痛引少腹，伴腰酸胁胀，口苦纳呆等症。

【用法】每次服10毫升，一日2～3次，饭前空腹服。

【注意】服药期间应节制房事。

白花蛇舌草酒

【原料】白花蛇舌草30克，黄酒500毫升。

【制作】先将白花蛇舌草放入砂锅内，加适量清水煎煮，去渣取汁（可煎取2次）与黄酒混合后，再煮沸，待冷即可饮用。

【功效】清热，解毒，止痛。

【主治】适用于单纯性睾丸郁积症，术后附睾增大胀痛，或有热感等症。

【用法】每次服10～15毫升，一日2次，饭前空腹服。

【注意】此药酒宜低温下贮存，服药期间应节制房事。

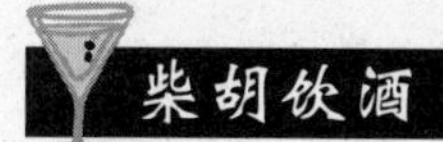

柴胡饮酒

【原料】熟地黄、白芍各18克，当归尾、白术各12克，柴胡、陈皮各10克，甘草6克，白酒500毫升，冰糖30克。

【制作】将以上各药共研成粗末，装入纱布袋内，扎紧袋口，放进清洁的酒坛内加白酒密封浸泡，7天后开封去药袋，药酒过滤；冰糖加少许清水熬成糖汁，掺入已滤药酒中，混匀即可饮酒。

【功效】养血活血，理气止痛。

【主治】适用于输精管结扎术后，双侧睾丸肿大，触痛，阴囊及少腹胀痛，房事或劳累后加重等症。

【用法】每次服10毫升，早、晚各

服1次，饭前空腹服。

【注意】服药期间应节制房事。

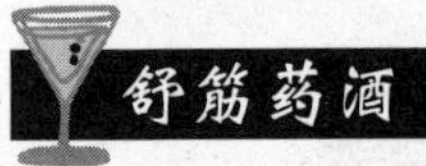

舒筋药酒

【原料】当归、延胡索、桂心各15克，白酒500毫升，冰糖50克。

【制作】将以上各药同入酒器中，加入冰糖与白酒，密封浸泡，7天后开封饮酒。

【功效】行气，活血，止痛。

【主治】适用于气滞血瘀所致附睾郁积症，伴睾丸肿痛，触之有硬结，痛引小腹、腰背或性交时疼痛等症。

【用法】每次服10毫升，一日2～3次，饭前空腹服。

【注意】服药期间应节制房事。

平肝消瘕酒

【原料】酥鳖甲、白芍各20克，当归、白术、柴胡、清半夏、枳壳、神曲各12克，生山楂30克，白酒1500毫升，冰糖100克。

【制作】将以上各药共研成粗末，装入纱布袋内，扎紧袋口，放进清洁的酒坛内加白酒密封浸泡，7天后开封去药袋，药酒过滤；冰糖加少许清水熬成糖汁，掺入已滤药酒中，混匀即可饮酒。

【功效】疏肝理气，活血散结。

【主治】适用于输卵管结扎术后，双侧睾丸肿大，触痛，或附睾有硬结，阴囊及小腹胀痛，房事或劳累后加重等症。

【用法】每次服10毫升，早、晚各服1次，饭前空腹服。

【注意】服药期间应节制房事。

蓬莪术酒

【原料】生鳖甲18克，蓬莪术、三棱、当归各15克，白晒参、白术、木香各10克，白酒1000毫升，冰糖50克。

【制作】将以上各药共研成粗末，装入纱布袋内，扎紧袋口，放进清洁的酒坛内加白酒密封浸泡，7天后开封去药袋，药酒过滤；冰糖加少许清水熬成糖汁，掺入已滤药酒中，混匀即可饮酒。

【功效】疏肝解郁，理气散结。

【主治】适用于输卵管结扎术后，附睾有硬结，时牵引小腹疼痛，房事或劳累后加重等症。

【用法】每次服10毫升，早、晚各服1次，饭前空腹服。

【注意】服药期间应节制房事。

舒郁汤（酒）

【原料】白花蛇舌草30克，虎杖25克，川楝子25克，川芎9克，赤芍9克，当归15克，陈皮9克，橘核9克，猪苓15克，泽泻15克，车前子（包）25克，白术25克，党参25克，甘草6克。水适量。

【制作】水煎备用（上方亦可用白酒或黄酒浸泡后饮用）。

【功效】清热解毒，活血止痛，健脾益气。

【主治】输精管结扎术后并发附睾郁积症。

【用法】每日1剂，早晚两次服用。7日为1个疗程（药酒根据个体情况适

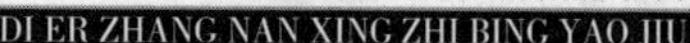

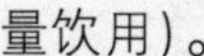

量饮用）。

【注意】治疗期间可用药渣水煎洗患处。

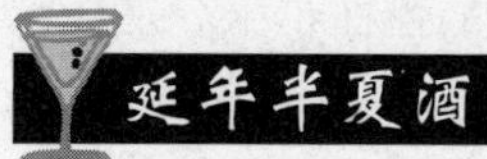

延年半夏酒

【原料】酥鳖甲 18 克，法半夏，枳实各 12 克，吴茱萸、生姜、桔梗、前胡、槟榔、白晒参各 50 克，白酒 1000 毫升，冰糖 50 克。

【制作】将以上各药共研成粗末，装入纱布袋内，扎紧袋口，放进清洁的酒坛内加白酒密封浸泡，7 天后开封去药袋，药酒过滤；冰糖加少许清水熬成糖汁，掺入已滤药酒中，混匀即可饮酒。

【功效】疏肝解郁，理气散结。

【主治】适用于输卵管结扎术后，双侧睾丸肿大有硬结，小腹腰背胀痛，房事或劳累后加重等症。

【用法】每次服 10 毫升，早、晚各服 1 次，饭前空腹服。

【注意】服药期间应节制房事。

行血祛瘀酒

【原料】桃仁、苏木、橘核、荔枝核各 15 克，白酒 500 毫升，冰糖 50 克。

【制作】将以上各药同入酒器中，加入冰糖与白酒，密封浸泡，7 天后开封饮酒。

【功效】活血理气。

【主治】适用于气滞血瘀所致附睾丸郁积症，伴睾丸肿痛，触之有硬结，性交时疼痛等症。

【用法】每次服 10 毫升，一日 2～3 次，饭前空腹服。

【注意】服药期间应节制房事。

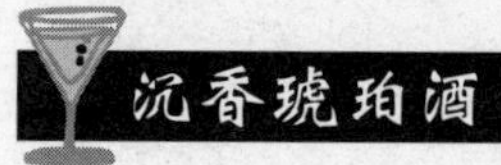

沉香琥珀酒

【原料】琥珀、沉香、防已各 12 克，郁李仁、杏仁、紫苏、橘红、泽泻、赤芍各 10 克，白酒 1000 毫升，冰糖 50 克。

【制作】将以上各药共研成粗末，装入纱布袋内，扎紧袋口，放进清洁的酒坛内加白酒密封浸泡，12 天后开封去药袋，药酒过滤；冰糖加少许清水熬成糖汁，掺入已滤药酒中，混匀即可饮酒。

【功效】行气导滞，止痛利水。

【主治】适用于水湿痰瘀阻滞所致附睾郁积症，阴囊坠胀，附睾肿痛，触之更甚，伴小便不利，肢体微肿等症。

【用法】每次服 10 毫升，一日 2～3 次，饭前空腹服。

【注意】服药期间应节制房事。

王不留行酒

【原料】王不留行 30 克，炮山甲 15 克，川牛膝 20 克，白酒 500 毫升。

【制作】将以上各药和白酒一起放入容器内，密封浸泡 7 天即可饮酒。

【功效】活血散瘀。

【主治】适用于术后郁积时间较长，阴睾增大较坚硬，疼痛明显，痛及小腹和腰骶等症。

【用法】每次服 10 毫升，一日 3 次，饭前空腹服。

【注意】服药期间应节制房事。

加味麻附细辛酒

【原料】制附片、炮甲珠、麻黄、桂枝、橘核、泽泻各10克，辽细辛3克，白酒500毫升，蜂蜜100克。

【制作】将以上各药放入酒坛内，掺进白酒，盖好坛盖，浸泡一昼夜后，将酒坛悬放于盛水的大锅内用水煮至起鱼眼泡时取出，趁热封住坛口，15天后开封，滤去药渣，药酒内加蜂蜜搅匀，即可饮用。

【功效】温肾散寒，宣通气机。

【主治】睾丸肿胀疼痛，小腹拘急，遇寒则甚，伴形寒肢冷，阴囊收缩等症。

【用法】每次服10毫升，早、晚各服1次。

【注意】服药期间应节制房事。

加减三仁酒

【原料】薏苡仁、苏木各15克，杏仁、厚朴、法半夏各12克，白蔻、小茴香、三棱、莪术各10克，白酒1000毫升。

【制作】将以上各药共研成粗末，装入纱布袋内，扎紧袋口，放入酒坛内加白酒密封浸泡，7天后即可开封饮酒。

【功效】化湿导滞，祛瘀止痛。

【主治】适用于湿滞血瘀所致附睾郁积症，阴囊坠胀，附睾肿痛，触之更甚，伴体倦纳少，胁肋胀满等症。

【用法】每次服10毫升，每日2~3次，饭前空腹服。

【注意】服药期间应节制房事，少食油腻，生冷。

四、精索静脉曲张

精索静脉曲张是指精索里的静脉因回流受阻，而出现的盘曲扩张。是青壮年常见的疾病，大多数病人睾丸坠痛，站立和走路过久时更为显著，平卧休息后减轻。此病多发生于左侧，但双侧发病者并不少见，可高达20%左右。精索静脉曲张，可伴有睾丸萎缩和精子生成障碍，造成男性不育。精索静脉曲张也可以因为肾肿瘤或其他腹膜后肿瘤引起，由于受压迫而引起的精索静脉曲张称为症状性或继发性精索静脉曲张。中医学认为本病总有瘀血为患；或因肝肾不足，外感寒湿，气滞血瘀，筋脉失濡；或因举重担物，长途跋涉，筋脉受伤，肝络瘀滞；或因湿热下注，脉络失和；或因脾虚气陷，血运无力，皆可形成筋疝或筋瘤。病后血运受阻，蕴而化热，血不养睾，热灼精伤，可以导致不育。本病虽以瘀血阻滞为患，但其病机又有气虚血瘀、气滞血瘀、湿热阻滞等之不同，须辨证施以治疗。

补中益气汤加减方（酒）

【原料】黄芪30克，升麻3克，柴胡3克，当归10克，槐花20克，丹参30克，菟丝子20克，覆盆子20克，桑椹子20克，水适量。

【制作】水煎备用（上方亦可用白酒浸泡后饮用）。

【功效】益气活血，补肾益髓。

【主治】原发性精索静脉曲张等。

【用法】每日1剂，水煎分2次服，3个月为1个疗程（药酒根据个体情况适量饮用）。

【注意】本方适用于气虚气滞，血液瘀阻，本虚标实型。

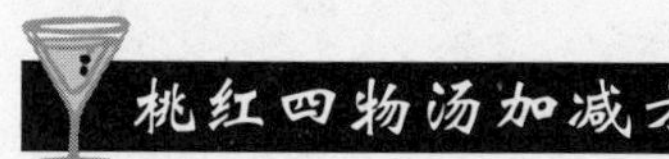

桃红四物汤加减方（酒）

【原料】熟地15克，当归12克，赤芍15克，川芎10克，桃仁12克，红花12克，甲珠6克（研末吞服），路路通10克，川牛膝12克，枳实12克，荔枝核15克（打碎），橘核12克，黄狗肾1条，甘草6克，水适量。

【制作】水煎备用（上方亦可用白酒浸泡后饮用）。

【功效】补益肝肾，活血化瘀，通络。

【主治】原发性精索静脉曲张等。

【用法】每日1剂，水煎分2次服，连服1月（药酒根据个体情况适量饮用）。

【注意】本方适用于肝肾不足，瘀阻胞络型。

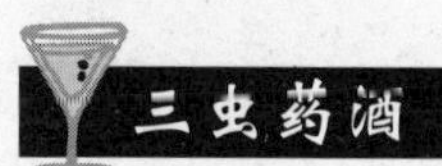

三虫药酒

【原料】生地黄、川牛膝各20克，地鳖虫、虻虫、水蛭各12克，白酒500毫升，冰糖30克。

【制作】将以上各药共碎，装入纱布袋内，扎紧袋口，放进清洁的酒坛内加白酒密封浸泡，7天后开封去药袋，药酒过滤；冰糖加少许清水熬成糖汁，掺入已滤药酒中，混匀即可饮酒。

【功效】活血祛瘀，疏通经络。

【主治】瘀血阻滞，经脉不通所致精索静脉曲张，伴曲张处胀痛不适，少腹疼痛拘急等症。

【用法】每次服10毫升，一日2次，饭前空腹服。

【注意】服药期间应节制房事。

理阴煎

【原料】丹参15克，肉苁蓉12克，川牛膝、狗脊、续断、当归尾、仙灵脾、鹿角霜各10克，地鳖虫6克，大枣6枚，白酒1000毫升，冰糖50克。

【制作】将以上各药共碎，装入纱布袋内，扎紧袋口，放进清洁的酒坛内加白酒密封浸泡，7天后开封去药袋，药酒过滤；冰糖加少许清水熬成糖汁，掺入已滤药酒中，混匀即可饮酒。

【功效】活血化瘀，补养肝肾。

【主治】肝肾亏虚，精血不足，血脉瘀阻所致精索静脉曲张，伴坠胀疼痛，皮包暗滞，睾丸及小腹拘急，抽痛，腰酸头晕等症。

【用法】每次服10毫升，一日2次，饭前空腹服。

【注意】服药期间应节制房事，尽量减少无高潮的性冲动。

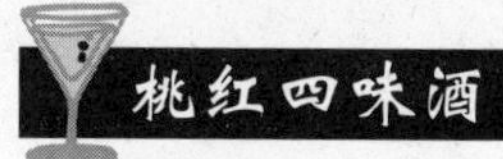

桃红四味酒

【原料】桃仁、当归各30克，红花、川牛膝15克，白酒1000毫升，冰糖50克。

【制作】将以上各药共碎，装入纱布袋内，扎紧袋口，放进清洁的酒坛内加白酒密封浸泡，12天后开封去药袋，药酒过滤；冰糖加少许清水熬成糖汁，掺入已滤药酒中，混匀即可饮酒。

【功效】活血化瘀。

【主治】适用于精索静脉曲张，伴

曲张处胀痛不适，局部按之较硬等症。

【用法】每次服10毫升，一日2次，饭前空腹服。

【注意】服药期间应节制房事。

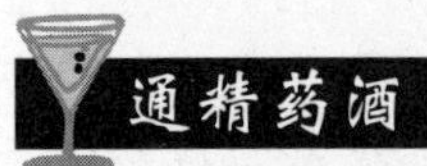

通精药酒

【原料】黄芪、丹参、生牡蛎各20克，川牛膝、生地、白芍、车前子各15克，柴胡、小茴香、橘核、知母、黄柏、桂枝、酥鳖甲各10克，白酒1500毫升，冰糖60克。

【制作】将以上各药打成粗末，装入纱布袋内，扎紧袋口。放入酒坛内，加白酒浸泡，封口，7天后取出药袋，滤清。冰糖加水少许熬成糖汁，并加入滤过的药酒中，即可饮酒。

【功效】活血化瘀，软坚散结。

【主治】瘀滞所致精索静脉曲张，睾丸坠胀疼痛等症。

【用法】每次服10～15毫升，早、晚各服1次。

【注意】服药期间应注意饮食营养，节制房事。

红花散瘀酒

【原料】当归尾15克，皂角刺、红花、桃仁、苏木、穿山甲、制乳香、连翘、浙贝母、路路通、川牛膝各10克，大黄、白僵蚕各6克，牵牛子3克，白酒1000毫升。

【制作】穿山甲用蛤粉或砂炒炮，皂角刺微炒，并与其余各药一起放入容器内，加白酒封口浸泡，7天后开封饮酒。

【功效】活血化瘀，软坚通络。

【主治】瘀血阻滞，精索静脉曲张，坠胀疼痛，皮色暗滞，以及阴茎硬结等症。

【用法】每次服10毫升。一日3次。

【注意】服药期间应节制房事，避免无高潮的性冲动。

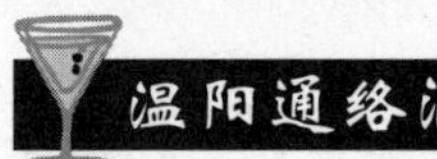

温阳通络酒

【原料】炙黄芪20克，鸡血藤30克，当归、巴戟天、丝瓜络各15克，桂枝、白术、路路通、玄参各10克，白酒1000毫升，冰糖50克。

【制作】将以上各药放入容器内，加冰糖、白酒一起封口浸泡，7天后开封饮酒。

【功效】温肾益气，活血通络。

【主治】肾气不足，寒瘀阻络所致精索静脉曲张，阴囊坠胀，腰酸耳鸣等症。

【用法】每次服10～15毫升。早晚各1次。

【注意】服药期间应节制房事，避免无高潮的性冲动；注意调节情绪，忌发怒，以免伤肝，加重气滞血瘀。

理精药酒

【原料】丹参15克，川牛膝、续断、狗脊、肉苁蓉各12克，莪术、当归尾、熟地、仙灵脾、鹿角胶各10克，地鳖虫6克，大枣6枚，白酒1000毫升。

【制作】将以上各药放入容器内，加白酒封口浸泡，7天后开封饮酒。

【功效】活血化瘀，滋养肝肾。

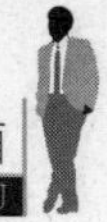

【主治】瘀血阻滞，肝肾亏虚，精索静脉曲张，阴囊坠胀疼痛，睾丸及小腹拘急等症。

【用法】每次服10毫升。早晚各1次，饭前空腹服。

【注意】服药期间应节制房事，应避免或减少无高潮期的性冲动，以减少过长时期的盆腔及会阴部充血；注意精神调理，防止大怒伤肝。

仙方活命酒

【原料】炮甲珠、当归、赤芍各12克，制乳香、制没药、皂角刺、银花、浙贝母、防风、白芷、陈皮各10克，天花粉、甘草各6克，白酒1000毫升，冰糖50克。

【制作】将以上各药放入容器内，加白酒封口浸泡，7天后开封饮酒。

【功效】活血散瘀，软坚散结。

【主治】精索静脉曲张，睾丸胀痛或有硬结等症。

【用法】每次服10毫升。早晚各1次，饭前空腹服。

【注意】服药期间应节制房事。

补阳还五酒

【原料】黄芪80克，当归20克，赤芍、川芎、桃仁、红花、地龙各10克，白酒1000毫升。

【制作】将以上各药放入容器内，加冰糖、白酒一起封口浸泡，7天后开封饮酒。

【功效】益气化瘀。

【主治】肾气不足，寒瘀阻络所致精索静脉曲张，阴囊坠胀，腰酸耳鸣等症。

【用法】每次服10～15毫升。一日2次。

【注意】服药期间应节制房事；若有阴囊胀大下垂，应到医院诊治，同时可以用阴囊托带将阴囊托起固定，或穿弹力三角裤，有助静脉回流，以减轻症状。

当归四逆酒

【原料】当归、丹参各15克，桂枝、赤芍、红花、小茴香、台乌药、玄参各10克，细辛6克，大枣10枚，白酒1000毫升，冰糖50克。

【制作】将以上各药放入容器内，加冰糖、白酒一起封口浸泡，7天后开封饮酒。

【功效】养血活血，温经散寒。

【主治】精索静脉曲张，伴阴囊湿冷坠胀，睾丸小腹抽搐，四肢不温，以及“水疝”等症。

【用法】每次服10毫升，一日3次。

【注意】服药期间应节制房事，注意调节情绪。

复方丹参药酒

【原料】丹参30克，三棱、莪术各18克，川牛膝15克，白酒1000毫升，冰糖50克。

【制作】将以上各药共碎，装入纱布袋内，扎紧袋口，放进清洁的酒坛内加白酒密封浸泡，12天后开封去药袋，药酒过滤；冰糖加少许清水熬成糖汁，掺入已滤药酒中，混匀即可饮酒。

【功效】活血化瘀，通络行滞。

【主治】适用于精索静脉曲张，伴曲张处胀痛不适，局部按之较硬等症。

【用法】每次服10毫升，一日2次，饭前空腹服。

【注意】服药期间应节制房事。

益母草酒

【原料】益母草30克，当归20克，赤芍15克，白酒1000毫升，冰糖50克。

【制作】将以上各药共碎，装入纱布袋内，扎紧袋口，放进清洁的酒坛内加白酒密封浸泡，7天后开封去药袋，药酒过滤；冰糖加少许清水熬成糖汁，掺入已滤药酒中，混匀即可饮酒。

【功效】活血化瘀。

【主治】适用于精索静脉曲张，伴曲张处胀痛不适等症。

【用法】每次服10毫升，一日2次，饭前空腹服。

【注意】服药期间应节制房事。

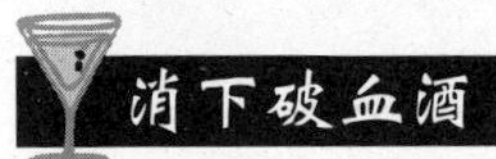

消下破血酒

【原料】泽兰、当归、生地黄、苏木、川牛膝各20克，柴胡、川芎、红花、川大黄、木通、黄芩、栀子、枳实、桃仁、赤芍各10克，五灵脂6克，白酒1000毫升，冰糖50克。

【制作】将以上各药共碎，装入纱布袋内，扎紧袋口，放进清洁的酒坛内加白酒密封浸泡，7天后开封去药袋，药酒过滤；冰糖加少许清水熬成糖汁，掺入已滤药酒中，混匀即可饮酒。

【功效】活血化瘀。

【主治】瘀血阻滞所致精索静脉曲张，伴曲张处胀痛不适，少腹疼痛等症。

【用法】每次服10毫升，一日2次，饭前空腹服。

【注意】服药期间应节制房事。

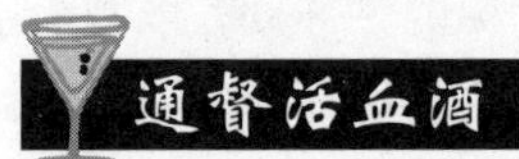

通督活血酒

【原料】熟地黄、生地黄、当归、鹿衔草、淫羊藿、鸡血藤各30克，乌梢蛇、酥鳖甲、老鹳草各20克，血竭、蜣螂各6克，白酒2500毫升，冰糖150克。

【制作】将以上各药共成粗末，装入纱布袋内，扎紧袋口，放进清洁的酒坛内加白酒密封浸泡，7天后开封去药袋，药酒过滤；冰糖加少许清水熬成糖汁，掺入已滤药酒中，混匀即可饮酒。

【功效】补益肝肾，活血通络。

【主治】肝肾亏损，经脉阻滞所致精索静脉曲张，伴头晕耳鸣，腰膝酸软，少腹坠胀疼痛，皮色暗滞，伴睾丸及少腹拘急，抽痛等症。

【用法】每次服10毫升，一日2次，饭前空腹服。

【注意】服药期间应节制房事，应避免无高潮的性冲动。

五、前列腺疾病

（一）前列腺炎

前列腺炎是指前列腺特异性和非特异感染所致的急慢性炎症，从而引起的全身或局部症状。前列腺炎可分为非特异性细菌性前列腺炎、特发性细菌性前列腺炎（又称前列腺病）、特异性前列

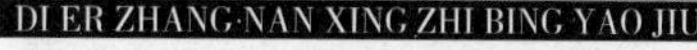

腺炎（由淋球菌、结核杆菌、真菌、寄生虫等引起）、非特异性肉芽肿性前列腺炎、其他病原体（如病毒、支原体、衣原体等）引起的前列腺炎、前列腺充血、前列腺增生和前列腺痛。急性前列腺炎可有恶寒、发热、乏力等全身症状；局部症状是会阴或耻骨上区域有重压感，久坐或排便时加重，且向腰部、下腹、背部及大腿等处放射，若有小脓肿形成，疼痛加剧而不能排便；尿道症状为排尿时有烧灼感、尿急、尿频，可伴有排尿终末血尿或尿道脓性分泌物；直肠症状为直肠胀满、便急和排便感，大便时尿道口可流出白色分泌物。慢性细菌性前列腺炎常由急性前列腺炎转变而来；前列腺疾病常由病毒感染、泌尿系结石、前列腺慢性充血等引起。性交中断、性生活频繁、慢性便秘均是前列腺充血的原因。中医学将本病归属为"精浊"、"劳淋"、"白淫"的范畴，其病因主要为外感毒热之邪，留恋不去，或性事不洁，湿热留于精室，精浊混淆，精离其位；或相火旺盛，因所愿不遂或忍精不泄，肾火郁而不散，离位之精化为白浊；或房室过度，以竭其精，精室空虚，湿热乘机袭入精室，精被所逼，不能静藏而致。临床辨证将其分为湿热下注型，脾虚湿盛型，气滞血瘀型，肝肾阴虚型和肾阳不足型。

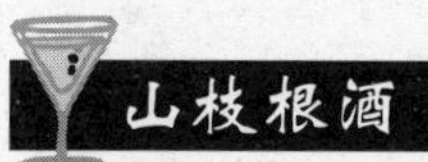

山枝根酒

【原料】山枝根皮 250 克，白酒 2500 毫升。

【制作】将上药洗净、切碎，置容器中，加入白酒，密封，浸泡 10 日，过滤去渣，即可饮酒。

【功效】补肺肾，祛风湿，活血通络。

【主治】前列腺炎，肾虚遗精。

【用法】口服：每次服 30 毫升，日服 2 次。

【注意】忌寒凉生冷等物。

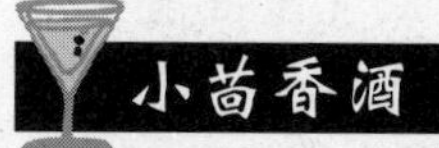

小茴香酒

【原料】小茴香（炒黄）30 克，黄酒 250 毫升。

【制作】将上药研粗末，用黄酒煎沸冲泡，停一刻，去渣，即可服用。

【功效】温中，理气，逐寒。

【主治】白浊（裕名偏白）。精道受风寒，汤药全不效。

【用法】口服：每次服 30～50 毫升，日服 2 或 3 次。

【注意】忌寒凉生冷等物。

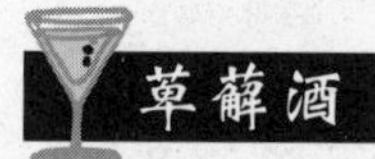

萆薢酒

【原料】川萆薢 100 克，龙胆草、车前子各 50 克，芡实 30 克，黄酒 500 毫升。

【制作】将前 4 味捣碎，置容器中，加入黄酒，隔水煮沸，离火，密封，浸泡一宿，过滤去渣，即可服用。

【功效】清利湿热，益肾固涩。

【主治】急性前列腺炎。

【用法】口服：每次服 40～50 毫升，日服 2 或 3 次。

【注意】忌寒凉生冷等物。

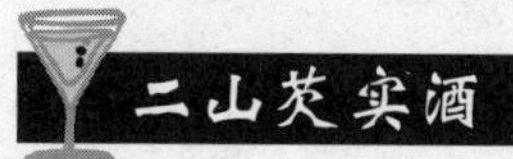

二山芡实酒

【原料】山茱萸、怀山药、生芡

实、熟地黄各30克，菟丝子40克，莲子肉20克，低度白酒600毫升。

【制作】将前6味捣碎，置容器中，加入白酒，密封，浸泡5~7日后，过滤去渣，即可服用。

【功效】补肾固摄。

【主治】肾虚白浊（慢性前列腺炎）。

【用法】口服：每次服20~30毫升，日服2或3次。

【注意】忌寒凉生冷等物。

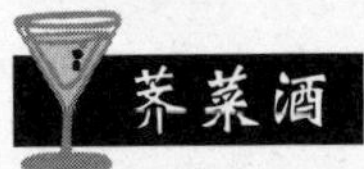

荠菜酒

【原料】荠菜250克，川萆薢50克，黄酒500毫升。

【制作】将前2味切碎，置容器中，加入黄酒，隔水煮沸后，离火，密封，浸泡一宿，过滤去渣，即可服用。

【功效】清利湿热，分清泌浊。

【主治】白浊膏淋。

【用法】口服：每次服50毫升，日服2次。

【注意】忌寒凉生冷等物。

多子酒

【原料】枸杞子250克，桂圆肉250克，核桃肉250克，白米糖250克，烧酒7000毫升，糯米酒500毫升。

【制作】以上前4味入布袋，置容器中，加入烧酒和糯米酒，密封，浸泡21天后去渣，即可服用。

【功效】补肺肾，祛风湿，活血通络。

【主治】肾虚遗精，前列腺炎等。

【用法】口服：每次服30毫升，日服2次。

【注意】忌寒凉生冷等物。

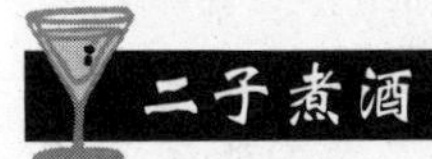

二子煮酒

【原料】韭菜子15克，车前子20克，白酒适量。

【制作】以白酒煎。

【功效】补肝益肾，壮阳固精，清利湿热。

【主治】慢性前列腺炎。

【用法】口服：每次热服20毫升，日服2次。

【注意】忌寒凉生冷等物。

急性前列腺炎方（酒）

【原料】牵牛子10克，柴胡9克，黄芩9克，穿山甲5克，小茴香5克，炒川楝子5克，水适量。

【制作】水煎备用（上方亦可用白酒或黄酒浸泡后饮用）。

【功效】清利湿热，理气活血，和解少阳。

【主治】急性前列腺炎。

【用法】水煎分2次温服，每日1剂，连服3剂（药酒根据个体情况适量饮用）。

【注意】方中牵牛子因其有毒，不可过量。

（二）前列腺增生

前列腺增生是中老年男性泌尿生殖系统的一种多发病，根据间质和腺样组织的比例不同，前列腺增生分为两型，结节大而软的纤维肌腺型及腺体小而硬

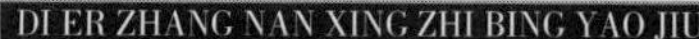

的纤维肌型，增生的向外压迫使外层的前列腺体逐渐成为一薄层纤维腺样的假包膜。前列腺增生的临床表现主要为膀胱刺激症状和因增生前列腺阻塞尿路产生的梗阻性症状。中医学将本病归属于“癃闭”、“淋症”等范畴，临床分为肾气不足、气滞血瘀、热毒郁结三个证型。

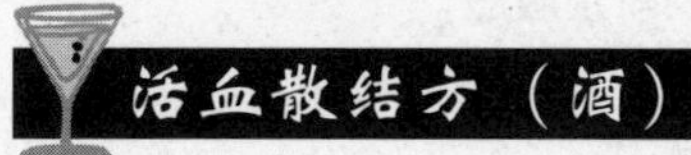

活血散结方（酒）

【原料】黄芪30克，桑螵蛸、金樱子、益母草、益智仁各15克，菟丝子、乌药、桃仁、泽兰、红花各10克，穿山甲6克，水适量。

【制作】水煎备用（上方亦可用白酒或黄酒浸泡后饮用）。

【功效】补肾化气，活血散结。

【主治】前列腺增生。

【用法】每日1剂，水煎2次，取汁400毫升，早晚分服，连续治疗12周（药酒根据个体情况适量饮用）。

【注意】若偏于湿热，小便淋沥不畅，甚则闭塞不通者加琥珀、蒲公英、滑石、连翘；偏于中气下陷，膀胱失约者加升麻、山药；偏于肾阴不足者加知母、黄柏、熟地黄、生地黄；偏于肾阳不足，气化无权者加（制）附子、巴戟天；腰痛腰酸者加杜仲、续断；偏于下焦蓄血、瘀阻膀胱者加川牛膝、土鳖虫；前列腺质地较硬者加鳖甲、莪术、三棱、土鳖虫。

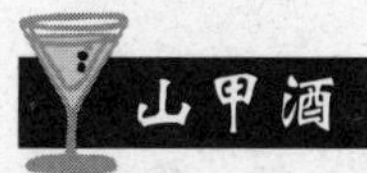

山甲酒

【原料】穿山甲180克，肉桂120克，甘草50克，低度白酒500毫升。

【制作】将上药研为粗粉，置于容器中，倒入白酒，密封浸泡10～15日后即可饮用（隔日摇动1或2次）。

【功效】温阳化气，消炎通闭。

【主治】前列腺增生。

【用法】口服，每次服15～20毫升，每日服2次。

【注意】忌寒凉生冷等物。

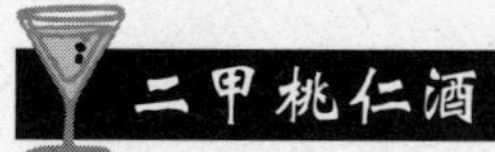

二甲桃仁酒

【原料】桂枝、穿山甲、地龙、皂角刺各10克，茯苓20克，赤芍、桃仁、鳖甲各15克，牡丹皮8克，低度白酒（或黄酒）300毫升。

【制作】将上药加水煎煮2次，滤汁去渣，合并滤液，并加热浓缩，取浓汁200毫升，与酒混合盛入瓶中备用。

【功效】活血化瘀，软坚散结，化气利水。

【主治】前列腺肿大而硬，不易消散者。

【用法】口服，每次服50～100毫升，每日服3次。

【注意】忌寒凉生冷等物。

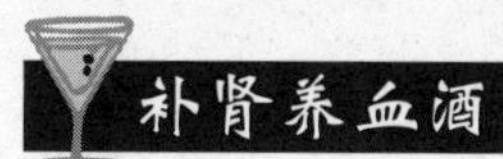

补肾养血酒

【原料】熟地黄20克，枸杞、菟丝子、丹参、杜仲、白芍各15克，补骨脂、茺蔚子、当归、山萸肉各10克，白酒1500毫升，冰糖50克。

【制作】将以上各药共研成粗末，装入纱布袋内，扎紧袋口，放进清洁的酒坛内加白酒密封浸泡，12天后开封去药袋，药酒过滤；冰糖加少许清水熬成糖汁，掺入已滤药酒中，混匀即可饮用。

【功效】滋补肝肾，养血活络。

【主治】适用于更年期肝肾两虚，瘀阻脑络，心神失常，神志痴呆，智力低下等症。

【用法】每次服10毫升，早、晚各服1次，饭前空腹服。

【注意】注意保持稳定的情绪。

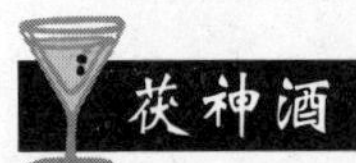

茯神酒

【原料】龙骨、牡蛎、熟地黄各24克，白晒参、黄连、茯神、酸枣仁、麦冬各15克，五味子、甘草各6克，白酒1500毫升，冰糖50克。

【制作】将以上各药共研成粗末，装入纱布袋内，扎紧袋口，放进清洁的酒坛内加白酒密封浸泡，12天后开封去药袋，药酒过滤；冰糖加少许清水熬成糖汁，掺入已滤药酒中，混匀即可饮酒。

【功效】补益肝肾，养心安神。

【主治】适用于更年期肝肾不足，心神失养，头晕眼花，手足心发热，心悸失眠，动则多汗，腰酸耳鸣等症。

【用法】每次服10毫升，早、晚各服1次，饭前空腹服。

【注意】注意保持情绪稳定，避免受精神刺激。

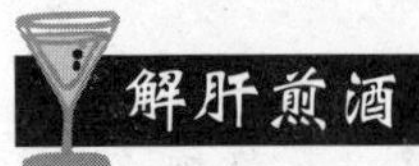

解肝煎酒

【原料】白芍、茯苓、法半夏、厚朴各12克，苏叶、陈皮、砂仁各10克，白酒500毫升，冰糖50克。

【制作】将以上各药共研成粗末，装入纱布袋内，扎紧袋口，放进清洁的酒坛内加白酒密封浸泡，12天后开封去药袋，药酒过滤；冰糖加少许清水熬成糖汁，掺入已滤药酒中，混匀即可饮酒。

【功效】舒肝理脾。

【主治】适用于更年期肝脾气机瘀滞，精神抑郁，情绪不宁，胸胁胀痛，脘闷嗳气，食欲不振等。

【用法】每次服10毫升，早、晚各服1次，饭前空腹服。

【注意】注意保持情绪稳定，避免受精神刺激。

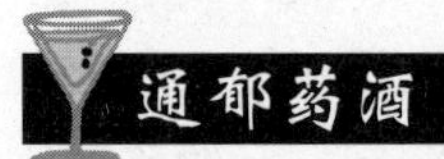

通郁药酒

【原料】熟地黄、麦冬、白芍、茯神各15克，白晒参、当归、玄参各12克，柴胡、菖蒲、白术、白芥子各10克，白酒1000毫升，白糖50克。

【制作】将以上各药共研成粗末，装入纱布袋内，扎紧袋口，放进酒坛中，加白酒密封浸泡12天，开封去药袋，药酒过滤，加白糖搅匀即可服用。

【功效】补心肾，解肝郁。

【主治】用于更年期心肾两虚，兼肝郁气滞，失眠多梦，遇事健忘，头晕耳鸣，腰酸腿软等症。

【用法】每次服10毫升，早、晚各服1次，饭前空腹服。

【注意】注意保持情绪稳定，避免受精神刺激。

胡桃仁酒

【原料】胡桃仁50克，黑芝麻30克，桑叶10克，白酒500毫升，白糖50克。

【制作】将以上各药共研成粗末，放入清洁的酒坛中，加白酒密封浸泡，

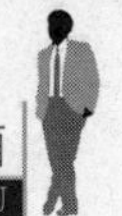

12天后开封滤去药渣，药酒加白糖搅匀溶化后即成。

【功效】补肾，养心，安神。

【主治】用于更年期心肾气虚，头晕耳鸣，心悸不宁，失眠多梦，体倦神疲，肢软乏力等症。

【用法】每次服10毫升，早、晚各服1次。

【注意】注意保持情绪稳定，避免受精神刺激。

百合地黄酒

【原料】百合20克，生地黄30克，米酒500毫升，白糖50克。

【制作】将以上各药放入清洁的酒坛中，加米酒密封浸泡15天，开封滤去药渣，药酒加白糖搅匀溶化后即成。

【功效】滋养肺肾。

【主治】用于更年期肺肾阴虚，沉默寡言，行走坐立不安，欲食不香，或能食口苦等症。

【用法】每次服20毫升，早、晚各服1次，烫热服。

【注意】注意减少精神刺激，保持较稳定的情绪。

加味金水六君酒

【原料】熟地30克，茯苓、淮山药、当归、陈皮、法半夏、白芥子各10克，炙甘草6克，米酒1000毫升。

【制作】将以上各药共研成粗末，装入纱布袋内，扎紧袋口，放进酒坛中，加米酒密封浸泡15天，开封去药袋，即可饮酒。

【功效】滋阴养血，健脾化痰。

【主治】用于更年期阴血不足，兼有痰湿阻滞，伴见形体丰满，身重气短，头晕目眩，大便不实等症。

【用法】每次服20毫升，早、晚各服1次，烫热服，忌生冷油腻。

【注意】药酒宜低温保存。

参味药酒

【原料】太子参30克，酸枣仁20克，五味子10克，白酒500毫升，白糖50克。

【制作】将以上各药放入酒器内，加白酒封口浸泡，7天后开封滤去药渣，加白糖搅匀即可服用。

【功效】益气安神。

【主治】用于更年期心脾气虚，心悸不宁，失眠多梦，体倦神疲，肢软乏力等症。

【用法】每次服10毫升，早、晚各服1次。

【注意】注意保持愉快心情，避免受精神刺激。

心肾两交酒

【原料】熟地黄20克，麦冬15克，生晒参、酸枣仁、当归、白芥子各12克，肉桂、黄连各6克，白酒500毫升，白糖50克。

【制作】将以上各药共研成粗末，装入纱布袋内，扎紧袋口，放进酒坛中，加白酒密封浸泡12天，开封去药袋，药酒过滤，加白糖搅匀即可服用。

【功效】交通心肾。

【主治】用于更年期心肾不交，心悸不宁，失眠多梦，遇事健忘，头晕耳鸣，腰酸腿软等症。

【用法】每次服10毫升，早、晚各服1次，饭前空腹服。

【注意】注意保持情绪稳定，避免受精神刺激。

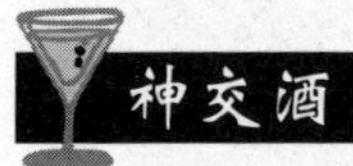

神交酒

【原料】淮山药、茯神、麦冬、巴戟天、丹参、菟丝子各15克，白晒参、玄参、芡实、柏子仁各12克，白酒1000毫升，冰糖50克。

【制作】将以上各药共研成粗末，装入纱布袋内，扎紧袋口，放进清洁的酒坛内加白酒密封浸泡，12天后开封去药袋，药酒过滤；冰糖加少许清水熬成糖汁，掺入已滤药酒中，混匀即可饮酒。

【功效】阴阳双补，固本养营。

【主治】适用于更年期年老神衰，遇事健忘，神志恍惚，腰膝酸软，心悸气短，纳少尿频等症。

【用法】每次服10毫升，早、晚各服1次，饭前空腹服。

【注意】注意保持情绪稳定，避免受精神刺激。

补肾活血酒

【原料】生地黄、熟地黄各30克，龟板胶、鹿角胶、海狗肾、黄狗肾、海龙、海燕、蛤蚧、枣皮各20克，龙骨30克，茯神、上桂、菟丝子、金樱子、益智仁、合欢皮、山药、杜仲、怀牛膝、五味子、枸杞子各25克，鹿茸、冬虫夏草各10克，覆盆子、锁阳、酸枣仁、何首乌、女贞子、旱莲草、当归、川芎、红花、紫梢花各15克。

【制作】将上药共研为细末，与酿制的酒冲兑而成，按药酒38%，每瓶装500毫升。

【功效】补肾活血。

【主治】前列腺增生症。

【用法】口服，每次服50毫升，每日服2次。视患者酒量及具体情况酌予加减。1个月为1个疗程。一般服1~2个疗程。

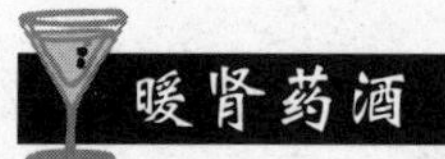

暖肾药酒

【原料】熟地黄20克，龙骨、赤石脂、禹余粮、代赭石各18克，胡芦巴、破故纸、益智仁、海螵蛸、山萸肉各12克，鹿茸、川楝子、艾叶、沉香、制乳香、菖蒲各10克，丁香6克，白酒2000毫升，冰糖100克。

【制作】将以各药共研成粗末，装入纱布袋中，扎紧袋口，放入酒坛内，加白酒浸泡，盖上坛盖，3天后将酒坛悬放于盛水大锅内，隔水煮炖1小时左右，取出趁热密封坛口，待冷，贮存12天，开封取出药袋，药酒过滤；冰糖熬成糖汁掺入药酒中混匀即可饮酒。

【功效】温肾助阳，利尿启闭。

【主治】用于肾阳虚所致癃闭，小便点滴不通，伴四肢不温，腰以下冷痛等症。

【用法】每次服10毫升，早、晚各1次，饭后空腹服。

【注意】服药期间应节制房事。

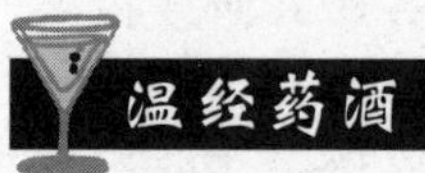

温经药酒

【原料】红人参、当归、川芎、白芍、桂枝、牡丹皮、法半夏、生姜各

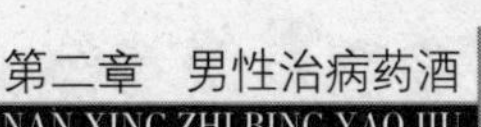

10 克。麦冬、阿胶各 15 克，吴茱萸、甘草各 6 克，白酒 1000 毫升，冰糖50 克。

【制作】将以上各药共研成粗末，装入纱布袋内，扎紧袋口，放进清洁的酒坛内加白酒密封浸泡，12 天后开封去药袋，药酒过滤；冰糖加少许清水熬成糖汁，掺入已滤药酒中，混匀即可饮酒。

【功效】温经散寒，养血祛瘀。

【主治】适用于寒凝血瘀所致前列腺增生肥大，小便滞涩不利，滴沥难出，或尿闭而不通等症。

【用法】每次服 10 毫升，每日 2 次，饭后半小时服。

【注意】服药期间应节制房事。

菟丝子酒

【原料】生牡蛎 24 克，菟丝子、肉苁蓉各 15 克，制附片、鹿茸、桑螵蛸各 10 克，五味子 6 克，鸡内金 18 克，白酒 1000 毫升，蜂蜜 50 克。

【制作】将以各药共研成粗末，装入纱布袋中，扎紧袋口，放入酒坛内，加白酒浸泡，盖上坛盖，3 天后将酒坛悬放于盛水大锅内，隔水煮炖 1 小时左右，取出趁热密封坛口，待冷，贮存 12 天，开封取出药袋，药酒过滤，蜂蜜掺入已滤药酒中混匀即可饮酒。

【功效】温阳益气，补肾利尿。

【主治】用于肾气虚寒，小便淋漓不尽，或癃闭不通，伴神气怯弱，腰以下冷痛等症。

【用法】每次服 10 毫升，早、晚各 1 次，饭后空腹服。

【注意】服药期间应节制房事，忌寒凉生冷。

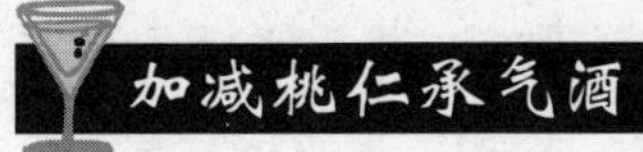

加减桃仁承气酒

【原料】桃仁 18 克，桂枝、大黄、芒硝、川牛膝各 10 克，白酒 500 毫升。

【制作】将以上各药共研成粗末，装入纱布袋内，扎紧袋口，放入清洁的酒坛中，加白酒密封浸泡，7 天后开封除去药袋即成。

【功效】活血破瘀。

【主治】瘀血阻滞，前列腺增大坚硬，尿如细丝，甚或阻塞不通，小腹胀满疼痛等。

【用法】每次服 10 毫升，早、晚各服 1 次。

【注意】忌房事。

启癃药酒

【原料】炮山甲 15 克，海金沙 12 克，制没药、生蒲黄各 10 克，琥珀 6 克，白酒 500 毫升。

【制作】将以上各药放入酒器内，加白酒封口浸泡，每日摇动 1 次，12 天后即可开封饮酒。

【功效】利尿通淋，活血化瘀。

【主治】用于前列腺肥大所致的排尿不畅等症。

【用法】每次服 10～15 毫升，早、晚各服 1 次，饭前空腹服。

【注意】服药期间应节制房事，减少无性高潮的性冲动。

舒肝化痰酒

【原料】生牡蛎30克，浮海石、夏枯草、浙贝母、玄参、巴戟天、川牛膝各15克，柴胡、昆布、海藻、杏仁、车前子、青皮、赤芍、当归各10克，甘草6克，白酒2000毫升。

【制作】将以上各药共研成粗末，装入纱布袋内，扎紧袋口，放进清洁的酒坛内加白酒密封浸泡，7天后开封去药袋，即可饮酒。

【功效】化痰降浊，舒肝养肾。

【主治】老年人前列腺肥大，经久不愈，排尿不畅，或点滴难下，小腹胀痛等症。

【用法】每次服10～15毫升，每日3次，饭前空腹服。

【注意】服药期间应节制房事。

老人癃闭药酒

【原料】党参24克，莲米18克，茯苓、萆薢、车前仁、王不留行各12克，白果、甘草各9克，吴茱萸6克，肉桂3克，白酒1000毫升。

【制作】将以上各药共碾碎，放入酒器内，加白酒封口浸泡，7天后开封饮酒。

【功效】健脾温肾，利尿通闭。

【主治】适用于脾肾气虚，前列腺肥大，排尿困难，或尿潴留，伴神疲懒言，气短不续，大便不实等症。

【用法】每次服10毫升，每日2次，饭前空腹服。

【注意】服药期间应节制房事。

化阴煎酒

【原料】生地、熟地各18克，淮牛膝、猪苓、车前仁各12克，黄柏、知母、泽泻、龙胆草各10克，绿豆30克，白酒1000毫升，白糖50克。

【制作】将以上各药共研成粗末，装入纱布袋内，扎紧袋口放进酒坛中，加白酒密封浸泡12天，开封去药袋，药酒过滤，加白糖搅均即可服用。

【功效】养阴清热。

【主治】适用于前列腺肥大，阴虚有火，小便淌沥难出，尿道有灼热感，口苦口腻，腰膝酸软等症。

【用法】每次服10毫升，每日2～3次，饭前空腹服。

【注意】服药期间应节制房事。

贝母牛膝酒

【原料】浙贝母15克，川牛膝20克，炮山甲12克，白酒500毫升，红糖30克。

【制作】将以上各药放入酒器内，加白酒、红糖封口浸泡，12天后开封饮酒。

【功效】活血行瘀，化瘀散结。

【主治】适用于瘀血败精阻滞，前列腺肿大，小便淋涩不通，或兼小腹胀痛等症。

【用法】每次服10毫升，每日3次，饭前空腹服。

【注意】服药期间应节制房事。

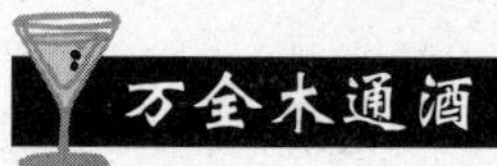

万全木通酒

【原料】滑石18克，木通、赤茯

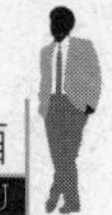

苓各15克，车前子、瞿麦各10克，白酒500毫升，白糖50克。

【制作】将以上各药共研成粗末，装入纱布袋内，扎紧袋口，放入清洁的酒坛中，加白酒密封浸泡，7天后开封滤去药袋，药酒加白糖搅匀溶化后即成。

【功效】利水通淋。

【主治】适用于前列腺增生肥大，膀胱有热，小便黄赤短少，滴沥难出，阴囊肿胀等。

【用法】每次服10毫升，每日2次，饭前空腹服。

【注意】服药期间应节制房事。

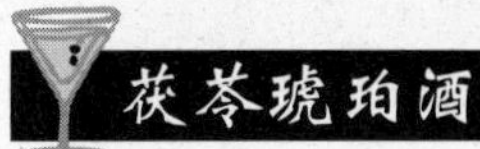

茯苓琥珀酒

【原料】茯苓、猪苓各15克，琥珀、白术各12克，泽泻、滑石18克，桂心、炙甘草6克，白酒1500毫升，冰糖50克。

【制作】将以上各药共研成粗末，装入纱布袋内，扎紧袋口，放进清洁的酒坛内加白酒密封浸泡，12天后开封去药袋，药酒过滤；冰糖加少许清水熬成糖汁，掺入已滤药酒中，混匀即可饮酒。

【功效】助气化，利小便。

【主治】适用于前列腺增生，小便滞涩频数，滴沥难出等症。

【用法】每次服10毫升，每日2次，饭后半小时服。

【注意】服药期间应节制房事。

通关瞿麦酒

【原料】瞿麦穗、当归、赤芍、石苇各15克，栀子仁、榆白皮、冬葵子、木通、火麻仁各10克，炙甘草6克，灯芯草3克，白酒1000毫升，冰糖50克。

【制作】将以上各药共研成粗末，装入纱布袋内，扎紧袋口，放进清洁的酒坛内加白酒密封浸泡，7天后开封去药袋，药酒过滤；冰糖加少许清水熬成糖汁，掺入已滤药酒中，混匀即可饮酒。

【功效】利尿通淋。

【主治】适用于前列腺肥大，热结膀胱，小便滞涩频数，滴沥难出，或尿闭而不通等症。

【用法】每次服10毫升，每日2次，饭后半小时服。

【注意】服药期间应节制房事。

平补药酒

【原料】菟丝子、山萸肉、益智仁、葫芦巴、杜仲、淮牛膝、巴戟天、肉苁蓉各15克，制乳香、川楝子各10克，白酒1500毫升，冰糖100克。

【制作】将以上各药共研成粗末，装入纱布袋内，扎紧袋口，放进清洁的酒坛内加白酒密封浸泡，12天后开封去药袋，药酒过滤；冰糖加少许清水熬成糖汁，掺入已滤药酒中，混匀即可饮酒。

【功效】益气温肾。

【主治】适用于老年前列腺增生肥大，小便滞涩频数，滴沥难出，或有遗尿等。

【用法】每次服10毫升，每日2次，饭后半小时服。

【注意】服药期间应节制房事。

山甲桂桃酒

【原料】炮山甲、桃仁各18克，肉桂6克，冰糖50克，白酒500毫升。

【制作】将以上各药放入酒器内，加白酒、冰糖封口浸泡，12天后开封饮酒。

【功效】助阳，活血，通淋。

【主治】适用于小便淋沥不适，或滴沥不尽，并可防止前列腺增生。

【用法】每次服10毫升，每日3次，饭前空腹服。

【注意】服药期间应节制房事。

前通药酒

【原料】炮山甲15克，川牛膝、桃仁、赤芍、大黄各10克，桂枝、甘草各6克，琥珀末3克，白酒1000毫升。

【制作】将以上各药放入酒器内，加白酒封口浸泡，7天后即可开封饮酒。

【功效】活血化瘀，利水通淋。

【主治】适用于瘀血败精阻滞，前列腺肿大，小便滴沥难出，或见阴茎勃起疼痛等症。

【用法】每次服10～15毫升，每日2～3次，饭前空腹服。

【注意】服药期间应节制房事。

还少丹酒

【原料】熟地、巴戟天、枸杞各18克，山茱萸、茯苓、淮牛膝、淮山药、肉苁蓉各15克，楮实子、小茴香、大枣各30克，远志、菖蒲、五味子各6克，白酒1500毫升，冰糖120克。

【制作】将以上各药共研成粗末，装入纱布袋内，扎紧袋口，放进清洁的酒坛内加白酒密封浸泡，12天后开封去药袋，药酒过滤；冰糖加少许清水熬成糖汁，掺入已滤药酒中，混匀即可饮酒。

【功效】补益脾肾。

【主治】适用于老年性前列腺肥大，脾肾亏损，小便不通，点滴不爽，排出无力，伴头晕耳鸣，腰膝酸软，精神萎靡等症。

【用法】每次服10～15毫升，每日2次，饭前空腹服。

【注意】服药期间应节制房事。

代抵当酒

【原料】炮穿山甲、当归、桃仁各15克，生地、大黄、红花各16克，肉桂6克，白酒500毫升。

【制作】将以上各药与白酒共入清洁的酒坛内，密封坛口，7天后开封，即可饮酒。

【功效】活血化瘀，通利水道。

【主治】前列腺增生或肥大所致排尿困难，小便时用力才能排出，或点滴难出，腹胀便秘等症。

【用法】每次服10～15毫升，早、晚各服1次，饭前空腹服。

【注意】服药期间应节制房事。

复元活血酒

【原料】炮穿山甲、当归、桃仁各15克，生地、大黄、红花各16克，肉桂6克，白酒500毫升。

【制作】将以上各药放入酒器内，

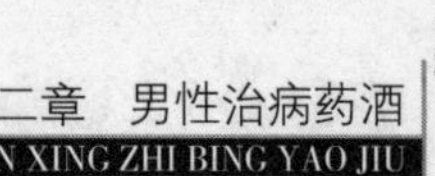

加白酒封口浸泡，7 天后开封滤去药渣，加红糖熬溶化后即可饮酒。

【功效】活血化瘀。

【主治】前列腺增生肿大，小便不畅，或不通，牵引小腹及会阴部疼痛等症。

【用法】每次服 10 毫升，每日 3 次，饭前空腹服。

【注意】服药期间应节制房事。

六、腹股沟疝

腹股沟疝是指腹腔内脏器通过腹股沟区的缺损向体表突出所形成的疝，俗称“疝气”。腹股沟区是位于下腹壁与大腿交界的三角区，根据疝环与腹壁下动脉的关系，腹股沟疝分为腹股沟斜疝和腹股沟直疝两种。腹股沟斜疝从位于腹壁下动脉外侧的腹股沟管深环突出，向内下，向前斜行经腹股沟管，再穿出腹股沟浅环（皮下环），可进入阴囊中，占腹股沟疝的 95%。腹股沟斜疝有先天性和后天性两种。腹股沟直疝从腹壁下动脉内侧的腹股沟三角区直接由后向前突出，不经内环，也几乎不进入阴囊，仅占腹股沟疝的 5%。腹股沟疝发生于男性者占多数。男女发病率之比为 15∶1，右侧比左侧多见。老年患者中直疝发生率有所上升，但仍以斜疝为多见。引起腹股沟疝的原因很多，主要是腹部强度降低，以及腹内压力增高。老年人肌肉萎缩，腹壁薄弱，而腹股沟区更加薄弱，再加上血管、精索或者子宫圆韧带穿过，给疝的形成提供了通道。此外，老年人多有咳喘、便秘、前列腺增生导致的排尿困难等疾病，致使腹压升高，为疝的形成提供了动力。中医学将本病称之为“小肠串气”，认为其发病多与肝经有关，凡肝郁气滞，或寒滞肝脉，皆可致疝。治疗时多用温补肝肾、散寒化瘀之剂。

济生橘核酒

【原料】木通 18 克，延胡索、厚朴各 12 克，枳实、橘核、海藻、昆布、海带各 10 克，川楝子、木香、桂心各 6 克，白酒 1000 毫升，冰糖 50 克。

【制作】将海藻、昆布、海带切碎，其余各药打烂，一起装入纱布袋中，扎紧袋口，放入酒坛内，加冰糖、白酒封口，浸泡 7 天后，开封饮酒。

【功效】理气止痛，散结行水。

【主治】适用于睾丸鞘膜积液，症见睾丸呈囊性肿大，坠胀不适，或牵及小腹疼痛等。

【用法】每次服 10 ~ 15 毫升，每日 2 ~ 3 次，饭前服。

【注意】服药期间尽量避免性冲动。

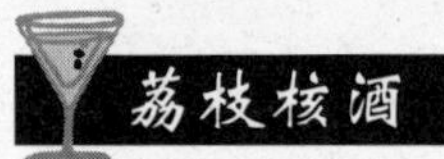

荔枝核酒

【原料】荔枝核 60 克，小茴香 30 克，白酒 1000 毫升。

【制作】将荔枝核、小茴香共打碎装入瓶内，加白酒封口浸泡，7 天后即可开封饮酒。

【功效】疏肝理气。

【主治】适用于疝气疼痛等症。

【用法】每次服 10 ~ 15 毫升，每日 2 次，空腹时服。

【注意】服药期间应节制房事，忌大怒。

金橘根药酒

【原料】金橘根30克，小茴香24克，青木香12克，白酒500毫升。

【制作】将以上各药共打碎装入瓶内，加白酒封口浸泡，7天后即可开封饮酒。

【功效】疏肝，行气，止痛。

【主治】适用于肝经气郁之疝气，阴囊肿大，小腹及睾丸疼痛等症。

【用法】每次服10毫升，每日2次，饭前服。

【注意】服药期间应节制房事，忌大怒。

吴茱萸生姜酒

【原料】吴茱萸30克，生姜40克，淡豆豉12克，米酒500毫升。

【制作】将以上中药粉碎成粗末，放入米酒中，密封于瓷瓶中浸泡7天以上，滤去药渣即可。

【功效】散寒，理气，止痛。

【主治】适用于寒疝往来，每发绞痛等。

【用法】每天早、晚各饮1次，每次饮服10毫升。

【注意】服药期间应注意保暖。

大枣橘核酒

【原料】大枣60克，橘核30克，白酒1000毫升。

【制作】将各药与白酒同入瓶中封口浸泡7天，即可开瓶饮酒。

【功效】疏肝理气。

【主治】适用于各类疝气。

【用法】每次服10毫升，每日2次，空腹时服。

【注意】服药期间应忌大怒。

茴香荔核酒

【原料】小茴香60克，荔枝核30克，白酒500毫升。

【制作】将以上中药粉碎成粗末，放入白酒中，密封于瓷瓶中浸泡14天，滤去药渣即可。

【功效】散寒理气，温中止痛。

【主治】适用于疝气、偏坠疼痛及少腹疼痛等。

【用法】每天早、晚各饮1次，每次饮服20~30毫升。

【注意】服药期间应注意保暖。

清肝渗湿酒

【原料】生地黄、白芍各15克，黄芩、当归、柴胡、栀子各12克，龙胆草、天花粉、川芎、泽泻、木通各10克，甘草6克，白酒1000毫升，冰糖50克。

【制作】将以上各药共研成粗末，装入纱布袋内，扎紧袋口，放进清洁的酒坛内加白酒密封浸泡，7天后开封去药袋，药酒过滤；冰糖加少许清水熬成糖汁，掺入已滤药酒中，混匀即可饮酒。

【功效】清利湿热，疏肝养血。

【主治】适用于肝肾湿热下注囊痈，阴囊红肿，灼热疼痛，恶寒发热等症。

【用法】每次服10毫升，每日2

次，空腹时服。

【注意】服药期间应禁房事，饮食以清淡为宜。

防己葫芦酒

【原料】防己15克，陈葫芦30克，白酒500毫升。

【制作】将以上各药放入酒器内，加白酒封口浸泡，7天后即可开封饮酒。

【功效】利水消肿。

【主治】适用于水疝阴囊肿胀下坠，少腹坠胀疼痛，小便不利等症。

【用法】每次服10毫升，每日2次，空腹时服。

【注意】服药期间应节制房事。

橘核药酒

【原料】橘核9克，荔枝核9克，川楝子9克，小茴香15克，牡蛎粉15克，葫芦巴9克，肉桂6克，青皮9克，白酒500毫升。

【制作】将以上中药粉碎成粗末，放入白酒中，密封于瓷瓶中浸泡2～3月，滤去药渣即可。

【功效】温阳行气。

【主治】适用于肝肾阴寒，疝气偏坠，阴囊肿大，痛引脐腹等。

【用法】每天早、晚各饮1次，每次饮服20～30毫升。

【注意】服药期间应注意保暖。

萆薢渗湿酒

【原料】萆薢、黄柏、丹皮、泽泻、赤茯苓各10克，薏苡仁20克，滑石18克，通草6克，白酒500毫升，冰糖50克。

【制作】将以上各药共研成粗末，装入纱布袋内，扎紧袋口，放进清洁的酒坛内加白酒密封浸泡，7天后开封去药袋，药酒过滤；冰糖加少许清水熬成糖汁，掺入已滤药酒中，混匀即可饮酒。

【功效】清热祛湿，解毒活血。

【主治】适用于湿热下注，气血阻滞囊痈，阴囊红肿，灼热疼痛，小便不畅等症。

【用法】每次服10毫升，每日2次，空腹时服。

【注意】服药期间应禁房事，饮食以清淡为宜。

当归木香酒

【原料】山楂18克，当归25克，川芎、木通、小茴香、川楝子、青皮、猪苓、泽泻、南木香、黑栀仁各10克，白酒1000毫升，冰糖50克。

【制作】将以上各药共研成粗末，装入纱布袋内，扎紧袋口，放进清洁的酒坛内加白酒密封浸泡，7天后开封去药袋，药酒过滤；冰糖加少许清水熬成糖汁，掺入已滤药酒中，混匀即可饮酒。

【功效】行气利湿，活血止痛。

【主治】适用于久患疝气不愈，阴囊偏坠肿胀疼痛，或痛引少腹疼痛、时作时止等症。

【用法】每次服10毫升，每日2次，空腹时服。

【注意】服药期间应禁房事，饮食

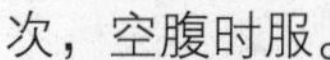

以清淡为宜。

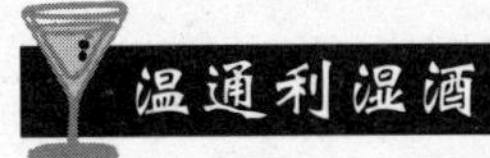

温通利湿酒

【原料】柴胡、桔梗、小茴香、荔枝核、橘核、路路通、香附、青皮各10克，茯苓、延胡索各15克，木香、桂枝各6克，白酒1000毫升，冰糖50克。

【制作】将以上各药共研成粗末，装入纱布袋内，扎紧袋口，放进清洁的酒坛内加白酒密封浸泡，7天后开封去药袋，药酒过滤；冰糖加少许清水熬成糖汁，掺入已滤药酒中，混匀即可饮酒。

【功效】温经利湿，理气止痛。

【主治】适用于寒湿所致疝气疼痛，伴见阴囊肿大、偏坠胀痛，舌苔白腻等症。

【用法】每次服10毫升，每日2次，空腹时服。

【注意】服药期间应禁房事，饮食以清淡为宜。

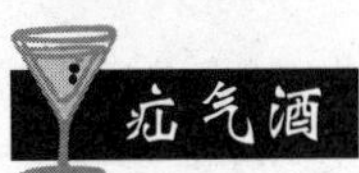

疝气酒

【原料】川楝子、小茴香、吴茱萸、葫芦巴各10克，巴戟天15克，黑牵牛3克，白酒500毫升，冰糖50克。

【制作】将以上各药共研成粗末，装入纱布袋内，扎紧袋口，放进清洁的酒坛内加白酒密封浸泡，7天后开封去药袋，药酒过滤；冰糖加少许清水熬成糖汁，掺入已滤药酒中，混匀即可饮酒。

【功效】温肾散寒，行气止痛。

【主治】适用于寒邪阻滞，气机不畅所致疝气疼痛，或见阴囊偏坠肿胀疼痛，痛引小腹等症。

【用法】每次服10毫升，每日2次，空腹时服。

【注意】服药期间应禁房事。

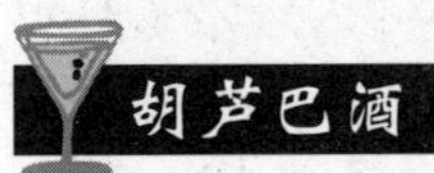

胡芦巴酒

【原料】胡芦巴、补骨脂各60克，小茴香20克，白酒1000毫升。

【制作】将以上3味捣碎，入布袋，置容器中，加入白酒，密封，每日摇动数下，浸泡7日后，过滤去渣，备用。

【功效】补肾温阳。

【主治】寒疝，阳痿，腰腿痛，行走无力等。

【用法】口服：每次服10～20毫升，每日2次。

【注意】一方减补骨脂。

酒煮当归丸

【原料】当归、制附子、小茴香、川楝子各10克，延胡索15克，丁香6克，全蝎14个，白酒200毫升。

【制作】将当归、制附子、小茴香、川楝子加水和酒共煮，煮至酒水将尽时取出焙干，加其余各药共研成细末，备用。

【功效】温经，散寒，止痛。

【主治】适用于寒邪侵袭所致疝气，伴小腹冷痛，睾丸湿冷坠胀而痛等症。

【用法】每次服药末5克，一日2次，饭前空腹服。

【注意】服药期间应禁房事，同时

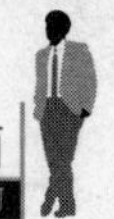

应注意调节情绪，不可发怒。

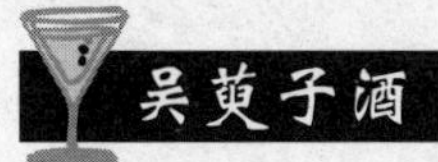

【原料】吴萸子9克，小茴香（炒）15克，广木香3克，生姜5克，淡豆豉30克，黄酒200毫升。

【制作】将上药用黄酒煎至减半，去渣，待温，备用。

【功效】温经通脉。

【主治】寒疝频发，绞痛难忍等。

【用法】口服：每日1剂，分2次温服。

【注意】忌生冷。

第二节　男性性功能障碍

一、性欲减退症

性欲减退症又称性欲低下或性淡漠，是指在有效的性刺激下，没有性交的欲望，或厌烦房事，毫无快感者。现代医学认为性欲减退或低下产生的原因有功能性和器质性的不同，如手淫过度，性交过频，色情放纵以及心情抑郁，长期工作，学习紧张，强烈精神刺激等，或因慢性疾病，或因激素分泌不足，或某些药物的影响都能引起性欲减退或低下。中医学认为本症多由命门火衰、肝郁、脾虚、痰湿内阻等病理形成，针对这些疾病的病机病理可选择应用以下药酒调理。服药期间可同时配合服用一些能增强性功能的食物，如韭菜、苦瓜、狗肉、麻雀、虾、羊肾、白果、胡桃、莲子等。

三子壮阳酒

【原料】红参、仙茅、韭菜子、丹参、蛇床子、枸杞子各50克，鹿茸25克，白酒2000毫升。

【制作】将以上中药粉碎成粗末，放入白酒中，密封于瓷坛浸泡7天以上，滤去药渣，澄清装瓶。

【功效】温肾壮阳，填精补气，益寿延年。

【主治】适用于常年感寒，体虚乏力，腰膝酸软，性欲减退或阳事不举等症。

【用法】每天早、晚各饮1次，每次空腹饮服10毫升。

【注意】服药期间应节制房事。

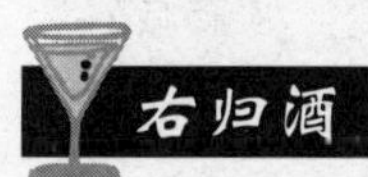

【原料】熟地黄、淮山药、枸杞子各20克，鹿角胶、菟丝子、杜仲、巴戟天各18克，山茱萸、当归各15克，肉桂10克，冰糖50克，白酒1500毫升。

【制作】将菟丝子放入铁锅内微炒，备用；杜仲亦放铁锅内炒至微热时加淡盐水少许再炒，至干；将炒好的菟丝子、杜仲及其余各药同入容器内，加冰糖、白酒封口浸泡。7天后即可服用。

【功效】滋阴、壮阳。

【主治】肾阳虚之阳事不举，伴有腰酸腿软，畏寒肢冷，头昏耳鸣等症。

亦可治疗腰腿疼痛、精液清冷等。

【用法】每次服10～15毫升。早晚各1次。或临睡前服15毫升。

【注意】第一周应禁房事。

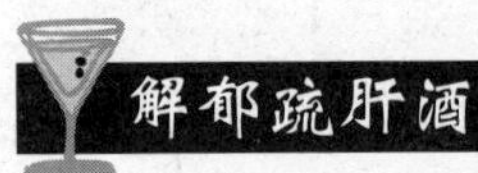

解郁疏肝酒

【原料】红参、柴胡、薄荷、香附各10克，郁金、香橼片各12克，甘草6克，当归15克，白酒1000毫升。

【制作】先将香附入炒锅内炒至微黄，然后将香附与各药放入容器内，加入白酒，封口。7天后即可服用。

【功效】疏肝解郁。

【主治】性欲低下，毫无快感，或厌恶房事，忧郁寡欢等。

【用法】每次服10毫升，早、晚各服1次。

【注意】服药期间应控制情绪，注意劳逸结合，思想宜放松，尽量减轻心理压力。

胡桃酒

【原料】胡桃肉120克，杜仲、补骨脂各60克，小茴香20克，白酒2000毫升。

【制作】将以上中药粉碎成粗末，放入白酒中，密封于瓷坛浸泡10天以上，滤去药渣，澄清装瓶备用。

【功效】补肾温阳，壮腰骨精。

【主治】适用于肾阳虚弱，腰膝酸软，肢体冷痛，阳痿遗精，小便频数，性功能减退等。

【用法】每天早、晚各饮1次，每次空腹饮服10～20毫升。

【注意】服药期间应节制房事。

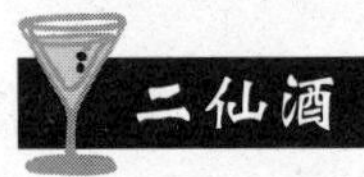

二仙酒

【原料】仙灵脾、枸杞、白芍、山药各20克，仙茅、杜仲、巴戟天、山茱萸各15克，冰糖30克，白酒1000毫升。

【制作】将杜仲、巴戟天分别放入铁锅内用淡盐水微炒，干后与其余各药一起放入容器内，加冰糖、白酒共同浸泡7天，即可服用。

【功效】补肾壮阳。

【主治】性欲低下，阴茎举而不坚，性事不能持久，经常不能达到高潮，或同房不射精等。

【用法】每次服10～15毫升，早、晚各服1次。

【注意】服药期间应节制房事，不可频繁性交。

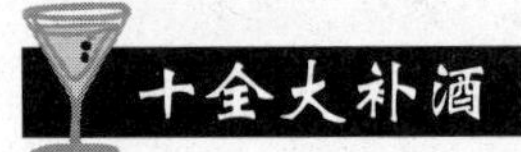

十全大补酒

【原料】人参12克，肉桂6克，川芎、白术、炙甘草各10克，熟地黄20克，茯苓、白芍、大枣各15克，黄芪30克，60度高粱酒1500毫升，冰糖100克。

【制作】将肉桂去粗皮后与其他各药同入容器内，加白酒和冰糖，封口，7天后即可服用。

【功效】补益气血。

【主治】久病及气血亏虚所致性功能低下，阳事早衰，无心情同房者，伴头晕眼花，倦怠乏力等。

【用法】每次20毫升，一天3次，早、中、晚各1次。

【注意】可据个人酒量适当增减。

雪莲虫草酒

【原料】雪莲花 100 克，冬虫夏草 50 克，白酒 1000 毫升。

【制作】将雪莲花切碎与冬虫夏草、白酒共置入容器中，密封浸泡 15 天即成。

【功效】补虚壮阳。

【主治】适用于性欲减退或阳痿，表现为阴茎痿弱不起、临房不举或举而不坚等。

【用法】早晚各 1 次，每次 15 毫升。

【注意】服药期间忌房事。

狗肾酒

【原料】狗肾 1 具，枸杞子 30 克，蛇床子 20 克，蜈蚣 3 条，白酒（或黄酒）2000 毫升。

【制作】将狗肾洗净，与上药同浸入酒中，1 周后可饮用。

【功效】滋阴补阳。

【主治】性欲低下，阳痿不举，或举而不坚等。

【用法】每日 1 次，每次服 20 毫升，临睡前服。

【注意】可据个人酒量适当增减。

鹿血酒

【原料】新鲜鹿血 100 毫升，白酒 500 毫升。

【制作】将新鲜鹿血处理干净，放入白酒中，密封于瓷坛浸泡 10 天以上即可。

【功效】补肾填精。

【主治】适用于肾阳虚，精血亏之性欲减退或阳痿，腰膝酸软，畏寒腹痛等。

【用法】每天早、晚各饮 1 次，每次空腹饮服 10～20 毫升。

【注意】服药期间应节制房事。

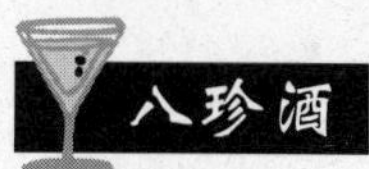

八珍酒

【原料】全当归、白术、五加皮各 25 克，白芍、茯苓各 20 克，红人参、生地黄、炙甘草各 15 克，去核红枣、胡桃肉各 35 克，川芎 10 克，60 度高粱酒 1500 毫升。

【制作】先将白芍微炒并与其他诸药一起共制成粗末，棉纱布包好，贮置于坛内，用酒浸泡 2 天；再将浸酒的酒坛悬于加水的大锅内，隔水煮炖 1 小时左右，待酒面起鱼眼泡为止；然后取出酒坛，趁热密封坛口，待冷，贮存 8～12 天，去药袋即可饮酒。

【功效】补气益血。

【主治】气血不足，性欲低下，阳事日衰，气短乏力，食欲不振等。

【用法】每次服 20 毫升，早、晚各 1 次。

【注意】饭前空腹时用热水烫热后服，或冷服。

对虾酒

【原料】鲜对虾 2 对，白酒 500 毫升。

【制作】将对虾洗净，晾干，浸入白酒内，密封，置于阴凉处，7 日后即成。

【功效】壮阳补肾。

【主治】性欲减退，阳痿等。

【用法】每服15毫升，每日2次。

【注意】食虾过敏及皮肤病患者忌服。

鹿茸山药酒

【原料】鹿茸25克，山药100克，白酒1500毫升。

【制作】将鹿茸、山药浸入白酒内，密封贮存，15日后即成。

【功效】壮阳补肾。

【主治】性欲减退，阳痿，遗精，早泄，遗尿，再生障碍性贫血等。

【用法】每次服15～25毫升，每日2次。

【注意】可据个人酒量适当增减。

鹌鹑酒

【原料】鹌鹑1只，菟丝子15克，肉苁蓉15克，白酒1000毫升。

【制作】将新鲜鹌鹑处理干净使碎，放入高度白酒中，密封于瓷坛浸泡10天以上即可。

【功效】滋肾壮阳，补肾固精，强骨抗衰。

【主治】适用于阴虚阳亏，头晕目眩，腰膝酸软，性欲减退，遗精早泄，阳痿，未老先衰等。

【用法】每天早、晚各饮1次，每次空腹饮服10～20毫升。

【注意】服药期间应节制房事。

参茸枸杞酒

【原料】人参30克，鹿茸15克，枸杞子60克，白酒1000毫升。

【制作】将以上3味药材浸入白酒内，密封贮存，每口摇晃1次，35日后即成。

【功效】温阳补肾，益精壮骨。

【主治】性欲减退，阳痿等。

【用法】每服10毫升，每日2次，空腹饮用。

【注意】可据个人酒量适当增减。

蛤蚧枸杞酒

【原料】蛤蚧1对，枸杞子100克，蜈蚣2条，白酒1500毫升。

【制作】将蛤蚧、蜈蚣制为粗末，与枸杞子一同浸入白酒内，密封贮存，每日摇晃1次，15日后即成。

【功效】温肾助阳，活血通络。

【主治】性欲减退，阳痿等。

【用法】每服15毫升，每日2次，早、晚空腹服用。

【注意】阴虚火旺者忌服。

鹿茸酒

【原料】嫩鹿茸20克，淮山药60克，60度高粱酒1000毫升。

【制作】将嫩鹿茸去毛切片（或用鹿茸片），淮山药切成咀片，然后将二药用纱布袋装好，扎紧袋口。将装好的药袋放入酒坛内浸泡、封口，7天后开瓶服用。布袋内药取出烘干打成细末备用。

【功效】补肾阳、益精血。

【主治】 肾阳虚衰，性功能低下，同房不能持久。或阴茎举而不坚，或瘦弱不用等症。本酒还有加速消除疲劳的作用。

【用法】 每次服 15 毫升，每日 2～3 次，或早晚各 1 次，或在服药酒的同时，每晚加服药末 2 克，效果更佳。

【注意】 火热体质及阳热盛者不宜服用。

鹿茸补酒

【原料】 鹿茸片 10 克，黄芪 30 克，山药 30 克，杜仲 15 克，牛膝 10 克，川芎 10 克，肉桂 3 克，米酒 2500 毫升。

【制作】 将以上中药粉碎成粗末，放入米酒中密封于瓷坛浸泡 20 天以上即可。

【功效】 壮肾阳，益气血，强筋骨，固膀胱。

【主治】 适用于男子虚劳精衰，气血两亏，性欲减退，阳痿滑精，畏寒，夜尿频数，骨弱神疲等。

【用法】 每天早、晚各饮 1 次，每次空腹饮服 10～20 毫升。

【注意】 服药期间应节制房事。

鹿茸虫草酒

【原料】 鹿茸片 20 克，冬虫夏草 90 克，高粱酒 1500 毫升。

【制作】 将洗净的鹿茸片、冬虫夏草装入绢袋内，扎紧袋口，置于酒坛中，加入高粱酒。密封坛口。每日摇动 1 次，浸泡 10 日以上，滤去药渣，澄清装瓶。

【功效】 益精血，温肾阳。

【主治】 适用于肾阳虚弱型性欲低下等。

【用法】 每晚服 20 毫升。

【注意】 服药期间忌房事。

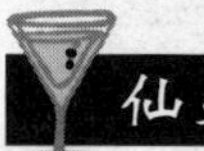

仙灵脾酒

【原料】 淫羊藿 50 克，白酒 1000 毫升。

【制作】 将淫羊藿放入酒瓶内加白酒浸泡 3 天后，即可饮酒。

【功效】 温肾壮阳。

【主治】 肾阳不足，性欲低下，或伴有四肢不温，头晕耳鸣，腰膝酸软等症。

【用法】 每次 10 毫升，早、晚各服 1 次。饭前空腹服。

【注意】 阳热盛者不宜服用。

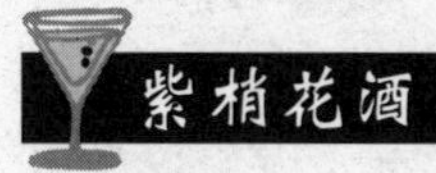

紫梢花酒

【原料】 紫梢花 30 克，小海马 10 克，白酒 500 毫升。

【制作】 将以上各药共碎后入瓶中，加白酒封口浸泡，30 天后开瓶饮酒。

【功效】 补肾助阳。

【主治】 肾阳不足，性功能低下，伴小便失禁，遗精等症。。

【用法】 每次服 10 毫升，一日 2 次，空腹时服。

【注意】 火旺者忌服。

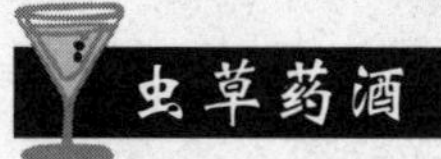

虫草药酒

【原料】 冬虫夏草 30 克，白酒 500 毫升。

【制作】 将虫草和白酒一起放入清

洁的酒瓶中，封口浸泡7天后，即可开封饮酒。

【功效】滋肺补肾。

【主治】肺肾两虚，性功能低下，伴头晕目眩，身软乏力，咳嗽等症。

【用法】每次服10毫升，一日2次，空腹时服。

【注意】服用时可酌情加量。

芦巴韭子酒

【原料】葫芦巴30克，韭菜子20克，白酒500毫升。

【制作】以上各味中药与白酒一起装入瓶中封口浸泡。7天后即可开瓶饮酒。

【功效】温肾活血。

【主治】肾阳虚，性功能减退，同房常不能达到性高潮，或伴四肢不温，阴囊湿冷等症。

【用法】每次10毫升，早、晚各服1次。空腹服用。

【注意】火旺者忌服。

二至酒

【原料】鹿角粉、黄芪、山药各30克，茯苓、肉苁蓉各18克，当归15克，红参12克，制附子、远志各10克，沉香6克，白酒2000毫升。

【制作】将以上各药共制成粗末，装入纱布袋中，扎紧袋口，放进酒坛中，加入白酒，盖好坛盖，3天后将酒坛悬放于盛有清水的大锅内，加热煮炖1小时左右，取出趁热封紧坛口，待冷，存放15天后开封去药袋饮酒。

【功效】益气、温肾、壮阳。

【主治】性功能低下属肾阳虚者，伴四肢不温，腰膝酸软，头晕耳鸣，阳痿遗精等症。

【用法】每次服10～15毫升，早、晚各服1次．饭前空腹时服。

【注意】阴虚火旺者忌服。

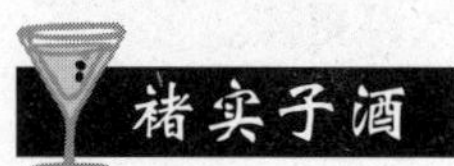

褚实子酒

【原料】褚实子24克，肉苁蓉、枸杞子、熟地黄各18克，淮牛膝12克，白酒1000毫升，白糖50克。

【制作】将以上各药共制成粗末，与白酒一起放入容器内封口浸泡，7天后开封滤去药渣，加白糖混匀即成。

【功效】补肝，益肾，壮阳。

【主治】肝肾不足，肾阳虚衰，性功能低下，阴茎勃起时间短，容易疲软，不能完成正常的性交等症。

【用法】每次服10毫升，早、晚各服1次。空腹时服。

【注意】火旺者忌服。

川杞羊藿仙茅酒

【原料】川枸杞30克，淫羊藿20克，仙茅10克，白酒500毫升，白糖50克。

【制作】将淫羊藿、仙茅共碎，与枸杞一起装入容器内，加白酒密封浸泡，7天后开封，滤去药渣，加白糖溶化即成。

【功效】补肝，温肾，壮阳。

【主治】肝肾亏损，性功能低下，同房自感精力不足，房事后伴有头晕眼花，腰酸耳鸣等症。

【用法】每次服10毫升，早、晚各

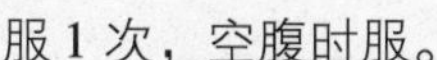
服1次，空腹时服。

【注意】阴虚火旺者忌服。

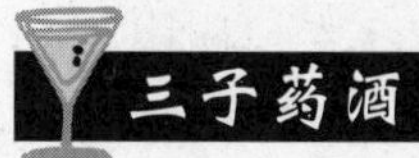

三子药酒

【原料】韭菜子、菟丝子、枸杞子各30克，白酒1000毫升。

【制作】将各药与白酒同入容器内密封浸泡，7天后即可开封钦酒。

【功效】温肾，壮阳，固精。

【主治】肾阳不足，性欲低下，或性交时阴茎易突然疲软，而被迫终止等症。

【用法】每次服10～15毫升，一日2次，饭前空腹时服。

【注意】阴虚火旺者忌服。

鹿茸阳起石酒

【原料】补骨脂、菟丝子、肉苁蓉各15克，白酒1000毫升。

【制作】将以上各味药共制成粗末，装入纱布袋内，扎紧袋口，放入清洁的酒坛中，加白酒密封浸泡，15天后开封去药袋饮酒。

【功效】温肾壮阳。

【主治】肾阳虚，性欲低下，或阳痿遗精等症。

【用法】每次服10毫升，一日2次，饭前空腹时服。

【注意】阴虚火旺者忌服。

兔耳草酒

【原料】兔耳草30克，淫羊藿、仙茅各18克，白酒1000毫升。

【制作】将以上各药切碎放入清洁的容器内，加白酒封口浸泡，7天后开封滤去药渣，即可饮酒。

【功效】温肾壮阳。

【主治】肾阳虚，性欲低下，或同房时阴茎容易疲软，不能完成正常的性交过程等症。

【用法】每次服10毫升，一日2次，饭前空腹时服。

【注意】阴虚火旺者忌服。

雄鸡肝酒

【原料】雄鸡肝3具，菟丝子30克，麻雀卵50个，白酒1000毫升。

【制作】将菟丝子打碎同鸡肝一起放入清洁的瓷锅内，加白酒盖上锅盖，浸泡24小时后，瓷锅置于火上，文火煮至起鱼眼沸时，将麻雀卵打破放入酒中，然后倒进酒坛内，密封坛口，贮存12天，开封滤去药渣饮酒。

【功效】益肾，填精，兴阳。

【主治】性欲低下，无心交媾，或阳痿不用，伴神疲乏力，头晕目眩等症。

【用法】每次服10～15毫升，早、晚各服1次。

【注意】饭前空腹时服。

养心莲酒

【原料】养心莲30克，鸡屎藤、香巴戟、何首乌各18克，南沙参、仙茅各10克，白酒1000毫升。

【制作】将以上各药共制成粗末，装入纱布袋内，扎紧袋口，放入酒坛中加入白酒，密封坛口，7天后开封去药袋饮酒。

【功效】补肾壮阳，益气生血。

【主治】肾阳不足，气血亏虚，性欲低下，或阳痿，伴有头晕眼花，倦怠乏力，精神不振等症。

【用法】每次服 10 毫升，一日 2 次，饭前空腹时服。

【注意】阴虚火旺者忌服。

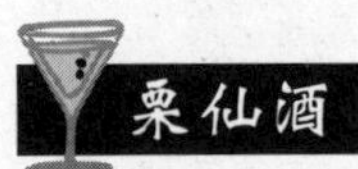

栗仙酒

【原料】栗子 60 克，仙茅 18 克，白酒 500 毫升。

【制作】将栗子拍破，仙茅切碎，同入瓶中，加白酒密封浸泡，7 天后即可开瓶饮酒。

【功效】温肾壮阳。

【主治】肾阳虚，性欲低下，伴四肢不温，精神倦怠等症。

【用法】每次服 10 ~ 15 毫升，早、晚各服 1 次，饭前空腹时服。

【注意】阴虚火旺者不宜服。

红参杞子酒

【原料】红参 1 支（约 15 克左右），枸杞 30 克，白酒 500 毫升。

【制作】将红参、枸杞、白酒同入清洁的酒瓶中，封口浸泡，7 天后即可开瓶饮酒。

【功效】益气补肾。

【主治】肾气亏虚，性欲低下，伴头昏耳鸣，身软乏力，阳痿早泄等症。

【用法】每次服 10 ~ 15 毫升，早、晚各服 1 次，饭前空腹时服。

【注意】火旺者忌服。

海虾核桃淫羊藿酒

【原料】生海虾 500 克，核桃仁 80 个，淫羊藿 200 克，白酒 250 毫升。

【制作】将白酒放入合适的容器内，点燃，待酒热后投入生海虾，充分浸透，取酒虾焙干为度；核桃仁去皮盐水渍，焙干，与海虾加工成末，分 20 包。

【功效】滋阴壮阳。

【主治】适用于性欲减退症。

【用法】每日 1 包，每包分 2 次服。以 20 克淫羊藿煎 100 克水分送海虾散，2 个月为一个疗程。

【注意】服药期间忌房事。

巴戟天淫羊藿酒

【原料】巴戟天 100 克，淫羊藿 100 克，白酒 500 毫升。

【制作】将以上前 2 味切碎，置容器中，加入白酒，密封，浸泡 7 天即成。

【功效】壮阳祛风。

【主治】适用于性欲减退症。

【用法】每次服 20 毫升，日服 2 次。

【注意】服药期间忌房事。

枸杞子酒

【原料】枸杞子 60 克，白酒 500 毫升。

【制作】将枸杞洗净，加入白酒，密封，浸泡 7 天即成。

【功效】滋补肝肾，助阳。

【主治】适用于性欲减退症。

【用法】每次 20 毫升，日服 2 次。

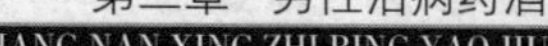

每晚睡前饮为佳。

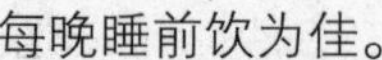

【注意】服药期间忌房事。

二、阴茎异常勃起

阴茎异常勃起是指与性欲无关的阴茎持续勃起状态。阴茎持续勃起超过6小时已属于异常勃起。传统上阴茎异常勃起分为原发性（特异性）和继发性。按血流动力学分为低血流量型（缺血性）和高血流量型（非缺血性）。前者因静脉阻塞（静脉阻塞性），后者因异常动脉血注入（动脉性）。阴茎异常勃起还分为急性、间断性和慢性。阴茎异常勃起初期，均为生理性阴茎勃起，以后发展为高血流量型。中医学将本病辨证分型为：①肝火亢盛型：证见阴茎无故勃起坚硬，久而不萎，面红目赤，烦躁易怒，头晕头痛，口苦咽干，脉弦有力。治以清肝泻火，滋阴软坚；②肝经湿热型：证见阴茎强硬不衰，茎中痒痛，阴囊潮湿，口干口渴，尿色黄赤，苔黄而腻，脉滑数或弦数。治以清热利湿，软坚散结；③阴虚阳亢型：证见阴茎易举难倒，流精不止，五心烦热，口干盗汗，腰膝酸软，头晕耳鸣，舌红苔黄而薄，脉细数。治以滋阴清热，潜阳软坚；④瘀阻络滞型：证见阴茎强硬，久久不萎，皮肿色紫而暗，疼痛，头晕头胀，尿少而赤，少腹拘急，舌质暗赤或有瘀斑，脉弦涩而数。治以化瘀通窍，消肿止痛。

龙胆泻肝汤（酒）

【原料】龙胆草、大黄（后下）、黄芩、柴胡、生地黄各15克，茵陈30克，山栀子12克，车前子、泽泻、当归各10克，木通、甘草各6克，蜈蚣2条，王不留行20克，水适量。

【制作】水煎备用（上方亦可用黄酒或米酒浸泡制成药酒服用）。

【功效】清热利湿，泻火解毒，通络。

【主治】阴茎异常勃起。

【用法】每日1剂，5日为1个疗程（药酒可根据个体情况适量饮用）。

【注意】本方适于肝胆湿热型患者。

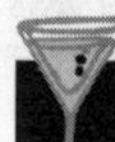

知柏地黄汤加味方（酒）

【原料】地黄、熟地黄、山药、生牡蛎、龟板各15克，山萸肉、泽泻、丹皮、白茯苓、知母、川黄柏、女贞子、枸杞子各10克，水适量。

【制作】水煎备用（上方亦可用黄酒或米酒浸泡制成药酒服用）。

【功效】滋养肝肾，滋阴降火。

【主治】适用于肝肾阴虚，相火妄动所致之阴茎勃起异常，时有精液流出，流出后稍事微软，旋即再度勃起，口干舌燥，五心烦热，腰背酸软无力，头昏目眩，尿短涩，大便干结饮食少等症。

【用法】每日1剂，16剂为1个疗程（药酒可根据个体情况适量饮用）。

【注意】本方用于肾阴亏耗，无以济阳，命火浮动型患者。

柴胡清肝加味方（酒）

【原料】柴胡15克，黄芩、栀子、连翘、甘草、生大黄、芒硝、赤芍、丹皮各10克，水适量。

【制作】水煎备用（上方亦可用黄

酒或米酒浸泡制成药酒服用）。

【功效】清肝、泄热，协调阴阳。

【主治】适用于情怀抑郁，阴茎时常无故勃起，坚硬疼痛，久久不痿，面目红赤，烦渴疲倦，口唇干燥，夜不安卧，大便干结，头目不清，舌淡红苔薄黄，脉弦数等症。

【用法】每日1剂，8剂为1个疗程（药酒可根据个体情况适量饮用）。

【注意】本方用于肝火亢盛型患者。

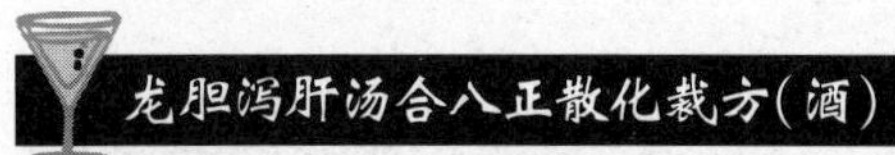

龙胆泻肝汤合八正散化裁方（酒）

【原料】龙胆草、栀子、黄芩、柴胡、生地黄、泽泻、车前子、木通、生大黄各10克，蒲公英、薏苡仁、虎杖、赤芍各30克，生甘草5克，水适量。

【制作】水煎备用（上方亦可用黄酒或米酒浸泡制成药酒服用）。

【功效】清肝、泄热，协调阴阳。

【主治】适用于湿热蕴结膀胱，水道不利所致之阴茎异常勃起时作，茎中疼痛作痒，阴囊潮湿，抓破流污，排尿涩痛，心烦口苦，尿黄混浊，大便干结，艰涩难下，舌质淡红苔中黄厚，脉濡数等症。

【用法】每日1剂，8剂为1个疗程（药酒可根据个体情况适量饮用）。

【注意】本方用于肝郁化火，湿热下注型患者。

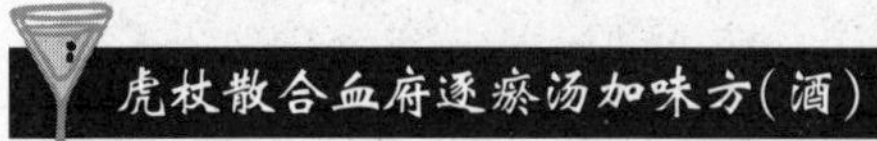

虎杖散合血府逐瘀汤加味方（酒）

【原料】生地黄、熟地黄、生牡蛎、丹参各30克，虎杖、王不留行、牛膝、当归、赤芍、丹皮、红花、苏木、制乳香、制没药、连翘、浙贝母、穿山甲、皂角刺、桃仁、琥珀各10克，生甘草5克，水适量。

【制作】水煎备用（上方亦可用黄酒或米酒浸泡制成药酒服用）。

【功效】化瘀通窍，活血通络。

【主治】适用于久病气血运行缓滞，肝脉受阻，宗筋不收，精窍瘀阻所致之阴茎异常勃起时作，阴茎疼痛，皮色紫暗，牵及少腹，排尿欠畅，头昏目眩，心烦不安，舌淡紫少苔，脉细涩等症。

【用法】每日1剂，12剂为1个疗程（药酒可根据个体情况适量饮用）。

【注意】本方用于阳气通行不利，气滞血瘀，腐变阻窍型患者。

血府逐瘀汤加减方（酒）

【原料】桃仁、红花、川芎、赤芍、山甲珠各10克，当归、牛膝、柴胡、枳壳各12克，生地黄、黄柏各15克，桔梗6克，甘草5克，肉桂3克（研末吞服），醋制鳖甲20克，水适量。

【制作】水煎备用（上方亦可用黄酒或米酒浸泡制成药酒服用）。

【功效】化瘀通络，引火归原。

【主治】适用于久病湿热，络阻血瘀，或火郁伤阴，阴虚血滞，新血不生，阴筋失养所致之阴茎时常勃起，数小时不衰，阴茎疼痛，色紫黯，小腹及睾丸胀痛，小便滴沥难解，烦躁不安，寐差神倦，舌质暗红苔少，脉弦数等症。

【用法】每日1剂，4剂为1个疗程（药酒可根据个体情况适量饮用）。

【注意】本方用于瘀血阻滞，相火亢动型患者。

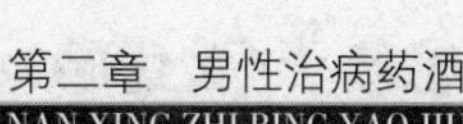

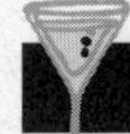

知柏地黄丸合大补阴丸化裁方(酒)

【原料】 肥知母、丹皮、生地黄、泽泻、昆布、海藻、焦山栀、川牛膝各10克，炙龟板（先煎)、生龙骨(先煎)、生牡蛎（先煎）各30克，黄柏6克，灵磁石（先煎)、寒水石(先煎）各20克，水适量。

【制作】 水煎备用（上方亦可用黄酒或米酒浸泡制成药酒服用)。

【功效】 滋阴降火，育阴潜阳，软坚散结，培本清源。

【主治】 适用于阴虚火旺，炼浊阻络所致之阴茎异常勃起每发于凌晨2时左右，坚挺胀痛，性交后稍痿即挺，两颧微红，神萎，唇燥咽干，口黏，心烦，舌质黯红，脉细弦滑略数等症。

【用法】 每日1剂，7剂为1个疗程(药酒可根据个体情况适量饮用)。

【注意】 本方用于阴虚火旺，痰浊阻络型患者。

三、阳痿

阳痿又称勃起功能障碍，是指在有性欲要求时，阴茎不能勃起或勃起不坚，或者虽然有勃起且有一定程度的硬度，但不能保持性交的足够时间，因而妨碍性交或不能完成性交。阳痿分为器质性阳痿和功能性阳痿两种类型。器质性病变引起的仅占10%～15%，其表现是阴茎在任何时候都不能勃起，其原因有多种，包括生殖系统疾病，某些血管疾病、神经疾病、内分泌疾病、药物因素等。功能性阳痿（精神心理因素引起阳痿）占85%～90%，此类阳痿属于继发性阳痿，病人经医学方法检查并没有引起性功能障碍的器质性疾病。主要是因缺乏性知识和精神因素（如过度紧张、疲劳、悲痛、忧愁、恐惧、焦虑、抑郁以及夫妻感情不和等)，婚后纵欲过度或婚前长期无节制的手淫以及生活和药物因素，如大量吸烟、酗酒、长期服用镇静安眠药物等引起。器质性阳痿，当消除原发因素和治疗原发疾病，而功能性阳痿，则当以消除精神因素，进行性教育为主，再配合适当药物治疗。中医学将本病称之为“阳痿”或“阴痿”，认为多由情志不遂、肝胆湿热、肾气亏虚等，致使宗筋弛纵所引起，辨证分为：①命门火衰型：即阳痿的同时主要表现为精薄清冷、头晕耳鸣、面色苍白、精神萎靡、腰膝酸软、畏寒肢冷等；②心脾受损型：即阳痿的同时主要表现为精神不振、面色差、失眠多梦等；③肝郁不舒型：即阳痿的同时主要表现为抑郁，或烦躁易怒、胸脘不适，胸胁胀闷，食少便溏等；④湿热下注型：主要表现为阴茎萎软，阴囊潮湿、臊臭，下肢酸困，小便黄赤等。临床治疗宜：滋阴助阳，补血生精；温补命门，扶阳益肾；滋阴清热，益气助阳；清热利湿，佐以益肾等。

龟鹿补肾酒

【原料】 鹿角胶、龟板胶、枸杞、肉苁蓉各12克，炙黄芪各18克，熟地黄20克，淫羊藿、益智仁各9克，巴戟天、阳起石各15克，白酒1000毫升，冰糖50克。

【制作】 将阳起石在火焰中煅红后入酒中焠，连煅3次，与各药一起放人容器内，加白酒和冰糖，加盖封存，浸泡7天后开始服用。

【功效】益肾强精，壮阳起痿。

【主治】肾阳虚之阳事不举，伴有腰酸腿软，畏寒肢冷，头昏耳鸣等症；亦可治疗腰腿疼痛，精液清冷等。

【用法】每次服10～15毫升。

【注意】根据个人酒量适当增减；忌生冷。

阳春药酒

【原料】菟丝子、制首乌各18克，熟地黄、枸杞子各20克，鹿茸10克，黄芪20克，肉苁蓉、阳起石各15克，水貂鞭1条，广狗肾1对，白酒2000毫升。

【制作】将阳起石在火焰中煅红后入酒中焠，连煅3次，备用；水貂鞭、广狗肾先入清水漂洗，晾干；将前药及阳起石、水貂鞭、广狗肾同入陶制容器内，加入白酒、封口。7天后开始服用。

【功效】补肾填精，温肾起痿。

【主治】肾精不足所致的阳痿，性功能低下，伴腰膝酸软，头晕耳鸣等。

【用法】每次服10～15毫升，早、晚各服1次。饭前空腹服。

【注意】服药期间应节制房事。【注意】服药期间忌食生冷。

固本遐龄酒

【原料】当归、巴戟天、肉苁蓉、杜仲、人参、沉香、小茴香、补骨脂、石菖蒲、青盐、木通、山茱萸、石斛、天门冬、熟地黄、陈皮、狗脊、菟丝子、牛膝、酸枣仁、远志、鲜山药、覆盆子各30克，枸杞子、神曲各60克，川椒21克，白豆蔻、木香各9克，砂仁、大茴香、益智仁、乳香各15克，炙虎骨（炙虎狗骨代）60克，淫羊藿120克，糯米1000克，大枣1000克，生姜60克，蜜糖120克，白酒35000毫升。

【制作】将糯米、大枣同蒸为粘饭，将鲜山药、生姜捣碎取汁，其余药物制为粗末。然后把山药汁、姜汁、药末、炼蜜与粘饭和匀，分成4份，用四个绢袋盛装，与白酒同置入容器内，密封浸泡21天即成。

【功效】温阳补虚，益精健骨。

【主治】适用于身体羸弱，精神萎靡，倦怠乏力，食少脘满，腰膝酸痛，肢冷畏寒，性欲减退或阳痿等。

【用法】早晚各1次，每次30～50毫升，温服。

【注意】阴虚火旺者忌服。

五子衍宗酒

【原料】枸杞子30克，菟丝子、覆盆子各20克，五味子10克，车前子15克，白酒1000毫升。

【制作】将以上各药放入容器内，加入白酒、封口，浸泡7天以上即可服用。

【功效】滋阴、补肾、起痿。

【主治】肾阴不足之阳痿；性欲减退，不育等症。

【用法】每次服20毫升。或根据自己酒量酌情增减。每日早、晚各服1次，或临睡前服20～30毫升。

【注意】服药期间节制房事。

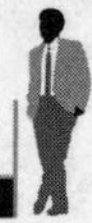

鹿马壮阳酒

【原料】人参、鹿茸、海马各10克，阿胶、熟地、当归各20克，丹参、蛇床子、茯苓各15克，连翘12克，甘草6克，白酒1500毫升，冰糖50克。

【制作】将上药放入容器内，加入白酒、冰糖，封口，12天后即可开封饮酒。

【功效】滋阴、壮阳、起痿。

【主治】阳痿不起，性欲低下，腰酸无力，精神萎靡，阴阳俱虚之症。

【用法】每次服10毫升，早晚各1次。

【注意】服药期间忌食生冷、萝卜。

逍遥药酒

【原料】当归、白芍、茯苓各15克，柴胡12克，白术、薄荷、炙甘草各10克，白酒1000毫升，冰糖50克。

【制作】将以上各药共粉碎成粗末，装入纱布袋内，扎紧袋口，放入容器内，加白酒、冰糖，密封容器口。浸泡12天后即可开封饮酒。

【功效】理气，解郁，起痿。

【主治】因久节房事，或遭受精神刺激致阳痿不起，不能完成性交者。

【用法】每次服10毫升，早晚各1次，饭前空腹服。

【注意】服药期间应自我放松，克服紧张及焦虑情绪。

地龙酒

【原料】干地龙、山药、山萸肉、菟丝子、枸杞子、龟板胶、天冬各10克，熟地、生牡蛎各12克，丹皮6克，白酒1000毫升，冰糖50克。

【制作】将干地龙用清水洗净，生牡蛎打碎成粗末，此二味药物与其他各药共入容器内，再加入白酒和冰糖，封口；浸泡7天后即可服用。

【功效】滋阴补肾，通络起痿。

【主治】阳痿不起，腰膝酸软，遗精盗汗等症。

【用法】每次服10～15毫升，亦可根据自己酒量大小酌情增减。早、晚各服1次，或临睡前服用。

【注意】服药期间忌食生冷等物。

龟龄集酒

【原料】鹿茸250克，人参200克，熟地黄60克，炮山甲80克，生地黄80克，石燕100克，肉苁蓉90克，家雀脑30个，地骨皮40克，杜仲炭20克，甘草10克，天门冬40克，枸杞子30克，川牛膝40克，大蜻蜓20克，海马100克，大青盐80克，淫羊藿20克，蚕蛾9克，补骨脂30克，砂仁40克，锁阳30克，硫磺3克，菟丝子30克，急性子25克，细辛15克，公丁香25克，黑附子170克，白酒20000毫升。

【制作】将上药切碎，与白酒共置入容器中，密封，隔水文火煮2小时，静置7天即成。静置期间，每日振摇1次。

【功效】兴阳助肾，大补真元。

【主治】适用于肾阳虚弱或劳倦内伤，症见阳痿、滑精、筋骨无力、步履艰难、头昏目眩、神经衰弱、男子不育等。

【用法】早晚各1次，每次15～30毫升。

【注意】症见性欲亢进、烦躁易怒、两颧潮红、口干、咳血等忌服。

开郁种玉酒

【原料】当归15克，生白芍、茯苓各20克，丹皮6克，香附、花粉各10克，白酒1000毫升，冰糖50克。

【制作】将以上各药放入容器内，加入冰糖、白酒，封存7天后，即可开封服用。

【功效】活血、理气、解郁。

【主治】新婚阳痿。对阴茎畸型所致阳痿无效。

【用法】每次服10～15毫升，临睡前服用。

【注意】服药第一周应禁房事，若一周后仍不能勃起性交者，可继续服用。

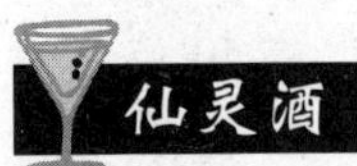

仙灵酒

【原料】仙灵脾60克，金樱子150克，牛膝15克，当归30克，川芎15克，巴戟天15克，菟丝子30克，小茴香15克，补骨脂30克，肉桂15克，杜仲15克，沉香8克，白酒4500毫升。

【制作】将小茴香、补骨脂两味药炒至略黄，与其他药物共装入绢袋内，扎紧袋口，同白酒一起置入容器中，密封，隔水煮3小时，然后埋入地下3天退去火气即可。

【功效】壮阳固精，健筋骨，补精髓。

【主治】适用于肢冷畏寒，精神萎靡，倦怠乏力，阳痿，遗精，早泄。中老年人血气不足者亦宜常服。

【用法】早晚各1次，每次20～30毫升。

【注意】阴虚火旺者忌服。

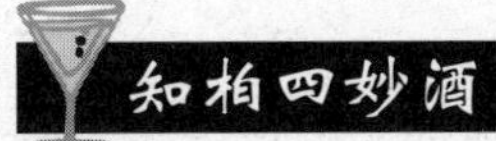

知柏四妙酒

【原料】知母、黄柏、泽泻、苍术各10克，茯苓、山茱萸各15克，生地、薏苡仁、川牛膝各20克，丹皮6克，冰糖100克，白酒2000毫升。

【制作】以上各药共碎成粗末，装入纱布袋内，扎紧袋口，放入酒坛内，加入白酒，密封坛口。12天后开封去药袋，滤去药渣，同时将冰糖熬成糖汁，放入已滤酒中，混匀即成。

【功效】清热、除湿、起痿。

【主治】阴茎痿软不用，阴囊潮湿，或有躁臭。

【用法】每次服10毫升，一日2次，饭前空腹服。

【注意】服药期间忌食油腻及辛辣燥性食物。

布精起痿酒

【原料】玉竹、薏苡仁、天冬、麦冬各15克，淮牛膝、山药、白术、白茯苓各10克，炙黄柏、炙甘草各5克，白酒1000毫升，冰糖30克。

【制作】将以上各药及冰糖加入白

酒令浸泡7天即可服用。

【功效】健脾、益胃、除湿。

【主治】阳痿不举，阴器弛缓无力，不能完成性交，伴体倦肢麻，头晕乏力，食少短气等。

【用法】每次10毫升，早晚各1次，饭前空腹服。

【注意】不可过量多服，只宜循序渐进，少食肥腻食物。

通窍起痿酒

【原料】地龙、穿山甲、莱菔子各20克，木通、车前仁各15克，黄芪30克，甘草10克，白酒1500毫升，冰糖30克。

【制作】穿山甲（用砂炒炮），或用炮甲珠。将甲珠与以上各药共碎后，放入容器内，加白酒，封口浸泡12天后，开封滤去药渣。冰糖加少许清水熬成糖汁，倒入已滤药酒中搅匀，即可服用。

【功效】活血、行气、通窍。

【土治】慢性前列腺炎、精囊炎、附睾炎等所引起的气滞血瘀、精道不通，败精阻窍所导致的阳痿，射精疼痛等。

【用法】每次服15毫升，早、晚空腹时各服1次。

【注意】根据自己酒量酌情增减，不可过量多服。

麻雀酒

【原料】麻雀12只，当归30克，菟丝子30克，枸杞子30克，桂圆肉30克，茯苓15克，白酒2000毫升。

【制作】将麻雀去羽毛，剖腹、去内脏，洗净，置炭火上烘干至有香味，与上药、白酒共置入容器中，密封浸泡3个月后可服用。

【功效】壮阳益精，滋肾补血。

【主治】适用于腰脊疼痛、头昏目眩、阳痿、小便频数而清长等。

【用法】早晚各1次，每次15～30毫升。

【注意】高血压病者忌服，阴虚火旺者忌服。

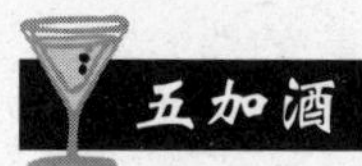

五加酒

【原料】五加皮600克，白酒5000毫升。

【制作】夏季用五加茎叶，冬季用五加根皮。春、秋用茎叶、根皮均可。将五加皮切细，盛入纱布袋中，与白酒一起植入容器中浸泡。春秋冬季浸泡10天，夏季5天可服。

【功效】补中益精。

【主治】适用于诸虚劳损。气血两亏、阳痿、阴囊湿冷、尿有余沥、腰脊疼痛、风湿痹痛等。

【用法】每日1～2次，随量温服，勿至醉。

【注意】阴虚火旺者忌服。

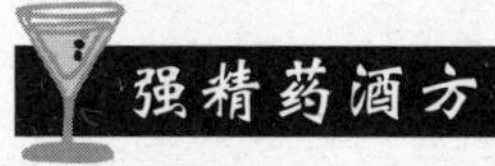

强精药酒方

【原料】炒蜂房、淫羊藿、大熟地、潼蒺藜、制首乌、制黄精各15克，淡苁蓉、全当归、川断、狗脊、锁阳、鹿角片（霜）各10克。若阳虚者加熟附片、肉桂各10克，阴虚者加生地、玉竹、玄参各15克；气虚者加党参10克、炙黄芪20克、淮山15

克；肝郁者加柴胡、桔叶（核）各10克、小茴香5克，瘀血内阻者加莪术15克，地鳖虫10克，生牡蛎30克；湿热下注者加知母、黄柏各10克，丰前子15克；痰湿内阻者加苍术、白术、陈皮、厚朴各10克，米酒1000毫升。

【制作】将上药用米酒浸泡，半个月后饮用。

【功效】补肾壮阳，养血生精。

【主治】适用于肾阳亏虚、血不养精引起的阳痿、精液质量欠佳、不育等症。

【用法】每天早晚各服30～50毫升。3个月为1个疗程。需服1～2个疗程。

【注意】外感发热，脾虚泄泻者不宜服。若不能饮酒或有其他病不能饮酒者可改用汤剂治疗。

千口一杯饮

【原料】高丽参、熟地、枸杞各15克，沙苑蒺藜、淫羊藿、母丁香各10克，远志（去心）、沉香各3克，荔枝肉7个，上等白酒1000毫升。

【制作】将以上各药放入容器内，加酒浸泡3天后，再将盛药酒的容器悬放于盛有清水的大锅内，加热隔水蒸煮1小时左右，取出盛药酒容器，封口并放入凉水中浸冷，贮存31天后，滤去药渣即可饮服。

【功效】益气补肾，壮阳起痿。

【主治】阳痿不起、伴头晕耳鸣，腰膝酸软等。

【用法】每次服15～20毫升。

【注意】饮时应分数十至数百口缓缓饮入，同时意守丹田，使药力直达下焦。

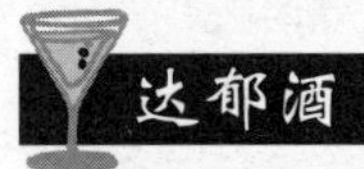

达郁酒

【原料】炙升麻6克，柴胡、川芎、香附、橘叶各10克，桑白皮、白蒺藜各15克，白酒1000毫升，白糖50克。

【制作】将以上各药共制成粗末，装入纱布袋中，扎紧袋口；把白酒倒入坛中，放入药袋，密封坛口。浸泡7天后，去药袋，将药酒过滤，加入白糖混匀即可饮服。

【功效】疏肝解郁，宁神定志。

【主治】失志抑郁，肝失硫泄所致的阳痿，伴抑郁不舒，心神不宁，胸胁满闷，食不甘味，或梦遗、早泄等。

【用法】每次服10毫升。

【注意】服药期间注意调整自己情绪。

不倒药酒

【原料】制黑附片10克，淫羊藿30克，蛇床子、益智仁各18克，甘草6克，白酒1000毫升，蜂蜜100克。

【制作】将以上各药共制成粗末，装入纱布袋中，扎紧袋口，放入清洁酒坛内，加白酒后盖上坛盖，浸泡24小时，将酒坛悬放于盛有水的锅内，加热煮炖1小时左右，取出倒入蜂蜜，趁热密封坛口，贮存12天后开封，去药袋饮服。

【功效】温阳起痿。

【主治】肾阳虚弱，命门火衰，阳痿不用，腰膝酸软，头晕耳鸣等。

【用法】每次服10毫升，一日2次，饭前空腹服。

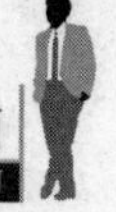

【注意】阴虚火旺者忌服。

仙茅羊藿酒

【原料】淫羊藿30克，仙茅20克，白酒500毫升。

【制作】将以上各药共碎后入瓶中，加白酒密封浸泡，7天后开瓶，滤去药渣，即可饮酒。

【功效】温肾壮阳。

【主治】肾阳虚阳痿，伴有腰酸腿软，耳鸣头晕，精清精冷等。

【用法】每次服10毫升，一日2次，空腹时服。

【注意】阴虚火旺者忌服。

五精酒

【原料】秋石、阳起石各15克，鹿角霜30克，山药、茯苓各20克，白酒1000毫升。

【制作】将以上各药共制成粉末，装入纱布袋中、扎紧袋口，放入酒坛内，加入白酒，密封坛口，12天后开封去药袋即可饮酒。

【功效】温肾壮阳。

【主治】用于肾阳虚之阳痿，伴身软乏力，头晕耳鸣等症。

【用法】每次服10毫升，一日2次，早、晚空腹时服。

【注意】火旺者忌服。

香巴戟酒

【原料】香巴戟50克，仙茅20克，白酒500毫升。

【制作】将以上二味药切碎放入酒瓶中，加白酒封口浸泡，7天后开瓶饮酒。

【功效】温肾壮阳。

【主治】肾阳虚阳痿，伴头晕耳鸣，腰膝无力等。

【用法】每次服10～15毫升，一日2次。饭前空腹服。

【注意】火旺者忌服。

双肾羊藿酒

【原料】双肾草、淫羊藿各60克，白酒1000毫升。

【制作】将以上各药共碎，装入纱布袋中，扎紧袋口，放入容器内，加白酒封口同浸，7天后即可开封饮酒。

【功效】温肾、壮阳、填精。

【主治】用于肾阳虚之阳痿，伴头晕乏力，腰膝酸软等症。

【用法】每次服10毫升，一日2次。

【注意】阴虚火旺者忌服。

菟丝五味酒

【原料】蛇床子18克，菟丝子30克，五味子10克，白酒500毫升。

【制作】以上各药与白酒同入容器中，密封浸泡7天后，滤去药渣即可饮用。

【功效】温肾、壮阳、摄精。

【主治】用于肾阳虚阳痿，伴头晕眼差，腰酸遗精等症。

【用法】每次服10毫升，一日2次，空腹时服。

【注意】阴虚火旺者不宜服用。

双鞭酒

【原料】鹿鞭1条，黄狗鞭2条，白酒1000毫升。

【制作】将鹿鞭和黄狗鞭用清水洗净，切片，放入清洁的酒瓶内入白酒封口浸泡，1个月后开瓶饮酒。

【功效】温肾壮阳，填精补髓。

【主治】肾精不足，肾阳虚衰所致的阳痿不用，伴腰酸腿软，头晕耳鸣等症。

【用法】每次服10毫升，早、晚各服1次，饭前空腹时服用。

【注意】火旺者忌服用。

雀卵菟丝酒

【原料】麻雀卵30个，菟丝子30克，天雄10克，白酒500毫升。

【制作】先将菟丝子与天雄加水500毫升，浸煮30分钟后，滤出药液，药渣再煮1次，将两次药液混合后再熬，浓缩至药液的一半左右时加入白酒煮至起鱼眼沸时，将雀卵打破加入酒中，趁热密封，待冷后低温下保存15天即可开封饮服。

【功效】滋阴壮阳。

【主治】肾阴肾阳不足之阳痿，伴头晕耳鸣，腰膝酸软，盗汗遗精等。

【用法】每次服20毫升，一日2次，早、晚各服1次，饭前空腹服。

【注意】火旺者忌服。

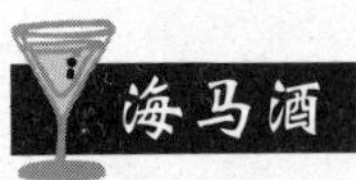

海马酒

【原料】海马20克，白酒500毫升。

【制作】将海马与白酒同入瓶中封口浸泡，7天后即可开瓶饮酒。

【功效】补肾壮阳，调气活血。

【主治】肾阳虚之阳痿，伴腰酸腿软，四肢不温等症。

【用法】每次服10毫升。

【注意】阴虚火旺者不宜服用。

鹿角地黄酒

【原料】鹿角粉30克，熟地黄60克，巴戟天18克，白酒1000毫升。

【制作】将熟地、巴戟天切碎与鹿角粉一起装入绢袋内，扎紧袋口，放进酒坛中，加入白酒，密封坛口，浸泡15天后即可开封饮用。

【功效】温补肝肾。

【主治】肝肾不足，阳痿不起，伴头晕耳鸣，腰膝无力等症。

【用法】每次服10毫升，一日2次，饭前空腹时服。

【注意】阴虚火旺者忌服。

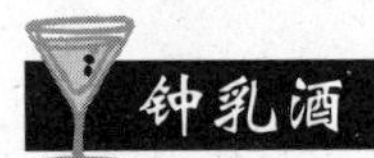

钟乳酒

【原料】钟乳石（炼过）、肉苁蓉、石斛各25克，菊花20克，附子10克，白酒1500毫升。

【制作】将上药共碎，放入纱布袋内，扎紧袋口，装入酒罐内。将白酒倒入酒罐内，盖好盖，浸泡30日，滤取酒液，瓶装备用。

【功效】补肾益阳。

【主治】肝肾不足，阳痿不起，伴头晕耳鸣，腰膝无力等症。

【用法】每次15毫升，1日3次，

温服。

【注意】阴虚火旺者慎用，痰热胃火者忌用。若服用剂量过大，可有口干、鼻血等反应。

长生药酒

【原料】羊肾（鲜品公羊阴茎）、沙苑蒺藜、桂圆肉、薏苡仁各60克，淫羊藿、仙茅各30克，白酒5000毫升。

【制作】将淫羊藿去边毛，用羊油拌炒。仙茅用糯米汁泡去赤汁。然后与其他中药一起放入白酒中浸泡5周。去渣，过滤出药液，装瓶备用。

【功效】温肾壮阳，祛风湿。

【主治】阳痿不举，精冷滑泄等症。

【用法】每次服15毫升，一日3次，口服。

【注意】阴虚有热者不宜饮用。

南藤酒

【原料】南藤（石南藤）120克，黄酒1000毫升。

【制作】将南藤除去杂质，切碎，放入干净的广口玻璃瓶中倒入黄酒，封口浸泡5～7日，取上清液即可饮用。

【功效】祛风活血，温阳补肾。

【主治】阳痿，关节疼痛，腰膝冷痛等。

【用法】每次服15毫升，一日3次，口服。

【注意】阴虚火旺者慎用。

仙茅酒

【原料】仙茅30克，白酒500毫升。

【制作】将仙茅去杂质，装入瓶内，再注入白酒，3日后取清液即可服用。

【功效】温肾壮阳，散寒除湿。

【主治】阳痿，遗精，遗尿，腰膝酸软等。

【用法】每次15毫升，1日2次，温服。

【注意】阴虚火旺，五心烦热者慎用。

鹿角酒

【原料】鹿角300克，黄酒1500毫升。

【制作】将鹿角在炭火中烧红，趁热立即放酒中淬，再烧再淬，以角碎为度。

【功效】温补肝肾，活血消肿。

【主治】阳痿，滑精，急性腰扭伤等。

【用法】每次25毫升，1日3次，口服。

【注意】阴虚火旺、五心烦热者忌用，酒精过敏者慎用。

巴戟菟丝酒

【原料】巴戟天120克，菟丝子125克，白酒2500毫升。

【制作】将上述药材一起捣碎，放入酒坛内，倒入白酒，浸泡10日后过滤出药渣，取药液，装瓶备用。

【功效】温补肾阳。

【主治】阳痿，小便频数，夜尿多等。

【用法】每次15毫升，1日3次，口服。

【注意】阴虚火旺，五心烦热，感冒者慎用。

治阳痿酒

【原料】人参50克，枸杞子200克，黄酒1500毫升。

【制作】将上述药材放入砂锅，加水过药面，文火煮沸，与黄酒一同倒入酒坛，密封坛口，浸泡30日后取药液，即可饮用。

【功效】补肾壮阳，亦可用于更年期者。

【主治】阳痿（阳虚型）。

【用法】1次20毫升，1日2次。食冬虫夏草炖鸡或对虾时饮之疗效更佳。

【注意】与黎芦不能同用。

银花虫草酒

【原料】金银花250克，冬虫夏草125克，白酒2500毫升。

【制作】将金银花与冬虫夏草、白酒共置入酒坛中，密封坛口，浸泡15日后，取药液即可服用。

【功效】补虚壮阳。

【主治】阳痿。

【用法】每次15～20毫升，1日3次。口服。

【注意】饮用药酒不可过量。

牛膝助阳酒

【原料】制附子、川牛膝、巴戟天、石斛、大枣各75克，炮姜、肉桂各40克，鹿茸12克，白酒2500毫升。

【制作】将上述药物一起捣碎，装入纱布袋内，扎口，放入酒坛中，倒入白酒，密封坛口，置阴凉处，每日摇晃一次，浸泡10日后取出药液，装瓶备用。

【功效】温肾助阳。

【主治】阳痿，滑泄等。

【用法】每次10毫升，1日2次。温服。

【注意】阴虚火旺，感冒者慎用。

杞地参苓酒

【原料】枸杞子、熟地黄各200克，红参40克，茯苓50克，首乌120克，白酒2500毫升。

【制作】将上述药材加工捣碎，放入酒坛，例入白酒，密封坛口，置于阴凉处，每日摇晃一次，浸泡14日后取出药液，装瓶备用。

【功效】补肝肾，益精血。

【主治】肾精不足之阳痿，早衰等。

【用法】每次20毫升，早晚各1次，温服。

雪莲花酒

【原料】雪莲花300克，白酒2500毫升。

【制作】将雪莲花放入酒坛中，倒入白酒，密封酒坛，浸泡7天后开封，滤去药渣，即可。

【功效】兴阳、壮筋骨。

【主治】阳痿等。

【用法】每次20毫升，早晚各1次，温服。

【注意】若饮用过量可致大汗淋漓。

九子酒

【原料】鹿茸、仙茅、远志肉、川续断、蛇床子、巴戟肉、车前子、杜衡子各21克，肉苁蓉84克，白酒2500毫升。

【制作】将上述药材研碎，装入纱布袋内，扎口，放入酒坛内，倒入白酒，密封坛口，浸泡20日后滤出药液，装瓶备用。

【功效】补肾强阳，益精气，壮筋骨。

【主治】阳痿、早泄、神疲乏力等。

【用法】每次20毫升，1日2次，口服。

【注意】阴虚火旺者忌用。

巴戟熟地酒

【原料】巴戟天、甘菊花各60克，熟地黄45克，枸杞子、蜀椒各30克，制附子20克，白酒1500毫升。

【制作】将上述药材捣碎，置容器中，加入白酒，密封，浸泡5～7天后，过滤去渣，即可饮用。

【功效】温补肾阳，散寒除湿。

【主治】肾阳久虚，遗精，阳萎早泄，腰膝酸软等。

【用法】每次温服15～30毫升，日服2次，或不拘时适量饮用。

【注意】阴虚火旺者忌用。

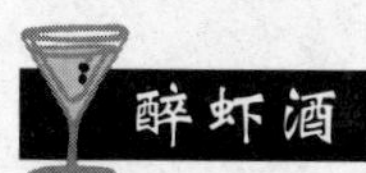

醉虾酒

【原料】虾仁干15克，鹿茸、人参、海马各10克，当归、韭菜子、玉竹、狗鞭、狗脊、仙茅、淫羊藿各15克，肉豆蔻、丁香、肉桂各6克，白酒1000毫升。

【制作】依浸渍法将上药制成酒剂即可。

【功效】补肾壮阳，生精益髓，益智延年。

【主治】肾虚阳萎不举、遗精早泄、头晕耳鸣，心悸怔忡、失眠健忘、腰膝酸软、未老先衰等。

【用法】每次服15～30毫升，日服2次。

【注意】凡阴虚火旺者忌饮；高血压患者慎饮。

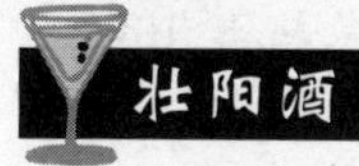

壮阳酒

【原料】蛤蚧尾1对，海狗肾2只，肉苁蓉40克，菟丝子20克，狗脊20克，枸杞20克，人参20克，当归15克，山茱萸30克。

【制作】先将海狗肾用酒浸润透后切片，再将余药切碎成粗末。药材一同用纱布袋装，用白酒1000毫升浸泡。14天后取出药袋，压榨取液，再将榨得的药液与浸出液混合，静置后过滤即得。

【功效】补肾填精，峻补命门。

【主治】阳萎早泄，梦遗滑精，腰

膝酸软。

【用法】每次服10～20毫升，每天1～2次。

【注意】阴虚阳亢者忌用。

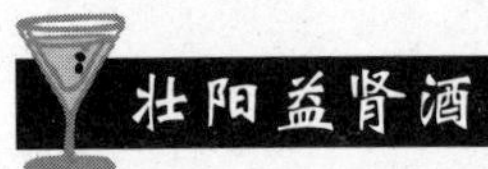

壮阳益肾酒

【原料】蛤蚧1对，海马10克，鹿茸10克，红参50克，淫羊藿30克，五味子30克，白酒2500毫升。

【制作】将上药用白酒浸泡7天后即可饮用。

【功效】补肾壮阳。

【主治】阳萎。

【用法】口服。每天临睡前饮35毫升，2个月为1个疗程。

【注意】阴虚阳亢者忌用。

振痿汤（酒）

【原料】熟地、菟丝子、淫羊藿各15克，枸杞子、巴戟天、女贞子各12克，山萸肉、蛇床子、黄精各10克，蜈蚣2条，水适量。

【制作】水煎备用（上方亦可用白酒或黄酒浸泡制成药酒服用）。

【功效】补肾填精，壮阳起痿。

【主治】肾精亏损，宗筋失养，或阴损及阳，精不化阳，命门火衰，阳道不振而致阳痿。

【用法】每日1剂，加少许盐、酒，水煎2次，分早、晚空腹各温服1次。21天为1个疗程（药酒根据个体酒量饮用）。

【注意】服药期间应禁房事。

男宝药酒

【原料】狗鞭1具，驴阴茎1具，海马1只，人参20克，鹿茸5克，仙茅20克。

【制作】将狗鞭、驴阴茎用酒浸透后切片，其余药材切碎成粗末。所有药材用纱布袋装，用白酒1000毫升浸泡。14天后取出药袋，压榨取液，将榨得的药液与浸出液混合，静置后过滤即得。

【功效】壮阳补肾。

【主治】肾阳不足，阳痿早泄等。

【用法】口服，每次20毫升，每天1～2次。

【注意】阴虚火旺者忌用。

海狗肾酒

【原料】海狗肾1只，人参15克，山药50克。

【制作】将海狗肾用酒浸透后切片，人参、山药切碎成粗末。用上述药物用纱布袋装，用白酒1000毫升浸泡。1个月后取出药袋，压榨取液，将榨得的药液与浸出液混合，静置后过滤即得。

【功效】补肾壮阳，补气益精。

【主治】阳痿，各种虚损，精血不足等。

【用法】口服。每次10～15毫升，每天2次。

【注意】阴虚火旺者忌用。

海龙酒

【原料】海龙15克，海马15克，人参10克，牡丹皮10克。

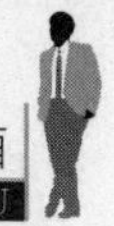

【制作】将上药切碎成粗末，纱布袋装，用白酒500毫升浸泡7天后取出药袋，压榨取液。将榨得的药液与药酒混合，静置后过滤即得。

【功效】补气助阳。

【主治】肾虚阳痿，早泄，腰膝酸软无力等。

【用法】口服。每次10~20毫升，每天1~2次。

【注意】海龙、海马均以条大、头尾齐全者为优。

海马补酒

【原料】小海马5只，肉苁蓉20克，淫羊藿20克。

【制作】将上药切碎成粗末，纱布袋装，用500毫升白酒浸泡。14天后取出药袋，压榨取液。将榨取液与浸出液混合，静置后过滤即得。

【功效】益精壮阳。

【主治】阳痿，神疲乏力，腰肌劳损等。

【用法】口服。每次20~30毫升，每天1~2次。

【注意】阴虚阳亢者忌服。

回兴酒

【原料】合欢花50克，八月札100克，蜈蚣20条，石菖蒲60克，生枣仁60克，人参100克，红花80克，丹参10克，肉桂50克，菟丝子150克，韭菜子100克，巴戟天100克，肉苁蓉100克，淫羊藿120克，枸杞100克，花椒50克，罂粟壳100克，鸡睾丸300克，原蚕蛾（雄）60克。

【制作】将上述药物除鸡睾丸外均与高粱酒2500毫升混合，装入搪瓷罐中，放入大锅内隔水炖煮至沸，取出放冷后投入鸡睾丸，密封，埋地下30厘米左右，夏春季7天，秋冬季14天，过滤，压榨药渣取汁，分装瓶内，密封备用。

【功效】补肾壮阳，活血化瘀，益气养血。

【主治】阳痿。

【用法】口服。每次30~40毫升，每天3次。连服两个月为1个疗程。

【注意】阴虚阳亢者忌服。感冒发热，传染病或其他感染性疾病病期勿服。

保真酒

【原料】鹿角片10克，杜仲、巴戟天、山药、远志、熟地黄、补骨脂、胡芦巴、肉苁蓉各30克，五味子、茯苓、山萸肉各15克，益智仁20克，川楝子10克，沉香6克。

【制作】将上药切碎成粗末，纱布袋装，用白酒1500毫升浸泡。1个月后取出药袋，压榨取液，将榨得的药液与浸出液混合，静置后过滤即得。

【功效】温肾壮阳，填精补髓。

【主治】肾元亏虚，阳痿滑泄，精冷无子，肢软无力。

【用法】口服。每次15~20毫升，每日1次。

【注意】肝阳上亢者忌服。

参茸海马酒

【原料】人参15克，鹿茸10克，

大海马1只。

【制作】将上药切碎成粗末，纱布袋装，用白酒1000毫升浸泡。14天后取出药袋，压榨取液，将榨取液与浸出液混合，静置后过滤即得。

【功效】补肾强身，提神回春。

【主治】肾亏畏寒，阳痿不举，精神萎靡等。

【用法】口服。每次20毫升，每日2次。

【注意】阴虚阳亢者忌服。

亢痿灵

【原料】蜈蚣（不去头足，不能烘烤）18克，当归、白芍、甘草各60克。

【制作】将上药分别研细末，混合均匀，制成散剂分为40包。或以上药研粗末，用白酒1000毫升浸泡，7天后即可饮用。

【功效】活血通络，壮阳起痿。

【主治】阳痿。

【用法】若用散剂，每次0.5～1包，早、晚各1次，空腹，用白酒或黄酒送服；用酒剂者，每次20毫升，早晚各1次。均以15天为1个疗程。

【注意】忌生冷，气恼。

振阳灵药酒

【原料】黄芪、枸杞子各20克，仙灵脾、蛇床子、阳起石、菟丝子各15克，益智仁10克，蜈蚣10条，海狗肾1具。

【制作】将上述药物用黄酒、白酒各500毫升浸泡10天后即可饮用。

【功效】补肾壮阳。

【主治】阳痿。

【用法】口服。每次25毫升，早晚各1次。20日为1个疗程。

【注意】阴虚阳亢者忌用。

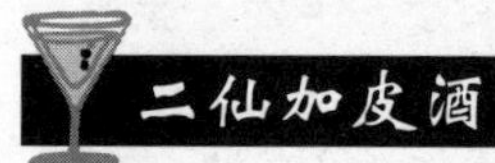

二仙加皮酒

【原料】淫羊藿120克，仙茅90克，五加皮90克。

【制作】将上药研成粗末，纱布袋装，用38度白酒或米酒1500毫升浸泡，密封。前2天容器温度须保持50℃以上，2天后常温存放。每天摇动1～2次，浸酒7天后启用。

【功效】温肾壮阳，散寒除痹。

【主治】性功能低下，阳痿，早泄；腰膝、筋脉、关节不利等。

【用法】口服。每次10～20毫升，每天3次。

【注意】阴虚火旺者忌服。

青松龄药酒

【原料】淫羊藿15克，红参须、红花各10克，熟地黄、枸杞子各20克，鹿茸5克，牛睾丸2个，羊睾丸2个。

【制作】取牛睾丸、羊睾丸置水中略煮一下，切片烘干。将上药切碎成粗末，纱布袋装，扎口，用白酒1000毫升浸泡。7天后取出药袋，压榨取液。将榨得的药液与浸出液混合，静置后过滤即得。

【功效】益气养血，生精壮阳。

【主治】肾虚阳痿，气血不足，身体衰弱等。

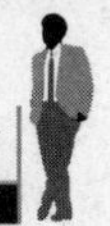

【用法】口服。每次 10～20 毫升，每天 2 次。

【注意】阴虚火旺者忌用。

雄蚕蛾酒

【原料】原蚕蛾（雄）100 只。

【制作】选活雄原蚕娥，置热锅上焙干，研末。

【功效】壮阳益精。

【主治】肾虚阳痿、早泄、滑精，不育症，精液量少，精子成活率低等。

【用法】每日早、晚空腹时用白酒冲服雄蚕蛾末 3 只，连服半个月以上。

【注意】阴虚阳亢者忌用。

公鸡殖酒

【原料】鲜公鸡殖 200 克，淫羊藿、夜交藤、仙茅、路路通、桂圆肉各 100 克，米酒 2500 毫升。

【制作】将上药共置于瓶内加酒浸泡，密封，30 天后可用。鲜公鸡殖不宜用水洗或放置时间过长，忌日晒，令阉鸡者阉出鸡殖后即投入酒内。

【功效】补肾、壮阳、益精。

【主治】阳痿、早泄，精子数不足的不育症等。

【用法】每日早、午空腹各服药酒 20 毫升，晚睡前服 40 毫升。60 天为 1 个疗程。

【注意】在第一疗程用药期间，忌行房事。忌食萝卜、白菜等寒性食物。

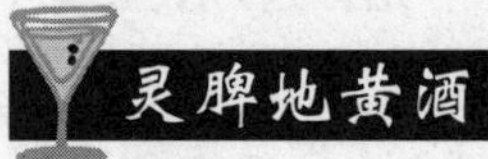

灵脾地黄酒

【原料】仙灵脾 250 克，熟地 150 克，白酒 1250 毫升。

【制作】将上药捣碎，用纱布包贮，置于净器内，用白酒浸之，密封勿泄气，春夏季 3 天，秋冬季 5 天，方可开取应用。

【功效】补肾，壮阳。

【主治】肾虚阳痿、腰膝无力，筋骨酸痛等。

【用法】每日随量温饮之。

【注意】常令有酒力相续，但不得大醉。

补精益志酒

【原料】熟地黄 120 克，全当归 150 克，川芎、杜仲各 45 克，甘草、金樱子、淫羊藿各 30 克，金石斛 90 克，白酒 1500 毫升。

【制作】将上药切碎成粗末，用白布袋盛，置于净器中，浸入白酒，封口。春夏季 7 日，秋冬季 14 日开取，去渣备用。

【功效】补肾，强阳。

【主治】虚劳损伤，精血不足，形体消瘦，面色苍老，饮食减少，肾虚阳痿，腰膝酸软等。

【用法】每次 10～20 毫升，每日早、晚各服 1 次，空腹时服用。

【注意】阴虚阳亢者忌用。

助阳酒

【原料】党参、熟地、枸杞子、母丁香各 15 克，沙苑蒺藜、淫羊藿各 10 克，远志肉 48 克，沉香 4 克，荔枝肉 7 颗，白酒 1000 毫升。

【制作】将上药切碎成粗末，用绢袋盛。用白酒浸于干净器皿中，密封口，3天后放热水煮一刻钟，再放冷水中出火毒，过3周即成。

【功效】补肾助阳。

【主治】阳痿。

【用法】每日早、晚各服10～20毫升。

【注意】阴虚阳亢者忌用。

二冬二地酒

【原料】菟丝子、肉苁蓉各120克，天门冬、生地、熟地、山药、牛膝、杜仲（姜汁炒）、巴戟天（去心）、枸杞子、山萸肉、人参、白茯苓、五味子、木香各60克，柏子仁40克，覆盆子、车前子、地骨皮各45克，石菖蒲、川椒、远志肉、泽泻各30克，白酒3000毫升。

【制作】将上药切碎成粗末，用白布包贮，置于净器中，以白酒浸泡7～12天后开取。以后可随饮随添酒，味薄即止。

【功效】补肾益肝。

【主治】肾虚精亏，中年阳痿，老人视物昏花，神志恍惚，腰膝酸软等。

【用法】每早、晚空腹服10～20毫升。

【注意】勿食牛、马肉。

仙茅加皮酒

【原料】仙茅（用米潵水浸，去赤水尽，晒干）90克，淫羊藿（洗净）120克，五加皮（酒洗净）90克，醇酒1小坛。

【制作】将上药碎细，包贮，悬于酒坛中，封口，浸7日可饮用。

【功效】补肾益肝。

【主治】腰膝筋脉拘急，肌肤麻木，关节不利，阳痿等。

【用法】每日早、晚各服10～20毫升。

【注意】阴虚阳亢者忌用。

东北三宝酒

【原料】貂鞭1具，人参、鹿茸片各30克，白酒1000毫升。

【制作】将人参切片，与貂鞭、鹿茸片一同放入酒瓶中，加入白酒，密封浸泡2个月，经常摇动。取上清酒液饮服。

【功效】补肾壮阳，养血益精。

【主治】肾阳亏虚，腰膝酸软，精神萎靡，阳痿滑精，畏寒肢冷，小便清长等。

【用法】每日2次，每次温服20毫升。

【注意】阴虚阳亢者忌用。

壮元补身酒

【原料】地黄、枸杞子、肉苁蓉各80克，山茱萸、山药、菟丝子、女贞子、续断（盐炒）各40克，狗肾10克，白芍20克，白酒10.5升，蔗糖700克。

【制作】将以上药材粉碎成粗粉，再将蔗糖加入白酒中，用糖酒浸渍7天后滤过，即可。

【功效】养阴助阳，益肾填精。

【主治】肾精不足，遗精，阳痿，早泄等。

【用法】每日1～2次，每次温服30～50毫升。

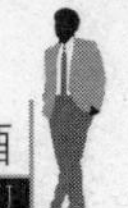

【注意】阴虚阳亢者忌用。

杞子生地酒

【原料】枸杞子 250 克，生地黄 300 克，白酒 1500 毫升。

【制作】将以上药材粉碎成粗粉，加入白酒浸泡 15～20 天后服用。

【功效】滋补肝脾、益精明目。

【主治】适用于阳痿遗精，病后体虚，健身益寿，腰膝无力等。

【用法】每次 10～20 毫升，每天早、晚各 1 次。

【注意】阴虚阳亢者忌用。

熟地酒

【原料】熟地 120 克，枸杞 60 克，檀香 2 克，白酒 1500 毫升。

【制作】将上药加工切碎，用绢袋盛之，扎紧口，然后将白酒倒入坛内，放入药袋，密封浸泡，置阴凉干燥处，每日摇晃数下，浸泡 14 天后开封，取去药袋即可饮用。

【功效】养精血，补肝肾。

【主治】适用于病后体虚，精血不足，神疲乏力，阳痿，性功能减弱，须发早白等症。

【用法】每次 15～20 毫升，每天早、晚各 1 次。

【注意】凡脾虚气滞，痰多及大便稀溏者勿用。

雄风药酒

【原料】熟地黄、山药、党参、肉苁蓉、枸杞子、龟板、海龙、海马、蛤蚧各 50 克，山茱萸、淫羊藿、丹参、牛膝、大枣各 30 克，沉香 15 克，米酒适量。

【制作】将上药按药量与酒量 1∶3 比例加入米酒浸泡，以酒浸过药物为度，一周后如酒已被吸干，可适当再加，加盖密封 3 周后，即可饮用。

【功效】活血通络，扩张血管，改善循环，增加阴茎海绵体的供血量，以致充血膨大、粗硬。

【主治】适用于肾虚、气血不足引起的男子性功能障碍之阳事不举、举而不坚、坚而不久等。

【用法】口服：每次 30 毫升，每日 1～2 次，5 天为 1 疗程。

【注意】凡阴虚阳亢者忌用。

补肾振痿汤(酒)

【原料】淫羊藿、韭菜子、党参、熟地、阳起石、枸杞子各 15 克，菟丝子、巴戟天、桑螵蛸、怀牛膝各 12 克，水适量。

【制作】水煎备用（上方亦可用白酒或黄酒浸泡制成药酒服用）。

【功效】补肾益气，养精壮阳。

【主治】功能性阳痿。

【用法】每日 1 剂，水煎分服。14 剂为 1 个疗程（药酒根据个体酒量饮用）。

【注意】服药期间应禁房事。

四、早泄

早泄是指射精发生在阴茎进入阴道之前，或进入阴道中时间较短，在女性尚未达到性高潮，提早射精而出现的性交不和谐障碍。早泄的诊断标准在于女方是否满足。类型分为器质性和非器质性，导致早泄的原因主要可以分为心理和生理两种，治疗时应针对不同病因，采用相应的对策。首先要普及性知识，全面了解不同夫妻的性生活史，结合病人的具体情况，提出指导性建议，克服思想上的焦虑；性交前的安抚时间必不可少，男方适当分散注意力，不能过分紧张，夫妻双方做好配合，采用各种行为治疗来延长发动射精的时间，同时配合药物治疗，使夫妻双方在性交过程中有足够的时间达到性兴奋高潮和性快感。中医学认为，阴茎通于精囊，是肾的门户，属足厥阴肝经，男子射精的生理功能是在肝的疏泄和肾的封藏相互制约相互协调下完成的。性交时，足厥阴肝经通过阴茎的感官刺激，使肝气的疏泄功能不断增强，直至突破肾气封藏的制约而发生射精。当肾脏健康，肾阳充足时，精关牢固，肾藏有力。而当肾脏虚损，肾脏的封藏功能失调时，肾中阳气不足以固摄精液，精关不固，自然发生早泄。治疗本病应以节欲为主，然后用滋补肾阳之药，使肾中水火平衡，肾水足而虚火又不妄动，精关自然牢固。

板栗酒

【原料】 板栗 500 克，白酒 1500 毫升。

【制作】 将板栗洗净，逐个切口，放入白酒中浸泡，7 天后饮用。

【功效】 滋补心脾，补肾助阳。

【主治】 适用于早泄、阳痿，滑精等症。

【用法】 每次性交前适量饮用。

【注意】 服药期间注意调节情绪。

麻雀菟丝苁蓉酒

【原料】 麻雀 3 只，菟丝子、肉苁蓉各 25 克，白酒 1000 毫升。

【制作】 将麻雀去毛及内脏杂物，与中药 2 味共浸泡酒内，7 天后饮用。

【功效】 补肾，固精，温阳。

【主治】 适用于肾阳虚导致的早泄等。

【用法】 早晚各 1 次，每次 10 ~ 15 毫升。

【注意】 服药期间注意调节情绪。

人参养荣酒

【原料】 熟地 15 克，茯苓、五味子、远志各 12 克，当归、白芍、黄芪、白术各 10 克，陈皮 9 克，人参、炙甘草、生姜、大枣各 6 克，肉桂 3 克，白酒 1500 毫升，冰糖 120 克。

【制作】 将大枣去核与熟地共捣为泥；其余各药共碎成粗末并与大枣、熟地泥一起装入纱布袋中，扎紧袋口，放入已盛好白酒的坛中，盖上盖子，浸泡 24 小时；将药酒坛悬放于一盛有清水的大锅内，隔水煮炖 1 小时左右，趁热密封坛口，待冷，贮存 12 天，开封去药袋，冰糖熬成糖汁掺入药酒中混匀，即得。

【功效】 益气养血，补益心脾。

【主治】 心脾两虚，气血衰弱之早泄，伴心悸气短，头晕乏力，食少不寐等症。

【用法】 每次服 15 ~ 20 毫升，早、中、晚餐前服 1 次。

【注意】 服药期间忌食生冷，并注

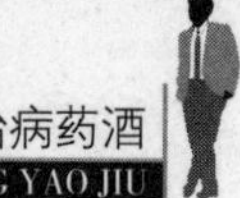

意节制房事。

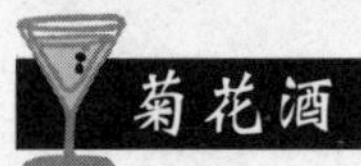

菊花酒

【原料】菊花、杜仲、茯苓各30克，萆薢、独活、钟乳石各20克，紫石英、肉苁蓉各15克，附子、干姜、桂心、黄芪、防风、当归、石斛各10克，白酒3000毫升。

【制作】将上述药去除杂质，共为粗末，分装于3个纱布袋中，再与白酒一起共浸于小口瓷坛内，密封坛口，每日摇晃1次。30日启封，滤取药酒，瓶装备用。

【功效】祛风活络，散寒益气。

【主治】早泄，阳痿，阳虚畏冷，腰背疼痛，气短乏力，阳虚便秘等。

【用法】口服：每次10毫升，1日3次。

【注意】阴虚火旺者忌用。

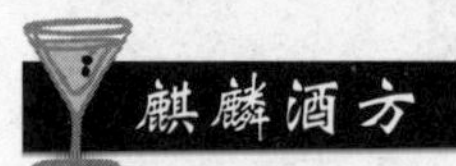

麒麟酒方

【原料】肉苁蓉、覆盆子、炒补骨脂各30克，桑椹、枸杞子、菟丝子、韭菜子、褚实子、巴戟天各23克，山萸肉、牛膝各22克，莲须15克，蛇床子、炒山药、木香各7.5克，白酒3000毫升。

【制作】将上述药物加工成粗末，装入纱布袋内，与白酒共置入容器中，密封，隔水煮4小时后，埋入土中2天，退火气即成，过滤出药液，装瓶备用。

【功效】补肝益肾，助阳固精。

【主治】早泄、阳痿等。

【用法】口服：每次20毫升，早晚各1次。

【注意】阴虚火旺者忌用，咽干慎用。

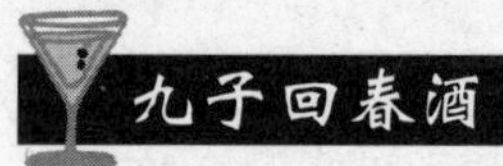

九子回春酒

【原料】菟丝子、覆盆子、枸杞子各25克，金樱子、石莲子、韭菜子各15克，蛇床子、五味子、破故纸各5克，熟地、山药各30克，淫羊藿20克，60度高粱酒1500毫升。

【制作】将石莲子打碎，将各药及石莲子一同装入纱布袋中，扎紧袋口，放入酒坛内，加白酒密封浸泡7天，即可开封饮酒。

【功效】补益肝肾，固精止泄。

【主治】肝肾亏虚，肾阳不足之早泄，伴有腰酸腿软，头晕耳鸣，四肢不温，精少不育等。

【用法】每次服15毫升，早、晚饭前空腹服。

【注意】服药期间应注意精神调理，节制房事。

启阳娱心酒

【原料】人参12克，当归、白芍、酸枣仁各15克，白术、山药、神曲各20克，茯神、菟丝子各25克，菖蒲、远志、砂仁10克，甘草6克，高度高粱酒2000毫升，冰糖120克。

【制作】将以上各药共碎成粗末，装入纱布袋中，扎紧袋口，将白酒、药袋和冰糖一起放入有盖容器内，加盖隔水煮1小时后取出待冷；贮藏12天，取出药袋，即得（药袋内药末可炕干打成极细末，装入胶囊待服）。

【功效】养心健脾，补益气血。

【主治】心脾两虚，气血衰弱之早泄，伴气短乏力，头晕心悸，食欲不振，阳痿等症。

【用法】每次服15～20毫升，早、晚各1次，饭前空腹服，或配合胶囊每次2粒，每日2次。

【注意】服药期间注意精神调理和生活起居。

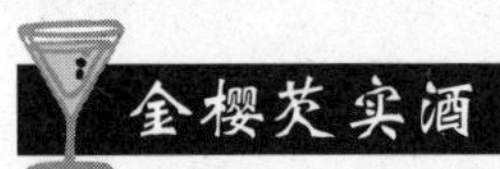

金樱芡实酒

【原料】金樱子、芡实、煅龙骨各20克，白莲花蕊10克，60高粱酒1000毫升。

【制作】将各药放入酒中浸泡，封口。7天后开封饮酒。

【功效】涩精止泄。

【主治】脾气虚弱所致之早泄，伴气短乏力，食欲不振，倦怠懒言，遗精、白浊等症。

【用法】每次服10毫升，早、晚各服1次，饭前空腹服。

【注意】适当注意休息，避免过于劳累。

巴戟熟地酒

【原料】巴戟天（去心）、甘菊花各60克，熟地黄45克，川椒、枸杞子各30克，制附子20克，白酒1500毫升。

【制作】将前6味捣碎，置容器中，加入白酒，密封，浸泡5～7日后，过滤去渣，即可饮酒。

【功效】补肾壮阳，悦色明目。

【主治】肾阳久虚，早泄，阳痿，腰膝酸软等症。

【用法】口服：每次服10～30毫升，每日早、晚各服1次。

【注意】服药期间注意饮食调节。

锁阳苁蓉酒

【原料】锁阳、肉苁蓉各60克，龙骨30g，桑螵蛸40克，茯苓20克，白酒2500毫升。

【制作】将前5味捣碎，入布袋，置容器中，加入白酒，密封，隔日摇动数下，浸泡5～7日后，过滤去渣，即可饮酒。

【功效】补肾温阳，固精。

【主治】早泄，阳痿，腰酸，便溏等症。

【用法】口服：每次服10～20毫升，每日2次。

【注意】服药期间注意饮食调节。

韭子丸药酒

【原料】生龙骨、生牡蛎各24克，赤石脂、覆盆子、肉苁蓉各18克，制附片、韭菜子、鸡内金各12克，淮牛膝、桑螵蛸各10克，鹿茸、沉香各6克，白酒1500毫升，蜂蜜100克。

【制作】将以上各药共碎成粗末，装入纱布袋内，扎紧袋口，放进酒坛内加白酒，加盖浸泡3天后，加蜂蜜，并将酒坛悬放于盛有清水的大锅内，加热煮炖1小时左右，趁热密封坛口，贮存15天，开封去药袋饮酒。

【功效】温肾，助阳，摄精。

【主治】肾阳虚所致精关不固，同房早泄，头晕耳鸣，腰酸腿软，阴下湿冷，四肢不温等症。

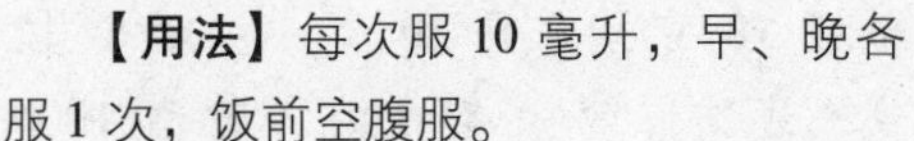

【用法】每次服 10 毫升，早、晚各服 1 次，饭前空腹服。

【注意】服药期间应节制房事，阴虚有热者不宜服。

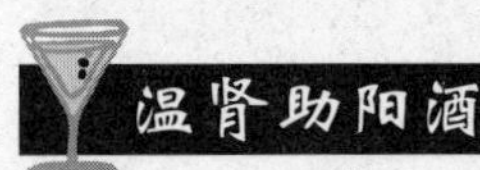

温肾助阳酒

【原料】淫羊藿 30 克，韭菜子 60 克，白酒 1000 毫升。

【制作】将以上各药共碎成粗末，装入容器内加白酒密封浸泡，7 天后即可开封饮酒。

【功效】温肾，活血，固精。

【主治】肾虚精关不固，早泄、梦遗、滑精等症。

【用法】每次服 10 毫升，早、晚各服 1 次，饭前空腹服。

【注意】服药期间应节制房事。

锁阳酒

【原料】锁阳 50 克，白酒 500 毫升。

【制作】将锁阳切碎与白酒一起放入容器内密封浸泡，7 天后即可开封饮酒。

【功效】补肾固精。

【主治】肾虚精关不固，早泄、滑精等症。

【用法】每次服 10 毫升，早、晚各服 1 次，饭前空腹服。

【注意】服药期间应节制房事。

莲须芡实酒

【原料】莲子须 20 克，芡实、潼蒺藜各 20 克，白酒 500 毫升。

【制作】将以上各药与白酒一起放入容器内密封浸泡，7 天后即可开封饮酒。

【功效】益肾摄精。

【主治】肾虚精关不同，早泄、滑精等症。

【用法】每次服 10 毫升，早、晚各服 1 次，饭前空腹服。

【注意】服药期间应节制房事。

雄蚕蛾酒

【原料】活泼蚕蛾 20 只，白酒适量。

【制作】取雄蚕蛾，在热锅上焙干，研细末，备用。

【功效】益阳助性，益精液，活精虫。

【主治】早泄，肾虚阳痿，滑精，不育症，精液量少，精虫活者少。

【用法】口服：每次服药末 3 克，空腹时用白酒 20 毫升冲服，日服 2 次。

【注意】应用时应连服半个月以上。

小草酒

【原料】白晒参、小草（远志苗）各 12 克，黄芪 20 克，当归、麦冬、枣仁、石斛各 15 克，生姜、甘草各 6 克，白酒 1000 毫升。

【制作】将以上各约共碎成粗末，装入纱布袋中，扎紧袋口，放入清洁坛内，加白酒密封坛口，7 天后即可开封饮酒。

【功效】益气，养心，摄精。

【主治】心脾不足，忧思过度所致早泄、遗精、虚烦不寐等症。

【用法】每次服 10 毫升，一日 2 次，饭前空腹服。

【注意】火旺者忌服。

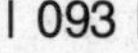

水陆二仙酒

【原料】金樱子、欠实各30克，白酒500毫升，白糖30克。

【制作】将以上各药共碎，与白酒同入瓶中封口浸泡，7天后滤去药渣，药酒加白糖混匀即成。

【功效】补脾益肾，收摄固精。

【主治】脾肾亏损，早泄、滑精，伴头晕耳鸣，腰膝酸软，食少腹胀，大便不实等症。

【用法】每次服10毫升，早、晚各服1次，饭前空腹服。

【注意】湿热者不宜服。

九龙药酒

【原料】熟地黄、枸杞各20克，茯苓、莲肉、芡实、山萸肉各15克，莲须、金樱子各12克，白酒1000毫升，冰糖80克。

【制作】将以上各药共碎成粗末，装入纱布袋中，扎紧袋口，放进酒坛内，加白酒密封浸泡，12天后开封去药袋，酒过滤；冰糖熬成糖汁，倒入已滤药酒中混匀即成。

【功效】补肾摄精。

【主治】肾虚精关不固，早泄、遗精，伴腰酸腿软，倦怠乏力等症。

【用法】每次服10毫升，早、晚各服1次，饭前空腹服。

【注意】湿热及火盛者忌服。

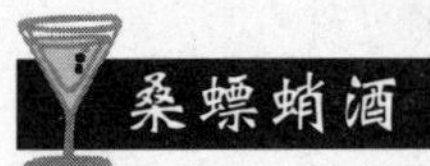

桑螵蛸酒

【原料】桑螵蛸、茯神各15克，龟板18克，龙骨30克，白晒参12克，远志、菖蒲各6克，黄酒1000毫升。

【制作】将以上各药共碎成粗末，装入纱布袋内，扎紧袋口，放进清洁容器中，加黄酒密封浸泡，15天后开封去药袋，滤去药渣饮酒。

【功效】调补心肾，涩精止泄。

【主治】心神不宁，早泄梦遗，神情恍惚，健忘心悸等症。

【用法】每次服15毫升，早、晚各服1次，饭前空腹服。

【注意】有湿热者不宜服。

鹿蛤杞子酒

【原料】鹿角粉20克，蛤蚧1对，枸杞30克，黄狗鞭2条，白酒1500毫升。

【制作】将以上各药与白酒同入酒坛内，密封坛口，15天后开封饮酒。

【功效】补肾益精。

【主治】肾阳虚精关不固，早泄、遗精，伴四肢不温，腰膝酸冷，头晕耳鸣，以及阳痿等症。

【用法】每次服10毫升，早、晚各服1次，饭前空腹服。

【注意】阴虚火旺者忌服。

鹿茸益肾酒

【原料】鹿茸、川楝子、韭菜子、桑螵蛸、制乳香各10克，肉苁蓉、巴戟天、菟丝子、杜仲、益智仁、禹余粮、补骨脂、赤石脂、山萸肉各15克，龙骨30克，白酒1000毫升，冰糖100克。

【制作】将以上各药共碎成粗末，装入纱布袋中，扎紧袋口。放入酒坛中，加白酒密封浸泡，15 天后开封去药袋，酒过滤；冰糖加少许清水熬成糖汁，掺入已滤药酒中和匀即可饮酒。

【功效】温心肾、止遗泄。

【主治】心肾阳虚早泄，漏精白浊，伴四肢不温，面目浮肿，心悸心痛，唇甲青紫等症。

【用法】每次服 10 毫升，早、晚各服 1 次，饭前空腹服。

【注意】火旺及有湿热者忌服。

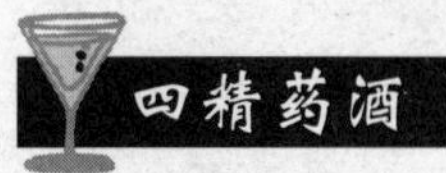

四精药酒

【原料】茯苓、石莲肉、大枣（去核）各 20 克，秋石 10 克，白酒 500 毫升。

【制作】将以上各药共碎装入纱布袋中，扎紧袋口，放入容器内，加白酒封口浸泡，7 天后开封饮酒。

【功效】补脾，益气，止泄。

【主治】思虑劳倦伤及心脾，早泄滑精，小便频数等症。

【用法】每次服 10 毫升，一日 2 次。

【注意】宜饭前空腹服。

固阴酒

【原料】熟地、淮山药各 20 克，菟丝子、山萸肉各 15 克，白晒参 12 克，五味子 10 克，远志、甘草各 6 克，白酒 1000 毫升。

【制作】以上各药与白酒同入坛中封口浸泡，12 天后开封饮酒。

【功效】益气，养阴，固涩。

【主治】心肾阴虚，早泄遗精，伴心悸失眠，腰膝酸软等症。

【用法】每次服 10 毫升，早、晚各服 1 次，饭前空腹服。

【注意】证属湿热者不宜服。

夜关门酒

【原料】夜关门 60 克，白酒 500 毫升，白糖 30 克。

【制作】将夜关门切碎装入酒瓶内加入白酒封口浸泡 7 天后，开封滤去药渣，加白糖混匀即可饮用。

【功效】补肾固精，收涩止泄。

【主治】肾虚相关不固，早泄遗精，耳鸣头晕等症。

【用法】每次服 10 毫升，一日 2 次，饭前空腹服。

【注意】证属湿热者不宜服。

石莲灯心甘草酒

【原料】石莲肉 30 克，灯心 10 克，炙甘草 12 克，白酒 500 毫升。

【制作】将各药与白酒同入清洁容器中，封口浸泡，7 天后开封饮酒。

【功效】益肾清心，固涩止泄。

【主治】心肾不交，早泄遗精，伴心烦多梦，心神不宁，腰膝酸软等症。

【用法】每次服 10 毫升，一日 2 次。

【注意】宜饭前空腹服。

蛤蚧菟丝酒

【原料】蛤蚧 1 对，菟丝子、仙灵脾各 30 克，龙骨、金樱子各 20 克，沉香 3 克，白酒 2000 毫升。

【制作】先将蛤蚧去掉头、足，粗碎；其余5味加工使碎，与蛤蚧一同装入布袋，置容器中，加入白酒，密封，每日振摇数下，浸泡20日后，过滤去渣，即可饮酒。

【功效】补肾，壮阳，固精。

【主治】阳痿、遗精、早泄、腰膝酸困、精神萎靡等症。

【用法】口服：每次服15～30毫升，日服2次。

【注意】服药期间注意饮食调节。

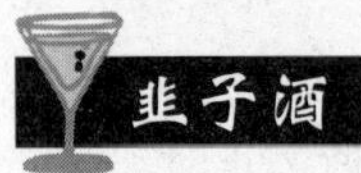

韭子酒

【原料】韭菜子60克，益智仁15克，白酒500毫升。

【制作】将前2味捣碎，置容器中，加入白酒，密封，每日摇动数下，浸泡7日，过滤去药渣即成。

【功效】补肾助阳，收敛固涩。

【主治】阳痿，早泄，腰膝冷痛等症。

【用法】口服：每次服15～30毫升，日服2次。

蛤鞭酒

【原料】蛤蚧1对，狗鞭1具，沉香4克，巴戟天、肉苁蓉、枸杞子各30克，山茱萸120克，白酒2500毫升，蜂蜜100克。

【制作】先将蛤蚧去掉头、足，粗碎；狗鞭酥炙，粗碎。余5味研为粗末，与蛤蚧、狗鞭同入布袋，置容器中，加入白酒，密封。每日振摇数下，浸泡21日后，过滤去渣，加入蜂蜜混匀，即成。

【功效】补肾壮阳。

【主治】腰膝酸软，四肢不温，小腹发凉，行走无力，早泄，阳痿，精神萎靡，面色无华等症。

【用法】口服：每次服10～15毫升，日服2次。

【注意】服药期间注意饮食调节。

沙苑莲须酒

【原料】沙苑子90克，莲子须、龙骨各30克，芡实20克，白酒1500毫升。

【制作】将前4味捣碎，装入布袋，置容器中，加入白酒，密封，隔日摇动数下，浸泡14日后，过滤去渣，即可饮酒。

【功效】补肾养肝，固精。

【主治】早泄，遗精，腰膝酸痛等症。

【用法】口服：每次服10～20毫升，日服2次。

【注意】服药期间注意饮食调节。

延寿瓮头春

【原料】淫羊藿（米泔水浸，再用羊脂500克拌炒至变为黑色）750克，当归、五加皮、地骨皮各120克，红花（捣烂、晒干）500克，天门冬（去心）、补骨脂、肉苁蓉（麸炒）、牛膝（去苗）、杜仲（麸炒）、花椒（去椒目）、粉甘草、缩砂仁、白豆蔻各30克，木香、丁香、附子（水煮）各15克，糯米11.5公斤，酒曲2000克，黄酒20升。

【制作】将上述各药去除杂质，除砂仁、木香、丁香、白豆蔻外，其余药物加水煎煮，去滓取液。将糯米在此药液中浸12小时，捞出蒸熟，待温度降至30℃左右时，掺入酒曲和药液，调和均匀，放入瓷瓮内，密封瓮口，用酿造法酿酒。21日后酒熟，压去糟粕，滤取酒液。再将此药酒与黄酒兑在一起，盛于瓷坛内，加入砂仁、木香、丁香、白豆蔻浸泡，密封坛口。再将此酒坛置水中用慢火煮沸4～6小时，取出埋入地下。3～5日后挖出，滤取药液，瓶装密封备用。

【功效】补肾壮阳，强筋壮骨，温中健胃，行气活血。

【主治】早泄，阳痿，风寒湿痹，胃寒，胃痛等症。

【用法】口服：每次30毫升，1日3次，饭前温服。

【注意】阴虚火旺、咽干、头昏、疮疡肿痛者忌用。

五、遗精

遗精是指不性交而精液自行遗泄的表现，包括梦遗与滑精，有生理性与病理性之分。病理性的可见于包茎、包皮过长、尿道炎、前列腺疾患等。梦遗是指睡眠过程中，有梦时遗精，醒后方知的病证。梦遗可以是性梦引发的结果，也可以是由被褥过暖，内裤过紧，衣被对阴茎刺激或阴茎受压的结果。性梦是潜意识的反应，往往与幻想和经历有着某种联系。梦遗有虚有实，有先实而后虚。病程日久以虚证为多见，或虚实夹杂。虚又分阳虚与阴虚。病位主要在肾，阳虚则精关不固，多由先天不足，自慰过频，早婚，房事不节而致；肾阴虚，阴虚则火旺，心肾不交，精室被扰而遗精；或湿热下注所致。临床辨证分型如下：①君相火旺型：症见少睡多梦，梦则遗精，阳事易举，心烦心悸，口干口苦，口舌生疮，尿黄赤；②阴虚火旺型：症见有梦遗精，或兼早泄，头晕睡少，心烦。面易红赤，腰酸耳鸣，溲黄；③湿热下注型：症见有梦无梦都遗精，小便黄赤，热涩不爽，口苦粘连，舌苔黄；④肾气不固型：症见多为无梦而遗精，严重则昼夜流精，小便黄滴沥不尽，精液清而冷，头晕目眩，面白无血色，腰酸腿软，耳鸣，自汗气短等。临床治疗根据辨证分别予以滋阴补肾，温阳涩精，阴阳双补，交通心肾，益气补肾，益气养血，清热祛湿泻火等法治疗。

御制益肾固精酒

【原料】熟地24克，山萸肉、山药、茯苓、线鱼胶各12克，芡实、莲须、丹皮、龙骨各10克，鹿衔草20克，60度白酒1500毫升，冰糖60克。

【制作】将龙骨砸碎放入纱布包内，后将各药与龙骨共入坛中，加白酒及冰糖，封口。7天后即可服用。

【功效】补肾摄精。

【主治】头晕耳鸣，腰膝酸软，频繁遗精及无梦而滑精等症。

【用法】每日早、中、晚饭前各服1次，每次服10～15毫升。

【注意】服药期间宜静心养息，临睡前不能服用浓茶、咖啡等兴奋食品。

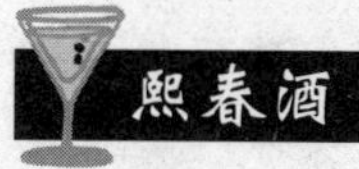

熙春酒

【原料】枸杞子、龙眼肉、女贞

子、仙灵脾各15克，生地黄、绿豆各12克，猪油400克，白酒5000毫升。

【制作】 将前6味捣碎，入布袋，置容器中，加入白酒，再将猪油在铁锅内炼过，趁热倒入酒中，搅匀，密封，置于阴凉干燥处，浸泡20日后，过滤去渣，即可取用。

【功效】 益气血，强筋骨，泽肌肤，美毛发，润肺止咳，滋补肝肾。

【主治】 肌肤粗糙，毛发枯萎，腰膝酸软，遗精，头晕目眩，老年咳嗽，小便不利，肚腰疼痛等症。

【用法】 口服：每次饭前服10～20毫升，每日早、中、晚各服1次。

【注意】 常服此药酒，对面容憔悴者，效果亦好。

巴戟二子酒

【原料】 巴戟天、菟丝子、覆盆子各15克，米酒500毫升。

【制作】 将前3味捣碎，置容器中，加入米酒，密封，浸泡7日后，过滤去渣，即可饮酒。

【功效】 补肾涩精。

【主治】 精液异常，滑精，小便频数，腰膝冷痛等症。

【用法】 口服：每次饭前服10～15毫升，每日2次。

【注意】 阴虚火旺者忌服。

秘元煎酒

【原料】 人参15克，山药30克．白术10克，芡实、茯苓、酸枣仁、金樱子各20克，远志、五味子、炙甘草各6克，白酒1000毫升，冰糖50克。

【制作】 将各药入容器内加冰糖和白酒，封口。浸泡7天后即可服用。

【功效】 补脾养心，益气摄精。

【主治】 心脾不足以致经常遗精，失眠健忘，神疲乏力，食少消瘦等症。

【用法】 每次10毫升，早、晚餐后各服1次。

【注意】 实证、热证不宜服用。

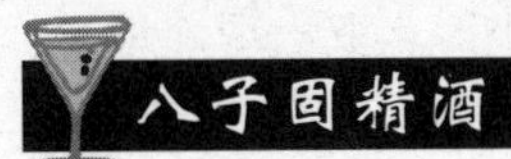

八子固精酒

【原料】 菟丝子、沙苑蒺藜、韭菜子、金樱子、枸杞子各12克，白莲子、覆盆子、当归、党参各9克，五味子6克，山药30克，煅龙骨、牡蛎各18克，白酒1500毫升，冰糖50克。

【制作】 将煅龙骨、牡蛎打碎，当归、党参、山药切细，其余诸药砸破一起放入纱布袋中，用线扎紧袋口，放坛内，加白酒密封坛口，浸泡12天后开封去药袋，药酒过滤，冰糖加少许清水熬成糖汁，掺入已滤药酒中混匀，即可服用。

【功效】 收摄固精。

【主治】 肾虚精关不固、遗精、腰膝酸软、头晕耳鸣等症。

【用法】 每次15毫升，早、晚餐前服。

【注意】 临睡前不宜服，服药期间宜禁房事。

参茸酒

【原料】 人参50克，鹿茸50克，菟丝子150克，龙骨50克，五味子50克，熟附片50克，肉苁蓉100克，当归50克，黄芪50克，茯苓50克，远

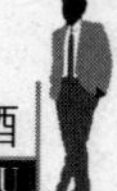

志50克，熟地黄100克，山药50克，牛膝100克，红曲26克，白酒20000克，蔗糖1200克。

【制作】将上药和白酒共置入容器中，密封浸泡30天以上，取药液，加入蔗糖搅拌溶解，静置，滤过即得。

【功效】滋补强壮，助气固精。

【主治】适用于气血两亏有腰膝酸痛、倦怠、乏力、遗精、滑精、小便频数而清长等症状者。

【用法】早晚各1次，每次10~15毫升。

【注意】阴虚火旺者忌服。

苍术菟丝子酒

【原料】白茯苓、白术、莲肉（去心）各30克，五味子、山药各15克，杜仲、菟丝子各60克，白酒2000毫升，冰糖50克。

【制作】将各药共成粗末，装入纱布袋内，扎紧袋口。将药袋与白酒一起放入坛中，密封坛口，7天后开封去药袋，药酒过滤；冰糖加少许清水熬成糖汁，掺入已滤药酒中混匀即成。

【功效】补益脾肾，收摄止遗。

【主治】脾肾亏损不能收摄，以致梦遗滑精，体倦困乏，食少神疲等症。

【用法】每次服10~20毫升，日服3次，早、中、晚饭前空腹服。

【注意】服药期间注意饮食起居和精神调理。

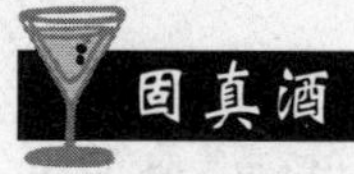

固真酒

【原料】龙骨60克，韭菜子30克，白酒50000毫升。

【制作】将龙骨和韭菜子共同碎成粗末，装入纱布袋中，扎紧袋口，放入容器内。加白酒浸泡7日，取出药袋，即可饮酒。

【功效】涩精，固真气，暖下元。

【主治】久遗不止，或梦幻怪异，或频频滑精等症。

【用法】每次服10毫升，早、晚各服1次、饭前空腹服。

【注意】服药期间应节制房事，注意精神调理，临睡前不可看有色情格调的书画及影像等。

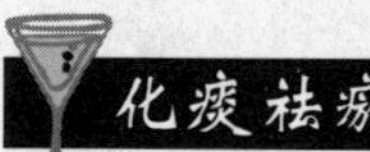

化痰祛瘀酒

【原料】三棱、莪术、红花、桃仁、血木通、黄柏各10克，王不留行、浙贝母各15克，菖蒲、远志、地龙各6克，酸枣仁18克，60度高粱酒1000毫升。

【制作】将以上各药一起放入容器内，加白酒封口浸泡7天后，即可开封饮酒。

【功效】化痰祛瘀，安神止遗。

【主治】梦遗、滑精，泄精不畅，或遗精时疼痛，或伴有怪异梦幻，舌质紫暗等症。

【用法】每日2次，每次20毫升，早、晚餐前服。

【注意】酒量小者减量。

状元补身酒

【原料】干地黄、枸杞子、肉苁蓉各80克，山茱萸、怀山药、菟丝子、女贞子、川续断（盐炒）各40克，狗脊10克，白芍20克，30度白酒10.54升，蔗糖700克。

【制作】将前10味粗碎，置容器中，加入白酒和蔗糖，密封，浸泡7日后，过滤去渣，即可饮酒。

【功效】养阴助阳，益肾填精。

【主治】肾精不足，遗精，阳痿，早泄等症。

【用法】口服：每次服30～50毫升，日服2次。

【注意】阴虚火旺者忌服。

内金酒

【原料】生鸡内金、白酒各适量。

【制作】将鸡内金洗刷干净，置于洁净的瓦片上，用文火焙约30分钟。候成焦黄色取出，研细，备用。

【功效】消食健脾，除烦涩精。

【主治】结核病患者遗精。

【用法】每次服本散3.5克，用热蒸白酒15毫升调和均匀后，以温开水送服。每日清晨及睡前各服1次。服至痊愈为止。

【注意】服药期间注意饮食调理。

治遗精方

【原料】熟地、丹皮、芡实各12克，茯苓、山药、菟丝子、杜仲各15克，山茱萸、泽泻各10克，巴戟天9克，白酒1000毫升，冰糖50克。

【制作】将以上各药共成粗末，装入纱布袋内，扎紧袋口，放入酒坛中，浸泡24小时后，再将酒坛悬放于盛水锅内，隔水煮炖1小时左右，取出趁热封口，待冷，储存12天，开封去药袋，药酒过滤；冰糖熬成糖汁。掺入已滤药酒中混匀即成。

【功效】健脾益肾，固精止遗。

【主治】脾肾两虚的遗精，伴气短神疲，腰酸腿软；头晕耳鸣，食欲不振等症。

【用法】每次服10毫升，早、中、晚餐前各服1次。

【注意】服药期间忌生冷及肥甘厚味饮食。

紫花地丁酒

【原料】紫花地丁15克，糯米1500克，酒曲适量。

【制作】将紫花地丁研成细末；糯米煮成饭，并将药末、酒曲一起放入饭中混匀，放入瓷坛内，密封加盖，外面用棉絮等物保温，10天左右开坛饮酒。

【功效】活血清热。

【主治】热扰精室所致遗精，伴小便短少而黄，口苦、口干等症。

【用法】每次服10～15毫升，早、晚各服1次。

【注意】饭前空腹时服。

金锁固精酒

【原料】龙骨、牡蛎各30克，沙苑子20克，芡实、莲须各15克，白酒1000毫升，冰糖80克。

【制作】将以上各药共碎成粗末，装入纱布袋中，扎紧袋口，放入酒坛内，加白酒浸泡15天后，开封滤去药渣，冰糖熬成糖汁加入已滤酒中即成。

【功效】补肾涩精。

【主治】遗精滑泄，神疲乏力，腰酸耳鸣等症。

【用法】每次服10毫升，早、晚各服1次，饭前空腹服。

【注意】有湿热蕴结下焦者忌服。

薜荔果酒

【原料】薜荔果30克，楮实子、菟丝子、韭菜子各15克，白酒1000毫升，白糖50克。

【制作】将以上各药与白酒同入坛中封口浸泡，12天后开封滤去药渣，加白糖混匀即成。

【功效】补肾固精。

【主治】肾亏遗精，腿软腰酸，头晕耳鸣，以及阳痿等症。

【用法】每次服10毫升，一日2次。

【注意】饭前空腹时服。

一醉不老丹

【原料】莲心、生地黄、熟地黄、槐角子、五加皮各90克，没食子6枚，白酒5000毫升。

【制作】将前6味捣碎，入布袋，置容器中，加入白酒，密封，浸泡10～30日后，取出药袋，滤过，即成。药渣晒干研细末（忌铁器研）。用大麦60克炒和，炼蜜为丸，每丸重9克，制成饼状，瓷坛贮存。每放一层药饼，即撒入一层薄荷细末，备用。

【功效】滋肾阴，益精血，祛风湿，涩肾精，乌须发。

【主治】精血不足，肾精不固，滑泄遗精，须发早白，腰膝无力等症。

【用法】口服：可视习惯，适量饮服。药饼可于饭后噙化数个，亦可用药酒送服。

【注意】凡外感未愈或痰湿内盛者忌服。

地黄首乌酒

【原料】生地黄400克，何首乌500克，黄米2500克，酒曲100克。

【制作】将上药煮取浓汁，同曲、米如常法酿酒，密封，春夏6日，秋冬7日即成。中有绿汁，此真精英，宜先饮之。滤汁收贮备用。

【功效】滋阴，养血，凉血，填精，乌发。

【主治】阴虚骨蒸，烦热口渴，阴津耗伤，须发早白，热性出血症，肝肾精血亏损的遗精、腰膝酸痛，肌肤粗糙，体力虚弱，生殖力低下等症。

【用法】口服：每次服10～20毫升，日服3次。

【注意】忌食生冷、油炸食物及猪、马、牛、狗肉。

胡桃夹酒

【原料】胡桃夹（又称分心木）60克，白酒500毫升。

【制作】将胡桃夹放入白酒中，封口浸泡，7天后开封饮酒。

【功效】补肾摄精。

【主治】肾精亏虚遗精，伴腰腿酸软等症。

【用法】每次服10毫升，一日2次。

【注意】饭前空腹时服。

沙苑蒺藜酒

【原料】沙苑蒺藜50克，莲须10克，白酒500毫升。

【制作】将上两味药与白酒同入容器内密封浸泡，7天后即可开封饮酒。

【功效】补肾涩精。

【主治】肾虚精关不团，滑泄遗精不止，腰膝酸软等症。

【用法】每次服10毫升，早、晚各服1次、饭前空腹服。

【注意】湿热者不宜服。

枣仁酒

【原料】酸枣仁、黄连各20克，龙骨、牡蛎各30克，白芍、茯苓各15克，白晒参、法半夏、生姜、泽泻各10克，桂心、甘草各6克，白酒1500毫升，冰糖120克。

【制作】将以上各药共碎成粗末，装入纱布袋中，扎紧袋口，放入酒坛内，加白酒密封浸泡15天后，开封去药袋。冰糖熬成糖汁加入药酒中，搅匀即成。

【功效】益心安神，交通心肾。

【主治】肾虚梦遗滑精，气血不足，阴茎痿弱，失眠多梦，惊惕不安等症。

【用法】每次服10毫升，早、晚各服1次，饭前空腹服。

【注意】湿热者不宜服。

止遗药酒

【原料】枸杞子、淫羊藿各500克，仙茅、仙灵脾、肉苁蓉、菟丝子、补骨脂、黑芝麻（炒）、生地黄各300克，锁阳、巴戟天、黄芪、熟地各250克，覆盆子、桑椹子各150克，枣皮、当归各100克，五味子、韭菜子、车前子各60克，甘草50克，60度白酒10公斤。

【制作】将上药用60度白酒浸泡7～15天即可饮用。

【功效】补脾益肾，固精。

【主治】遗精次数1周均超过3次，甚至一夜3～4次。伴有乏力、腰膝酸软、眩晕、耳鸣、健忘、失眠等症。

【用法】口服：每天3次，每次25～50毫升，饭前饮，用菜送下。30天为1个疗程，共治疗3个疗程。

【注意】感冒发热、脾虚泄泻、胃肠湿热者不宜服。有胃病、肝病者慎用，不可饮用过多。

猪鬃草酒

【原料】猪鬃草30克，狗地芽20克，白酒500毫升，白糖30克。

【制作】将以上各药切碎，放入洁净的酒瓶内，加白酒密封浸泡7天后开封，滤去药渣，加白糖即成。

【功效】清除虚热。

【主治】虚热扰动精室所致遗精，伴头昏，手足心发热，心烦睡眠差等症。

【用法】每次服10毫升，一日

2 次。

【注意】饭前空腹服。

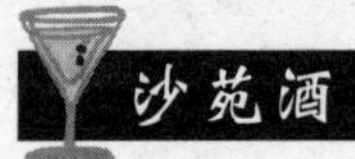

沙苑酒

【原料】沙苑子 300 克，白酒 2000 毫升。

【制作】将沙苑子用盐水喷拌均匀，用文火炒至微干，置研钵内略捣后，与白酒置入容器内，密封浸泡 12 天即可。

【功效】补肝益肾，明目固精。

【主治】适用于肝肾不足有腰膝酸痛、目暗多泪、视物不明、遗精、早泄、遗尿、小便频数而清长等。

【用法】早晚各 1 次，每次 20 毫升。

【注意】阴虚火旺者忌服。

金樱酒

【原料】金樱子 300 克，何首乌 120 克，巴戟天 90 克，黄芪 90 克，党参 60 克，杜仲 60 克，黄精 60 克，菟丝子 30 克，蛤蚧一对，鹿筋 60 克，枸杞子 30 克，米三花酒 5000 毫升。

【制作】将上药加工成小块之后与白酒共置入容器中，密封浸泡 15 天即成。

【功效】补肾固精，益气生血。

【主治】适用于气血两亏，有体质羸弱、头晕目眩、倦怠乏力、遗精、早泄、小便频数而清长等。

【用法】早晚各 1 次，每次 20 ~ 30 毫升。

【注意】外感发热者忌服。

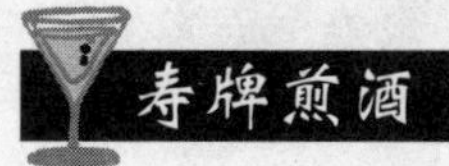

寿牌煎酒

【原料】淮山药 20 克，当归、酸枣仁、莲米各 15 克，白术、白晒参各 12 克，远志、炮姜、甘草各 6 克，白酒 1000 毫升，冰糖 50 克。

【制作】将以上各药共碎成粗末，装入纱布袋中，扎紧袋口，放入酒坛内，加白酒密封浸泡 12 天后，开封去药袋。冰糖熬成糖汁加入药酒中，搅匀即成。

【功效】补脾养心，益气摄精。

【主治】心脾气虚之梦遗滑精，伴心悸怔忡，健忘不寐，肢体困倦，纳呆便溏等症。

【用法】每次服 10 毫升，一日 2 次，饭前空腹服。

【注意】阴虚火旺者不宜服。

铁甲刺梨酒

【原料】铁甲松花、刺梨子、莲米各 20 克，仙茅 10 克，白酒 500 毫升。

【制作】将各药同入容器内，加白酒密封浸泡，7 天后开封饮酒。

【功效】补肾固精。

【主治】肾虚精关不固，梦遗滑精，腰膝酸软，食欲不佳等症。

【用法】每次服 10 毫升，每日 2 次，饭前空腹服。

【注意】阴虚火旺者忌服。

参香药酒

【原料】黄芪、淮山药各 20 克，茯苓、石莲子、白术各 15 克，白晒参

12克，台乌、陈皮、炮姜、大枣各10克，木香、沉香、檀香、甘草各6克，白酒1500毫升，冰糖100克。

【制作】将以上各药共碎成粗末，装入纱布袋中，扎紧袋口，放入酒坛内，加白酒密封浸泡15天，开封去药袋。冰糖熬成糖汁加入药酒中，搅匀即成。

【功效】宁心安神，补虚止遗。

【主治】心神不宁，诸虚百损，肢体沉重等症。

【用法】每次服10毫升，每日2次，饭前空腹服。

【注意】火旺者忌服。

健阳酒

【原料】当归、枸杞子、破故纸各9克，白酒1000毫升。

【制作】将上述3味捣碎，入布袋，置于容器中，加入白酒，密封，隔水加热30分钟，取出，静置24小时，次日即可开封取用。

【功效】补血养肝，壮阳明目。

【主治】肾阳虚，精血不足，腰痛，遗精，头晕，视力下降等症。

【用法】口服：不拘时随量饮用，勿醉。

【注意】阴虚火旺者忌服。

四子酒

【原料】覆盆子、枸杞子、菟丝子各18克，五味子10克，白酒500毫升。

【制作】将以上各药与白酒同入酒瓶中，盖紧瓶盖，7天后开封饮酒。

【功效】补肾摄精。

【主治】肾阳虚遗精早泄，伴四肢不温，头晕耳鸣，腰膝冷痛等症。

【用法】每次服10毫升，每日2次，饭前空腹服。

【注意】阴虚火旺者忌服。

参薯七味酒

【原料】人参、怀山药各40克，山茱萸、山楂、五味子各30克，白术50克，生姜20克，白酒2500毫升。

【制作】将前7味捣碎，入布袋，置于容器中，加入白酒，隔水以文火煮沸，取出待冷，密封，浸泡3日后开封，悬起药袋沥尽，再过滤去渣，贮瓶备用。亦可用白酒浸泡21日后去渣，即成。

【功效】补脾益肾，益气力，和血脉。

【主治】脾胃虚弱，食欲缺乏，肾虚遗精，泄泻肢冷，劳嗽气喘等症。

【用法】口服：每日早、晚饭后各服1次，每次15～20毫升。

【注意】如肾虚遗精明显者，方中山茱萸、五味子的用量可加倍。

地黄醴

【原料】熟地黄125克，沉香2.5克，枸杞子60克，高粱酒1500毫升。

【制作】将熟地黄晒干，与枸杞子、沉香、高粱酒同置入容器中，密封浸泡10天，过滤出药液即成。

【功效】补肝肾，益精血。

【主治】遗精，失眠多梦，腰膝酸软，耳聋耳鸣等症。

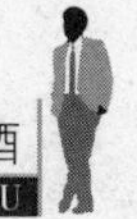

【用法】口服：每次15～30毫升，晚上睡前服。

【注意】食欲不振、大便溏泻者忌服。服药期间不要食萝卜、葱白、薤白等食物。

兴阳补肾酒

【原料】淫羊藿50克，阳起石50克，米酒800毫升。

【制作】将上述药浸泡于酒中，1个月后滤出药液，装瓶备用。

【功效】补肾壮阳。

【主治】遗精，早泄，阳虚所致阳痿等症。

【用法】口服：每次40毫升，1日1次，临睡前饮服。

【注意】阴虚者慎用。

万灵至宝仙酒

【原料】淫羊藿150克，当归120克，列当（亦可以肉苁蓉代之）、仙茅各60克，雄黄、黄柏、知母各30克，白酒3500毫升。

【制作】将上述药切碎，与白酒共置入坛内封固，以桑柴文火悬坛煮6小时，再埋地内3昼夜（去火毒）取出。待7日后将药挖出，取药液备用，药物再晒干为末，稻米面打为糊丸（桐子大），待用。

【功效】生精血，益肾水，滋阴壮阳。

【主治】遗精，阳痿，诸虚百损，五劳七伤，诸风杂症等。

【用法】酒药同服，每日早、晚各服药丸30粒，饮服药酒1次20毫升。

【注意】忌食牛肉，勿入铁器。

六、射精疼痛

射精疼痛是指射精时阴茎、尿道、会阴及下腹痛。引起射精痛的主要原因有性生活过频、生殖器炎症（精囊炎、前列腺炎、后尿道炎等）、泌尿系结石、泌尿系肿瘤等。另外，性生活过于兴奋、动作强烈粗暴亦可造成射精疼痛。中医学认为，本病与湿热、气滞血瘀、阴虚等因素有关。辨证将其分为肝郁气滞、风寒侵袭、纵欲房劳、阴器湿热四种类型，治疗予以清热利湿、行气活血、滋补肝肾为主。

治射精疼痛方（酒）

【原料】益智仁10克，乌药5克，陈皮5克，青皮5克，附子3克，补骨脂10克，当归8克，杜仲8克，木香3克，生姜2片，水适量。

【制作】水煎备用（上方亦可用白酒或黄酒浸泡后饮用）。

【功效】温阳补肾，行气止痛。

【主治】肾阳不足，寒邪外袭引起的射精疼痛。

【用法】每日1剂，早晚两次服用。7日为1个疗程（根据个体情况适当饮用）。

【注意】治疗期间注意不能受凉。

疏肝导滞酒

【原料】川楝子、白芍各12克，延胡索、香附各15克，当归、丹皮、栀子、青皮各10克，白酒1000毫升，冰糖30克。

【制作】将以上各药放入容器内，加白酒、冰糖共浸泡，封口，7天后开封饮用。

【功效】疏肝解郁，理气止痛。

【主治】肝郁化热所致的射精疼痛，伴胸胁胀痛，同房情绪紧张等症。

【用法】每次服10毫升，早、晚各1次。

【注意】服药期间注意情志调节。

柴桂温经酒

【原料】路党参、白芍各20克，柴胡、桂枝、法半夏、大枣、炙甘草、川楝子、小茴香、台乌药各10克，白酒1000毫升，冰糖50克。

【制作】先将小茴香、柴胡用纱布包扎紧后，与其余各药一起放入容器内，加白酒、冰糖共浸，封口。10天后开封饮酒。

【功效】温经散寒，理气止痛。

【主治】寒滞肝脉所致射精疼痛，伴小腹不适或冷痛，阴经发冷等症。

【用法】每次服15毫升，早、晚各服1次，饭前空腹服。

【注意】服药期间忌生冷及外感寒邪。

河车大造酒

【原料】制紫河车15克，酥龟板、生地各60克，党参、杜仲、怀牛膝、麦冬、天冬各30克，黄柏20克，冰糖50克，白酒2000毫升。

【制作】将以上各药共碎成粗末，用纱布袋装好，扎紧袋口，放在酒坛内，加白酒浸泡。密封坛口，15日后开封，去药袋，酒过滤；冰糖熬成糖汁，掺入已滤药酒中搅匀，即可饮用。

【功效】滋肾，益精，补气。

【主治】肾精亏虚所致射精疼痛，腰酸腿软，头晕耳鸣，或阳痿、早泄等症。

【用法】每次服15毫升，早、晚各1次，饭前空腹服。

【注意】喝酒时宜分多口缓缓饮用。

开阳药酒

【原料】制附子5克，破故纸、益智仁、台乌药、广皮、青皮各10克，当归、杜仲、茯苓各12克，干姜、木香各6克，60度高粱酒1000毫升。

【制作】将以上各药共碎成粗末，用纱布袋装好，扎紧袋口，放入酒坛内掺入白酒、冰糖共浸，封口。10天后开封饮酒，加盖浸泡3天后，将酒坛悬放于盛有清水的大锅内，隔水煮炖1小时左右，取出趁热密封坛口，封存15天，开封去药袋，即可饮用。

【功效】温阳，散寒，止痛。

【主治】肾阳不足，寒邪外侵的射精疼痛，伴畏寒四肢不温，阴囊湿冷等症。

【用法】每次服10～15毫升，早、晚各服1次，饭前空腹服。

【注意】注意减少感冒，忌食生冷。

琥珀栀子酒

【原料】琥珀20克，栀子30克，冰糖50克，白酒500毫升。

【制作】将琥珀、栀子共碎成粗末，加清水煎煮，滤出药液后药渣再煮1次，

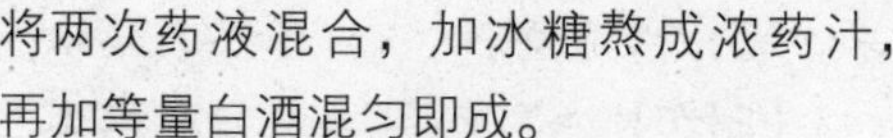

将两次药液混合，加冰糖熬成浓药汁，再加等量白酒混匀即成。

【功效】止痛清热。

【主治】热在下焦，射精疼痛，伴尿路灼热等症。

【用法】每次服 10 毫升，早、晚各服 1 次。

【注意】饭前空腹服。

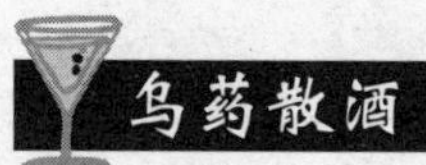

乌药散酒

【原料】台乌药 18 克，当归、蓬莪术、桃仁各 15 克，青皮、橘皮各 10 克，木香 6 克，白酒 1000 毫升，白糖 50 克。

【制作】将以上各药共成粗末，装入纱布袋中，扎紧袋口，放入清洁的酒坛中，加入白酒，密封坛口，7 天后开封去药袋，酒过滤，加入白糖即成。

【功效】行气活血，散寒止痛。

【主治】气血壅滞，射精疼痛，或脘腹疼痛等症。

【用法】每次服 10 毫升，早、晚各 1 次，饭前空腹服。

【注意】阴虚火旺者忌服。

射精痛经验方一（酒）

【原料】当归、牛膝、红花、生地、桃仁、枳壳、赤芍、川芎、橘核、地龙各 10 克，柴胡、桔梗各 6 克，水适量。

【制作】水煎备用（上方亦可用白酒或黄酒浸泡后饮用）。

【功效】活血行气，通络止痛。

【主治】适合长期患有慢性泌尿生殖系统炎症（病情久治不愈）或会阴、下腹发生损伤、在射精时有明显的刺痛感、疼痛放射至腹股沟或小腹部、排精不畅、精液中夹有咖啡色血液、舌质紫黯或有瘀斑等瘀血阻络症状的射精痛患者。

【用法】每日服 1 剂，分 2 次服完（药酒根据个体情况适量饮用）。

【注意】服药期间戒烟酒；节制同房次数；避免劳累。

射精痛经验方二（酒）

【原料】柴胡、白蒺藜、当归、白芍、元胡、牛膝、路路通各 10 克，青皮、陈皮、木香、炙麻黄、石菖蒲各 6 克，水适量。

【制作】水煎备用（上方亦可用白酒或黄酒浸泡后饮用）。

【功效】理气解郁，通络止痛。

【主治】适合有情志抑郁、过度紧张或焦虑、在射精时感到阴茎或阴阜等部位胀痛不适、痛无定点、性欲低下、胸胁苦闷、烦躁易怒、舌质偏黯、苔薄白等肝气郁结症状的射精痛患者。

【用法】每日服 1 剂，分 2 次服完（药酒根据个体情况适量饮用）。

【注意】服药期间戒烟酒；节制同房次数；避免劳累。

射精痛经验方三（酒）

【原料】乌药、小茴香、川楝子、延胡索、当归、茯苓、石菖蒲各 10 克，肉桂（后下）3 克，厚朴、木香、青皮、炙甘草各 6 克，水适量。

【制作】水煎备用（上方亦可用白酒或黄酒浸泡后饮用）。

【功效】暖肝化湿，行气止痛。

【主治】适合曾在过性生活前后受寒、过量使用寒凉药物或属于虚寒型体质，并有少腹拘急、阴囊湿凉、睾丸坠胀、形寒肢冷、在射精时感到阴茎胀痛不适、舌淡、苔白润等寒湿凝滞症状的射精痛患者。

【用法】每日服1剂，分2次服完（药酒根据个体情况适量饮用）。

【注意】服药期间戒烟酒；节制同房次数；避免劳累。

射精痛经验方四（酒）

【原料】知母、黄柏、白芍、淮山药、丹皮、茯苓、泽泻、玄参各10克，生地12克，山萸肉、石菖蒲各6克，牡蛎15克，水适量。

【制作】水煎备用（上方亦可用白酒或黄酒浸泡后饮用）。

【功效】滋阴降火，清热止痛。

【主治】适合性生活过频或属于阴虚体质，并有小便黄赤、尿道灼热、性欲亢进、遗精早泄、心烦口干、夜寐盗汗、在射精时感到阴茎、会阴等处隐痛或酸胀不适、舌红少苔等阴虚湿热症状的射精痛患者。

【用法】每日服1剂，分2次服完（药酒根据个体情况适量饮用）。

【注意】服药期间戒烟酒；节制同房次数；避免劳累。

射精痛经验方五（酒）

【原料】瞿麦、扁蓄、黄芩、山栀、石菖蒲、川牛膝、王不留行各10克，车前子15克（包），丹参12克，柴胡、皂角刺、淡竹叶各6克，生甘草3克，水适量。

【制作】水煎备用（上方亦可用白酒或黄酒浸泡后饮用）。

【功效】清热利湿，化瘀止痛。

【主治】适合有泌尿生殖系统炎症病史、在射精时有刺痛感、排精不畅、小便灼热、尿少而黄、滴沥不尽、阴囊潮湿黏腻、舌质黯红、苔黄腻等湿热瘀滞症状的射精痛患者。

【用法】每日服1剂，分2次服完（药酒根据个体情况适量饮用）。

【注意】服药期间戒烟酒；节制同房次数；避免劳累。

加味金铃子酒

【原料】金铃子（炒）30克，延胡索24克，川牛膝18克，白酒500毫升。

【制作】将以上各药与白酒同入酒瓶中密封浸泡，7天后开瓶饮酒。

【功效】理气，活血，止痛。

【主治】气滞血瘀所致的射精疼痛等症。

【用法】每次服10毫升，早、晚各服1次。

【注意】饭前空腹服。

桃红水蛭酒

【原料】桃仁30克，红花15克，水蛭10克，白酒500毫升。

【制作】将以上各药共碎，入清洁的酒瓶内，加白酒密封浸泡，12天后开封滤去药渣，加白糖混匀即可饮酒。

【功效】活血通经。

【主治】瘀血阻滞，经脉闭塞不通，

射精疼痛等症。

【用法】每次服10毫升，早、晚各1次，饭前空腹服。

【注意】久病体弱者不宜服。

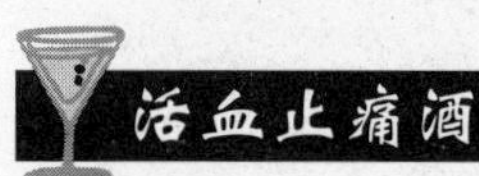

活血止痛酒

【原料】当归15克，赤芍、川芎、苏木、田三七各12克，制乳香、制没药、地鳖虫、红花、陈皮各10克，紫荆藤、落得打各15克，白酒1500毫升。

【制作】将各药共碎成粗末，装入纱布袋中，扎紧袋口，放进清洁的酒坛内，加入白酒，密封坛口，12天后开封去药袋，饮酒。

【功效】散瘀消肿，活血定痛。

【主治】瘀血阻滞所致射精疼痛，或因阴茎外伤，局部瘀滞肿痛，伴小腹疼痛等症。

【用法】每次服10毫升，一日2次，饭前空腹服。

【注意】火旺者忌服。

泽兰药酒

【原料】泽兰叶18克，当归、芍药、桃仁各15克，丹皮、红花各10克，木香6克，白酒1000毫升，白糖50克。

【制作】将以上各药共碎放入容器内，加白酒封口浸泡，12天后开封滤去药渣，加入白糖混匀即成。

【功效】活血散瘀。

【主治】瘀血阻滞，射精疼痛等症。

【用法】每次服10毫升，一日2次，饭前空腹服。

【注意】体弱正虚者不宜服。

海藻贝母酒

【原料】海藻、生牡蛎各30克，浙贝母20克，玄参18克，白酒1000毫升。

【制作】将各药共碎成粗末，装入纱布袋中，扎紧袋口，放进清洁的酒坛内，加入白酒，密封坛口，12天后开封去药袋，即可饮酒。

【功效】化痰，软坚，消积。

【主治】败精瘀血阻滞，射精疼痛不畅，或伴阴茎有硬结等症。

【用法】每次服10毫升，一日2次。

【注意】宜饭前空腹服。

琥珀药酒

【原料】琥珀末、制没药、京三棱各10克，当归、赤芍、酥鳖甲各15克，水蛭、虻虫各6克，白酒1000毫升，白糖50克。

【制作】将以上各药共碎成粗末，放入容器内，加白酒密封浸泡，12天后开封滤去药渣，药酒中加白糖混匀即可饮用。

【功效】散瘀破积。

【主治】瘀血败精阻滞，射精疼痛等症。

【用法】每次服10毫升，一日2次，饭前空腹服。

【注意】火旺者忌服。

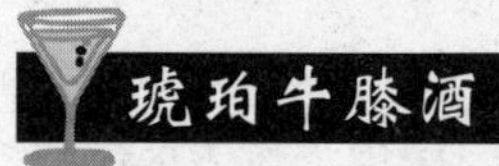

琥珀牛膝酒

【原料】琥珀12克，川牛膝30

克，生地18克，白酒500毫升，白糖30克。

【制作】 将以上各药共碎成粗末，放入清洁酒瓶中，加白酒密封浸泡，12天后开瓶滤去药渣，加白糖混匀即成。

【功效】 理气，活血，止痛。

【主治】 气滞血瘀所致射精疼痛等症。

【用法】 每次服10毫升，一日2次，饭前空腹服。

【注意】 阴虚火旺者不宜服。

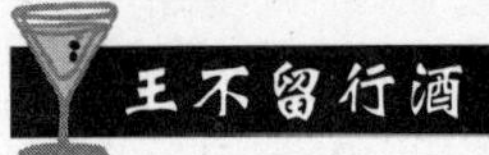

王不留行酒

【原料】 丹参、败酱草各18克，红泽兰、王不留行、赤芍、桃仁各15克，红花10克，白酒1000毫升，白糖50克。

【制作】 将各药共碎成粗末，放入容器内，加白酒密封浸泡7天后开封滤去药渣，白糖加入药酒内混匀即可饮用。

【功效】 活血祛瘀，通络止痛。

【主治】 瘀血阻络，射精疼痛等症。

【用法】 每次服10毫升，一日2次，饭前空腹服。

【注意】 阴虚火旺者不宜服。

七、不射精症

不射精症又称射精不能，是指具有正常的性欲，阴茎勃起正常，能在阴道内维持勃起及性交一段时间，甚至很长时间，但无性高潮出现，且不能射精。引起不射精的原因很多，主要分为功能性和器质性两大类。中医学认为本病多由命门火衰、肝郁、脾虚、痰湿内阻等病理形成，针对这些疾病的病机病理可选择应用以下药酒调理。服药期间可同时配合服用一些能增强性功能的食物，如韭菜、苦瓜、狗肉、麻雀、虾、猪、羊肾、白果、胡桃、莲子等能体现药酒效果。

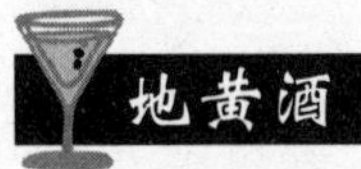

地黄酒

【原料】 人参10克，枸杞子25克，山药30克，生地黄、熟地黄各40克，五味子30克，白酒1000毫升。

【制作】 将以上药物直接放入干净瓶中，倒入白酒，加盖密封，置阴凉干燥处，每天摇动，10天后即可开封取饮。

【功效】 补益肝肾，通精。

【主治】 适用于肝肾两虚所致的不射精症。

【用法】 每次服10毫升，1日2次，饭前空腹服。

【注意】 湿热阻滞者不宜服。

养荣酒

【原料】 生地黄、白术、茯苓各30克，生黄精50克，怀牛膝、肉桂各20克，白酒1000毫升。

【制作】 将以上诸药捣碎，用细纱布袋装好，扎紧口放人大的密封瓶中，倒入白酒，加盖密封，置阴凉干燥处，每天摇动，经10天后即可开封取饮。

【功效】 补气益肾，活血通精。

【主治】 适用于气阴两虚所致的不射精症。

【用法】 每次10毫升，每日2次。

【注意】 服药期间应节制房事。

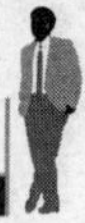

长生固本酒

【原料】人参 30g，枸杞子 30g，淮山药 40g，生地黄 30g，熟地黄 40g，天门冬 30g，麦门冬 30g，五味子 35g，白酒 1500 毫升。

【制作】将人参、淮山、生地、熟地切成片，与枸杞、天冬、麦冬、五味子，直接放入干净瓶中，倒入白酒，加盖密封，置阴凉干燥处，经常摇动，10 天后即可开封取饮。

【功效】益气养阴，补益脾肾。

【主治】适用于肾气亏虚所致不射精症。中老年气阴亏虚者，常服能固本延年益寿。

【用法】每天早、晚各饮 1 次，每次空腹饮服 10～20 毫升。

【注意】服药期间应节制房事。

活肾酒

【原料】苍术、黄柏、枳实、南星各 10 克，法半夏、白芷各 12 克，山楂、神曲、昆布、滑石各 15 克，白酒 1000 毫升，冰糖 30 克。

【制作】将以上各药打碎成末，装入纱布袋中，扎紧袋口，放入白酒中，加冰糖浸泡 7 天，即可服用。

【功效】清热化痰，通络利窍。

【主治】同房阳事不衰，无性欲高潮，不射精等症。

【用法】每次服 5 毫升，早、晚各 1 次。

【注意】饭前空腹服。

活血通窍酒

【原料】当归、川牛膝、王不留行各 15 克，桃仁、枳壳、赤芍、韭菜子各 12 克，川芎、炮甲珠、麻黄各 10 克，菖蒲 6 克，蜈蚣 2 条，白酒 1000 毫升，冰糖 50 克。

【制作】将以上各药打碎成粗末，装入纱布袋内，扎紧袋口，放入坛内用白酒浸泡，加冰糖，封口。10 天后开封，取出药袋并将药末烘干、研细，装入 2 号胶囊备用。

【功效】活血，通络，利窍。

【主治】气滞血瘀，精窍不通，阴茎勃起如常，交而不射精，或伴睾丸部位坠胀刺痛等症。

【用法】每次服药酒 15 毫升，一日 2 次，早、晚饭前服。亦可在服药酒同时送服胶囊 2 粒。

【注意】饭前空腹服。

补肾疏肝汤(酒)

【原料】仙灵脾、仙茅各 20 克，柴胡 12 克，巴戟天、熟地、白芍、川牛膝、川芎各 15 克，炙麻黄 6 克，蜈蚣 1 条，水适量。

【制作】水煎备用（上方亦可用白酒或黄酒浸泡后饮用）。

【功效】益精填髓，振奋元阳，疏肝理气，通关排精。

【主治】原发性功能性不射精症。

【用法】每日 1 剂，早、晚各温服 200 毫升，15 天为 1 个疗程，连续治疗 3 个疗程（药酒根据个体情况适量饮用)。

【注意】若偏肾阳虚者加制附子、肉桂；偏肾阴虚者加黄精、天冬；偏阴虚火旺者加知母、黄柏；偏气血两虚者加黄芪、当归；偏肝郁气滞者加香附、枳壳；偏湿热下注者加萆薢、车前子；偏瘀血阻滞者加桃仁、红花。

加减少腹逐瘀酒

【原料】桃仁、川芎、台乌、小茴香、路路通各10克，当归、川牛膝、香附、赤芍各12克，党参、巴戟天各15克，60度高粱酒1000毫升，冰糖50克。

【制作】将以上各药与冰糖、白酒一起放入容器中，封口，浸泡12天后即可服用。

【功效】理气活血，利窍通络。

【主治】性欲亢进，阳强易举，同房不能排精，或房事后随即遗泄，或伴有射精疼痛等症。

【用法】每次15毫升，早、晚各1次，饭前服。

【注意】服药期间应节制房事。

治不射精方药酒

【原料】党参、黄芪、菟丝子、枸杞子、砂苑子、巴戟天各15克，女贞子、白术、鸡内金、地鳖虫、砂仁、山茱萸各10克，五味子、生蒲黄、琥珀各6克，丹参20克，白酒2000毫升，冰糖100克。

【制作】将以上各药除枸杞、五味子外，其余各药共碎成粗末，与前两味一起装入纱布袋内，扎紧袋口，放入酒坛中，加盖浸泡3天后，取出悬于盛水大锅内，隔水炖煮1小时左右，趁热密封坛口，自然冷却，贮存15天。开封去药袋，药酒过滤，冰糖加少许清水熬成糖汁，倒入已滤酒中混匀，即可饮用。

【功效】补益脾肾，活血通窍。

【主治】脾肾两虚兼瘀血之不射精，伴头晕耳鸣，腰酸腿软，倦怠乏力等症。

【用法】每次服10～15毫升，早、晚各1次，饭前空腹服。

【注意】服药期间应节制房事，不可频频入房。

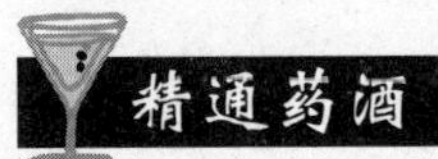

精通药酒

【原料】党参、路路通、锁阳、菟丝子各15克，白术、青皮、淫羊藿各10克，白酒1000毫升。

【制作】将各药与酒共入容器中，封口，浸泡7天后即可饮用。

【功效】益气健脾，补肾通窍。

【主治】脾虚肾弱，精窍不通，同房不射精，伴身重倦怠，食少嗜卧等症。

【用法】每次服10毫升，早、晚饭前服。

【注意】忌油腻、生冷。

韭子牛膝二仙酒

【原料】仙茅、仙灵脾各30克，韭菜子、川牛膝各15克，甘草10克，60度高粱酒1000毫升，冰糖30克。

【制作】将以上各药与冰糖同入酒中浸泡。封口，7天后开封饮酒。

【功效】温肾，活血，通精窍。

【主治】肾虚所致败精阻窍，同房不射精，伴腰酸腿软，四肢不温等症。

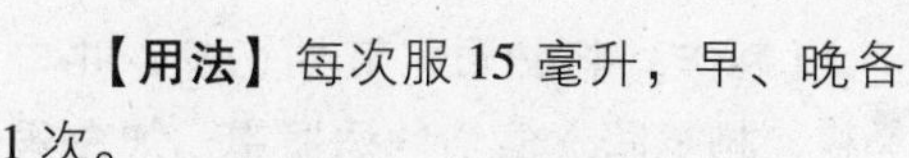

【用法】每次服15毫升，早、晚各1次。

【注意】服药期间应节制房事。

疏肝通窍方(酒)

【原料】柴胡、当归、八月札、王不留行、石菖蒲、白芍各10克，郁金、香附、路路通各15克，丹参20克，炮山甲、生麻黄各6克，水适量。

【制作】水煎备用（上方亦可用白酒或黄酒浸泡后饮用）。

【功效】疏肝理气，活血化瘀，通精窍。

【主治】功能性不射精症。

【用法】每日1剂，取汁200毫升，分两次口服，30天为1疗程（药酒根据个体情况适量饮用）。

【注意】若肝郁化热，加龙胆草、栀子；瘀血者，加桃仁、红花；湿热蕴结者，加黄柏、萆薢；肾精亏虚者，加仙灵脾、巴戟天。

牛膝丹参酒

【原料】川牛膝30克，丹参30克，白酒500毫升。

【制作】将川牛膝、丹参切片，放入净器中，加白酒密封浸泡，7天后开封饮酒。

【功效】活血脉，通精窍。

【主治】瘀血阻滞，同房不射精，伴同房阴茎胀痛等症。

【用法】每次服10毫升，一日3次，饭前服。

【注意】注意调节自己的情绪，避免精神刺激。

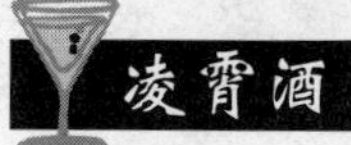

凌霄酒

【原料】凌霄花30克，当归、酸酸草各15克，白酒500毫升，白糖30克。

【制作】将以上各药洗净，切碎装入容器内，加白酒密封浸泡，7天后开封滤去药渣，加白糖混匀即可饮用。

【功效】活血通络。

【主治】败精瘀血阻窍，同房不射精，或有射精疼痛等症。

【用法】每次服10毫升，一日2次，饭前空腹时服。

【注意】体虚气弱者不宜服。

红泽兰酒

【原料】红泽兰、丹参各30克，当归、桃仁各15克，白酒1000毫升，冰糖50克。

【制作】将以上各药共碎成粗末，装入纱布袋内，扎紧袋口，放入酒坛内加白酒，密封坛口，浸泡7天后开封去药袋，药酒过滤；冰糖熬成糖汁，倒入已滤药酒中混匀，即可饮酒。

【功效】活血通络。

【主治】精窍不通，同房不射精，或兼射精疼痛等症。

【用法】每次服10毫升，一日2次，饭前空腹时服。

【注意】体虚气弱者不宜服。

牛膝酒

【原料】川牛膝20克，当归、赤芍各15克，白晒参12克，熟大黄、牡丹皮、川芎各10克，蛴螬、水蛭、虻虫、桂心、甘草各6克，白酒1000毫升，蜂蜜100克。

【制作】 将以上各药共碎成粗末，装入纱布袋中，扎紧袋口，放进清洁的酒坛内，加白酒密封浸泡，12天后开封去药渣，药酒过滤，加入蜂蜜混匀即可饮酒。

【功效】 益气血，破瘀积。

【主治】 痰瘀阻闭，精窍不通，同房不射精，伴有小腹疼痛等症。

【用法】 每次服10毫升，一日2次，饭前空腹时服。

【注意】 肾虚体弱者不宜服。

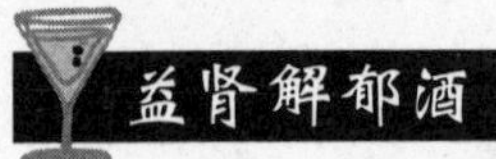

益肾解郁酒

【原料】 柴胡、郁金各15克，仙灵脾30克，王不留行12克，白酒1000毫升，冰糖50克。

【制作】 将以上各药共碎成粗末，装入清洁容器内，加入白酒密封浸泡，7天后开封滤去药渣，冰糖熬成糖汁掺入酒中混匀即成。

【功效】 益肾，养肝，解郁。

【主治】 肾虚肝郁，同房不射精，伴有腰酸腿软，心情抑郁，胁肋及小腹胀痛等症。

【用法】 每次服10毫升，一日2次，饭前空腹时服。

【注意】 阴虚火旺者忌服。

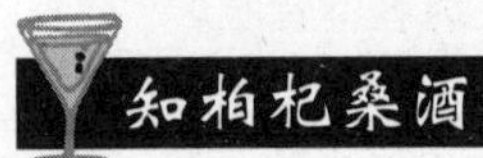

知柏杞桑酒

【原料】 知母15克，黄柏12克，桑椹50克，枸杞30克，白酒1000毫升，冰糖50克。

【制作】 将知母、黄柏切碎，并与桑椹、枸杞同入清洁的酒瓶中，加白酒密封浸泡12天后，开封滤去药渣；冰糖熬成糖汁掺入已滤药酒中，搅匀即可饮酒。

【功效】 滋阴降火。

【主治】 肾阴亏虚，虚火上炎，同房不射精，兼有心烦、潮热，或手足心发热、盗汗、眠差等症。

【用法】 每次服10毫升，一日2次，饭前空腹时服。

【注意】 阳虚寒盛，或湿热阻滞者均不宜服。

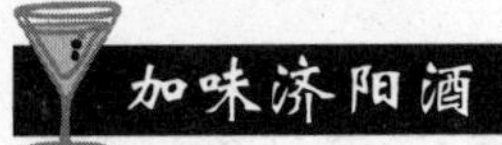

加味济阳酒

【原料】 黄芪、沙参、淮山药各18克，玄参、麦冬、地骨皮各15克，丹皮、急性子、甘草梢各10克，蒲公英20克，黄酒1500毫升，冰糖120克。

【制作】 将以上各药共碎成粗末，装入纱布袋中，扎紧袋口，放进酒坛内，加黄酒密封浸泡。12天后开封去药袋，酒过滤；冰糖熬成糖汁，倒入已滤药酒中混匀，即可饮酒。

【功效】 养阴清热。

【主治】 阴虚有热、同房不射精，伴口干咽燥，手足心发热，头晕目眩等症。

【用法】 每次服10毫升，一日2次，饭前空腹时服。

【注意】 阳虚者不宜服。

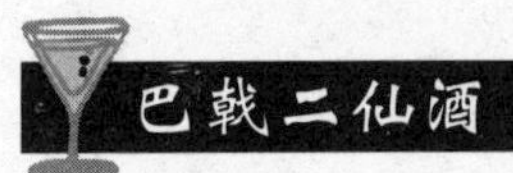

巴戟二仙酒

【原料】 巴戟天、仙灵脾各30克，淮牛膝15克，仙茅10克，白酒1000

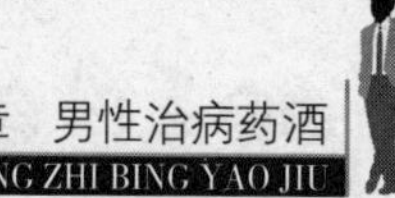

毫升，冰糖50克。

【制作】将以上各药共碎，放入容器内，加白酒密封浸泡，12天后开封滤去药液，冰糖熬成糖汁，倒入已滤药酒中混匀，即可饮酒。

【功效】温肾壮阳。

【主治】肾阳虚，精气清冷，同房不射精，伴腰膝冷痛，四肢不温等症。

【用法】每次服10毫升，一日2次，饭前空腹时服。

【注意】阴虚火旺者忌服。

熟地枸杞枣皮酒

【原料】熟地黄、枸杞各30克，山茱萸18克，枣皮10克，白酒1000毫升。

【制作】将以上各药共入清洁容器中，加白酒，密封浸泡，7天后即可开封饮酒。

【功效】补肾滋阴。

【主治】肾阳虚所致同房不射精，伴腰酸腿软，头晕耳鸣，潮热盗汗等症。

【用法】每次服10~15毫升，早、晚各服1次，餐前服。

【注意】阳虚者不宜服。

不射精药酒

【原料】黄芪、党参各24克，菟丝子、枸杞子、沙苑蒺藜、巴戟天、丹参各18克，女贞子、白术、山茱萸、鸡内金各15克，地鳖虫、生蒲黄、琥珀、砂仁各6克，白酒2000毫升，蜂蜜150克。

【制作】将以上各药共碎成粗末，装入纱布袋内，扎紧袋口，放进清洁的酒坛中，加白酒密封坛口，浸泡15天后，开封去药袋，药酒过滤，加入蜂蜜混匀即可饮酒。

【功效】补益脾肾，活血通精。

【主治】脾肾两虚，瘀血阻滞所致不射精症，伴头晕耳鸣，腰膝酸软，体倦乏力，食少便溏，小腹疼痛等症。

【用法】每次服10毫升，一日2次，饭前空腹时服。

【注意】湿热阻滞者不宜服。

苁鹿枸杞酒

【原料】鹿角胶、肉苁蓉、枸杞子各30克，白酒1000毫升，冰糖50克。

【制作】将各药共入容器内，加白酒封口浸泡，15天后开封滤去药渣；冰糖熬成糖汁掺入酒中混匀即成。

【功效】温阳滋肾。

【主治】肾阴肾阳不足，阴精衰少，同房不射精，伴头晕耳鸣，身体消瘦，四肢不温，神倦乏力等症。

【用法】每次服10毫升，一日2次，饭前空腹时服。

【注意】火旺者不宜服。

八、逆行射精

逆行射精是指在性交达到高潮时，虽有射精动作，但精液不从尿道口向前射出，却逆向后流入膀胱中。因精液不循常道外射而逆入膀胱，本病是男性不育的原因之一。中医学认为，本症多因饮食不节，偏嗜酒肉肥甘，聚湿生热，湿热蕴积，或感受湿热之邪，或外阴不洁，湿浊侵袭，蕴蓄为热，湿热下注，或外伤或术后，瘀阻阴经；或情志不畅，气机郁滞，血行滞涩，或寒邪侵袭，凝滞经脉，瘀血阻滞精窍，以致射精不循常道而逆入膀胱，遂成本病。治法以清热祛湿，活血化瘀为主。

顺精汤（酒）

【原料】 菟丝子、川牛膝、金银花各15克，巴戟天、当归、山药、黄精、路路通各10克，蜈蚣2条，水适量。

【制作】 水煎备用（上方亦可用黄酒或米酒浸泡制成药酒服用）。

【功效】 温阳益气，养阴生精，除湿散结，解毒解痉。

【主治】 逆行射精症。

【用法】 每日1剂，1个月为1个疗程（药酒可根据个体情况适量饮用）。

【注意】 辨证加减：肾气亏虚，加沙苑子，芡实，黄芪，牡蛎；肝郁气滞，加柴胡，枳壳，郁金，木香；瘀阻精道，加川芎，五灵脂，蒲黄，没药，湿热阻滞加萆薢，石韦，车前子，茯苓。

逍遥散（酒）

【原料】 柴胡10克，当归、白芍、白术、茯苓各15克，甘草3克，龙骨、牡蛎各30克，怀牛膝12克，代赭石、黄芪各24克，夏枯草、蝉蜕各18克，水适量。

【制作】 水煎备用（上方亦可用黄酒或米酒浸泡制成药酒服用）。

【功效】 疏肝解郁，通络开窍。

【主治】 逆行射精症。

【用法】 每日1剂，1个月为1疗程，可连续治疗2～4个疗程（药酒可根据个体情况适量饮用）。

【注意】 辨证加减：若气虚者合用补中益气汤；湿热者加龙胆草、苍术、黄柏、丹皮、生薏仁；血瘀者加丹皮、穿山甲，改白芍为赤芍。在药物治疗期间应向患者讲述性知识和配合心理治疗。

麻黄连翘赤小豆汤（酒）

【原料】 麻黄、甘草各6克，连翘18克，赤小豆30克，生姜、苦杏仁各10克，大枣10枚，桑白皮、王不留行、蜂房各12克，水适量。

【制作】 水煎备用（上方亦可用黄酒或米酒浸泡制成药酒服用）。

【功效】 清利湿热，通利精窍。

【主治】 感染因素引发的逆行射精症。

【用法】 每日1剂，10日为1个疗程，3疗程无效者停止本法治疗（药酒可根据个体情况适量饮用）。

【注意】 治疗期间，忌食辛辣刺激等物。辨证加减：若湿热症侯较重，小便黄赤、涩痛，大便臭秽，舌苔厚腻者，重用连翘、赤小豆、生姜；病程较长，舌质紫暗，射精后小腹有隐痛感者重用赤小豆、王不留行；有支原体、衣原体感染或肠AsAb阳性者，重用连翘、桑白皮、甘草。

九、缩阳症

缩阳是指以阴茎、睾丸和阴囊突然内缩为主要症状的疾病。中医学认为，男子发生此病称为缩阳症，是阴茎或阴囊引缩，伴有下腹拘挛疼痛；女子发病则名为缩阴症，其发病部位不仅在外阴，且大多表现为缩乳（即乳房内缩挛痛）。本病一般以青壮年多见，而缩阴症的发病却甚少于缩阳症。中医经典著作《黄帝内经》中曾对本病的病因、病机、证侯进行过探究和总结。认为当肾气虚弱而感有阴寒时，则可导致肾所主司的前阴（即男、女的外生殖器）部位的收敛和引缩作痛。“肾主二阴”（即前、后两阴部），故肾虚感寒邪，可致缩阳。寒湿阴滞足厥阴肝经脉络，亦可致缩阳（阴）症，这是与厥阴肝脉环绕生殖器并走入下腹的解剖生理有密切关系的。另外，肝之经筋受病，则可引起生殖器的病变反应，由于内伤（如房劳太过）则阴茎痿软不举；外寒直接入侵，则外生殖器可痉痛内缩。故缩阳症主要是由于肝阳或肾阳衰弱，外感寒凉，如久卧冰冷之地、或天寒入水、或嗜食生冷、或房事受寒等，均可因寒侵肝肾之经，引起阴茎内缩、少腹挛痛、阴部发凉抽动、畏寒心悸、心烦意乱、焦虑紧张和“惧死感”等症。临床辨证将缩阳症分为肝经寒滞和肾阳虚衰两型，采用温经散寒、理气止痛，温阳补肾等方法治疗。

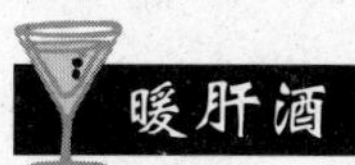

暖肝酒

【原料】当归、枸杞、茯苓各15克，小茴香、台乌药各12克，肉桂6克，沉香3克，生姜片10克，白酒500毫升。

【制作】将以上各药放入酒器内，加白酒封口浸泡，7天后即可开封饮酒。

【功效】温肝散寒，理气止痛。

【主治】寒滞肝脉之缩阳症，伴四肢不温，阴部湿冷等症。

【用法】每次服10～15毫升，每日2～3次；或用葱、盐炒热加药酒适量，放入布袋中，热敷小腹及脐周。

【注意】服药期间应节制房事。

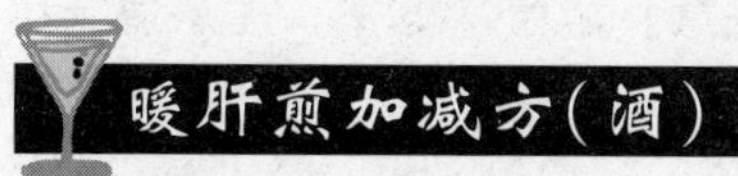

暖肝煎加减方（酒）

【原料】小茴香12克，乌药、当归、吴茱萸、橘核、荔枝核、延胡索、干姜各10克，肉桂6克，炮附子8克，沉香粉3克（冲服），水适量。

【制作】水煎备用（上方亦可用白酒或黄酒浸泡后饮用）。

【功效】温经散寒，理气止痛。

【主治】适用于寒凝肝脉型缩阳症，证见起病急骤，阴部冰冷，小腹拘急，睾丸上提，阴茎内缩抽痛，引及小腹，四肢厥逆，畏寒肢冷，身体蜷缩，小便清长。舌质紫暗，舌苔白滑，脉沉弦。

【用法】每日1剂，5剂为1个疗程（药酒根据个体情况适量饮用）。

【注意】服药期间应节制同房次数。

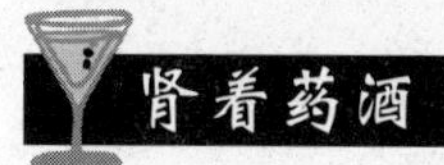

肾着药酒

【原料】制附片、台乌药、小茴香、柴胡、川楝子、泽泻、车前子各10克，桂枝、木香各6克，白酒500毫升。

【制作】将以上各药共研成粗末，装入纱布袋中，扎紧袋口，放入酒坛内，加白酒浸泡，盖上坛盖，3天后将酒坛悬放于盛水大锅内，隔水煮炖1小时左右，取出趁热密封坛口，待冷，贮存12天，开封取出药袋，药酒过滤，即可饮用。

【功效】温经，散寒，止痛。

【主治】适用于寒滞肝经缩阳反复发作，时发时止，伴阴部湿冷，小腹拘急疼痛等症。

【用法】药酒每次服10～15毫升，早、晚各服1次。

【注意】忌生冷寒凉，注意调节自己情绪。

橘核药酒

【原料】延胡索、厚朴、海藻各12克，橘核、昆布、炒川楝子、桃仁、木香、木通、枳实各10克，桂心6克，白酒1000毫升，冰糖50克。

【制作】将以上各药共研成粗末，装入纱布袋内，扎紧袋口，放进酒坛中，加白酒密封浸泡12天，开封去药袋，药酒过滤，加白糖搅匀即可服用。

【功效】逐瘀，散寒，理气。

【主治】适用于寒客厥阴肝经，气滞血瘀，阴茎内缩，脐腹痛，伴畏寒肢冷，口唇青紫等症。

【用法】每次服10～15毫升，每天服2次。

【注意】服药期间注意调节情绪，不可大怒，忌生冷寒凉。

当归四逆加吴茱萸生姜酒

【原料】当归、白芍各15克，桂枝、炙甘草各9克，通草、生姜、吴茱萸各6克，北细辛3克，大枣12枚，白酒500毫升。

【制作】将以上各药加酒浸泡，3天后滤出酒液；滤出的药渣加清水500毫升浸泡1天，滤出药液；将酒液和药液混合煮沸3分钟，趁热密封坛口，贮存7天即可开封饮用。

【功效】温经，散寒，止痛。

【主治】适用于寒滞肝经缩阳反复发作，时发时止，伴阴部湿冷，小腹拘急疼痛等症。

【用法】每次服10～15毫升，早、晚各服1次，烫热服。

【注意】忌生冷寒凉。

正阳药酒

【原料】制附片15克，皂角10克，小茴香12克，干姜18克，炙甘草10克，白酒500毫升，蜂蜜50克。

【制作】将以上诸药一起打成粗末，装入纱布袋内，扎紧袋口，放进酒坛内，倒入白酒，加盖浸泡3天后，将酒坛悬放于盛有水的大锅内，隔水煮炖1小时左右，趁热密封坛口，待冷，贮存12天，开封取出药袋，药酒过滤，加蜂蜜混匀即可饮用。

【功效】温经，散寒，止痛 。

【主治】适用于肝肾虚寒所致缩阳症。伴少腹冷痛拘急，四肢逆冷，阴囊收缩等。

【用法】每次服10毫升，早、晚各服1次，饭前空腹服。

【注意】服药期间应忌寒凉生冷。

回阳返本酒

【原料】人参、制附子、干姜、白术、陈皮各10克，茯苓、神曲、法半夏各12克，白豆蔻6克，甘草3克，沉香1.5克，60度高粱白酒1000毫升，冰糖50克。

【制作】 将以上各药共研成粗末，装入纱布袋中，扎紧袋口，放入酒坛内，加白酒浸泡，盖上坛盖，3天后将酒坛悬放于盛水大锅内，隔水煮炖1小时左右，取出趁热密封坛口，待冷，贮存12天，开封取出药袋，药酒过滤；冰糖熬成糖汁掺入药酒中混匀即可饮酒。药袋中药末取出烘干，研末备用。

【功效】 温阳祛寒。

【主治】 脾肾虚寒，或因受寒所致缩阳症，伴少腹拘急疼痛，畏寒肢冷等症。

【用法】 药酒每次服10～15毫升，早、晚各服1次；饮酒的同时可冲服药末3克，亦可用开水冲服，每日2次。

【注意】 服药期间忌寒凉生冷。

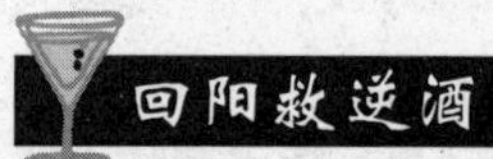

回阳救逆酒

【原料】 潞党参30克，制附子25克，白芍、茯苓、白术、肉桂、干姜、补骨脂、小茴香各10克，吴茱萸、五味子各6克，白酒500毫升，冰糖50克。

【制作】 将以上各药共研成粗末，装入纱布袋中，扎紧袋口，放入酒坛内，加白酒浸泡，盖上坛盖，3天后将酒坛悬放于盛水大锅内，隔水煮炖1小时左右，取出趁热密封坛口，待冷，贮存12天，开封取出药袋，药酒过滤；冰糖熬成糖汁掺入药酒中混匀即可饮酒。药袋中药末取出烘干，研末备用。

【功效】 温阳益气，散寒止痛。

【主治】 脾肾虚寒所致缩阳症，伴少腹冷痛拘急，四肢逆冷，神疲乏力，阴囊收缩等症。

【用法】 药酒每次服10毫升，早、晚各服1次；饮酒的同时可冲服药末3克，亦可用开水冲服，每日2次。

【注意】 服药期间应忌寒凉生冷。

金匮肾气丸加减方(酒)

【原料】 巴戟天、熟地各12克，肉桂6克，附片5克，山药15克；仙灵脾、小茴香、乌药、橘核、川牛膝各10克，水适量。

【制作】 水煎备用（上方亦可用白酒或黄酒浸泡后饮用)。

【功效】 温补肾阳。

【主治】 适用于肾阳不足型缩阳症，证见时发阴茎收缩抽痛，睾丸上提，阴囊皱缩，小腹冷痛，伴有面色苍白，形寒肢冷，腰膝酸软无力，冷汗淋漓，下利清谷。舌胖、苔白，脉沉弦细。

【用法】 每日1剂，5剂为1个疗程(药酒根据个体情况适量饮用)。

【注意】 服药期间应节制同房次数。

沉香桂附酒

【原料】 制川乌、制附子、沉香、干姜、官桂、高良姜、小茴香、吴茱萸各10克，60度高粱白酒500毫升，蜂蜜50克。

【制作】 先将附子、乌头加清水煎煮1小时左右，滤出药液，药渣加水再煎1次，并将两次药液混合后再煎，浓缩成药汁；其余各药共研成粗末，装入纱布袋内，扎紧袋口，放进酒坛内，倒入白酒，加盖浸泡7天后，去药袋，药酒过滤；将乌头、附子药汁掺进已滤药酒中，加蜂蜜混匀，封口贮存，每天摇动1次，7天后即可开封饮酒。

【功效】 温阳，祛寒。

【主治】用于寒邪侵袭肝经所致缩阳症，伴见少腹拘急疼痛，全身畏寒，四肢厥冷等症。

【用法】药酒每次服10毫升，早、晚各服1次，饭前空腹服。

【注意】服药期间应忌寒凉生冷。

半夏酒

【原料】吴茱萸20克，清半夏15克，肉桂10克，白酒500毫升，冰糖50克。

【制作】将以上各药共研成粗末，装入纱布袋内，扎紧袋口，放进清洁的酒坛内加白酒、冰糖密封浸泡，7天后开封去药袋，药酒过滤，即可饮用。

【功效】温中降逆，散寒止痛。

【主治】用于寒客厥阴肝经，阴茎内缩，脐腹绞痛，伴畏寒肢冷等症。

【用法】药酒每次服10毫升，早、晚各服1次，饭前空腹服。

【注意】服药期间注意调节情绪，不可大怒，忌寒凉生冷。

吴萸附子酒

【原料】制附片、红参、吴茱萸、生姜各10克，白酒500毫升，蜂蜜50克。

【制作】将以上各药共研成粗末，装入纱布袋中，扎紧袋口，放入酒坛内，加白酒浸泡，盖上坛盖，3天后将酒坛悬放于盛水大锅内，隔水煮炖1小时左右，取出趁热密封坛口，待冷，贮存15天，开封取出药袋，药酒过滤，蜂蜜掺入已滤药酒中混匀即可饮酒。

【功效】温肝，散寒，止痛。

【主治】用于肝经受寒所致缩阳症，伴小腹拘急冷痛，四肢逆冷，阴囊收缩湿冷等症。

【用法】药酒每次服10毫升，早、晚各服1次，饭前空腹服。

【注意】服药期间应忌寒凉生冷。

加味阳和酒

【原料】熟地黄30克，鹿角胶、巴戟天各15克，锁阳、制附片、白芥子、麻黄各10克，炮姜炭、肉桂、甘草各6克，白酒1000毫升，蜂蜜50克。

【制作】将以上各药共研成粗末，装入纱布袋中，扎紧袋口，放入酒坛内，加白酒浸泡，盖上坛盖，3天后将酒坛悬放于盛水大锅内，隔水煮炖1小时左右，取出趁热密封坛口，待冷，贮存15天，开封取出药袋，药酒过滤，蜂蜜掺入已滤药酒中混匀即可饮酒。

【功效】温肾和阳，散寒通滞。

【主治】用于肾阳虚，寒邪侵袭所致缩阳症，伴四肢逆冷，神疲乏力，阴部湿冷，面色不华等症。

【用法】药酒每次服10毫升，早、晚各服1次，饭前空腹服。

【注意】服药期间应忌寒凉生冷。

生地鹿茸酒

【原料】生地45克，鹿茸25克，覆盆子、炒山药、炒芡实、茯神、柏子仁、沙苑子、枣皮、麦冬、牛膝各15克，桂圆肉、核桃肉各10克，白酒3000毫升。

【制作】将上药置白酒中密封后隔

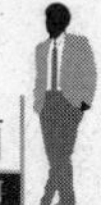

水煮1小时，而后埋入土中。

【功效】可补肾壮阳，活血通脉。

【主治】用于肾阳亏虚，下元不足之阴缩，阳痿等症。

【用法】药酒每次50毫升，每日2次。

【注意】服药期间应忌寒凉生冷。

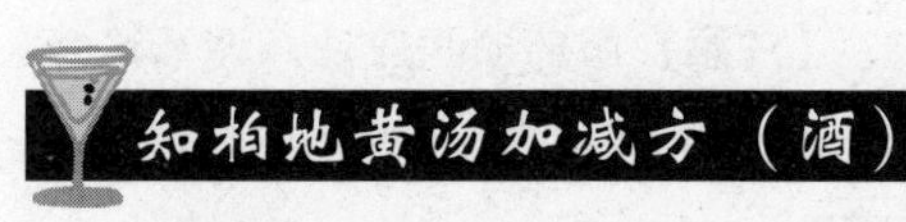

知柏地黄汤加减方（酒）

【原料】知母12克，黄柏、生地、熟地、山萸肉、女贞子、丹皮、泽泻、小茴香各10克，龟板20克，黄连5克，肉桂5克，水适量。

【制作】水煎备用（上方亦可用白酒或黄酒浸泡后饮用）。

【功效】滋阴降火，缓急止痛。

【主治】适用于阴虚火旺型缩阳症，证见阴茎、睾丸内缩抽痛，五心烦热，伴有小腹隐痛，心悸而烦，盗汗，头昏耳鸣，腰膝酸软。舌淡红无苔，脉细小数。

【用法】每日1剂，5剂为1个疗程（药酒根据个体情况适量饮用）。

【注意】服药期间应节制同房次数。

十、性窘迫综合征

性窘迫综合征是指性欲及性功能正常，但在性生活时，男子情绪不稳定，一受外界刺激，阴茎回缩，性交即中断。临床常伴心悸怔忡，神疲纳少，腰膝酸软，健忘多梦等症。现代医学认为本病的发生多由精神、心理因素造成。中医学认为，情志因素在性窘迫综合征的发生、发展过程中，起着重要的作用。除心主神明外，还认为肝主疏泄，脾主思虑，心虚则闻声而俱，肝郁则精神抑郁，故而患者性生活冷淡、被动，稍受刺激则阴茎自萎。临床辨证分型为：①肝郁脾虚型：证见头痛目眩，善太息，沉默寡欢，神疲食少，性交全过程不能自守，舌质淡，苔薄白，脉弦而虚。治以疏肝解郁，健脾益精。②心脾两虚型：证见性交时宗筋所聚无恒，惊恐阳事自痿，心悸怔忡，健忘失眠，多梦易惊，盗汗虚弱。舌淡苔白，脉弦细。治以益气补血，健脾养心。该症在临床除心理治疗外，亦可用药酒慢慢进行调理。

百合地黄酒

【原料】百合、干地黄各60克，60度高粱酒1000毫升，蜂蜜100克。

【制作】先将百合、干地黄在酒中浸泡24小时，滤出酒液；药渣加清水500毫升泡2~3小时，滤去药渣，药液加热煮至减半时加入药酒及蜂蜜，混匀待冷，密封贮存10天，即可饮用。

【功效】养血，润燥，安神。

【主治】阴血不足，神志不宁，思想不易集中，性交不能完成全过程，中途突然阴茎退缩，伴腰膝酸软，头晕耳鸣等症。

【用法】每次10~35毫升，每日早、晚各服1次。

【注意】服药期间忌食辛辣，同时应保持乐观的情绪。

甘麦大枣酒

【原料】大枣120克（去核），浮小麦60克（打碎），炙甘草20克（切细），冰糖60克，60度高粱酒1000毫升。

【制作】将以上各药装入纱布袋内，扎紧袋口，放进酒坛中，加白酒封口，浸泡7天后开封，取出药袋，药酒过滤；冰糖加热溶化掺入已滤酒中，混匀，即可饮用。

【功效】益气，养血，安神。

【主治】神志不宁，情绪易于波动，注意力不集中，性交易受外界干扰而退缩等症。

【用法】每次服10毫升，早、晚各服1次。

【注意】服药期间应注意调节情绪，避免精神刺激。

当归芍药酒

【原料】白芍36克，白术、茯苓各18克，当归、川芎、泽泻各12克，白酒1000毫升，红糖30克。

【制作】将以上各药一起放入清洁的酒器中，加白酒封口，浸泡7日后，开封滤去药渣，加红糖混匀即成。

【功效】调肝运脾。

【主治】肝脾血虚所致性窘迫综合征，伴头晕目眩，身软乏力等症。

【用法】每次10毫升，早、晚各服1次。

【注意】注意调节情绪，忌食香燥及肥甘食物。

合欢花酒

【原料】合欢花100克，蜂蜜60克，白酒1000毫升。

【制作】将合欢花用纱布包扎紧，放入酒坛中，封口浸泡7天；开封去药包，药酒过滤，加蜂蜜搅匀即成。

【功效】疏肝，理气，安神。

【主治】肝郁气滞，心神不宁，性交时易受外界环境干扰，导致性交过程中突然阴茎退缩，不能完成性交全过程，伴情绪低落，缺乏自信心等症。

【用法】每次服10毫升，早、晚各服1次。

【注意】服药期间应注意调节情绪，避免精神刺激，保持乐观的心情。

龙眼杞子桂花酒

【原料】桂圆肉100克，枸杞60克，桂花30克，白糖50克，白酒1000毫升。

【制作】将以上各药与糖、酒一起放入酒坛中，密封浸泡12天即可开封饮酒。

【功效】养血，疏郁，安神。

【主治】肝郁血虚，心神不宁，性交时注意力不能集中，阴茎容易疲软，经常不能完成性交全过程，或伴神疲乏力，头晕失眠等症。

【用法】每次服10~15毫升，早、晚各服1次。

【注意】注意调节情绪，尽量避免精神刺激。

枣仁郁金酒

【原料】酸枣仁30克，郁金18克，淮山药15克，白酒500毫升，冰糖50克。

【制作】将以上各药与冰糖同入瓶中，加白酒密封浸泡，7天后即可开封饮酒。

【功效】健脾养心，理气活血。

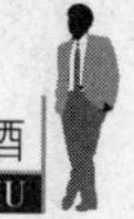

【主治】肝郁气滞，心神不宁，同房注意力不集中，不能完成正常性交过程，易受外界干扰而中断性交等症。

【用法】每次服 10 毫升，一日 2 次，饭前空腹时服。

【注意】服药期间注意调节情绪，不可大怒。

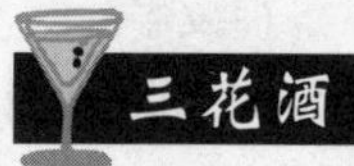

三花酒

【原料】野蔷薇花、玫瑰花、绿梅花各 20 克，米酒 1000 毫升。

【制作】将以上各花放入瓶中，加米酒封口浸泡，7 天后即可开封饮酒。

【功效】理气，活血，解郁。

【主治】性冷淡，性欲低，或同房时若受外界干扰阴茎立即退缩等症。

【用法】每次服 20 毫升，一日 2 次。

【注意】饭前空腹时服。

加味四七酒

【原料】茯苓、茯神各 35 克，厚朴、法半夏、苏梗各 12 克，菖蒲、远志、炙甘草各 10 克，大枣 10 枚，生姜 7 片，白酒 1000 毫升。

【制作】将以上各药与白酒同入瓶中密封浸泡，7 天后开封，滤去药渣饮酒。

【功效】化痰，安神，定惊。

【主治】性生活冷淡，性欲低，同房注意力不集中，或性交时易受外界惊动而中断性交等症。

【用法】每次服 10 毫升，一日 2 次，饭前空腹服。

【注意】服药期间注意调节情绪。

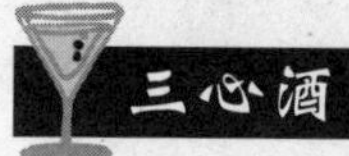

三心酒

【原料】莲子心 18 克，灯芯 10 克，竹叶心 10 克，糯米 2000 毫升，酒曲适量。

【制作】将以上各药加清水煎煮 2 次，滤去药渣，药汁加热浓缩至一半；糯米煮饭加药汁及酒曲混匀后密封保暖，不透空气，15 天后开封滤去酒渣饮酒。

【功效】清心除烦，宁心安神。

【主治】心阴虚，心火偏旺，心烦不眠，对性生活感到厌倦等症。

【用法】每次服 20 毫升，早、晚各服 1 次。

【注意】饭前空腹服。

加味二陈酒

【原料】柴胡、香附、陈皮各 10 克，法半夏、枳壳各 12 克，伏苓、白芍各 15 克，甘草 6 克，白酒 1000 毫升，冰糖 80 克。

【制作】将以上各药共制成粗末，装入纱布袋内，扎紧袋口，放入酒坛中，加白酒密封浸泡，7 天后开封取出药袋，药酒过滤；冰糖熬成糖汁，加入已滤药酒中混匀即成。

【功效】理气，化痰，解郁。

【主治】肝郁气滞，性欲低下，性交时注意力不集中，中途阴茎突然疲软等症。

【用法】每次服 10 毫升，一日 2 次，饭前空腹服。

【注意】火旺者不宜服。

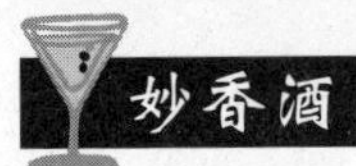

妙香酒

【原料】黄芪、淮山药各20克，茯苓、茯神各15克，白晒参、桔梗、木香各10克，甘草6克，白酒1000毫升。

【制作】将以上各药共制成粗末，装入纱布袋内，扎紧袋口，放进酒坛中，加白酒密封坛口，浸泡7天后即可开封饮酒。

【功效】益气，健脾。补血。

【主治】心脾亏损，气血不足，性欲低下，健忘，失眠，多梦，纳呆，腹胀，便溏等症。

【用法】每次服10毫升，一日2次。饭前空腹服。

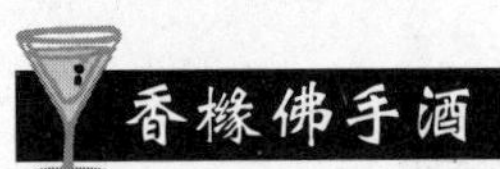

香橼佛手酒

【原料】香橼片、佛手片各30克，白酒500毫升，冰糖30克。

【制作】将以上各药放入酒瓶中，加冰糖、白酒，盖紧瓶盖，7天后即可开瓶饮酒。

【功效】理气解郁。

【主治】肝脾气机郁滞，情绪不宁，容易激动，性功能虽然正常，但同居易受外界干扰，往往不能完成性交全过程，伴有脘腹胸胁胀满不舒等症。

【用法】每次服10毫升，早、晚各服1次。饭后半小时服用。

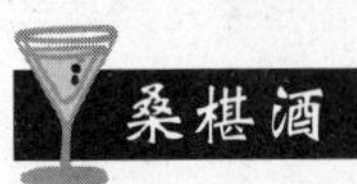

桑椹酒

【原料】桑椹120克，糯米2公斤，酒曲适量。

【制作】将桑椹榨汁，糯米煮饭；将糯米饭与桑椹汁、酒曲一起混匀，放入瓷坛内，密封坛口，瓷坛外用棉絮等物保温，尽量避免与空气接触，10天左右即可开封饮酒。

【功效】滋补脾肾。

【主治】脾肾亏损，精神倦怠，性冷淡，伴见腰膝酸软，食少神疲等症。

【用法】每次服20毫升，早、晚各服1次，餐后服。

【注意】便溏者不宜服。

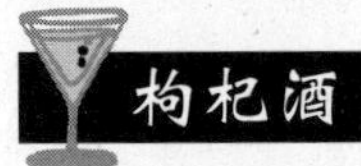

枸杞酒

【原料】枸杞100克，淮山药30克，白酒1000毫升。

【制作】将以上各药与白酒共入瓶内，封口浸泡，7天后开瓶饮酒。

【功效】滋补脾肾。

【主治】脾肾亏损，精神倦怠，性冷淡，伴见腰膝酸软，食少神疲等症。

【用法】每次服10毫升，早、晚各服1次，餐后服。

【注意】大便稀溏者不宜服。

十一、房事昏厥

在正常的性生活中，大部分人在性快感高潮来临之际，会有数秒短暂的意识，飘然若失的表现。然而这种表现往往不被人有所察觉，因其被性快感高潮的亢奋表现所掩盖。但有个别人，尤其是女性，这种意识若失的表现特别强烈，可以突然全身出冷汗、面色苍白、意识不清、经数十秒又可自行恢复意识而清醒，身体各系统均无异常的病理改变，这种现象医学上称之为“性交昏厥症”，男女都可能发生。中医学称为

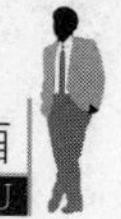

“阴厥”、“脱阳”、“脱阴“、“脱卸”、“走阳”、“下脱”、“漏脱”、“交接昏迷”等。认为引发房事昏厥的病因有以下三方面：一是身体虚弱，或久病初愈，正气未复，若恣情纵欲，或房事时间过长，致肾精大泄，精不恋气，阴阳失接，元气受伤，气随精脱，气脱则神散，神散则昏不识人，即在泄精之后，出现以气虚为主证的昏厥。多见于房事日旷，突然精液暴泄的人。二是素体阴虚，虚热内扰，若纵欲，则阴津亏耗，相火妄动，血随火逆，上冲清窍，即可在房事过程中或在房事之后发生以阴虚火旺为主证的昏厥。三是情志不畅，肝气抑郁，或感情阻隔，或欲不遂愿，引起气机逆乱，即可在房事过程中发生以气郁内闭为主证的昏厥。治以大补元气，救逆固脱；填精补髓，回阳秘窍；益气健脾，养心安神；益气养血，熄风止惊；益气补肾，安神固精；滋阴降火，凉血止血；温经通阳，回阳救逆等。

独参酒

【原料】白晒参2支，白酒500毫升，白糖适量。

【制作】将白晒参放入干净的瓶中，加白酒、白糖封口浸泡，每天摇动1次，7天后即可开瓶饮酒。

【功效】补益元气。

【主治】久病气虚，房事易昏厥，伴气短自汗，面色少华，倦怠乏力等症。

【用法】每次服10毫升，早、晚各服1次。

【注意】服药期间应节制房事，忌食萝卜，反藜芦。由于本症属危急症候，昏厥之后应立即用人参注射液，或参附注射液等急救，苏醒后再服人参药酒调理。

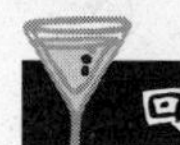

回阳救逆酒

【原料】红参、制附片、白术各10克，茯苓35克，法半夏12克，五味子、陈皮、干姜、炙甘草各6克，肉桂3克，白酒1000毫升。

【制作】将以上各药共研成粗末，装入纱布袋中，扎紧袋口，放入酒坛内，加白酒浸泡，盖上坛盖，3天后将酒坛悬放于盛水大锅内，隔水煮炖1小时左右，取出趁热密封坛口，并放在潮湿土地上退火，待冷，贮存12天，开封取出药袋，药酒过滤，即可饮酒。

【功效】益气，回阳，救逆。

【主治】阳虚之体，行房受寒，易昏厥，醒后仍有四肢厥冷，爪甲青紫，恶寒战栗，腹中冷痛等症。

【用法】每次服10毫升，早、晚各服1次。

【注意】服药期间应节制房事。

参附理中酒

【原料】红参、熟附片、焦白术、炮姜、炙甘草各10克，益智仁12克，熟地30克，白酒1000毫升。

【制作】将以各药共研成粗末，装入纱布袋中，扎紧袋口，放入酒坛内，加白酒浸泡，盖上坛盖，3天后将酒坛悬放于盛水大锅内，隔水煮炖1小时左右，取出趁热密封坛口，待冷，贮存12天，开封取出药袋，药酒过滤，即得。

【功效】益气，温中，补虚。

【主治】 适用于中焦阳虚，房事昏厥醒后，四肢不温，食少便溏，倦怠乏力等症。

【用法】 每次服10毫升，早、晚各服1次。

【注意】 服药期间应节制房事。

益气养血熄风汤（酒）

【原料】 炙黄芪、党参各30克，淮山药、当归、熟地、炒白术、枣仁、枸杞子、钩藤各15克，白芍24克，龙眼肉、茯苓、天麻、生姜各10克，木香、炙甘草各6克，大枣5枚，水适量。

【制作】 水煎备用（上方亦可用白酒或黄酒浸泡后饮用）。

【功效】 益气养血，熄风止惊。

【主治】 用于心脾不足，风气内动之房事晕厥。

【用法】 每日1剂，早、晚各服1次（药酒根据个体情况适量饮用）。

龙牡参芪汤（酒）

【原料】 炙黄芪50克，生龙骨、山萸肉、枸杞子、熟地黄各20克，党参、当归、鹿角胶各15克（烊化兑服），鸡内金10克，水适量。

【制作】 水煎备用（上方亦可用白酒或黄酒浸泡后饮用）。

【功效】 益气补肾，安神固精。

【主治】 用于心肾气虚，精气不固之房事晕厥。

【用法】 每日1剂，早晚各服1次（药酒根据个体情况适量饮用）。

四磨酒

【原料】 白晒参12克，台乌药、槟榔各10克，沉香6克，白酒500毫升。

【制作】 将以上各药放入容器中，加白酒密封浸泡7天，即可开封饮酒。

【功效】 疏肝解郁。

【主治】 适用于房事中易昏厥，气憋唇青，胸腹胀满等症。

【用法】 每次服10毫升，早、晚各服1次。

【注意】 服药期间应注意调节情绪，减少不良的精神刺激。

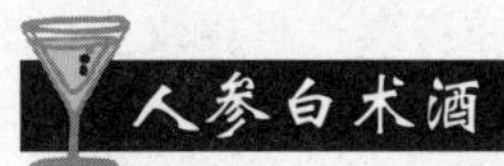

人参白术酒

【原料】 白晒参30克，白术20克，白酒500毫升。

【制作】 将白晒参、白术放入容器中，加白酒密封浸泡7天，即可开封饮酒。

【功效】 培补元气。

【主治】 适用于体虚气弱，或老年元气亏虚所致房中昏厥等症。

【用法】 每次服10毫升，早、晚各服1次。

【注意】 服药期间应减少不良精神刺激，保持乐观的情绪。

四逆酒

【原料】 柴胡、枳壳各30克，白芍18克，炙甘草10克，白酒500毫升。

【制作】 将以上各药放入容器中，

加白酒密封浸泡7天，即可开封饮酒。

【功效】疏肝理气。

【主治】适用于肝郁气滞，房中昏厥，胸胁胀闷不舒，情绪不宁等症。

【用法】每次服10毫升，早、晚各服1次。

【注意】服药期间应减少不良精神刺激，保持乐观的情绪。

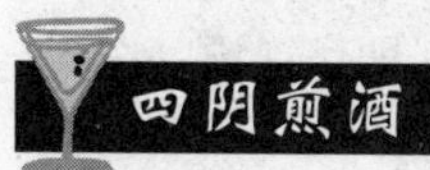

四阴煎酒

【原料】生地黄15克，麦冬、百合、白芍、茯苓各12克，北沙参20克，生甘草6克，白酒1000毫升，蜂蜜50克。

【制作】将以上各药共研成粗末，装入纱布袋内，扎紧袋口，放进清洁的酒坛内加白酒密封浸泡，12天后开封去药袋，药酒过滤；蜂蜜掺入已滤药酒中，混匀即可饮酒。

【功效】滋阴润肺，健脾益血。

【主治】适用于阴虚劳损，相火炽盛，阴精亏耗、房事易昏厥，伴汗出而喘，咳血，鼻血等症。

【用法】每次服10毫升，早、晚各服1次，饭前空腹服。

【注意】服药期间应节制房事。

镇阴煎方(酒)

【原料】熟地黄、牛膝、制附子、肉桂、泽泻、炙甘草各适量，生地30克，水牛角粉30克，水适量。

【制作】水煎备用（上方亦可用白酒或黄酒浸泡后饮用）。

【功效】滋阴降火，凉血止血。

【主治】用于阴虚动血之房事昏厥。

【用法】每日1剂，早、晚各服1次（药酒根据个体情况适量饮用）。

四逆汤加味方(酒)

【原料】制附子、干姜、甘草、人参、黄芪各适量，水适量。

【制作】水煎备用（上方亦可用白酒或黄酒浸泡后饮用）。

【功效】回阳救逆。

【主治】阳虚内寒之房事昏厥。

【用法】每日1剂，早、晚各服1次（药酒根据个体情况适量饮用）。

黄芪益气酒

【原料】白晒参、麦冬各15克，黄芪30克，炮附子、白术、陈皮各30克，炙甘草、五味子各6克，白酒1000毫升，蜂蜜50克。

【制作】将以上各药共研成粗末，装入纱布袋中，扎紧袋口，放入酒坛内，加白酒浸泡，盖上坛盖，3天后将酒坛悬放于盛水大锅内，隔水煮炖1小时左右，取出趁热密封坛口，待冷，贮存12天，开封取出药袋，药酒过滤；蜂蜜掺入药酒中混匀即可饮酒。

【功效】益气固本，回阳救逆。

【主治】阳气亏虚，行房受寒，突然昏厥，醒后仍有四肢发冷，面色苍白，汗出不止等症。

【用法】每次服10毫升，早、晚各服1次。

【注意】服药期间应节制房事。

夺命无忧酒

【原料】煅寒水石、玄参、茯苓、贯仲各15克，山豆根、黄连、砂仁、荆芥、硼砂各10克，滑石18克，甘草6克，白酒1000毫升，蜂蜜50克。

【制作】将以上各药共研成粗末，装入纱布袋内，扎紧袋口，放进清洁的酒坛内加白酒密封浸泡，7天后开封去药袋，药酒过滤；蜂蜜掺入已滤药酒中，混匀即可饮酒。

【功效】泄热解毒，开窍醒神。

【主治】阳热之气过盛，同房易突然昏厥，平时性情急躁，多怒而狂，舌红苔黄燥，尿赤便秘等症。

【用法】每次服10毫升，早、晚各服1次。

【注意】服药期间应节制房事。

保元酒

【原料】人参10克，黄芪20克，肉桂、炙甘草各6克，白酒500毫升。

【制作】将人参、黄芪切片，与其余各药一起放入净瓶中，加白酒密封浸泡，7天后开封饮酒。

【功效】益气温阳。

【主治】房事易昏厥，阳气亏虚，体倦肢冷，气短不续，倦怠乏力等症。

【用法】每次服10毫升，早、晚各服1次。

【注意】昏厥时应先行急救，缓解后可服本药酒调理，服药期间应节制房事。

一阴酒

【原料】熟地黄30克，生地黄、丹参各18克，白芍、麦冬各15克，川牛膝10克，炙甘草6克，白酒1000毫升。

【制作】将以上各药共切碎，放入酒器内，加白酒封口浸泡，7天后开封滤去药渣，药酒过滤，即可饮酒。

【功效】滋阴降火。

【主治】房事易昏厥，阳气亏虚，体倦肢冷，气短不续，倦怠乏力等症。

【用法】每次服10毫升，早、晚各服1次。

【注意】昏厥时应先行急救，缓解后可服本药酒调理，服药期间应节制房事。

八物回生饮（酒）

【原料】人参、黄芪、白术各12克，鹿茸6克，当归、附子、干姜、肉桂各10克，水适量。

【制作】水煎备用（上方亦可用白酒或黄酒浸泡后饮用）。

【功效】大补元气，救逆固脱。

【主治】用于元气暴脱型房事昏厥。

【用法】每日1剂，早晚各服1次（药酒根据个体情况适量饮用）。

返魂药酒

【原料】当归20克，黑豆30克，紫苏、炮姜、赤芍、川芎各10克，肉桂、甘草各6克，白酒1000毫升，蜂蜜50克。

【制作】将以上各药共研成粗末，装入纱布袋中，扎紧袋口，放入酒坛内，加白酒浸泡，盖上坛盖，3 天后将酒坛悬放于盛水大锅内，隔水煮炖 1 小时左右，取出趁热密封坛口，待冷，贮存 15 天，开封取出药袋，药酒过滤；蜂蜜掺入已滤药酒中混匀即可饮酒。

【功效】祛瘀降逆，引血下行。

【主治】瘀血上逆所致，同房昏厥，醒后常有头晕头痛，情绪容易激动，口唇青紫等症。

【用法】每次服 10 毫升，早、晚各服 1 次。

【注意】服药期间应节制房事。

镇阴煎酒

【原料】熟地黄 30 克，制附片 12 克，淮牛膝 18 克，泽泻、肉桂、炙甘草各 10 克，白酒 1000 毫升，蜂蜜 50 克。

【制作】将以上各药共研成粗末，装入纱布袋中，扎紧袋口，放入酒坛内，加白酒浸泡，盖上坛盖，3 天后将酒坛悬放于盛水大锅内，隔水煮炖 1 小时左右，取出趁热密封坛口，待冷，贮存 15 天，开封取出药袋，药酒过滤；蜂蜜掺入已滤药酒中混匀即可饮酒。

【功效】滋阴回阳。

【主治】阴衰于下，阳浮于上，同房易突然昏厥，醒后仍有头晕眼花，四肢逆冷，精神恍惚，脉沉迟无力等症。

【用法】每次服 10 毫升，早、晚各服 1 次。

【注意】服药期间应节制房事。

房事昏厥方（酒）

【原料】生龙骨、生牡蛎各 18 克，熟地、白芍、怀牛膝各 15 克，山药、龟板、鳖甲、枸杞子、五味子各 12 克，麦冬、阿胶（烊化）、知母、山茱萸各 10 克，黄柏、炙甘草各 6 克，水适量。

【制作】水煎备用（上方亦可用白酒或黄酒浸泡后饮用）。

【功效】降逆滋阴。

【主治】房事中昏厥。

【用法】每日 1 剂，10 剂为 1 个疗程（药酒根据个体情况适量饮用）。

【注意】服药期间应节制房事。

大补元煎（酒）

【原料】人参 10 克，炒山药 15 克，杜仲 12 克，熟地黄、枸杞子、当归、山茱萸各 10 克，炙甘草 6 克，水适量。

【制作】水煎备用（上方亦可用白酒或黄酒浸泡后饮用）。

【功效】填精补髓，回阳秘窍。

【主治】肾精衰竭之房事昏厥。

【用法】每日 1 剂，早晚各服 1 次（药酒根据个体情况适量饮用）。

归脾汤加减方（酒）

【原料】党参、黄芪、炒枣仁各 15 克，当归、茯神、远志各 10 克，炒白芍 12 克，熟地黄 18 克，白术、生姜各 9 克，木香、陈皮、甘草各 6 克，大枣 6 枚，水适量。

【制作】水煎备用（上方亦可用白酒或黄酒浸泡后饮用）。

【功效】补益心脾。

【主治】用于心脾两虚之房事昏厥。

【用法】每日1剂，早、晚各服1次（药酒根据个体情况适量饮用）。

养心醒神汤（酒）

【原料】黄芪、党参、牡蛎各25克，熟地黄、菟丝子各20克，淫羊藿15克，白术、当归、甘草、茯神、远志、麦冬、龙齿、酸枣仁各10克，五味子7.5克，生姜5克，大枣5枚，水适量。

【制作】水煎备用（上方亦可用白酒或黄酒浸泡后饮用）。

【功效】益气健脾，养心安神。

【主治】房事昏厥。

【用法】每日1剂，早、晚各服1次，同时配合冲服朱珀散（药酒根据个体情况适量饮用）。

【注意】本方用于心脾两虚之房事晕厥。

十二、房事过度

房事过度是全身性虚损疾病。中医学称为房室劳、房室伤。色欲伤，色劳。男子耗伤肾精，若房事不节，或房事太过，超出了男女双方的适应能力，就会损伤脾肾而成房劳。若脾脏受损，则运化失职，水谷不化，气血乏源，使全身失养，虚损衰竭，便由之而生。肾为先天之本，生命之根，内寓真阴真阳。若肾脏受损，阴阳失调，即可影响其他脏器发生病理变化，遂成虚劳之证。正因为此，不少疾病的产生也多与房事过度有关。因而临床多采用活血通络，补肾壮阳，固精止遗，补肺健脾，滋肾益精等法治疗。

房事药酒方

【原料】淫羊藿500克，锁阳、巴戟天、黄芪、熟地各250克，枣皮、附片、肉桂、当归各100克，肉苁蓉210克，枸杞子、菟丝子、桑椹子各150克，韭子、车前子各60克，甘草110克，60度白酒10公斤。若肾阳偏虚，精子数正常但存活率低者。重用黄芪、肉桂、附片，加党参、黄精、阳起石、仙茅、海狗肾、金樱子等；肾阴偏虚，精子数少，精液少，精子存活率基本正常者，重用熟地，枣皮、枸杞子、桑椹子等，可加首乌、桑寄生、女贞子等。

【制作】将以上中药粉碎成粗末，放入白酒中，密封于瓷坛浸泡7～15天即可。

【功效】补肾益精，滋阴壮阳，抗老延年。

【主治】适用于阳痿、精子减少症、精子成活率低，腰膝酸软，四肢无力，耳鸣、眼花等。

【用法】每天3次，每次25～50毫升，饭前饮，用菜送下。

【注意】感冒发热、阴虚火旺、脾虚泄泻、胃肠湿热者不宜服。有胃病、肝病者慎用，不可饮用过多。

健脾滋肾壮元酒

【原料】杜仲（盐水炒断丝）26克，车前子（微炒）10克，广陈皮14克，淮山33克，鹿茸1对（去毛切片），甜酒、烧酒各2.5公斤。

【制作】将以上中药盛装入容器，用甜酒、烧酒煮约3柱香时间取出，以凉水泡一夜即可取出酌饮。

【功效】补肾壮阳，益气健脾，抗老延年。

【主治】适用于肾阳亏虚、脾胃虚弱引起的阳痿、遗精、腰膝酸软、消化不良等。

【用法】每天早、晚各饮1次，每次空腹饮服25～30毫升。

【注意】阴虚阳亢、外感发热、咽喉肿痛者不宜服。

蛤蚧参茸酒

【原料】蛤蚧1对，人参、肉苁蓉各30克，巴戟天、桑螵蛸各20克，鹿茸6克，白酒2000毫升。

【制作】将上药用白酒浸泡，密封，置阴凉干燥处，经常摇动，半个月后饮用。

【功效】补气壮阳，益精养血，强壮腰膝。

【主治】适用于元气亏虚、血不养精引起的阳痿、梦遗滑精、神疲气短、腰膝冷痛等。

【用法】每天早晚空腹时各服1次，每次20～30毫升。有胃病者改在饭后服。药酒饮完后，药渣爆干研成细末，每日早晚用温开水送服6克。

【注意】阴虚火旺者忌服。不能饮酒或有其他原因不宜饮酒者，可改用汤剂治疗。

一贯煎药酒

【原料】北沙参、生地、枸杞各20克，麦冬15克，当归、川楝子各10克，白酒1000毫升，冰糖100克。

【制作】将生地、当归切片，沙参打碎，与其余各药一起放入清洁的酒器内，加白酒密封浸泡12天后，开封滤去药渣；冰糖加少许清水熬成糖汁，放入已滤酒中，搅匀即成。

【功效】滋养肝肾。

【主治】适用于房事太过，伤及肝肾，头晕眼花，健忘失眠，梦遗滑精等症。

【用法】每次服10～15毫升。早、晚各服1次。

【注意】服药期间应节制房事。

百合固金酒

【原料】百合20克，麦冬、生地、白芍、熟地各15克，川贝母、玄参、当归、桔梗各10克，白酒1000毫升。

【制作】将以上诸药共研成粗末，装入纱布袋中，扎紧袋口，放入净器内，加白酒密封浸泡12天，即可开封饮酒。

【功效】滋养肺肾。

【主治】房劳过度，伤及肺肾，潮热盗汗，咳嗽咯痰，腰膝酸软等症。

【用法】每次服10毫升，早、晚各服1次。

【注意】服药期间应节制房事，火旺见咳血者不宜服用。

鹿茸丸（酒）

【原料】鹿茸30克，沉香10克，炮附子15克，菟丝子30克，破故纸、当归、胡芦巴各15克，茴香6克。

【制作】酒糊为丸，每服10克，睡前淡盐汤下。或作汤剂，水煎服（上方亦可用白酒或黄酒浸泡后饮用）。

【功效】补阳益精。

【主治】房劳所伤，精血亏耗，阴损及阳，精神疲惫，少气懒言，头昏耳鸣，遗精，阳痿，脉细无力，舌淡，苔少。

【用法】每日1剂，早晚各服1次（药酒根据个体情况适量饮用）。

【注意】服药期间应节制房事。

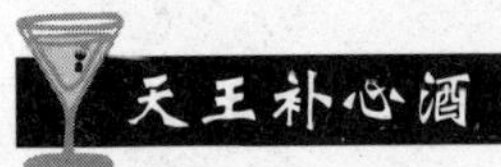

天王补心酒

【原料】潞党参、生地黄各20克、酸枣仁、柏子仁、茯苓、丹参各15克，当归、天冬、麦冬、玄参、龙眼肉各10克，桔梗、远志、五味子各6克，米酒1500毫升。

【制作】将以上诸药除了龙眼肉外共研成粗末，装入纱布袋中，扎紧袋口，放入净器内，加米酒密封浸泡12天，即可开封饮酒，注意低温保存。

【功效】滋阴养血，补心安神。

【主治】房劳损伤阴血所致心悸怔忡，心烦失眠，盗汗遗精等症。

【用法】每次服10毫升，早、晚各服1次，烫热服。

【注意】服药期间应节制房事，注意饮食营养。

生髓育麟酒

【原料】红参12克，鹿茸、五味子各6克，熟地黄、山药、桑椹、枸杞、菟丝子各18克，肉苁蓉、山茱萸、龟板胶、鱼鳔、当归、柏子仁、紫河车粉各10克，60度高粱白酒2000毫升，白糖120克。

【制作】将以上各药共研成粗末，装入纱布袋内，扎紧袋口，放进酒坛中，加白酒密封浸泡12天，开封去药袋，药酒过滤，加白糖搅匀即可服用。

【功效】滋肾填精。

【主治】适用于房劳伤肾，肾精亏虚，腰膝酸软，耳鸣头晕，精清精少，婚后无子等症。

【用法】每次服10毫升，早、晚各服1次，宜缓缓饮下。

【注意】服药期间应节制房事。

冷补丸（酒）

【原料】熟地黄、生地黄、天门冬、川牛膝、白芍、地骨皮、白蒺藜、麦门冬各12克，石斛6克，玄参10克，磁石15克，沉香3克。

【制作】将上药制成蜜丸，每服10克，日2次。或作汤剂，水煎服（上方亦可用白酒或黄酒浸泡后饮用）。

【功效】滋补肾阴，清热润肺。

【主治】房事过度，肺肾阴虚。证见五心烦热，两颧潮红，口燥而渴，耳痒耳聋，腰腿软弱，阳强，房事无精，或伴血精，小便赤涩，大便或难，脉细数，舌红少苔等。

【用法】每日1剂，早晚各服1次（药酒根据个体情况适量饮用）。

【注意】服药期间应节制房事。

无比山药酒

【原料】淮山药、肉苁蓉、干地黄、

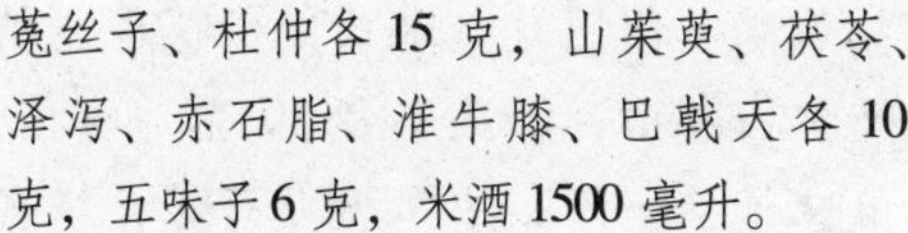

菟丝子、杜仲各15克，山茱萸、茯苓、泽泻、赤石脂、淮牛膝、巴戟天各10克，五味子6克，米酒1500毫升。

【制作】将以上诸药研成粗末，装入纱布袋中，扎紧袋口，放入净器内，加米酒密封浸泡12天，即可开封饮酒，药酒应注意低温保存。

【功效】补肾助阳，摄纳肾气。

【主治】适用于久病正虚，房室不节，精气耗伤，头晕气短，体倦乏力，早泄，遗精等症。

【用法】每次服10～20毫升，早、晚各服1次，烫热饮下。

【注意】服药期间应节制房事，同时加强饮食营养。

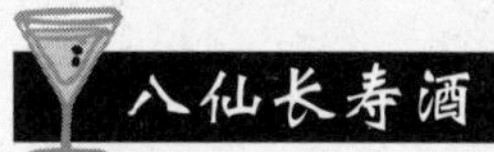

八仙长寿酒

【原料】淮山药20克，山茱萸、茯苓、生地黄各15克，麦冬12克，丹皮、泽泻各10克，五味子6克，白酒1000毫升，白糖100克。

【制作】将以上各药加白酒密封浸泡12天，开封去药渣，加白糖搅匀即可服用。

【功效】滋肾润肺。

【主治】适用于肺肾阴虚房劳症，伴形体消瘦，口干咽燥，潮热盗汗，腰膝酸软，早泄遗精等症。

【用法】每次服10～20毫升，早、晚各服1次。

【注意】服药期间应节制房事。

河车药酒

【原料】紫河车1具，白酒1000毫升，白糖50克，生姜6克。

【制作】将紫河车用温水洗净，去筋膜、血管，放入容器中，加少许食盐、姜片和清水，置文火上煮沸15分钟左右，倒入白酒，加盖密封，浸泡7天后，开封滤去药渣，加白糖混匀，即可饮酒。

【功效】补肝肾，益精血。

【主治】适用于房事不节，精泄过度，肝肾亏损，头晕耳鸣，腰膝酸软，骨蒸劳热，形体消瘦等症。

【用法】每次10毫升，早、晚各服1次。

【注意】药酒宜低温保存，热天宜放入冰箱内，服药期间应节制房事。

心肾两交汤（酒）

【原料】熟地黄、酸枣仁各15克，山茱萸、当归、麦门冬各12克，人参9克，白芥子、黄连各6克，肉桂2克，水适量。

【制作】水煎（上方亦可用白酒或黄酒浸泡后饮用）。

【功效】交通心肾，滋阴清心。

【主治】房事过度，肾水亏虚，水不上济，心火无制，心肾不交。以心烦不寐，心悸怔忡，烦热盗汗，腰膝酸软，滑精早泄，脉细数，舌尖红，苔少为主要症状。

【用法】每日1剂，早、晚各服1次（药酒根据个体情况适量饮用）。

【注意】服药期间应节制房事。

人参麦冬甘草粳米大枣汤（酒）

【原料】人参、麦冬各9克，甘草3克，粳米15克，大枣6枚，水适量。

【制作】水煎（上方亦可用白酒或黄酒浸泡后饮用）。

【功效】补中益气。

【主治】房劳之证，久虚不复，脾胃虚弱，后天无资。证见气短少言，头晕乏力，不思饮食，精神困倦，阳痿，精少，不育，脉细弱无力，舌淡苔白等。

【用法】每日1剂，早、晚各服1次（药酒根据个体情况适量饮用）。

【注意】服药期间应节制房事。

增损肾沥酒

【原料】白晒参、麦冬、生地黄、当归、茯苓、石斛各15克，地骨皮、花粉、泽泻、桑白皮、生姜各10克，远志、桂心、甘草、五味子各6克，大红枣10枚，羊肾1具，白酒1500毫升。

【制作】将羊肾用清水洗净，去脂膜，加适量水和酒煮熟，切片炕干，与其余各药共研成粗末，用纱布袋装起，扎紧袋口，放进清洁的酒坛内，加白酒，密封坛口，浸泡15天后即可开封饮酒。

【功效】益气，养阴，补肾。

【主治】房事不节，精气耗伤，头晕气短，体倦乏力，腰酸耳鸣，潮热盗汗，早泄，遗精等症。

【用法】每次10毫升，早、晚各服1次，饭前空腹服。

【注意】服药期间应节制房事，加强饮食营养。

壮火药酒

【原料】熟地黄、枸杞子各30克，龙骨30克，红参、山萸肉、酸枣仁、巴戟天、制附片、破故纸、茯苓、柏子仁、淮山药、芡实各10克，肉桂、五味子各6克，白酒2000毫升，蜂蜜100克。

【制作】将以各药共研成粗末，装入纱布袋中，扎紧袋口，放入酒坛内，加白酒浸泡，盖上坛盖，3天后将酒坛悬放于盛水大锅内，隔水煮炖1小时左右，取出趁热密封坛口，待冷，贮存15天，开封取出药袋，药酒过滤；蜂蜜掺入已滤药酒中混匀即可饮酒。

【功效】补肾助阳，滋阴益精。

【主治】适用于房事太过，肾阳虚衰，命火不足、畏寒怕冷，心悸气短，食欲不振，阳痿，精清，精冷，不育等症。

【用法】每次服10毫升，早、晚各服1次，饭前空腹服。

【注意】服药期间应节制房事，加强饮食营养。

黄芪建中汤（酒）

【原料】黄芪、桂枝、生姜各10克，芍药20克，大枣12枚，炙甘草6克，饴糖200毫升，水适量。

【制作】将前6味水煎，加入饴糖化服（上方亦可用白酒或黄酒浸泡后饮用）。

【功效】益气建中。

【主治】房劳之证，久虚难复，中气受损，证见气短神疲，心悸头晕，食少腹胀，面色无华，脉细弱，舌淡，苔白等。

【用法】每日1剂，早、晚各服1次（药酒根据个体情况适量饮用）。

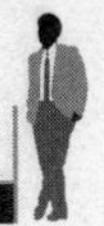

【注意】服药期间应节制房事。

人参汤（酒）

【原料】人参、麦冬、前胡、五味子各9克，茯苓、当归各12克，芍药10克，桂心、橘皮、枳实、大枣各6克，甘草3克，生姜、白糖、蜀椒各3克，水适量。

【制作】水煎（上方亦可用白酒或黄酒浸泡后饮用）。

【功效】益气补血，调中理气。

【主治】房劳所伤，久损不复，证见形体劳倦，食少脘胀，胸胁满闷，阳痿，精少，脉细弱，舌淡，苔白薄腻等。

【用法】每日1剂，早、晚各服1次（药酒根据个体情况适量饮用）。

【注意】服药期间应节制房事。

大薯蓣酒

【原料】生地黄、淮山药、当归、阿胶、白芍、前胡、石膏、大枣各15克，白晒参、制附片、黄芩、天冬、泽泻、杏仁、白术、白蔹、桔梗、大豆黄卷、干姜各10克，干漆、肉桂、五味子、大黄、甘草各6克，白酒2500毫升，蜂蜜150克。

【制作】将以上各药共研成粗末，装入纱布袋中，扎紧袋口，放入酒坛内，加白酒浸泡，盖上坛盖，3天后将酒坛悬放于盛水大锅内，隔水煮炖1小时左右，取出趁热密封坛口，待冷，贮存15天，开封取出药袋，药酒过滤；蜂蜜掺入已滤药酒中混匀即可饮酒。

【功效】益气温阳，养血补虚。

【主治】适用于气虚阳衰，精血不足，同房易突然昏厥，醒后仍有头晕眼花，四肢逆冷，体瘦神差，面色不华，脉沉迟大无力等症。

【用法】每次服10毫升，早、晚各服1次，饭前空腹服。

【注意】服药期间应节制房事。

十补药酒

【原料】熟地黄、淮山药各20克，鹿茸、制附片、山萸肉、丹皮、茯苓、泽泻各12克，五味子、肉桂各10克，白酒100毫升，蜂蜜50克。

【制作】将以上各药共研成粗末，装入纱布袋中，扎紧袋口，放入酒坛内，加白酒浸泡，盖上坛盖，3天后将酒坛悬放于盛水大锅内，隔水煮炖1小时左右，取出趁热密封坛口，待冷，贮存12天，开封取出药袋，药酒过滤；蜂蜜掺入药酒中混匀即可饮酒。药袋中药末取出烘干，研细装入2号胶囊备用。

【功效】温肾壮阳，补益真阴。

【主治】适用于肾阳虚衰，精血不足，同房易突然昏厥，醒后仍有四肢逆冷，头晕眼花，腰酸耳鸣，心悸不宁，体倦神急，面色不华等症。

【用法】每次服10毫升，早、晚各服1次，饭前空腹服。胶囊每次2～4粒，用药酒或白开水送服。

【注意】服药期间应节制房事。

补阴益气煎（酒）

【原料】人参9克，当归、山药各10克，熟地12克，陈皮8克，炙甘草、升麻、柴胡各6克，生姜3克，水适量。

【制作】水煎（上方亦可用白酒或黄酒浸泡后饮用）。

【功效】补阴益气。

【主治】房劳所伤，气阴两亏，证见神疲乏力，气短懒言，阳痿，精少，食少不寐，脉细弱无力，舌淡苔少等。

【用法】每日1剂，早、晚各服1次（药酒根据个体情况适量饮用）。

【注意】服药期间应节制房事。

补虚益精大通酒

【原料】干地黄24克，白晒参、当归、干姜、肉苁蓉、石斛、茯苓、天冬、白术、白芍、炙甘草各15克，紫菀茸、麻子仁、黄芩、防风、杏仁、白芷各10克，蜀椒、大黄各6克，白酒2000毫升，蜂蜜100克。

【制作】将以上各药共研成粗末，装入纱布袋中，扎紧袋口，放进洁净的酒坛内，加白酒并密封坛口，浸泡15天后开封去药袋，药酒过滤，加蜂蜜混匀即可饮酒。

【功效】益气养血，温中补虚。

【主治】适用于房劳损伤，气血亏虚，头晕眼花，心悸不宁，失眠多梦，倦怠乏力，食少便溏，四肢不温，面色不华等症。

【用法】每次服10毫升，早、晚各服1次，饭前空腹服。

【注意】服药期间应节制房事，加强饮食营养。

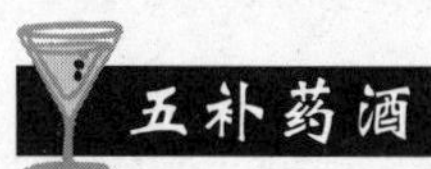

五补药酒

【原料】生地黄、淮山药、杜仲、巴戟天、狗脊、肉苁蓉、茯苓、菟丝子、覆盆子、石龙芮各15克，白晒参、制附片、白术、石斛、五加皮、淮牛膝、蛇床子、萆薢、石南叶、天冬各12克，鹿茸、五味子、远志、防风各10克，白酒3000毫升，蜂蜜150克。

【制作】将以上各药共研成粗末，装入纱布袋中，扎紧袋口，放入酒坛内，加白酒浸泡，盖上坛盖，3天后将酒坛悬放于盛水大锅内，隔水煮炖1小时左右，取出趁热密封坛口，待冷，贮存12天，开封取出药袋，药酒过滤；蜂蜜掺入药酒中混匀即可饮酒。药袋中药末取出烘干，研细装入2号胶囊备用。

【功效】补益气血，温肾壮阳。

【主治】适用于肾气虚损，五劳七伤，腰脚酸疼，肢节疼痛，视力减退，心悸健忘，寐少梦多，食欲不振等症。

【用法】药酒每次服10毫升，早、晚各服1次，饭前空腹服；胶囊每次服2～4粒，一日2次，与药酒同时服（用药酒或白开水吞服）。

【注意】服药期间应节制房事，加强饮食营养。

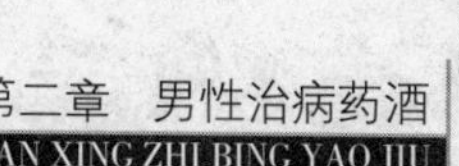

补肾熟干地黄酒

【原料】生地黄、熟地黄各30克，当归、白芍、淮牛膝、杜仲、石斛、白术、茯苓各15克，白晒参、制附片各12克，五味子、桂心、荜澄茄、沉香、厚朴各10克，白酒2500毫升，蜂蜜150克。

【制作】将以上各药共研成粗末，装入纱布袋中，扎紧袋口，放入酒坛内，加白酒浸泡，盖上坛盖，3天后将酒坛悬放于盛水大锅内，隔水煮炖1小时左右，取出趁热密封坛口，待冷，贮存15天，开封取出药袋，药酒过滤；蜂蜜掺入已滤药酒中混匀即可饮酒。

【功效】补益气血，温肾壮阳。

【主治】肾气虚损，腹胀腰疼，少腹急痛，手足逆冷，饮食减少，面色黎黑，百节疼痛等症。

【用法】每次服10毫升，早、晚各服1次，饭前空腹服。

【注意】服药期间应节制房事。

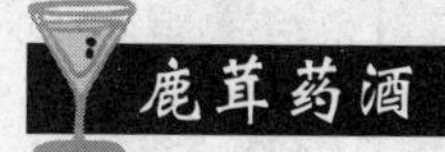

鹿茸药酒

【原料】鹿茸20克，菟丝子30克，制附子12克，当归、胡芦巴、破故纸各15克，沉香、小茴香各10克，白酒1500毫升，蜂蜜100克。

【制作】将以上各药共研成粗末，装入纱布袋中，扎紧袋口，放入酒坛内，加白酒浸泡，盖上坛盖，3天后将酒坛悬放于盛水大锅内，隔水煮炖1小时左右，取出趁热密封坛口，待冷，贮存15天，开封取出药袋，药酒过滤；蜂蜜掺入已滤药酒中混匀即可饮用。

【功效】温肾壮阳，填补精血。

【主治】房劳伤损，阳气阴血亏虚，头晕耳鸣，腰酸腿软，气短懒言，神疲乏力，心悸失眠等症。

【用法】每次服10毫升，早、晚各服1次，饭前空腹服。

【注意】服药期间应节制房事。

第三节　男性不育

一、不育症

夫妇婚后同居一年以上，未采取任何避孕措施，由于男性方面的原因造成女方不孕者，称为男性不育症。男性不育症发生率为10%左右。临床上把男性不育分为性功能障碍和性功能正常两类，后者依据精液分析结果可进一步分为无精子症、少精子症、弱精子症、精子无力症和精子数正常性不育。近几年随着人们对人类生殖问题认识的提高以及男科学研究的飞速发展，男性不育的发现率逐步增高。中医学认为，肾主藏精，主发育与生殖。肾精充盛，则人体生长发育健壮，性功能及生殖功能正常。肝主藏血，肝血充养，则生殖器官得以滋养，婚后房事得以持久。脾主运化，水谷精微得以布散，精室得以补养，才能使精液充足。凡肾、肝、脾、心等脏腑功能失调均可影响生殖功能，出现精少、精弱、精寒、精薄、精热、精稠、阳痿、早泄、不射精等症，乃至男性不育。针对男性不育之肾气虚弱、脏腑失调病理病机，临床以疏肝益肾、健脾祛湿为主要治则，全面补益脏腑功能，内调外治，使精血充足、精室补养。

毓麟酒

【原料】肉苁蓉、覆盆子、炒补骨脂各30克，桑椹、枸杞子、菟丝子、韭菜子、褚实子、巴戟天各23克，山茱萸、牛膝各22克，莲须15g，蛇床子、炒山药、木香各7.5克，白酒3000毫升。

【制作】将前15味研为粗末，入布袋，置容器中，加入白酒，密封，隔水蒸煮4小时，取出埋入土中2日后取出，过滤去药渣，即可饮酒。

【功效】补肝益肾，助阳固精。

【主治】不育症，阳痿，早泄等症。

【用法】每次服20毫升，早、晚各服1次。

【注意】服药期间应注意节制房事。

枸杞肉酒

【原料】枸杞子、龙眼肉、核桃肉、白米糖各250克，烧酒7000毫升，糯米酒500毫升。

【制作】将前3味捣碎，入布袋，置容器中，加入烧酒、糯米酒和白米糖（击碎），密封，浸泡21日后，过滤去渣，即可饮酒。

【功效】补肾健脾，养血脉，抗衰老。

【主治】脾肾两虚，面色萎黄，精神萎靡，腰膝酸软，阳痿早泄，精少不育等。

【用法】每次服30～50毫升，早、晚各服1次，饭前空腹服。

【注意】服药期间应注意节制房事。

种子药酒

【原料】淫羊藿125克，核桃仁、怀生地各60克，枸杞子、五加皮各30克，白酒1000毫升。

【制作】将前5味切碎，置容器中，加入白酒，密封，隔水加热蒸透，取下待冷，浸泡7日后，过滤去渣，即可饮酒。

【功效】补肾阳，益精血。

【主治】不育症。

【用法】每次服10～15毫升，早、晚各服1次。

【注意】服药期间应注意节制房事。

五花酒

【原料】玫瑰花、蔷薇花、梅花、韭菜花、沉香各15克，核桃肉125克，米酒、白酒各1250毫升。

【制作】将前6味共入布袋，置容器中，加入白酒，密封，浸泡1个月后，过滤去渣，兑入米酒，即可饮酒。

【功效】益肾固精，强阳起痿。

【主治】肾阳不足，阳痿不举，小

便淋沥，阳弱不育等症。

【用法】随意饮之，勿醉为度。

【注意】服药期间应注意节制房事。

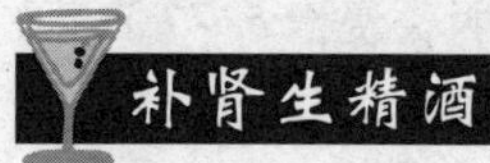

补肾生精酒

【原料】淫羊藿125克，锁阳、巴戟天、黄芪、熟地黄各62克，枣皮、制附子、肉桂、当归各22克，肉苁蓉50克，枸杞子、桑椹、菟丝子各34克，韭菜子、前胡各16克，甘草25克，白酒2500毫升。

【制作】将前16味研为细末，入布袋，置容器中，加入白酒，密封，浸泡15日后，过滤去渣，即可饮酒。

【功效】补肾益精，滋阴壮阳。

【主治】肾虚阳萎，不育症，腰膝酸软，四肢乏力，耳鸣眼花等症。

【用法】每次服25毫升，日服3次。

【注意】服药期间应注意节制房事。

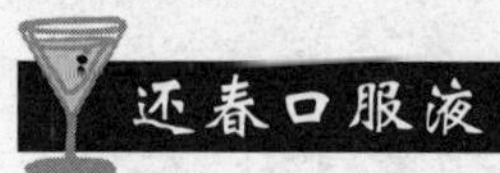

还春口服液

【原料】红参、淫羊藿、田三七、枸杞子各15克，鹿茸5克，白酒500毫升。

【制作】将前5味捣（切）碎，置玻璃器皿内，用白酒浸泡2周，过滤去渣，取上清液，备用。

【功效】益气生津，壮阳，活血。

【主治】肾虚型男性不育症，性功能减退。

【用法】每次服10毫升，日服2次。

【注意】服药期间应注意节制房事。

生精酒

【原料】鹿茸10克，鹿鞭15克，海狗肾1对，熟地黄60克，韭菜子、巴戟天、仙灵脾、五味子各30克，白酒2500毫升。

【制作】将前8味切碎，置容器中，加入白酒，密封。浸泡10日后，过滤去渣，即可饮酒。

【功效】补肾壮阳，益精血。

【主治】肾虚型男性不育症。

【用法】每次服10毫升，日服3次。

【注意】服药期间应注意节制房事。

仙传种子药酒

【原料】茯苓100克，红枣肉50克，核桃仁40克，黄芪（蜜炙）、人参、当归、川芎、炒白芍、生地黄、熟地黄、小茴香、枸杞子、覆盆子、陈皮、沉香、官桂、砂仁、甘草各5克，五味子、乳香、没药各3克，蜂蜜600克，糯米酒1000毫升，白酒2000毫升。

【制作】先将蜂蜜入锅内熬滚，入乳香、没药搅匀，微火熬滚后倒入容器中，再将前19味共研为粗末，与糯米酒、白酒一同加入容器中，密封，隔水蒸煮40分钟，取出埋入土中，3日后去火毒，取出过滤去渣，即可饮酒。

【功效】填髓补精，壮筋骨，明耳目，悦颜色。

【主治】气血不足，头晕耳鸣，视物昏花，腰膝酸软，面色无华，精少不育等症。

【用法】 每次服30毫升，日服3次。

【注意】 服药期间应注意节制房事。

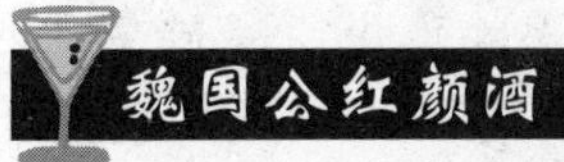

魏国公红颜酒

【原料】 莲子肉、松子仁、白果仁、龙眼肉各10克，白酒500毫升。

【制作】 将以上4味切碎，置容器中，加入白酒，密封，浸泡15日后，过滤去药渣，即可饮酒。

【功效】 滋阴壮阳。

【主治】 身体羸弱，心悸怔忡，神疲乏力，男子不育等症。

【用法】 每日2次，或随量饮之。

【注意】 服药期间应注意节制房事。

海狗肾酒

【原料】 海狗肾1具，生晒参15克，怀山药30克，白酒1000毫升。

【制作】 将前3味加工使碎，置容器中，加入白酒，密封，浸泡7日后，过滤去药渣，即可饮酒。

【功效】 补肾助阳，益气强身。

【主治】 不育症，精冷，阳痿滑精，畏寒肢冷，腰膝冷痛等。

【用法】 每次服20毫升，每日服2次。

【注意】 服药期间应注意节制房事。

九子生精酒

【原料】 枸杞子、菟丝子、覆盆子、车前子、五味子、女贞子、桑椹子、巨胜子各50克，九香虫30克，白酒1000毫升。

【制作】 将前10味药捣碎，置容器中，加入白酒，密封，浸泡5～7日后，过滤去药渣，贮瓶备用。

【功效】 阴阳并补，生化肾精。

【主治】 特发性少精症。证属先天不足或后天失调，精神疲乏，头晕耳鸣，健忘腰酸，或胸腹闷胀，或无自觉症状等。

【用法】 每次服15～30毫升，日服2或3次。

【注意】 服药期间应注意节制房事。

二子内金酒

【原料】 菟丝子、韭菜子各100克，鸡内金、益智仁各50克，白酒750毫升。

【制作】 将前4味捣碎，置容器中，加入白酒，密封，浸泡7天后，过滤去渣，即可饮酒。

【功效】 补肾壮阳，固精。

【主治】 早泄，不育症等。

【用法】 每次服15～30毫升，每日服3次。

【注意】 服药期间应注意节制房事。

龟龄集酒

【原料】 鹿茸250克，人参200克，熟地黄60克，炮山甲、大青盐、生地黄各80克，海马、石燕各100克，肉苁蓉90克，家雀脑30个，大蜻蜓、淫羊藿、杜仲炭各20克，甘草

10克，地骨皮、川牛膝、天冬各40克，锁阳、菟丝子、补骨脂、枸杞子各30克，蚕蛾9克，硫黄3克，公丁香、急性子各25克，细辛15克，黑附子170克，白酒2000毫升。

【制作】将上药切碎，与白酒一起置入容器中，密封，隔水小火煮2小时，静置7天即成，静置期间，每日振摇1次。

【功效】兴阳助肾，大补真元。

【主治】肾阳虚弱或劳倦内伤，症见阳痿，滑精，筋骨无力，步履艰难，头昏目眩，神经衰弱，男子不育等；本药酒既能防病治病，又能延年益寿。

【用法】每次服15～30毫升，每日服2次。

【注意】服药期间应注意节制房事。

助育延宗酒

【原料】鲜狗鞭2具，紫河车50克，仙灵脾100克，枸杞子100克，丹参100克，50度以上白酒2.5升。

【制作】将上药共置于容器内，倒入白酒，密封浸泡20日后即可饮用。

【功效】补肾益精，滋阴养肝，活血通络。

【主治】精液异常不育症（包括无精子症、精液稀少症、精液不液化症、精子畸形症、死精过多症）等。

【用法】每次服20～25毫升，每日服3次，30日为1个疗程。

【注意】服药期间应注意节制房事。

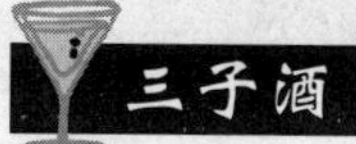

三子酒

【原料】菟丝子200克，枸杞子150克，女贞子150克，路路通100克，38～50度米酒2000毫升。

【制作】将上药置于容器内，倒入米酒，密封浸泡50日后即可饮用。

【功效】补肾益精。

【主治】男子不育症。

【用法】每日早、中午饭前各服20毫升，晚睡前服60毫升，耐酒力强者每次可加服5～20毫升。60日为1个疗程。

【注意】在第1个疗程期间忌行房事。60日后继续服药酒并鼓励行房。

仙茅酒

【原料】仙茅250克，白酒1000毫升。

【制作】将仙茅投入白酒中，密封，浸泡7日后即可饮用。

【功效】益肾壮阳，温肾散寒。

【主治】因肾阳虚所致的精液清冷、少精子、死精子过多、畸形精子过多、精子活动异常、精液不液化等。

【用法】口服：每次服15～30毫升，日服2次。

【注意】服药期间忌行房事。

五加种子酒

【原料】淫羊藿125克，胡桃肉、生地黄各60克，枸杞子、五加皮各30克，白酒1000毫升。

【制作】将前5味捣碎，置容器中，加入白酒，密封，加热蒸透，取之待冷，浸泡7日即可饮用。

【功效】补肾阳，益精血。

【主治】适用于不育症等。

【用法】口服：每次服10毫升，每日早、晚各服1次。

【注意】服药期间忌行房事。

熟地黄固精酒

【原料】枸杞子20克，当归10克，熟地黄30克，白酒500毫升。

【制作】将前3味加工捣碎，装入布袋，置容器中，加入白酒，密封浸泡14日，每日振摇1次，开封后去药袋即可饮酒。

【功效】滋阴补血。

【主治】适用于肝肾精血不足所致的不育症等。

【用法】口服：每次服15毫升，每日早、晚各服1次。

【注意】服药期间忌行房事。

夜交鸡睾酒

【原料】鲜鸡睾丸40克，淫羊藿、夜交藤、仙茅、路路通、龙眼肉各20克，白酒500毫升。

【制作】将前6味置容器中，加入白酒，密封浸泡30日即可饮酒。

【功效】补肾强精。

【主治】适用于不育症等。

【用法】口服：每次服40毫升，每日早、晚各服1次。

【注意】服药期间忌行房事。

宜男酒

【原料】当归、茯苓、枸杞子、川牛膝各30克，黄酒100毫升。

【制作】将前4味研碎，装入纱布袋，置容器中，加入米酒，密封，隔水加热30分钟，埋入土中7日后取出即成。

【功效】补肝肾，益精血。

【主治】适用于婚后不育症等。

【用法】口服：每次服10毫升，每日早、晚各服1次。

【注意】服药期间忌行房事。

补肾生精酒

【原料】淫羊藿125克，锁阳、巴戟天、黄芪、熟地黄各62克，枣皮、制附片、肉桂、当归各22克，肉苁蓉50克，枸杞子、桑椹子、菟丝子各34克，韭菜子16克，甘草25克，白酒2500毫升。

【制作】将上药加工使碎，装入绢布袋，扎口放入酒坛中，倒入白酒，密封坛口，置阴凉处，浸泡15日后即成。

【功效】补肾益精，滋阴壮阳。

【主治】本酒适于肾虚阳痿，精子减少，腰酸膝软，四肢无力，耳鸣健忘，男性不育等症。

【用法】口服：每日3次，两次饭前就菜饮服30～50毫升。

【注意】服药期间忌行房事。

鹿茸虫草酒

【原料】鹿茸20克，冬虫夏草90克，高粱酒1500毫升。

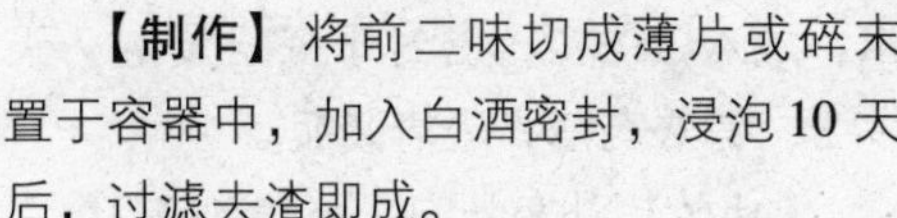

【制作】将前二味切成薄片或碎末置于容器中，加入白酒密封，浸泡 10 天后，过滤去渣即成。

【功效】补肾壮阳。

【主治】由肾阳虚衰，或精血亏损所致的腰膝酸软无力，畏寒肢冷，男子阳痿不育等症。

【用法】口服：每次 20～30 毫升，1 日 2 次。

【注意】阴虚及易上火者禁用。

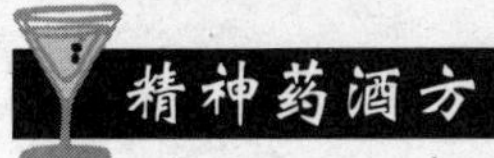

精神药酒方

【原料】枸杞子 30 克，熟地黄、红参、淫羊藿各 15 克，沙苑疾藜 25 克，母丁香 10 克，沉香 5 克，荔枝核 12 克，炒远志 3 克，冰糖 250 克，白酒 1000 毫升。

【制作】将前 9 味捣碎置于容器中，加入白酒和冰糖，密封，浸泡 1 个月后，过滤去渣即成。

【功效】健脑补肾。

【主治】凡因脑力劳动过度引起的精神疲倦、头昏脑胀、腰酸背痛、遗精、阳痿。治男子阳虚精亏不育之症极效。

【用法】口服：每晚服 20 毫升，分数口缓缓饮下。

【注意】幼儿、少年禁服。

精子稀少症不育方

【原料】淫羊藿 1 000 克，枸杞子 600 克，山茱萸 300 克，巴戟天 200 克，韭菜子 100 克，肉苁蓉 200 克，金银花 200 克，蒲公英 100 克，生甘草 100 克，白酒 8000 毫升。

【制作】将上药浸入酒内放坛中密封储存 7 日，搅拌 1 次，15 日后滤净去渣取液即可饮用。

【功效】补肾生精，清热解毒。

【主治】精子稀少症，不育症。

【用法】口服：每服 3～5 毫升，每日 2 次。

【注意】幼儿、少年禁服。

死精症不育方

【原料】巴戟天 300 克，淫羊藿 1500 克，枸杞子 600 克，肉苁蓉 500 克，金银花 300 克，蒲公英 200 克，黄柏 200 克，白酒 10000 毫升。

【制作】将上药浸入酒内放坛中密封储存 7 日，搅拌 1 次，15 日后滤净去渣取液即可饮用。

【功效】补清结合，标本兼顾。

【主治】死精症，不育症。

【用法】口服：每服 3～5 毫升，每日 2 次。

【注意】幼儿、少年禁服。

二、无精子症

无精子症是指病人的精液中没有精子，世界卫生组织在男性不育的诊断检查及处理手册中指明，无精子症是指精子密度等于零，即使将精液离心后检查亦不能发现精子。临床上通常 3 次离心镜检精液仍未见到精子，同时，排除不射精和逆行射精后方可确诊为无精子症。引起睾丸生精功能障碍的常见原因有无睾症，或因食用棉籽油抑制了精子生成，或精索静脉曲张等。中医学认为，无精子症多由于先天不足，禀赋薄弱，肾精亏损，命火衰微；或由于后天失调，虚损太过，脾失运化，精血乏源；湿热素盛，瘀阻，闭塞精道；或先患痄腮，少阳之疫毒下流厥阴，而余毒留恋，精虫难生而导致无精子症。虚证者多由肾虚，常伴有性欲减退、阳痿、早泄、腰酸膝软等。实证者多由瘀热，常伴有性欲正常或亢进，睾丸肿痛，血精等。以补肾填精、清热化瘀为治则。

加味五子衍宗酒

【原料】五味子、红花、甘草各6克，柴胡、车前子、枳壳、王不留行、川牛膝各10克，枸杞、菟丝子、覆盆子、白芍、淫羊藿、巴戟天各15克，当归、桃仁各12克，狗肾1具，白酒3500毫升，冰糖100克。

【制作】将狗肾用清水洗净，其余各药打成粗末，装入纱布袋内，扎紧袋口；冰糖加少许水熬成糖汁；狗肾与药袋一起放入酒坛中，封口。12天后开封，取出药袋与狗肾，药酒过滤后加冰糖汁，即可饮酒。

【功效】调气活血，益肾生精。

【主治】适用于婚后多年不育，体壮无病，多次检查精液中无精子存在等症。

【用法】每次服10毫升。早、晚各服1次，宜缓缓饮入。

【注意】服药期间应节制房事，忌生冷饮食。

鹿茸山药补精酒

【原料】鹿茸6克，山药60克，高度白酒1000毫升。

【制作】将以上两味中药粉碎成粗末，放入白酒中，密封于瓷坛浸泡7天以上，滤去药渣，澄清装瓶。

【功效】补肾壮阳，补精种子。

【主治】适用于肾阳虚衰、肾精亏损所致的无精子、少精子、死精子过多、畸形精子过多、精液不液化、免疫性不育等男性不育等。

【用法】每天早、晚各饮1次，每次空腹饮服10毫升。

【注意】服药期间应节制房事，不可频繁性交。

夺天酒

【原料】黄芪、熟地各30克，菟丝子、补骨脂、杜仲、龙骨、茯苓、白芍各20克，白晒参、当归、白术、附片、松子仁、砂仁、地龙、五味子、山茱萸各10克，鹿茸6克，驴肾1个，驴睾丸1具，白酒2000毫升，冰糖120克。

【制作】将驴肾、驴睾丸用清水洗净，其余各药打成粗末，装入纱布袋中，扎紧袋口；驴肾、驴睾丸及药袋一起放入酒坛内，加白酒封口浸泡3天后，将酒坛悬放于大锅内，隔水炖煮1小时左右，趁热密封坛口；取出酒坛放进冷水中（或埋于土中退火），储存12天；取药袋与驴肾、驴睾丸，药酒过滤，并将冰糖加少许清水熬成糖汁放入酒中，即可饮酒。驴肾、驴睾丸切片，药袋中药末倒出烘干，共研成细末，装入2号胶囊（或保存药粉）备用。

【功效】温阳补肾，补髓生精。

【主治】肾阴肾阳不足，精清精冷，精液中无精子，结婚多年不育等症。

【用法】每次服10毫升。早、晚各服1次；胶囊每次服2~4粒，一日2次（或早、晚以药酒吞服药粉3克）。

【注意】服药期间应节制房事，平时可配合食疗，如枸杞粥（枸杞50克，和米煮粥，加白糖或蜂蜜服食）、核桃五味子蜜糊（核桃仁8个，五味子3克洗净，蜂蜜适量共捣成糊状服食）。

补天育麟酒

【原料】黄芪30克，熟地、山药各20克，红参、肉苁蓉、巴戟天、淫羊藿、蛇床子、菟丝子各15克，山茱萸、芡实、柏子仁、锁阳、当归各12克，白术、麦冬、五味子、砂仁、紫河车粉各10克，鹿茸、肉桂、黄连各6克，海狗肾1具，60度高粱酒2000毫升，冰糖150克。

【制作】将海狗肾用清水洗净，炕干并与其余各药共成粗末，一起装入纱布袋中，扎紧袋口；药袋放进酒坛内，例入白酒，坛内加盖。浸泡3天后，将酒坛悬放于大锅内，隔水炖煮1小时左右，取出酒坛趁热密封坛口，放进冷水中退火待凉，储存12天后，取出药袋，药渣过滤；冰糖熬成糖汁加入滤过的酒中混合，即可饮酒。药袋中药末倒出烘干，研成细末，备用。

【功效】生精益肾，峻补奇经。

【主治】禀赋不足，奇经亏损，精液量少，精虫极少，或无精虫，伴性器官发育不良，性功能减弱，性欲淡漠等。

【用法】药粉每次服3~5克，用白酒10~15毫升冲服，一日2次。

【注意】服药期间应节制房事，注意饮食调养。

生髓育儿汤（酒）

【原料】人参15克，麦冬12克，肉苁蓉10克，山药12克，山萸肉12克，熟地10克，桑椹12克，鹿茸6克，枸杞10克，龟板胶12克，菟丝子12克，当归lO克，川芎10克，紫河车10克，鱼鳔1个，水适量。

【制作】水煎备用（上方亦可用白酒或黄酒浸泡后饮用）。

【功效】补肾填精，益髓生精。

【主治】主要用于肾精亏虚型的无精子症患者。

【用法】每日1剂，早晚两次服用。（药酒根据个体酒量适当饮用）。

【注意】服药期间应节制房事。

助育酒

【原料】党参、黄芪、枸杞、熟地各20克，白芍、菟丝子、仙灵脾、覆盆子各15克，丹皮、菖蒲、黄柏各5克，白酒1500毫升，冰糖60克。

【制作】将以上诸药打成粗末，装入纱布袋中，扎紧袋口，放入酒坛内加白酒及冰糖，封住坛口，一起浸泡，7天后开封饮酒。

【功效】益气，补肾，生精。

【主治】肾精不足，性欲低下，精液中精子极少，或无精虫，伴头晕耳鸣，腰酸膝软等症。

【用法】每次服10毫升。早、晚各服1次，饭前空腹服。

【注意】服药期间应节制房事，注

意饮食营养。

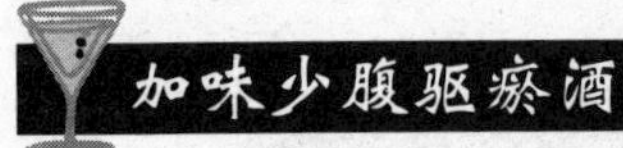

加味少腹驱瘀酒

【原料】当归、鸡血藤、川牛膝、红花各20克，赤芍、延胡索、路路通、王不留行各15克，小茴香、干姜、地龙、制没药、川芎各10克，肉桂、蒲黄、五灵脂各6克，白酒1500毫升。

【制作】将以上诸药打成粗末，装入纱布袋中，扎紧袋口，放入酒坛内加白酒，封住坛口浸泡，7天后开封饮酒。

【功效】理气活血，通瘀利窍。

【主治】输精管阻塞而无精排出者，或管道狭窄，精液量少，全无精虫，伴少腹胀满，睾丸疼痛等。

【用法】每次服10毫升。早、晚各服1次，饭前空腹服。

【注意】服药期间应节制房事。

九转黄精酒

【原料】黄精、当归各120克，黄酒1500毫升，冰糖50克。

【制作】将各药洗净后放入黄酒中浸泡24小时，取出上笼蒸至色黑，捞出再烘干研成细末，装入2号胶囊备用（无胶囊可保存药粉）；药酒过滤；冰糖加少许水熬成糖汁，倒入已滤药酒中混匀，即可饮酒。

【功效】补气益血，填补精髓。

【主治】气血两虚，精液中无精虫，伴身体衰弱，面黄肌瘦，食少体倦，心悸、失眠等症。

【用法】每次服10毫升。早、晚各服1次，饭前空腹服，同时服胶囊2～4粒（或用药酒吞服药粉，每次3克）。

【注意】服药期间应节制房事。

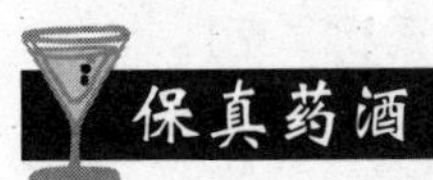

保真药酒

【原料】黄芪、枸杞各20克，红参、当归、白术、白芍各15克，天冬、川芎、麦冬、知母、炙甘草各10克，黄柏、五味子各6克，白酒1500毫升，冰糖50克。

【制作】将以上诸药打成粗末，装入纱布袋中，扎紧袋口，放入酒坛内加白酒，封住坛口浸泡，15天后开封去药袋，药酒过滤；冰糖熬成糖汁，掺入已滤药酒中混均，即可饮酒。

【功效】益气补血，滋阴降火。

【主治】气血亏虚，虚火偏旺，灼伤精室，精液过少，全无精虫，伴头晕耳鸣，腰膝酸软，身体瘦弱，夜间盗汗，手足心发热等症。

【用法】每次服10毫升。早、晚各服1次，饭前空腹服。

【注意】服药期间应节制房事。

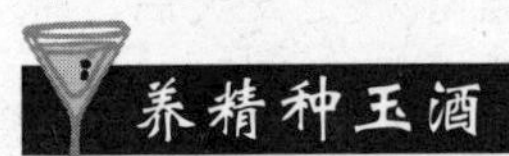

养精种玉酒

【原料】熟地黄60克，当归、白芍、山萸肉各20克，白酒1000毫升，冰糖50克。

【制作】将以上各药共碎，装入纱布袋内，扎紧袋口，放进清洁的酒坛内加白酒密封浸泡，15天后开封去药袋，药酒过滤；冰糖加少许清水熬成糖汁，掺入已滤药酒中，混匀即可饮酒。

【功效】补血养精。

【主治】血虚精亏，精液量少，全无精虫，伴形体瘦弱，面色萎黄，皮肤

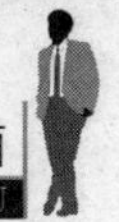

不润，头晕目眩，心悸不宁等症。

【用法】每次服10毫升。早、晚各服1次，饭前空腹服。

【注意】服药期间应节制房事。

补肾益精汤(酒)

【原料】熟地30克，枸杞子15克，淮山药15克，茯苓15克，巴戟天15克，露蜂房10克，蛇床子10克，党参15克，补骨脂15克，仙茅15克，淫羊藿15克，山萸肉15克，地骨皮10克，水适量。

【制作】水煎备用（上方亦可用白酒或黄酒浸泡后饮用）。

【功效】补肾助虚，益精填髓。

【主治】主要用于肾精不足，气虚体弱型的无精子症患者。

【用法】每日1剂，早晚两次服用。(药酒根据个体酒量适当饮用)。

【注意】服药期间应节制房事。

肉苁蓉酒

【原料】肉苁蓉、巴戟天、菟丝子、杜仲各30克，制附片12克，防风、五味子、远志各10克，白酒1500毫升，冰糖100克。

【制作】将以上各药打成粗末，装入纱布袋内，扎紧袋口，放入酒坛内，加白酒封口浸泡3天后，将酒坛悬放于一盛有清水的大锅内，隔水煮炖1小时左右，取出趁热密封坛口。贮存10天后，取出药袋，药酒过滤；冰糖加少许水熬成糖汁，倒入滤过的药酒中，即可饮酒。

【功效】暖下元，益精髓。

【主治】肾阳不足，精血亏虚，精液量少，精液中无精虫，伴腰酸腿软，精液清冷，性欲减退，小便清长等症。

【用法】每次服10毫升。早、晚各服1次，饭前空腹服。

【注意】服药期间应节制房事。

大造固真酒

【原料】熟地黄、白术各60克，枸杞、补骨脂各30克，淮山药、菟丝子各20克，核桃肉、巴戟天、山萸肉、肉苁蓉各18克，红参、鹿茸各12克，五味子、小茴香各6克，紫河车粉30克，白酒3000毫升，蜂蜜250克。

【制作】将以上各药打成粗末，装入纱布袋内，扎紧袋口，放入酒坛内，加白酒封口浸泡7天后，取出药袋滴干，药酒过滤；蜂蜜倒入滤过的药酒中，即可饮酒；药袋中药末取出烘干，研成细末，装入2号胶囊备用（若无胶囊，亦可吞服药粉）。

【功效】温肾壮阳，填精补髓。

【主治】肾阳虚衰，精血亏虚，精液清冷，精液中无精虫，精神疲惫，腰酸腿软，性欲减退，小便清长，四肢厥冷，或阳痿不举等症。

【用法】每次服10毫升。早、晚各服1次，饭前空腹服；胶囊每次服2~4粒，白开水送服，或用药酒吞服药粉，每次3克。

【注意】服药期间应节制房事。

生精赞誉酒

【原料】仙灵脾、枸杞子各30克，肉苁蓉20克，仙茅15克，白酒1000

毫升，冰糖100克。

【制作】将以上各药共碎，装入纱布袋内，扎紧袋口，放入酒坛内，加白酒封口浸泡，12天后开封去药袋，药酒过滤；冰糖熬成糖汁，掺入已滤药酒中混匀，即可饮酒。

【功效】滋阴壮阳，补肾生精。

【主治】肾气亏虚，精气不足，精液无精虫，伴头晕耳鸣，腰膝酸软，四肢不温等症。

【用法】每次服10毫升。早、晚各服1次，饭前空腹服。

【注意】服药期间应节制房事。

聚精药酒

【原料】黄鱼螺胶、沙苑蒺藜各30克，白酒500毫升，冰糖50克。

【制作】将以上各药打成粗末，装入纱布袋内，扎紧袋口，放入酒坛内，加白酒封口浸泡，15天后开封去药袋，药酒过滤；冰糖熬成糖汁，掺入已滤药酒中混匀，即可饮酒。

【功效】补肾生精。

【主治】肾精亏虚，精液量少，无精虫，伴头晕耳鸣，腰膝酸软，梦遗滑精等症。

【用法】每次服10毫升。早晚各1次，饭前空腹服。

【注意】服药期间应节制房事。

活血通窍酒

【原料】川牛膝、路路通、桃仁、红花、鸡血藤各30克，三棱、莪术、川芎、赤芍、地龙、淫羊藿各10克，蜈蚣2条，白酒2000毫升，冰糖150克。

【制作】将以上各药共碎，装入纱布袋内，扎紧袋口，放入酒坛内，加白酒封口浸泡，15天后开封去药袋，药酒过滤；冰糖熬成糖汁，掺入已滤药酒中混匀，即可饮酒。

【功效】活血通络。

【主治】输精管阻塞，精液无精虫等症。

【用法】每次服10毫升。早晚各1次，饭前空腹服。

【注意】服药期间应节制房事。

通窍增精汤(酒)

【原料】赤芍15克，当归12克，桃仁10克，红花10克，生地10克，川牛膝10克，王不留行10克，路路通10克，银花10克，蒲公英10克，黄柏6克，羌活6克，水适量。

【制作】水煎备用（上方亦可用白酒或黄酒浸泡后饮用）。

【功效】活血化瘀，通窍增精。

【主治】主要用于下焦瘀阻型的无精子症患者。

【用法】每日1剂，早晚两次服用。（药酒根据个体酒量适当饮用）。

【注意】服药期间应节制房事。

加味六味地黄酒

【原料】熟地黄、淮山药、枸杞子、菟丝子各30克，茯苓、山茱萸、杜仲、鹿角胶各15克，肉桂、丹皮、泽泻各10克，白酒2000毫升，冰糖100克。

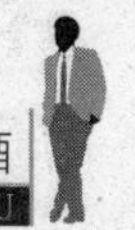

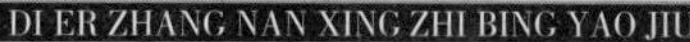

【制作】将以上各药共碎，装入纱布袋内，扎紧袋口，放入酒坛内，加白酒封口浸泡，12天后开封去药袋，药酒过滤；冰糖熬成糖汁，掺入已滤药酒中混匀，即可饮酒。

【功效】滋补肾精，生精壮阳，。

【主治】肾精亏损，精液无精虫，伴形体瘦小，头晕耳鸣，腰膝酸软，四肢不温等症。

【用法】每次服10毫升。早晚各1次，饭前空腹服。

【注意】服药期间应节制房事。

先通后补方（酒）

【原料】当归20克，桃仁15克，红花15克，赤芍药15克，枳壳12克，川牛膝30克，枸杞子30克，菟丝子20克，车前子15克（布包），王不留行15克，穿山甲12克，木通10克，桂枝12克，郁金12克，白芥子12克，甘草9克，水适量。

【制作】水煎备用（上方亦可用白酒或黄酒浸泡后饮用）。

【功效】补肾以益其精源，佐以疏通。

【主治】阻塞性无精子症。

【用法】隔日1剂，15剂为1个疗程（药酒根据个体情况适量饮用）。

【注意】若睾丸坠胀疼痛者加川楝子、延胡索；小便混浊或精液镜检有脓球及白细胞者加黄柏、萆薢、金银花、蒲公英；阳痿早泄，性功能减退者，加制附子、锁阳；气虚者加党参、黄精；阴虚者加黄柏、知母；素嗜肥甘、痰浊内盛者加半夏、陈皮、白芥子。

三、少精子症

少精子症是精液中精子的数量低于正常健康有生育能力的男子。由于近年来人类精子的质量随环境、雌激素、类毒物的污染和其他因素的影响呈下降趋势。现在认为精子数目每毫升少于2000万为少精子症。但临床上常伴有精子活率低，前向运动能力差以及精子畸形率高等改变，此时称之为少精子症。少精子症是一种较常见的男性不育的病症。引起少精子症的原因很多，较常见的有精索静脉曲张，生殖系统感染，免疫抑制，内分泌失调，一些对精子生成有影响的药物，放射线以及吸烟喝酒等，都可以抑制精子的产生。还有一部分经各种检查找不出精子减少的原因，称其为特发性少精症。在精液化验的同时，检测血浆垂体促卵泡激素。如果血浆垂体促卵泡激素明显升高属于原发性少精子症，如果血浆中垂体促卵泡激素和黄体生成素低于正常则属于继发性少精子症。中医学认为少精子症多由肾气不足，气血两亏，湿热下注，气滞血瘀等引起。因肾藏精，专司生殖之精，由于先天禀赋不足及房事不节，手淫耗伤肾精，久病伤肾，下元不固；或肾阳不足，命火衰微，不能温煦；或脾肾阳虚，不能运化水谷精微；精亏水乏，精亏则血少，血少则精亏；或素嗜肥甘辛辣，湿热内蕴精室等都可导致少精子症；或肝气不舒，气滞血瘀，造成精室脉络不通，阻碍精子的排出，导致少精。治疗该病主要以滋阴补肾，活血化瘀，清利湿热为治则。

壮阳生精酒

【原料】 蛤蚧1对，胡桃肉、枸杞子、黄精、首乌各50克，淫羊藿、车前子、韭菜子各30克，米酒1500毫升。

【制作】 将以上中药粉碎成粗末，放入米酒中，浸泡半个月即可饮用。

【功效】 养血生精。

【主治】 适用于精子减少症。

【用法】 每天早晚各服25～50毫升。

【注意】 服药期间应节制房事，不可频繁性交。

生精酒

【原料】 生地、赤芍、萆薢、肉苁蓉、菟丝子各15克，黄柏、丹皮各10克，车前子、仙灵脾、枸杞子各12克，白酒1000毫升，冰糖60克。

【制作】 将上述各药和冰糖装入容器内，加白酒一起浸泡，封口。7天后开封，饮酒。

【功效】 益肾生精，清利湿热。

【主治】 肾精不足，精子数少而致不育，伴有小便灼热，滴白、血精等症。

【用法】 每次服10毫升，早、晚各1次，饭前空腹服。

【注意】 第一周应禁房事，注意精神调理。

毓麟珠酒

【原料】 白晒参、炙甘草各6克，白芍、茯苓、鹿角胶、山药、当归、川芎、巴戟天各10克，白术、杜仲、菟丝子、熟地、枸杞、胡桃肉、鹿角胶、山茱萸12克，川椒6克，白酒2000毫升，冰糖100克。

【制作】 将以上各药共研成粗末，装入纱布袋中，扎紧袋口，放入酒坛内，加白酒浸泡，盖上坛盖，3天后将酒坛悬放于盛水大锅内，隔水煮炖1小时左右，取出趁热密封坛口，待冷，贮存12天，开封取出药袋，药酒过滤；冰糖熬成糖汁掺入药酒中混匀即可饮酒。药袋中药末取出烘干，研细装入2号胶囊备用。

【功效】 益气养血，补气生精。

【主治】 气血两虚，肾精不足所致不育，精子稀少，死精子过多，或精液中无精虫等，并伴形瘦体弱，腰酸耳鸣等症。

【用法】 每次服10～15毫升，早、晚各1次，饭前空腹服，饮酒时宜缓缓饮入，胶囊一次2粒，一日2次，用药酒或白开水送服。

【注意】 药期间应节制房事。

瞿翁药酒秘方

【原料】 生羊肾一具，沙苑蒺藜120克，桂圆肉120克，淫羊藿120克，仙茅120克，薏苡仁120克，白酒7000毫升。

【制作】 将羊肾去脂膜，切碎；沙苑蒺藜炒黄；淫羊藿去边毛后用羊油拌炒至焦黄色；仙茅用糯米的洗米水浸泡至水有赤色后取出。最后将全部药物、白酒共置入容器中，密封浸泡21天，每日振摇1次。

【功效】 种子延龄，乌须黑发。

【主治】 适用于肾阳虚弱或精血亏损，

症见肢冷畏寒、腰膝酸软、精子减少、阳痿滑精、小便频数而清长、须发早白。

【用法】每日1～2次，随量服用。

【注意】阴虚内热，症见潮热、盗汗、颧红、口干、脉细数者忌用；阳热素盛，症见身热喜凉、面红唇燥、烦渴欲饮、便秘溲赤者亦忌用。

添精酒

【原料】白晒参、鱼鳔胶、急性子、淫羊藿各10克，枸杞、菟丝子、沙苑子各20克，杜仲、桑寄生各15克，白酒1000毫升，冰糖60克。

【制作】将鱼鳔胶漂洗干净，与其他各药一起放入容器中，加冰糖、白酒，封口浸泡7天后，开封饮酒。

【功效】补肾，生精、种子。

【主治】肾亏少精子症。伴精清、精冷、精子数少不育，兼头晕乏力，腰膝酸软等症。

【用法】每次服10毫升，早、晚各1次，宜缓缓饮入。

【注意】服药期间应节制房事，注意精神调理。

海马人参酒

【原料】海马、人参各10克，枸杞20克，仙灵脾、肉苁蓉、菟丝子、巴戟天、丹参各15克，白酒1000毫升，冰糖50克。

【制作】将上述各药装入容器内，加冰糖及白酒，封口浸泡10天后，开封饮酒。

【功效】补肾生精。

【主治】肾气不足，精子少而不育，或精子活力低下，死精子过多，伴头晕耳鸣，腰膝酸软等症。

【用法】每次服10毫升，早、晚各1次。

【注意】服药期间应节制房事。

海狗肾酒

【原料】海狗肾1具，人参20克，巴戟天、淮山药各30克，鹿茸、五味子各10克，白酒1000毫升。

【制作】将海狗肾用清水洗净，鹿茸切片，和其余诸药一起放入净器内，加入白酒，封口。浸泡12天后，开封饮酒。

【功效】温肾，填精。

【主治】命火不足，精冷，精清，精少不育，伴腰膝冷痛，畏寒，阳痿等症。

【用法】每次服10毫升，早、晚各1次，饭前空腹服。

【注意】服药期间应节制房事。

白花如意酣春酒

【原料】沉香、玫瑰香、蔷薇花、梅花、桃花、韭菜花各15克，核桃肉120克，米酒、烧酒各1250毫升。

【制作】将上述各药用纱布袋盛之，悬于坛中，再入2酒，封固1个月后，滤出药液，装瓶备用。

【功效】益肾固精。

【主治】精子减少症，肾阳不足，阳痿不举，小便淋沥，男子阳弱不育等症。

【用法】每次口服10～20毫升，早、晚各服1次。酒量大者随意饮用，以不醉为度。

【注意】阴虚火旺者慎用。

六味地黄合五子衍宗加味方(酒)

【原料】覆盆子、五味子、车前子各10克，枸杞子、菟丝子、山萸肉各15克，熟地黄、山药、当归、淫羊藿、肉苁蓉、茯苓各20克，穿山甲5克（冲服），黄芪30克，水适量。

【制作】水煎备用（上方亦可用白酒或黄酒浸泡后饮用）。

【功效】益肾补精，固精壮阳，培补肾阴，益气补血，活血化瘀。

【主治】少精、弱精症。

【用法】每日1剂，水煎3次，分2次温服。饭前或饭中服用。3个月为1个疗程（药酒根据个体情况适量饮用）。

【注意】服药期间戒烟酒；节制同房次数；避免劳累。

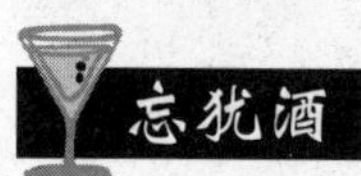

忘忧酒

【原料】巴戟天、麦冬、白芍各15克，郁金、当归、茯神各12克，柴胡、白术、丹皮、陈皮、白芥子、神曲各10克，远志6克，白酒1500毫升，冰糖50克。

【制作】将上述诸药打成粗末，装入纱布袋内，扎紧袋口，放进酒坛内，加冰糖、白酒封口浸泡7天后，开封饮酒。

【功效】舒肝理脾，开郁生精。

【主治】男子因忧郁伤脾而致精少不育，伴情绪低沉，性欲减退，精子活力低下等症。

【用法】每次服10毫升，早、晚各服1次。

【注意】服药期间注意调节情绪，避免精神刺激。

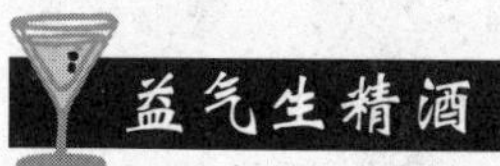

益气生精酒

【原料】黄芪30克，熟地20克，鹿衔草、枸杞、仙茅、仙灵脾、补骨脂、蛇床子、巴戟天各15克，当归、白术、车前仁各10克，白酒2000毫升，冰糖50克。

【制作】将以上诸药制成粗末，装入纱布袋中，扎紧袋口，放入酒坛内，加冰糖、白酒封口浸泡7天后，饮酒。

【功效】益气健脾，补肾生精。

【主治】脾肾亏虚，精子数量极少、精子活力低下所致不育，伴倦怠乏力，腰膝酸软，头晕耳鸣等症。

【用法】每次服10毫升，早、晚各服1次，饭前空腹服。

【注意】服药期间应节制房事，注意饮食营养。

生髓育麟酒

【原料】人参、鹿茸、鱼鳔蛸、麦冬、山茱萸、柏子仁、紫河车、五味子各10克，熟地、桑椹各20克，山药、菟丝子、肉苁蓉、枸杞、龟胶各15克，白酒2000毫升，冰糖60克。

【制作】将熟地、桑椹捣烂，其余诸药共碎成粗末，一起装入纱布袋中，扎紧袋口，放进酒坛内，加白酒，盖上坛盖浸泡，3天后将酒坛悬放于一盛水的大锅内，隔水炖煮1小时左右，取出待冷，贮存12天后开封取出药袋，酒成。药袋中药末倒出烘干，研成细末，

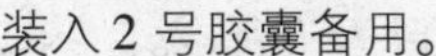

装入2号胶囊备用。

【功效】 补肾填精。

【主治】 男子肾精亏虚，精子数少于正常而致的不育症，伴耳鸣腰酸，精清精冷等症。

【用法】 每次服10毫升，早、晚各服1次，饭前空腹服，缓缓饮用；胶囊每次服2粒，一日2次，药酒或白开水送服。

【注意】 服药期间应节制房事。

十子育精煎(酒)

【原料】 桑椹子10克，韭菜子10克，菟丝子12克，莲子10克，沙苑子10克，覆盆子10克，枸杞子12克，蛇床子12克，金樱子10克，女贞子15克，川楝子10克，车前子10克，水适量。

【制作】 水煎备用（上方亦可用白酒或黄酒浸泡制成药酒服用）。

【功效】 生精，滋补肝肾，健脾舒肝。

【主治】 少弱精症。

【用法】 每日1剂，水煎服。早晚各服250毫升，30剂为1个疗程（药酒根据个体酒量饮用）。

【注意】 服药期间应禁房事。

填精嗣续酒

【原料】 白晒参、鱼鳔、山茱萸、麦冬、柏子仁各10克，鹿角胶、龟板胶各12克，熟地、山药、枸杞各20克，菟丝子、巴戟天、肉苁蓉各15克，五味子、肉桂各6克，白酒2000毫升，冰糖100克。

【制作】 将以上各药共碎粗末，装入纱布袋内，扎紧袋口，放进清洁的酒坛内加白酒密封浸泡，2天后将酒坛悬放于盛有清水的大锅内，隔水煮炖1小时左右，取出趁热密封坛口，待冷。贮存12天。开封取出药袋，药酒过滤；冰糖熬成糖汁，掺入药酒，混匀即成，药袋中药末，取出烘干，研细装入2号胶囊备用。

【功效】 益气，补肾，填精。

【主治】 肾精亏损所致精子数量极少，精子活力低下，精清精冷不育，伴头晕耳鸣，腰膝酸软，性欲减退，形体消瘦，或足跟疼等症。

【用法】 每次服10毫升，早、晚各服1次，宜缓饮；胶囊每次服2粒，一日2次，药酒或白开水送服。

【注意】 服药期间应节制房事。

枣仁当归阿胶酒

【原料】 酸枣仁50克，阿胶30克，当归15克，白酒1000毫升，冰糖100克。

【制作】 将以上各药共成粗末，装入纱布袋中，扎紧袋口，放入清洁的酒坛内，加白酒密封坛口，浸泡12天后，开封滤去药袋；冰糖熬成糖汁，倒入已滤药酒中混匀，即可饮酒。

【功效】 养血，安神，生精。

【主治】 阴血亏虚，精子数目极少，精子活力低下，伴身软乏力，面色不华，头晕目眩，心悸，失眠等症。

【用法】 每次服10毫升，早、晚各服1次，饭前半小时服。

【注意】 服药期间应节制房事，注意饮食营养。

黄精杞子酒

【原料】 黄精100克，枸杞50克，白酒1500毫升，冰糖100克。

【制作】 将黄精切碎，并与枸杞一起放入清洁的酒坛内，加白酒密封坛口，浸泡15天后，开封滤去药渣；冰糖熬成糖汁，倒入已滤药酒中混匀，即可饮酒。

【功效】 补益肝肾，养血生精。

【主治】 肝肾亏虚，精血不足，精子数目极少，精子活力低下，伴腰膝酸软，头晕眼花，心悸失眠，形体消瘦等症。

【用法】 每次服10毫升，早、晚各服1次，饭后半小时服。

【注意】 服药期间应节制房事，注意饮食营养。肾阳虚者不宜服。

二仙养心莲酒

【原料】 仙茅、仙灵脾各30克，养心莲50克，白酒1000毫升，冰糖100克。

【制作】 将以上各药共研成粗末，装入纱布袋中，扎紧袋口，放入清洁的酒坛内，加白酒密封坛口，浸泡7天后，开封除去药袋；冰糖熬成糖汁，倒入已滤药酒中混匀，即可饮酒。

【功效】 补肾壮阳。

【主治】 肾阳虚，精子数目极少，精子活力低下所致不育，并伴腰膝酸软，头晕耳鸣，精液清冷，四肢不温等症。

【用法】 每次服10毫升，早、晚各服1次，饭前空腹服。

【注意】 服药期间应节制房事，注意饮食营养。阴虚火旺者不宜服。

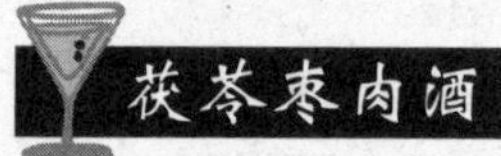

茯苓枣肉酒

【原料】 茯苓100克，大枣肉50克，胡桃仁40克，白蜜600克，炙黄芪、人参、白术、当归、川芎、炒白芍、生地黄、熟地黄、小茴香、枸杞子、覆盆子、陈皮、沉香、官桂、砂仁、甘草各5克，乳香、没药、五味子各3克，白酒2000毫升，黄酒1000毫升。

【制作】 将白蜜入锅熬滚，入乳香、没药搅匀，微火熬滚后倒入酒坛，再将其余各味药研为细末，放入酒坛，倒入白酒、黄酒，密封坛口，把酒坛置于锅内，隔水煮40分钟，取出埋于地下土中3日后开封，过滤出药液，装瓶备用。

【功效】 填髓补精，强筋壮骨，补元。

【主治】 精子减少症。

【用法】 每次口服20毫升，1日2次。

【注意】 反藜芦，忌萝卜、葱、蒜、韭菜、李子。

覆盆子酒

【原料】 覆盆子20克，钟乳粉、石斛、鹿角胶、天冬、紫石英各15克，黄芪、肉苁蓉、熟地黄、菟丝子各10克，车前子、五味子各6克，白酒1500毫升，冰糖100克。

【制作】 将以上各药共研成粗末，装入纱布袋中，扎紧袋口，放入清洁的酒坛内，加白酒密封坛口，浸泡7天后，

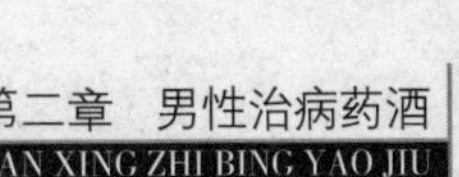

开封除去药袋；冰糖熬成糖汁，倒入已滤药酒中混匀，即可饮酒。

【功效】补肾益精。

【主治】肾虚精血不足，精子数目极少，精子活力低下所致不育；并伴腰膝酸软，头晕耳鸣，身体瘦弱等。

【用法】每次服 10 毫升，早、晚各服 1 次，饭前空腹时服。

【注意】服药期间应节制房事，注意饮食营养。

枸杞固精酒

【原料】枸杞子 60 克，当归 30 克，熟地 90 克，白酒 1500 毫升。

【制作】将上述各药加工捣碎，装入纱布袋内，放入酒坛中，倒入白酒，密封坛口，每日摇晃 2 次，浸泡 15 日后过滤出药液，装瓶备用。

【功效】滋阴补血，益肾填精。

【主治】适用于肝肾精血不足型之精子减少症。

【用法】每次服 20 毫升，1 日 3 次。

【注意】凡气滞痰多，脘腹胀痛，食少便溏者忌服。

枸杞桂圆酒

【原料】枸杞子、桂圆肉、核桃肉、白米糖各 250 克，白酒 7000 毫升，糯米酒 500 毫升。

【制作】将上述各药装入纱布袋内，扎口，放入酒坛中，倒入白酒和糯米酒浸泡，封坛口，埋入地下 21 日后取出，装瓶备用。

【功效】健脾补肾，养血脉，抗衰老。

【主治】精子减少症，阳痿，早泄。

【用法】每次服 50～100 毫升，1 日 2 次。

【注意】火旺者慎用，糖尿病者忌服。

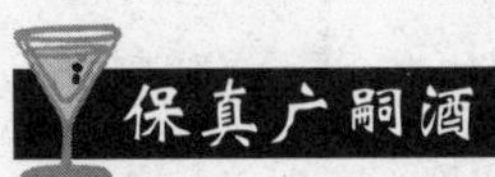

保真广嗣酒

【原料】潞党参、枸杞、巴戟天、天门冬、当归、山茱萸、淮山药、生地黄、熟地黄、杜仲、柏子仁、茯苓、淮牛膝各 15 克，车前子、地骨皮、覆盆子各 10 克，石菖蒲、赤石脂、广木香、炒远志、五味子、川椒各 6 克，菟丝子、肉苁蓉各 30 克，白酒 3000 毫升，冰糖 250 克。

【制作】将以上各药共研成粗末，装入纱布袋中，扎紧袋口，放入清洁的酒坛内，加白酒浸泡，盖好坛口，3 天后将酒坛悬放于盛有清水的大锅内，隔水煮炖 1 小时左右，取出趁热密封坛口，待冷，贮存 12 天，开封取出药袋，药酒过滤；冰糖熬成糖汁，加入药酒中混匀即成。药袋中药末，取出烘干，研细装入 2 号胶囊备用。

【功效】补益气血．滋培肝肾。

【主治】肝肾精血亏损所致精子数目极少，精子活力低下，精清冷，不育，伴头晕耳鸣，腰膝酸软，性欲减退，形体消瘦，心悸失眠等。

【用法】每次服 10 毫升，早、晚各服 1 次，宜缓饮；胶囊每次服 2 粒，一日 2 次，药酒或白开水送服。

【注意】服药期间应节制房事，注意饮食营养。

地黄煎酒

【原料】生地黄、黄精各50克，淮牛膝、巨胜子、桂心、肉苁蓉、补骨脂、鹿角胶、菟丝子各30克，熟附片、干漆各12克，白酒3000毫升，冰糖250克。

【制作】将上述诸药共研成粗末，装入纱布袋中，扎紧袋口，放入酒坛内，加白酒浸泡，盖好坛口，2天后将酒坛悬放于盛有清水的大锅内，隔水煮炖1小时左右，取出趁热密封坛口，待冷，贮存12天。开封取出药袋，药酒过滤；冰糖熬成糖汁，掺入药酒中混匀即成。

【功效】温阳补肾，益血生精。

【主治】肝肾亏损，阳气亏虚所致精子数目极少，精子活力低下，精液清冷，伴头晕耳鸣，腰膝酸软，性欲减退，形体消瘦等。

【用法】每次服10毫升，早、晚各服1次，饭前服，饮酒宜缓慢。

【注意】服药期间应节制房事。

五子衍宗加味方（酒）

【原料】菟丝子30克，枸杞子20克，覆盆子12克，车前子12克，五味子10克，韭菜子10克，杜仲12克，淫羊藿15克，炒淮山药15克，党参15克，黄芪30克，薏苡仁30克，陈皮6克，水适量。

【制作】水煎备用（上方亦可用白酒或黄酒浸泡后饮用）。

【功效】补肾填精，益气健脾。

【主治】少精、弱精症。

【用法】每日1剂，14剂为1个疗程（药酒根据个体情况适量饮用）。

【注意】服药期间戒烟酒；节制同房次数。

四、死精子过多

死精子过多即死精症，是指精子成活率减少，死精子超过40%者，本病为男子不育原因之一。因检查方法不当或不按正常规定而人为造成的死精子增多，或精子活动力极弱或不活动而并非真正死精者，不属本病。禁欲时间过久，死精子数增多，精子成活率下降。精子在不同的环境、气温条件下存活的时间也有差别，如在过冷或过热的环境中等。两者应与死精子症加以鉴别。中医学认为本症多因肾气虚，或因禀赋素弱，先天肾气不足，或后天早婚，房事不节，房劳过度，或手淫成性，损伤肾气，其生精养精之功能失常，以致死精子增多。或因素体阴血不足，或过用温燥劫阴之品，或情志内伤，阴精暗耗等，引起肾阴不足，阴虚火旺，热灼肾精，以致精子死亡。临床辨证分为肾气虚、肾阳虚、肾阴虚三种类型。肾气虚型，常伴有神疲乏力，气短自汗，小便频数等；肾阳虚型，常伴有腰酸膝软，阳痿，形寒肢冷等；肾阴虚型，常伴有五心烦热，盗汗，口干咽燥等。治疗原则以温肾阳，补肾阴为主。

生精种子汤（酒）

【原料】仙灵脾、菟丝子、川续断、何首乌、枸杞子、桑椹子、覆盆子、五味子各10克，水适量。

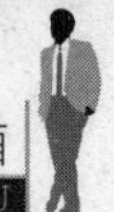

【制作】水煎备用（上方亦可用白酒或黄酒浸泡后饮用）。

【功效】益肾养精。

【主治】主要用于肾气虚弱型所致头晕健忘，腰酸膝软，性欲淡薄，或射精无力，死精子过多，神疲乏力，小便频数，夜尿多，舌质淡，舌苔薄白，脉细弱等。

【用法】每日1剂，早晚两次服用。（药酒根据个体酒量适当饮用）。

【注意】服药期间应节制房事。

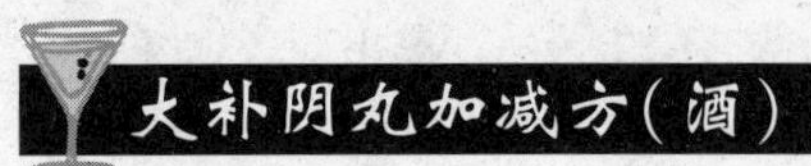

大补阴丸加减方（酒）

【原料】知母、黄柏、熟地、龟板、续断、枸杞、菟丝子、狗脊髓、黄精各10克，水适量。

【制作】水煎备用（上方亦可用白酒或黄酒浸泡后饮用）。

【功效】滋阴降火。

【主治】主要用于阴虚火旺型所致头晕耳鸣，腰酸膝软，五心烦热，口干咽燥，盗汗，死精子多，舌红少苔或无苔，脉细数等。

【用法】每日1剂，早晚两次服用。（药酒根据个体酒量适当饮用）。

【注意】服药期间应节制房事，不可频繁性交。

当归补血汤方（酒）

【原料】黄芪、当归、人参、白术、生地、白芍、熟地、茯苓各10克，水适量。

【制作】水煎备用（上方亦可用白酒或黄酒浸泡后饮用）。

【功效】补气养血。

【主治】主要用于气血亏虚型所致神疲乏力，面色无华，倦怠，自汗，纳谷不香，舌淡少苦，脉弱，死精子多，舌红少苔或无苔，脉细数等。

【用法】每日1剂，早晚两次服用。（药酒根据个体酒量适当饮用）。

【注意】服药期间应节制房事，不可频繁性交。

知柏地黄汤加减方（酒）

【原料】知母、黄柏、生地、土茯苓、银花、山萸肉、枸杞子、川续断、赤白芍、茅根、车前子各10克，水适量。

【制作】水煎备用（上方亦可用白酒或黄酒浸泡后饮用）。

【功效】清解伏热、益肾生精。

【主治】主要用于精室伏热型所致小腹坠胀，睾丸疼痛，小便灼热，尿后滴白，有的毫无自觉症状，仅精液检查发现死精过多，或见血精，舌红苦黄腻，脉弦数等。

【用法】每日1剂，早晚两次服用。（药酒根据个体酒量适当饮用）。

【注意】服药期间应节制房事，不可频繁性交。

治死精过多方

【原料】露蜂房、急性子、阳起石、韭菜籽、仙茅各10克，熟地、制首乌各20克，仙灵脾、肉苁蓉、鹿角霜、补骨脂各15克，白酒1500毫升，冰糖末50克。

【制作】取露蜂房剪碎，于蒸笼上蒸透，取出晾干，与其他各药一起共成粗末，装入纱布袋内，扎紧袋口，放入酒坛内加白酒浸泡，盖上坛盖，3天后将酒坛悬放于盛有清水的大锅内，隔水炖煮1小时左右，取出趁热密封坛口，待冷，封存12天后取出药袋，药酒过滤；冰糖熬成糖汁，掺入已滤药酒中即成。药袋中药末取出烘干研细，装入2号胶囊备用。

【功效】益肾，温阳，生精。

【主治】肾气不足死精子过多症，或有血精（如精囊炎）等症。

【用法】每次服10毫升，早、晚各服1次，饭前空腹服；或临睡前加服胶囊2粒，温开水送服。

【注意】服药期间应节制房事。

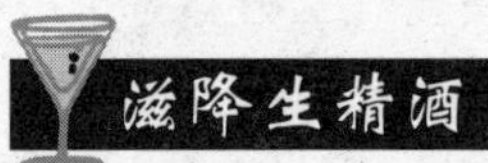

滋降生精酒

【原料】熟地、枸杞子各20克，女贞子10克，旱莲草18克，淮牛膝15克，黄柏6克，白酒1000毫升。

【制作】将旱莲草用纱布包扎，与其余各药一起放入酒器内，加白酒浸泡，封口，7天后即可饮用。

【功效】滋阴，降火，生精。

【主治】阴虚火旺之死精子过多症，伴手足心发热，心烦梦多，精液稠黏色黄，不液化等症。

【用法】每次服10毫升，早、晚各服1次，饭前空腹服。

【注意】饮酒时宜缓饮不可过急，服药期间应节制房事。

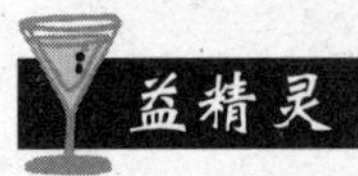

益精灵

【原料】黄芪20克，枸杞、熟地、菟丝子、桑椹各15克，淫羊藿、巴戟天、锁阳、山茱萸、肉苁蓉、当归、韭菜籽、车前子、龟板胶、鹿角胶、茺蔚子各10克，制附片、甘草各6克，白酒2000毫升。

【制作】将枸杞、熟地、桑椹同捣烂，龟板胶、鹿角胶另包，其余各药共碎成粗末，将捣烂的药物与龟、鹿胶以及其余药粉共装入纱布袋内，扎紧袋口，放入酒坛内，加白酒浸泡，盖好坛盖，3天后将酒坛悬放于一较大锅内，隔水煮炖1小时左右，超热密封坛口，待冷。贮存12天后，取出药袋，开封饮酒，药袋内的药渣取出烘干，研成细末，装入2号胶囊，备用。

【功效】滋阴，壮阳，生精。

【主治】精子存活率和精虫数低于正常数量，致结婚多年无子之不育症。

【用法】药酒每次服10～15毫升，早、晚各1次，宜缓缓饮用。胶囊每次2粒，一日2次，药酒或白开水送服。

【注意】服药期间应节制房事，对火旺之实证者不宜。

知柏地黄酒

【原料】熟地30克，山萸肉、淮山药各15克，泽泻、茯苓、丹皮各10克，知母、黄柏各6克，白酒1000毫升，冰糖30克。

【制作】将各药与冰糖同入酒器中，加白酒封口，浸泡7天后开封饮酒。

【功效】滋肾阴，泻相火。

【主治】阴虚火旺之死精子过多症，伴精液黏稠色黄，梦遗滑精，腰酸腿软等症。

【用法】每次服10毫升，早、晚各

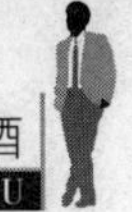

服1次。

【注意】宜缓缓饮酒，服药期间应节制房事。

补肾益气壮阳酒

【原料】生地、黄芪、党参、仙灵脾、枸杞子各15克，茯苓、巴戟天、丹皮、夏枯草、玄参各10克，白酒1000毫升，冰糖30克。

【制作】将各药和冰糖加酒浸泡，封口，7天后开封饮酒。

【功效】补精，益气，壮阳。

【主治】气血双亏所致死精子过多，精子活力较差，伴头晕眼花，倦怠乏力等症。

【用法】每次服10毫升，早、晚各服1次。

【注意】服药期间应节制房事。

仙巴种子酒

【原料】仙灵脾、巴戟天、胡桃仁各30克，白酒1000毫升。

【制作】将各药与白酒同入容器中封口浸泡，7天后开封饮酒。

【功效】补肾益精。

【主治】肾气不足，精清冷，死精子过多，精子活力差等症。

【用法】每次服10毫升，早、晚各服1次，饭前空腹时缓服。

【注意】阴虚火旺者忌服。

枸杞地黄酒

【原料】枸杞50克，熟地、生地各30克，女贞子18克，旱莲草20克，白酒1500毫升，冰糖100克。

【制作】将以上各药共碎，装入纱布袋内，扎紧袋口，放进清洁的酒坛内加白酒密封浸泡，15天后开封去药袋，药酒过滤；冰糖加少许清水熬成糖汁，掺入已滤药酒中，混匀即可饮酒。

【功效】补肾填精，调理气血。

【主治】肾气不足，肾精虚少，死精子过多，或精虫数较少而不育，伴腰膝酸软，面色无华，性欲低下等症。

【用法】每次服10毫升，一日2次，饭前空腹时缓服。

【注意】湿热下注者不宜服，服药期间应节制房事。

枸杞仙灵脾酒

【原料】枸杞、熟地、生地各30克，仙灵脾20克，白鲜皮、蚤休、土茯苓各15克，白酒1500毫升，冰糖100克。

【制作】将以上各药共碎，装入纱布袋内，扎紧袋口，放进清洁的酒坛内加白酒密封浸泡，15天后开封去药袋，药酒过滤；冰糖加少许清水熬成糖汁，掺入已滤药酒中，混匀即可饮酒。

【功效】滋肾生精，清热除湿。

【主治】肾精空虚，湿热下注，死精子过多，或精虫数量少而不育，或精液色黄而稠黏，伴腰膝酸软，小便黄少，舌苔黄腻等症。

【用法】每次服10毫升，一日2次，饭前空腹时缓服。

【注意】服药期间应节制房事。

五子补阳益气汤（酒）

【原料】枸杞子、车前子、覆盆子、仙灵脾、山茱萸、熟地各15克，五味子、人参、锁阳、沉香各10克，菟丝子20克，黄芪30克，水适量。

【制作】水煎备用（上方亦可用白酒或黄酒浸泡后饮用）。

【功效】补阳、益气，活精。

【主治】不育死精症。

【用法】每日1剂，水煎服。1个月为1个疗程，一般可服3～4个疗程（药酒根据个体情况适量饮用）。

【注意】若伴湿热者，去熟地、人参、山茱萸，加蒲公英、黄柏、白花蛇舌草等；伴肝郁者，去熟地、山茱萸、人参，加柴胡、香附、郁金等。

地骨皮酒

【原料】地骨皮、芦竹根各30克，黄酒500毫升，冰糖30克。

【制作】将以上各药一起研成粗末，放入酒坛内，加白酒封口，浸泡7天后，药酒过滤；冰糖熬成糖汁，倒入已滤酒中混匀，即可饮酒。

【功效】清热生津。

【主治】虚热灼精，致死精子过多，或精虫数量少而不育，伴骨蒸潮热，盗汗遗精等症。

【用法】每次服10毫升，一日2次，饭前空腹时缓服。

【注意】服药期间应节制房事。

四妙勇安酒

【原料】金银花、玄参各30克，当归20克，甘草10克，白酒1000毫升，冰糖100克。

【制作】将以上各药共碎，装入纱布袋内，扎紧袋口，放进清洁的酒坛内加白酒密封浸泡，7天后开封去药袋，药酒过滤；冰糖加少许清水熬成糖汁，掺入已滤药酒中，混匀即可饮酒。

【功效】清热解毒，活血和营。

【主治】热扰精室，致死精子过多，或瘀血阻滞，精虫数量少，伴小腹或睾丸疼痛肿胀等症。

【用法】每次服10毫升，一日2次，饭前空腹时服。

【注意】服药期间应节制房事，肾阳虚者不宜服。

芙蓉花酒

【原料】芙蓉花200克，糯米2000克，酒曲适量。

【制作】将芙蓉花水煮，煮取2次药液，再煎收成浓汁；糯米煮饭，将芙蓉、酒曲一起混均匀，放入瓷坛内，密封坛门，外用棉絮等物保暖，尽量避免与空气接触，10天以后开封饮酒。

【功效】清热，凉血，解毒。

【主治】邪热干扰精室，死精子过多，或精虫数量少而不育，或伴有睾丸炎、精囊炎等症。

【用法】每次服10～20毫升，一日2次，饭前空腹时服。

【注意】服药期间应节制房事，阳

虚者不宜服。

清热利湿活精汤（酒）

【原料】萆薢15克，紫花地丁15克，蒲公英20克，瞿麦15克，丹参12克，薏仁15克，土茯苓15克，生地10克，知母12克，代赭石15克，生甘草5克，水适量。

【制作】水煎备用（上方亦可用白酒或黄酒浸泡后饮用）。

【功效】清热，利湿，活精。

【主治】死精子症。

【用法】每日1剂，10天1疗程，一般1～3个疗程（药酒根据个体情况适量饮用）。

【注意】若精浆白细胞增多者，重用紫花地丁、蒲公英；阴虚重用生地、山药；阳虚重用炒白术、菟丝子；病久多瘀，活血化瘀，加丹参、三棱、莪术；睾丸坠胀加川楝子、乌药。

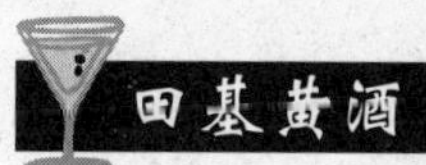

田基黄酒

【原料】田基黄100克，白酒500毫升，冰糖30克。

【制作】将田基黄放入清洁的容器内，加白酒密封浸泡，7天后开封，滤去药渣；冰糖熬成糖汁，倒入已滤药酒中混匀，即可饮酒。

【功效】清热解毒，活血消肿。

【主治】下焦热甚，热扰精室，致死精子过多，或精虫数量少而不育，或伴生殖器官炎症等。

【用法】每次服10～20毫升，一日2次，饭前空腹时服。

【注意】服药期间应节制房事。

五、精子活力低下

精子活力低下亦称死精症。指精液检查精子密度在正常范围，而精子活力低下者。精子活力低下原因较多，如营养缺乏、供养不足、酸碱度的改变、生殖系感染引起精浆成分改变，各种因素干扰了睾丸、附睾功能等。可据精子活动质量、活动精子数和存活时间3个参数进行检查。正常的精子浓度每毫升至少二千万只以上。精子活动力一般分为a、b、c、d四级。正常的精子活动性至少50%为a与b级，或25%属于a级。正常的精子型态头部是卵圆形的，长4.0～5.5μm，宽1μm。顶体占整个头部的40%～70%，且没有颈部、中段或尾部的异常。中医学认为气血虚弱是本病的主要病机。脾胃素虚，气血生化不足，或久病失养，气血亏虚，精失所养，而出现精子活力低下甚或死亡。治疗当运用益气补血法。

起阳酒

【原料】海狗肾2副，淫羊藿、巴戟天各15克，枣皮、菟丝子、肉苁蓉各12克，白酒1000毫升。

【制作】将狗肾洗净，余药布包，同置白酒中密封浸泡20～30天即可。

【功效】温肾壮阳，益气生精。

【主治】适用于精子活力低下症等。

【用法】每日早晚饮用20～30毫升。

【注意】服药期间应节制房事，不可频繁性交。

补肾壮阳药酒

【原料】鹿茸6克，山药60克，白酒500毫升。

【制作】将以上两味中药粉碎成粗末放入白酒中，浸泡7天后即可。

【功效】补肾壮阳，补精。

【主治】适用于肾阳虚衰、肾精亏损所致的无精子、少精子、死精子过多、畸形精子过多、精液不液化、免疫性不育等男性不育等。

【用法】每日早晚饮用20毫升。

【注意】服药期间应节制房事。

琼浆药酒

【原料】人参30克，鹿茸15克，桂圆肉15克，熟附片60克，陈皮45克，狗脊60克，枸杞子60克，补骨脂60克，黄精30克，金樱子20克，韭菜子60克，淫羊藿60克，冬虫草30克，怀牛膝60克，灵芝60克，当归30克，佛手30克，驴肾30克，雀脑25克，红糖1500克，红曲120克，白蜜250克，白酒15000毫升。

【制作】将上药分别加工为粗末，用绢袋盛装，与白酒同置入容器内，隔水煮两小时，再静置7天后，可服用。

【功效】滋补气血，温肾壮阳。

【主治】适用于身体羸弱有精神萎靡、腰酸腿软、倦怠乏力、肢冷畏寒、精子活力低下、阳痿、阴囊湿冷、遗精、早泄等。

【用法】早晚各1次，每次20毫升。

【注意】阴虚火旺者忌服。

十子六君酒

【原料】党参、菟丝子、桑椹子各15克，覆盆子12克，五味子、女真子、金樱子、破故纸、枸杞子、白术、茯苓、半夏、何首乌各10克，车前子、蛇床子、陈皮、炙甘草各6克，白酒1500毫升，冰糖100克。

【制作】将以上各药打成粗末，装入纱布袋内，扎紧袋口。放入酒坛内，加白酒浸泡，封口，7天后取出药袋，滤清。冰糖加水少许熬成糖汁，并加入滤过的药酒中，即可饮酒。

【功效】补脾，益肾，种子。

【主治】脾肾两虚所致少精或无精子症，并伴神疲倦怠，食少便溏，腰酸耳鸣，阳痿、遗精等。

【用法】每次服10毫升。早、晚各服1次。

【注意】服药期间应节制房事。

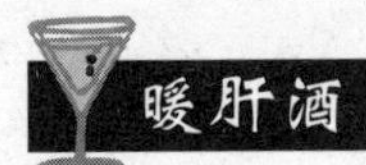

暖肝酒

【原料】当归、枸杞各20克，小茴香、肉桂、茯苓、乌药各10克，沉香6克，生姜5片，白酒1000毫升，冰糖50克。

【制作】将上药除生姜外一起制成粗末，装入纱布袋中。扎紧袋口，放入酒器内，加生姜、白酒封口，浸泡7天后，取出药袋及生姜，药酒过滤；冰糖加少许清水熬成糖汁，加入已滤过药酒中即成。

【功效】温补肝肾，行气逐寒。

【主治】寒滞肝经，精冷，阳痿，不射精，阴囊湿冷等症。

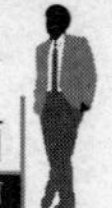

【用法】每次服 15 毫升，早、晚各服 1 次，饭前空腹服。

【注意】服药期间应节制房事，忌食生冷。

六味地黄汤加味方（酒）

【原料】熟地黄 24 克，山茱萸 12 克，山药 12 克，泽泻 9 克，茯苓 9 克，丹皮 9 克，水适量。

【制作】各药水煎备用（上方亦可用白酒或黄酒浸泡后饮用）。

【功效】补肾填精。

【主治】精子活力低下。

【用法】每日 1 剂，1 日 2 次或 3 次口服，治疗时间为 30～90 天（药酒根据个体情况适量饮用）。

精灵

【原料】覆盆子、金樱子各 30 克，黄芪 20 克，淫羊藿、枸杞子、制首乌、肉苁蓉、菟丝子、石楠叶、熟地、制附片各 12 克，韭菜籽、肉桂、炙甘草、紫河车粉各 6 克，白酒 1500 毫升，冰糖 100 克。

【制作】将以上各药均研成粗末，装入纱布袋中，扎紧袋口，放入酒坛内，加白酒浸泡，盖上坛盖，3 日后将酒坛悬放于 盛有水的大锅内，隔水煮炖 1 小时左右，取出趁热密封坛口，待冷。贮存 12 天，开封取出药袋，滤净杂质；冰糖加少许水熬成糖汁放入已滤药酒中，即可饮酒。药袋中药末取出烘干，研成细末，或装入 2 号胶囊备用。

【功效】温阳，补肾、强精。

【主治】肾阳虚所致精子活动力低下，死精子过多，以及功能性不射精等症。

【用法】药酒每次服 10 毫升，早、晚各服 1 次，饭前空服服；胶囊每次 2 粒，每日 2 次，药酒或白开水送服（若未装胶囊，可用药酒或白开水冲服药粉，每次 3 克。

【注意】服药期间应节制房事。

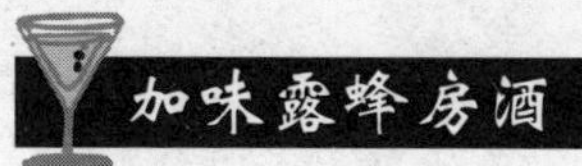

加味露蜂房酒

【原料】露蜂房、韭菜子、急性子、仙茅各 10 克，仙灵脾、制首乌、阳起石、肉苁蓉各 15 克，当归、淮牛膝、补骨脂各 12 克，熟地、鹿角霜各 20 克，白酒 1000 毫升。

【制作】将露蜂房上笼蒸透，晾干与其他各药共打成粗末，装入纱布袋中，扎紧袋口，放入酒坛内，加白酒，封口浸泡 7 天后即成。

【功效】补肾活血。

【主治】精囊炎所致精液中精虫极少，或特发性精少症以致不育，并伴有头晕耳鸣，腰膝酸软等症。

【用法】每次服 15 毫升，早、晚各服 1 次，饭前空腹服。

【注意】服药期间应节制房事。

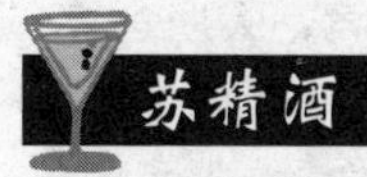

苏精酒

【原料】韭菜子、前仁、仙灵脾、制首乌、黄精、桑寄生、阿胶、龟胶、阿胶各 15 克，菟丝子、枸杞子、五味子、覆盆子、女真子各 18 克，山羊睾丸 1 只，高度高粱白酒 1500 毫升，冰糖 100 克。

【制作】将羊睾丸用清水洗净；龟

胶、阿胶打碎；其余各药打成粗末，并装进纱布袋内，扎紧袋口。将羊睾丸、阿胶、龟胶、鹿胶和药袋一起放入酒坛内，加白酒、冰糖封口，浸泡7天后，开封饮酒。

【功效】滋肾，温阳，益精。

【主治】肾阴肾阳不足，精子活力低下，死精子过多，精清、精冷不育等症。

【用法】药酒每次服10～15毫升，早、晚各服1次。

【注意】服药期间应节制房事。

活精种子汤（酒）

【原料】黄芪30克，萸肉12克，菟丝子15克，枸杞子15克，肉苁蓉12克，桑椹30克，仙茅15克，仙灵脾30克，水蛭5克（吞服），鹿角胶15克（另烊兑服），甘草10克，水适量。

【制作】水煎备用（上方亦可用白酒或黄酒浸泡后饮用）。

【功效】补肾，祛瘀。

【主治】精子活动力低下引起的不育。

【用法】每天1剂，分2次服，4周为1个疗程（药酒根据个体情况适量饮用）。

【注意】若阴虚火旺者，去鹿角胶、仙茅、仙灵脾，加知母、黄柏、龟板胶、旱莲草、女贞子；有湿热者去鹿角胶、仙灵脾、仙茅，加土茯苓、败酱草；精索静脉曲张者加紫丹参、赤芍、参三七（分2次用中药送服）。

滋阴大补酒

【原料】熟地黄30克，淮山药、枸杞子、巴戟天、肉苁蓉各20克，茯苓、淮牛膝、杜仲、山茱萸各35克，石菖蒲、远志、五味子各10克，白酒1500毫升，冰糖100克。

【制作】将以上各药共打成粗末，装入纱布袋内，扎紧袋口，放入酒坛内，加白酒密封浸泡，12天后取出药袋，药酒过滤。冰糖加少许清水熬成糖汁，并加入已过滤的药酒中即可饮酒。

【功效】补阴和阳，生精益血。

【主治】肾阴肾阳不足，精子活力低下，婚后久居不育，伴神疲倦怠，腰酸耳鸣，头晕心悸，或阳痿、遗精等症。

【用法】每次服10毫升，早、晚各服1次，饭前空腹服。

【注意】服药期间应节制房事。

万灵至宝仙酒

【原料】淫羊藿100克，肉苁蓉、仙茅、当归各50克，知母、黄柏各20克，雌黄10克，白酒2500毫升，冰糖100克。

【制作】将以上各药均研成粗末，装入纱布袋中，扎紧袋口，放入酒坛内，加白酒浸泡，盖上坛盖，3日后将酒坛悬放于一盛有清水的大锅内，隔水煮炖1小时左右，取出趁热密封坛口，待冷，贮存12天，开封取出药袋，滤净杂质。冰糖加少许水熬成糖汁放入已滤酒中，即可饮酒。药袋中药末取出烘干，研成细末，或装入2号胶囊备用。

【功效】生精益肾，助阳补阴。

【主治】肾虚之精子活动力低下，精气清冷而不育，或伴小腹冷痛，头晕耳鸣，腰膝酸软，阳痿，遗精等症。

【用法】药酒每次服 10～15 毫升，早、晚各服 1 次。

【注意】服药期间应节制房事。

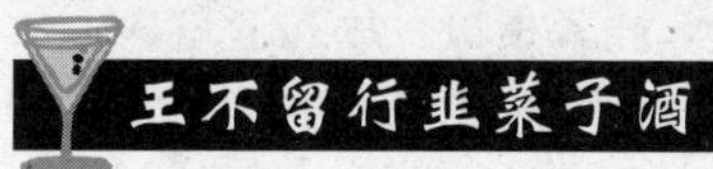

王不留行韭菜子酒

【原料】王不留行、韭菜子、川牛膝各 30 克，浙贝母 20 克，白酒 1000 毫升，冰糖 50 克。

【制作】将以上各药共碎，放入酒器中，加白酒封口浸泡，15 天后开封，滤去药渣，冰糖熬成糖汁，掺入已滤药酒中，即可饮酒。

【功效】活血化瘀，软坚散结。

【主治】瘀血败精阻滞，精子活力低下，死精子多而不育，伴精液黏滞不化，射精疼痛，或少腹不适等症。

【用法】每次服 10 毫升，早、晚各服 1 次，饭前空腹服。

【注意】服药期间应节制房事。

大补天酒

【原料】熟地黄 50 克，黄芪、淮山药、枸杞、制首乌各 30 克，淮牛膝、酥龟板、麦冬、肉苁蓉、生地黄、当归，白芍各 20 克，白晒参、天门冬各 15 克，知母、黄柏、五味子各 10 克，紫河车 1 具，猪脊髓 3 条，白酒 3000 毫升，冰糖 100 克。

【制作】将紫河车用清水洗净，去筋膜、血管与猪脊髓一起炕干，再与其余各药共碎成粗末，装入纱布袋中，扎紧袋口，放入酒坛内，加白酒浸泡，盖上坛盖，3 天后将酒坛悬放于一盛有水的大锅内，隔水煮炖 1 小时左右，取出趁热密封坛口。待冷，贮存 12 天，开封取出药袋，滤净杂质；冰糖加少许水熬成糖汁放入已滤药酒中，即可饮酒。药袋中药末取出烘干，研成细末，可装入 2 号胶囊备用。

【功效】补脾益肾，填精补髓。

【主治】脾肾百损，先天后天不足，精子活动力低下，死精子过多，结婚久而不育，伴腰腺酸软，头晕耳鸣，四肢乏力，食少倦怠，身体瘦弱等症。

【用法】每次服 10 毫升，早、晚各服 1 次，饭前空腹服；胶囊每次服 2 粒，每日 2 次，药酒或白开水送服（若未装胶囊，可用药酒或白开水冲服药粉，每次 3 克）。

【注意】服药期间应节制房事。

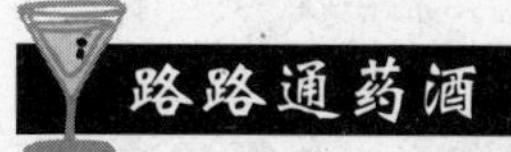

路路通药酒

【原料】路路通 20 克，炮山甲 18 克，川牛膝 15 克，白酒 500 毫升，冰糖 30 克。

【制作】将以上各药共碎，放入酒器中，加白酒封口浸泡，15 天后开封，滤去药渣；冰糖熬成糖汁，掺入已滤药酒中，即可饮酒。

【功效】活血化瘀，软坚散结。

【主治】瘀血败精阻滞，精子活力低下，死精子多而不育，伴精液黏滞不化，或阴茎海绵体硬结等症。

【用法】每次服 10 毫升，早、晚各服 1 次，饭前空腹服。

【注意】服药期间应节制房事。

六、精液液化不良

精液液化不良又称为精液不液化。常见的原因是精囊炎和前列腺炎所致前列腺分泌的纤维蛋白溶解酶不足；微量元素（镁，锌等）缺乏；先天性前列腺缺如等。一般认为，前列腺和精囊的分泌物参与了精液的凝固与液化过程，精囊产生的凝固因子引起精液凝固，而前列腺产生的蛋白分解酶、溶纤蛋白酶等精液液化因子使精液液化。一旦精囊或前列腺发生了炎症，可使以上因子的分泌发生障碍，造成凝固因子增多或液化因子减少，形成精液不液化。治疗精液不液化症的要点在于根治精囊和前列腺疾病。大多数患者在前列腺和精囊疾病治愈后，精液不液化也会好转。中医学认为本症的原因在于肝肾。如先天肾阳不足，或后天失养，大病久病，戕伐肾阳，或寒邪外袭，损伤肾阳，均可使精液寒凝，不得液化；酒色房劳过度，频施伐泄，或劳心太甚，或五志化火，皆可损耗肾阴，阴虚火旺，灼烁津液，则精液稠而不化；平素嗜食辛辣、醇甘厚腻，湿热内蕴，或外感湿毒，皆可熏灼津液，精浊不分，使精液黏稠不化；过食寒凉冷饮，损伤脾阳，或他病伤及脾阳，脾虚及肾；或肾阳虚导致脾阳虚，脾肾阳虚，则水湿不得运化，阻而成痰，痰湿结于精窍，气化不利，则精液不得液化；或气虚血瘀或血淤体质，精窍淤阻，精液亦不液化。分别治以补肾壮阳散寒，温化精液；滋阴清热，液化精液；清热利湿，滋阴降火；温补脾肾，化痰除湿；活血化瘀，升化精液等。

液化酒

【原料】枸杞、菟丝子、覆盆子各20克，仙茅、仙灵脾各16克，生地、熟地、五味子各15克，黄柏、知母、女贞子各10克，车前仁12克，白酒1500毫升，冰糖100克。

【制作】将各药共碎成粗末，用纱布袋装起，扎紧袋口，放入酒坛内，加冰糖、白酒共浸泡12天后，启封，即可饮酒。

【功效】滋阴降火，补肾化精。

【主治】肾阴虚所致精液不能液化，或伴五心烦热，梦遗早泄，腰酸耳鸣等症。

【用法】每次服15毫升，早晚各1次，饭前空腹服。

【注意】服药期间注意节制房事。

液化药酒

【原料】丹参30克，仙灵脾15克，生地、熟地、女贞子、赤芍、白芍、天冬、花粉、茯苓、知母、黄柏、车前仁各10克，丹皮、甘草各6克，白酒1500毫升，冰糖50克。

【制作】将生地、熟地捣烂，其余各药打成粗末，一起装入纱布袋中，扎紧袋口，放入酒坛内，加盖浸泡3天后，将酒坛悬放于盛有清水的大锅内，隔水煮炖1小时左右，取出趁热密封坛口，放于阴凉处待冷，贮存12天后，开封去药袋；冰糖熬成糖汁，加入药酒中即成。

【功效】滋阴降火，活血化精。

【主治】阴虚火旺所致精液不化症，伴腰膝酸软，口干咽燥，五心烦热等症。

【用法】每次服15毫升，早、晚各服1次，饭前烫热服。

【注意】服药期间应节制房事，注

意劳逸结合。

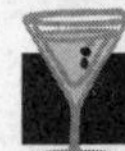

精液不液化方一（酒）

【原料】丹参30g，菟丝子、金银花、赤芍、枸杞子、花粉、冬瓜仁各15g，茯苓、泽泻、连翘、当归各12g，丹皮、香附、知母、黄柏各10g，木通6g，水适量。

【制作】水煎备用（上方亦可用白酒或黄酒浸泡后饮用）。

【功效】清热利湿，祛瘀化浊。

【主治】适用于湿热内蕴型精液不液化症。临床表现为精液黏稠，久不液化，色微黄或沉黄，兼见小腹胀痛，小便不利，舌苔黄腻，脉濡数或滑数。

【用法】每日1剂，分早、晚服。20～30日为1个疗程（药酒根据个体酒量适当饮用）。

【注意】上方中木通最长只能服2周。

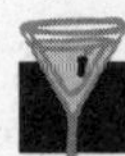

精液不液化方二（酒）

【原料】生地、枸杞子、丹参、生首乌、淫羊藿各20g，车前子、花粉、冬瓜仁各15g，金银花、连翘、知母、黄柏各12g，白芍、山萸肉、麦冬、泽泻、茯苓各10g，甘草6g，水适量。

【制作】水煎备用（上方亦可用白酒或黄酒浸泡后饮用）。

【功效】滋阴降火，清热化浊。

【主治】适用于阴虚火旺型精液不液化，表现为精液黏稠，精色微黄，且多伴精液量少，难以液化，或有早泄，或有梦遗，口燥咽干，舌红少苔，脉细数。

【用法】每日1剂，分早、晚服。20～30日为1个疗程（药酒根据个体酒量适当饮用）。

【注意】若潮热盗汗者，加龟版、地骨皮各12g；见血精者，加蒲黄、滑石各10g，三七粉3g（分冲服）；四肢关节不适者，可加玄驹粉10g（分冲服）；射精痛者，加炮山甲12g（先煎20分钟）。

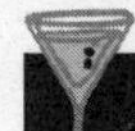

加味少腹逐瘀酒

【原料】黄精30克，小茴香（炒）、炮姜、当归、赤芍、五灵脂、蒲黄各10克，肉桂、川芎、没药、延胡各6克，60度高粱酒1000毫升，冰糖30克。

【制作】将以上各药共碎成粗末，装入纱布袋内，扎紧接口，放入酒坛内，加冰糖与白酒共同浸泡，7天后即可饮用。

【功效】温阳，活血，化精。

【主治】阳虚血瘀所致精液不化，伴肢冷面白，少腹胀满等症。

【用法】每次服10毫升，早、晚服1次，饭前温热服。

【注意】服药期间应节制房事，注意调节情绪。

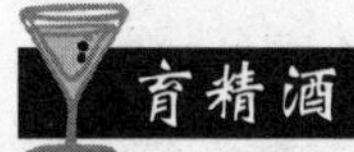

育精酒

【原料】制首乌15克，韭菜子、当归、熟地、菟丝子、覆盆子、仙灵脾、川牛膝各12克，白酒1000毫升，冰糖30克。

【制作】将各药加冰糖，与白酒一起封口浸泡，7天后开封饮酒。

【功效】滋阴补阳，活血化精。

【主治】阴阳两虚之精液不化，或精液色灰有凝块，伴面白肢冷，腰膝酸软，健忘、多梦，或早泄、阳痿等症。

【用法】每次服10毫升，早、晚服1次，饭前空腹服。

【注意】服药期间应节制房事。

五子二仙酒

【原料】仙灵脾、仙茅各15克，菟丝子、枸杞子、覆盆子各12克，五味子6克，车前仁10克，白酒1000毫升，冰糖30克。

【制作】将上述各药共碎成粗末，装入纱布袋中，扎紧袋口，放入酒坛内，与冰糖、白酒共同浸泡，密封坛口，7天后开封饮用。

【功效】温肾助阳。

【主治】肾阳虚所致精液不化，伴见四肢不温，精液清冷，头晕耳鸣，腰膝酸软等症。

【用法】每次服10~15毫升，早、晚各服1次。

【注意】饭前空腹服。

水蛭桃仁酒

【原料】水蛭12克，桃仁30克，川牛膝20克，白酒500毫升。

【制作】将水蛭用清水洗净，桃仁打碎，川牛膝切片，各药一起放入净器内，加白酒密封浸泡，7天后开封饮酒。

【功效】活血通络。

【主治】适用于体壮而无不适，但精液黏稠不能液化。

【用法】每次服10毫升，早、晚各服1次。

【注意】服药期间应节制房事。

鳖甲姜黄香附酒

【原料】酥鳖甲20克，姜黄15克，香附12克，泽兰18克，白酒500毫升。

【制作】将各药一起放入净器内，加白酒密封浸泡，7天后开封饮酒。

【功效】行气，活血，通络。

【主治】适用于体壮而无不适，但精液黏稠不能液化。

【用法】每次服10毫升，早、晚各服1次。

【注意】服药期间应节制房事。

化精药酒

【原料】熟地30克，山萸肉、淮山药、麦冬、茯苓各15克，丹皮、丹参、泽泻各12克，知母、黄柏各10克，五味子6克，白酒1500毫升，冰糖100克。

【制作】将上述各药共碎成粗末，装入纱布袋中，扎紧袋口，放入酒坛内，与冰糖、白酒共同浸泡，密封坛口，7天后开封饮用。

【功效】补肾滋阴。

【主治】肾阴虚精液不化，伴见手足心发热，精液黏稠，头晕耳鸣，腰膝酸软等症。

【用法】每次服10~15毫升．早、晚各服1次，饭前空腹服。

【注意】服药期间应节制房事。

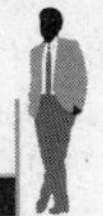

巴戟二仙酒

【原料】熟地30克，巴戟天、仙茅、仙灵脾、王不留行、桂枝、甘草各10克，蜈蚣1条，白酒1000毫升，冰糖100克。

【制作】将上述各药共成粗末，装入纱布袋中，扎紧袋口，放入酒坛内，加入白酒，密封坛口，12天后开封去药袋，药酒过滤；冰糖熬成糖汁，倒入已滤酒中搅匀即成。

【功效】温肾，助阳，化精。

【主治】肾阳虚所致精液不化，伴四肢厥冷，头晕耳鸣，腰膝酸软等症。

【用法】每次服10～15毫升，早、晚各服1次，饭前空腹服。

【注意】阴虚火旺者不宜服。

液化生精酒

【原料】丹皮、地骨皮、赤芍、白芍、山萸肉、连翘、夏枯草、玄参、浙贝母、枸杞、仙灵脾各12克，生牡蛎30克，丹参15克，银花18克，白酒1500毫升，冰糖100克。

【制作】将上述各药共成粗末，装入布袋中，扎紧袋口，放入酒坛内与白酒共同浸泡，密封坛口，7天后开封去药袋，药酒过滤；冰糖熬成糖汁，加入已滤酒中混匀即成。

【功效】祛湿清热，活血软坚。

【主治】湿热郁滞所致精液不化，伴见精液黏稠色黄，小便黄赤，大便溏而不爽，舌苔黄腻等症。

【用法】每次服10～15毫升，早、晚各服1次。

【注意】饭前空腹服。

增液汤加味方（酒）

【原料】玄参15克，麦冬15克，生地15克，熟地12克，当归12克，赤、白芍各10克，黄连6克，黄芩10克，紫丹参15克，玉竹15克，炙首乌15克（服用期间，若出现腹胀纳呆等症，加炒谷、麦芽各15克，神曲10克，炒山楂10克），水适量。

【制作】水煎备用（上方亦可用白酒或黄酒浸泡后饮用）。

【功效】滋阴养液，养血增液，清火降粘。

【主治】精液液化不良症。

【用法】每日1剂，每日2～3次，每剂服2天，连续服用2个半月（药酒根据个体情况适量饮用）。

【注意】本方适用于阴液亏耗型。

清精汤（酒）

【原料】龙胆草10克，黄柏9克，柴胡9克，生地15克，车前子（包煎）9克，泽泻9克，木通6克，生甘草8克，蒲公英15克，仙灵脾6克，当归9克，红花6克，白花蛇舌草12克，焦三仙各6克，水适量。

【制作】水煎备用（上方亦可用白酒或黄酒浸泡后饮用）。

【功效】清热解毒，利尿除湿，活血生新，温阳化气。

【主治】精液液化不良症。

【用法】每日1剂，煎煮2次，分2次服，1个月为1个疗程，治疗1～2个疗程（药酒根据个体情况适量饮用）。

【注意】本方适用于湿热下注型（治疗期间节欲，少食辛辣烟酒）。

第四节　更年期综合征

男性更年期综合征是因睾丸的生精作用及男性激素睾丸酮的分泌功能自然衰竭而发病。其经过缓渐，年龄差异亦大（51～64岁），亦有60岁以上而不发病者。主要表现为头痛，失眠等神经综合征症状，可伴有抑郁，血管舒缩障碍及自主神经功能紊乱，性功能减退。血浆睾丸酮浓度明显降低，尿中促性腺激素明显升高。临床辨证常见有命门火衰型和肝郁脾虚型。命门火衰型，伴有阳痿、早泄、小便清长、畏寒肢冷等。肝郁脾虚型，伴有烦躁易怒、神疲乏力、纳减便溏等。总的治法以温肾壮阳，疏肝健脾为主。

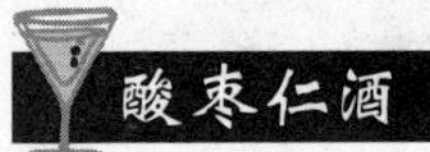

酸枣仁酒

【原料】酸枣仁30克，茯苓15克，知母12克，川芎、炙甘草各10克，米酒1000毫升。

【制作】将各药研碎，装入纱布袋内，扎紧袋口，放入装有米酒的坛中，密封坛口，15天后开封去药袋，即可饮酒。

【功效】宁心安神。

【主治】适用于更年期综合征，见心神不宁，记忆力减退，失眠多梦，心悸失眠等症。

【用法】每次服20毫升，早、晚各服1次。

【注意】注意调节情绪，避免精神刺激。

黄芪建中酒

【原料】黄芪20克，白芍30克，桂枝、生姜各10克，大枣15克，炙甘草6克，饴糖200克，米酒1000毫升。

【制作】将大枣去核，其余各药共研碎并与大枣一起装入纱布袋中，扎紧袋口，与米酒共入清洁容器中封口浸泡30日后，开封去药袋，加饴糖搅匀即成。宜低温保存。

【功效】建中益气。

【主治】适用于更年期气血不足，心悸健忘，自汗盗汗，少气多卧，困倦乏力等症。

【用法】每次服20～30毫升，早、晚各服1次。

【注意】注意饮食调节，不宜过食油腻，或暴饮暴食。

寿牌煎酒

【原料】白晒参、白术、干姜各10克，淮山药20克，酸枣仁、莲米各15克，当归12克，远志、甘草各6克，白酒1000毫升，白糖100克。

【制作】将以上各药共研成粗末，装入纱布袋内，扎紧袋口，放进酒坛中，加白酒密封浸泡7天，开封去药袋，药酒过滤，加白糖搅匀即可服用。

【功效】调补脾肺。

【主治】适用于更年期综合征，以

及因忧郁伤及脾肺，致精神恍惚，食少乏力，心悸怔忡等症。

【用法】每次服 10 毫升，早、晚各服 1 次。

【注意】注意调节情绪，避免精神刺激。

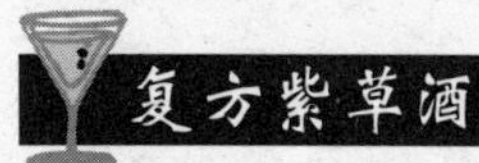

复方紫草酒

【原料】紫草、当归、知母、麦冬各 10 克，巴戟天、淫羊藿、白芍各 15 克，五味子、淡竹叶各 6 克，白酒 1000 毫升，白糖 50 克。

【制作】将以上各药共研成粗末，装入纱布袋内，扎紧袋口，放进酒坛中，加白酒密封浸泡 7 天，开封去药袋，药酒过滤，加白糖搅匀即可服用。

【功效】补肾益肝。

【主治】适用于更年期综合征所致头晕耳鸣，情绪易于激动，身烘出汗等症。

【用法】每次服 10 毫升，早、晚各服 1 次。

【注意】注意保持精神愉快。

疏肝固肾汤（酒）

【原料】柴胡、白芍、仙茅各 10 克，甘草 5 克，熟地黄 20 克，巴戟天、淫羊藿、枸杞子、山萸肉各 15 克，水适量。

【制作】水煎备用（上方亦可用白酒或黄酒浸泡后饮用）。

【功效】疏肝补肾，调补阴阳。

【主治】血清睾酮正常男性更年期综合征所呈现的神经功能紊乱、易疲劳、抑郁、易怒、失眠、性欲减退、勃起功能障碍等。

【用法】每日 1 剂，分 2 次服。3 个月为 1 个疗程（药酒根据个体情况适量饮用）。

【注意】若脾虚者加党参、陈皮、茯苓；心肾不交者加何首乌、夜交藤、五味子；心阴虚者加丹参、麦冬；心阳虚者加用桂枝、龙骨、牡蛎。

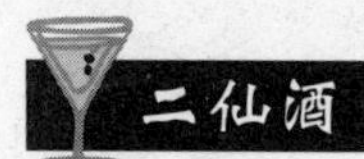

二仙酒

【原料】仙灵脾、巴戟天各 15 克，仙茅、当归、黄柏、知母各 10 克，白酒 500 毫升，冰糖 50 克。

【制作】将以上各药共放入酒器内，加白酒封口浸泡，7 天后开封滤去药渣，药酒过滤；冰糖熬成糖汁，掺入已滤药酒中混匀，即可饮酒。

【功效】阴阳双补。

【主治】适用于更年期阴阳两虚，烘热汗出，时有畏寒，头晕耳鸣，腰酸无力等症。

【用法】每次服 10 毫升，早、晚各服 1 次。

【注意】注意保持愉快的心情。

更年乐药酒

【原料】淫羊藿 15 克，制首乌、熟地黄、首乌藤、核桃仁、川续断、桑椹子、补骨脂、当归、白芍、人参、菟丝子、牛膝、车前子、黄柏、知母各 10 克，生牡蛎 20 克，鹿茸 5 克，白酒 1000 毫升。

【制作】将以上诸药共研为粗末，用纱布袋装，扎口，置入干净容器内，加白酒浸泡，密封容器。14 日后开封，取出药袋，压榨取液，合并榨取液与药酒后即可过滤，装瓶备用。

【功效】补益肝肾，宁心安神。

【主治】适用于更年期肝肾亏虚，阴阳失调所致耳鸣健忘，腰膝酸软，自汗盗汗，失眠多梦，五心烦热，情绪不稳定等症。

【用法】口服：每日早、晚各服1次，每次服10～15毫升。

【注意】痰热内盛者忌服。

淫羊藿汤（酒）

【原料】淫羊藿、黄芪各30克，熟地黄、当归、川芎、白芍、香附、郁金、柴胡各15克，甘草6克，水适量。

【制作】水煎备用（上方亦可用白酒或黄酒浸泡后饮用）。

【功效】滋阴养血，调理脏腑，疏肝行气，解郁。

【主治】男性更年期综合征所呈现的潮热、汗出、急躁易怒、失眠心悸、腰膝酸痛、阳痿。舌淡，苔薄黄，脉细数等。

【用法】每日1剂，分2次服。半个月为1个疗程（药酒根据个体情况适量饮用）。

【注意】服药期间注意调节情绪。

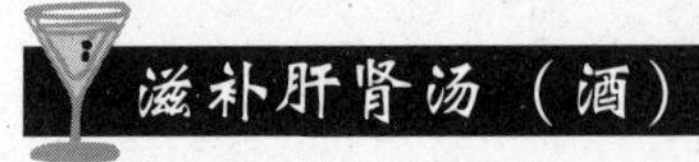

滋补肝肾汤（酒）

【原料】仙灵脾、黄柏、当归、远志、龟板、槲寄生、浮小麦、牛膝各10克，知母15克，夜交藤、合欢花各20克，水适量。

【制作】水煎备用（上方亦可用白酒或黄酒浸泡后饮用）。

【功效】滋补肝肾。

【主治】男性更年期综合征所呈现的头痛头晕，胸闷不适，心悸失眠，腰酸背痛，性欲低下，舌质红，舌苔薄黄，脉弦细等。

【用法】每日1剂，每次服400毫升，分2次于早、晚饭前服。10剂为1个疗程（药酒根据个体情况适量饮用）。

【注意】同时结合心理调节治疗。

第三章　男性养生药酒

第一节　抗衰防老酒

随着年龄的增长，人体各个器官和组织在形态功能和代谢上均呈渐进性衰退的变化，近年来国外学者推出自由基衰老学说，认为机体在代谢过程中所产生的自由基的氧化作用，导致细胞变性坏死，功能丧失，最后出现整个机体衰老。曾有人报道，人体在50岁以后各系统功能呈瀑布型下降。为了使人们延缓衰老，曾提出了许多学说和设想，中医有几千年的历史，其抗衰老养生的理论和经验值得发掘和借鉴。中医学认为，肾是人体先天之本，主藏精生髓，人体衰老是因肾虚导致机体的虚损与失衡所致。不论中医或西医皆认为衰老与虚损有关，虚者补之，通过养生，滋补，约物，食疗和运动，加以弥补可以提高身体的功能。补肾壮阳药物可以延缓衰老，对人体的骨骼，血液循环，神经内分泌免疫系统和中枢神经系统等方面均有着重要的调节作用，使衰老的机体得到改善，实现祛病延年。现代药理研究许多中药具有补益虚损，补肾强身，延缓衰老的作用。如何首乌、人参、枸杞、山药、黄芪等都有抗自由基防衰老效果，均可将其制成酒剂常服。

益寿永真酒

【原料】 生地、茯苓各30克，白晒参、天冬、麦冬各15克，地骨皮10克，蜂蜜120克，60度高粱酒1000毫升。

【制作】 将以上各药共研成粗末，装入纱布袋中，扎紧袋口，放入酒坛内，加白酒浸泡，密封坛口，15天后开封去药袋，药酒过滤，蜂蜜倒入酒中混匀即可饮用。

【功效】 补气阴，抗衰老。

【主治】 增强体质，抗御病邪，久服可以延年益寿。

【用法】 每次服10～15毫升。早、晚各服1次。

【注意】 服药期间应节制房事。

仙传斑龙药酒

【原料】 熟地黄、鹿角霜各30克，鹿角胶、菟丝子、柏子仁各18克，茯苓、破故纸各15克，白酒1500毫升。

【制作】 将以上各药与白酒同入酒坛中，密封坛口，浸泡3天后开封饮酒。

【功效】 补肾填精。

【主治】 常服延年益寿。

【用法】 每次服10毫升。早、晚各服1次，饭前空腹服。

【注意】 应节制房事。

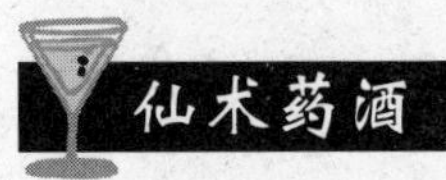

仙术药酒

【原料】 苍术50克，红枣肉30

克，杏仁12克，炮姜、盐各10克，甘草6克，白酒1000毫升。

【制作】将苍术用米泔水漂洗，晾干，并与其余各药同白酒一起放入坛中，密封坛口，浸泡15天后滤去药渣，即可饮酒。

【功效】明目，驻颜。

【主治】久服轻身延年。

【用法】每次10～15毫升，早、晚各服1次。

【注意】应节制房事。

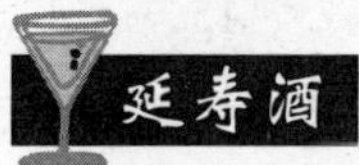

延寿酒

【原料】黄精、天冬各30克，松叶15克，枸杞子20克，苍术12克，白酒1000毫升。

【制作】将黄精、天冬、苍术切成约0.8厘米的小块，松叶切成半节，同枸杞子一起置容器中，加入白酒，摇匀，密封，浸泡15日后，即可取用。

【功效】滋养肺肾，补精填髓，强身益寿。

【主治】体虚食少，乏力，脚软，眩晕，视物昏花，须发早白，风湿痹症，四肢麻木等症。无病少量服用，有强身益寿之功。

【用法】每次服10～20毫升，日服2或3次。

【注意】服药期间应注意调节饮食。

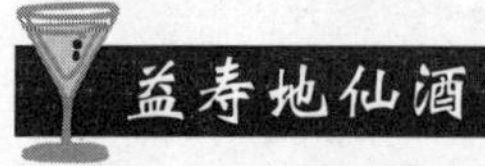

益寿地仙酒

【原料】甘菊花15克，巴戟天、肉苁蓉、枸杞子各30克，蜂蜜100克，白酒1000毫升。

【制作】将以上各药共研成粗末，装入纱布袋中，扎紧袋口，放入酒坛内，加白酒浸泡，密封坛口，12天后开封去药袋，药酒过滤，蜂蜜倒入酒中混匀即可饮用。

【功效】补肾益精。

【主治】补五脏，填骨髓，清头目，聪耳听。

【用法】每次服10毫升，早、晚各服1次。

【注意】忌油腻。

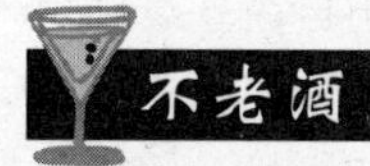

不老酒

【原料】制首乌、生地黄、熟地黄各30克，人参、茯苓、天冬、麦冬各20克，地骨皮10克，白酒2000毫升，蜂蜜150克。

【制作】将以上各药放入容器中，加蜂蜜拌匀，2小时后加白酒，密封浸泡7天后即可开封饮酒。

【功效】养阴补肾。

【主治】驻颜乌发，久服延年益寿。

【用法】每次服10毫升，早、晚各服1次。

【注意】忌生冷、油腻。

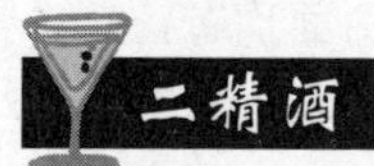

二精酒

【原料】黄精、枸杞各120克，蜂蜜60克，白酒2000毫升。

【制作】将黄精切片，在锅内炒热，加蜂蜜制后，与枸杞、白酒一起放入清洁的容器内，密封浸泡15天即可开封饮酒。

【功效】益气固精，保镇丹田。

【主治】久服活血驻颜，延年益寿。

【用法】每次服10～15毫升，早、

晚各服 1 次。

【注意】服药期间应节制房事。

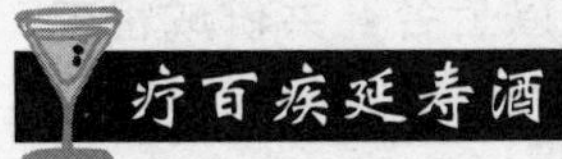

疗百疾延寿酒

【原料】黄精、苍术各 40 克，天冬 30 克，枸杞 50 克，松叶 60 克，糯米 2000 克，酒曲适量。

【制作】将各药加水煎煮，取药液（可煎两次）熬成浓药汁；糯米煮成饭，并与药液、酒曲一起拌匀，放入清洁的容器中，密封加盖，容器外用棉絮等物包裹保温，10 天后即可开封饮酒。

【功效】补肾填精。

【主治】可增强抗病能力，预防疾病；久服可延年益寿。

【用法】每次服 10 ~ 15 毫升，早、晚各服 1 次，饭前空腹服。

【注意】服药期间应节制房事。

延年益寿不老酒

【原料】白晒参、茯苓各 30 克，制首乌、生地、熟地各 60 克，天冬、麦冬各 18 克，地骨皮 12 克，蜂蜜 250 克，白酒 2500 毫升。

【制作】将各药放入铁锅内炒热，加蜂蜜拌炒（勿焦）后，放入容器内，加白酒密封浸泡 30 天，开封饮酒。

【功效】大补元气，滋养阴血。

【主治】阳虚血热，形体瘦弱，手足心发热等症；久服能益寿延年。

【用法】每次服 10 毫升，早、晚各服 1 次。

【注意】服药期间应节制房事，阳虚形寒畏冷，四肢不温者不宜服用。

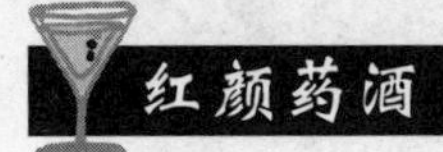

红颜药酒

【原料】胡桃仁 50 克，大枣（去核）、酥油各 30 克，光杏仁 18 克，蜂蜜 120 克，白酒 1000 毫升。

【制作】将酥油炼化后加蜂蜜与白酒搅匀装入酒坛中；胡桃仁、大枣、光杏仁共捣烂，放进装有酥油、蜂蜜、白酒坛中，密封坛口，12 天后开封饮酒。

【功效】补脾肾，润肌肤。

【主治】用于脾肾亏损，肌肤干裂起皱，面容憔悴等症；久服有益寿延年之功。

【用法】每次服 10 ~ 15 毫升，早、晚各服 1 次，饭前空腹服。

【注意】忌生冷。

玉华煎酒

【原料】潞党参、北沙参、淮山药、茯苓、薏苡仁各 15 克，麦冬、玉竹各 12 克，牛膝、续断各 10 克，五味子 5 克，白酒 1000 毫升，冰糖 50 克。

【制作】将以上各药共研成粗末，装入纱布袋内，扎紧袋口，放进清洁的酒坛内加白酒密封浸泡，12 天后开封去药袋，药酒过滤；冰糖加少许清水熬成糖汁，掺入已滤药酒中，混匀，即得。

【功效】补肺气，养肺阴。

【主治】用于肺脏气阴两虚，足膝无力，足不任地等症；久服延年益寿、肌肤营润。

【用法】每次服 10 ~ 15 毫升，早、晚各服 1 次，服后半小时服。

【注意】忌生冷、油腻食物。

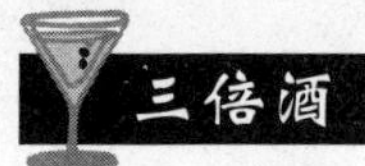

三倍酒

【原料】地黄60克，淮牛膝30克，川椒10克，白酒1000毫升，冰糖50克。

【制作】将各药共研成粗末，放入酒瓶中，加白酒封口浸泡，7天后开封去药渣，冰糖熬成糖汁掺入药酒中混匀即可饮酒。

【功效】补益明目，壮气延年。

【主治】延年益寿，乌发养颜。

【用法】每次服10毫升，早、晚各服1次，饭前空腹服。

【注意】服药期间应节制房事。

八仙酒

【原料】淮山药、白晒参、茯苓、芡实、莲米各30克，糯米2000克，粳米，0.5公斤，白糖120克，酒曲适量。

【制作】将以上各药共研成细末；糯米、粳米煮成饭，加酒曲、药末混匀，放入瓷坛内密封坛口，外用棉絮等物保温，尽量避免与空气接触；12天后开封，滤去渣质，米酒加白糖即成。

【功效】补中益气，健脾养胃。

【主治】素体不足，脾胃虚弱，食少难消，少气倦怠，大便不实等症；久服能增强体质，延年益寿。

【用法】每次服10～20毫升，早、晚各服1次，饭前空腹服。

【注意】服药期间应节制房事。

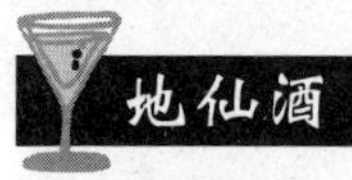

地仙酒

【原料】熟地黄30克，胡麻仁、地骨皮、茯苓、麦冬各15克，远志6克，白酒1000毫升，冰糖50克。

【制作】将以上各药共研成粗末，装入纱布袋内，扎紧袋口，放进清洁的酒坛内加白酒密封浸泡，12天后开封去药袋，药酒过滤；冰糖加少许清水熬成糖汁，掺入已滤药酒中，混匀，即得。

【功效】补肾益精，壮气延年。

【主治】可延年乌发，益寿养颜。

【用法】每次服10毫升，早、晚各服1次，饭前空腹服。

【注意】服药期间应节制房事。

万病无忧酒

【原料】当归、川芎、白芷、荆芥穗、地骨皮、牛膝、大茴香、木瓜、乌药、煅自然铜、木香、乳香、没药、炙甘草各15克，白芍、破故纸、威灵仙、钩藤、石楠藤各30克，防风22.5克，羌活、雄黑豆（炒香）各60克，炒杜仲、紫荆皮各45克，白酒25公斤。

【制作】将前24味共捣碎，和匀，入布袋，置容器中，加入白酒，密封，浸泡5～10日后即可饮用。

【功效】祛风活血，养神理气，补虚损，除百病。

【主治】除百病，祛风湿，乌发，清心明目，利腰肾腿膝，补精髓，疗跌打损伤，和五脏，平六腑，快脾胃，进饮食，补虚怯，养气血。

【用法】口服：每取温酒适量饮之，或晨昏午后随量饮之。饮至一半，再添加白酒为妙。

【注意】服药期间应注意调节饮食。

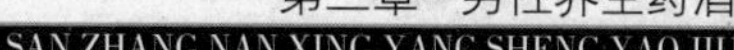

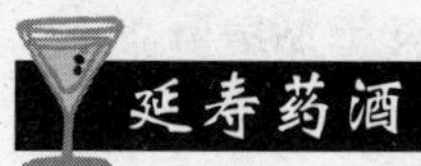

延寿药酒

【原料】鹿茸、当归各12克，肉苁蓉、菟丝子、胡芦巴、石莲子、续断、枸杞子、杜仲、巴戟天、胡桃仁各15克，小茴香、破故纸、枳实各10克，沉香、五味子各6克，白酒2000毫升，冰糖100克，羊肉200克。

【制作】将以上诸药共研成粗末，装入纱布袋中，扎紧袋口，并与白酒一起放进清洁的酒坛内，密封浸泡15天后，开封取出药袋，药酒过滤；冰糖熬成糖汁掺入酒中即可饮用。药袋中药末取出焙干，研细备用；羊肉切碎，加青盐、花椒、小茴香杵成膏焙干，加药粉后再研，装入2号胶囊备用。

【功效】培补元气。

【主治】元阳衰败，诸虚不足，行步乏力，肢体酸痛等症。

【用法】每次服10毫升，同时服胶囊2～4粒，早、晚各服1次，饭前空腹服。

【注意】忌食生冷、葱、蒜等物。

填精补髓酒

【原料】熟地黄、山药各30克，肉苁蓉、茯苓、淮牛膝、山萸肉、巴戟天、杜仲、菟丝子、晚蚕蛾、枸杞、仙灵脾、炮山甲各15克，白晒参、柏子仁、白术各12克，川椒、五味子、泽泻、厚朴、小茴香、地龙、破故纸各10克，白酒3000毫升，蜂蜜250克。

【制作】将以上各药共研成粗末，装入纱布袋中，扎紧袋口，放入酒坛内，加白酒浸泡，密封坛口，15天后开封去药袋，药酒过滤，蜂蜜倒入酒中混匀即可饮用。

【功效】益气温肾，填情补髓。

【主治】适用于肾阳虚衰，精血不足，腰膝酸软，头晕耳鸣，阳痿遗精，夜尿频多等症；久服能延年益寿。

【用法】每次服10毫升，早、晚各服1次。

【注意】忌食生冷。

七珍至宝酒

【原料】赤白何首乌各30克，赤茯苓、白茯苓、枸杞子各20克，菟丝子、淮牛膝各15克，破故纸、当归各10克，白酒1500毫升，冰糖100克。

【制作】将以上各药共研成粗末，装入纱布袋内，扎紧袋口，放进清洁的酒坛内加白酒密封浸泡，12天后开封去药袋，药酒过滤；冰糖加少许清水熬成糖汁，掺入已滤药酒中，混匀，即得。

【功效】补血生精，益寿延年。

【主治】久服强身怯病，广嗣延年。

【用法】每次服10毫升，早、晚各服1次，饭前空腹服。

【注意】服药期间应节制房事。

延年益嗣酒

【原料】天冬、麦冬、熟地黄、生地黄、制何首乌各30克，白晒参、白茯苓各15克，地骨皮10克，羊肉200克，黑豆50克，白酒2000毫升，蜂蜜100克。

【制作】将羊肉切碎，火上焙干，研碎；其余各药共研成粗末，与羊肉一起装入纱布袋中，扎紧袋口，放进清洁的酒坛内，加酒密封浸泡，15 天后，开封去药袋，药酒过滤，加蜂蜜混匀即可饮酒。

【功效】滋补元气，益精黑发。

【主治】久服益寿延年，乌发。

【用法】每次服 10 毫升，早、晚各服 1 次，饭前空腹服。

【注意】服药期间应节制房事。

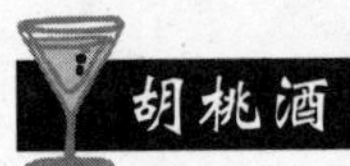

胡桃酒

【原料】胡桃仁 50 克，杜仲 30 克，破故纸 15 克，萆薢 10 克，白酒 1000 毫升，冰糖 50 克。

【制作】将各药共研成粗末，放入酒瓶中，加白酒封口浸泡，7 天后开封，滤去药渣；冰糖熬成糖汁掺入药酒中即可饮用。

【功效】益血补筋，强筋壮骨。

【主治】延年明目，润肌肤。

【用法】每次服 10 毫升，早、晚各服 1 次，饭前空腹服。

【注意】服药期间应节制房事。

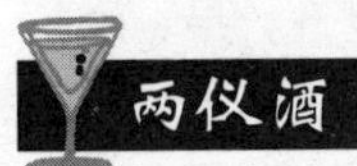

两仪酒

【原料】白晒参 30 克，熟地黄 60 克，蜂蜜 30 克，白酒 500 毫升。

【制作】将以上各药共研成粗末，装入纱布袋中，扎紧袋口，放入酒坛内，加白酒浸泡，密封坛口，12 天后开封去药袋，药酒过滤，蜂蜜倒入酒中混匀即可饮用。

【功效】益气填精。

【主治】久服延年益寿，乌发养颜。

【用法】每次服 10 毫升，早、晚各服 1 次，饭前空腹服。

【注意】服药期间应节制房事。

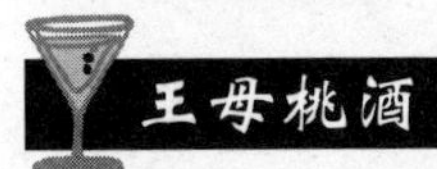

王母桃酒

【原料】白术 15 克，熟地黄 30 克，制首乌、巴戟天、枸杞各 20 克，白酒 1000 毫升，蜂蜜 50 克。

【制作】将以上各药共研成粗末，装入纱布袋中，扎紧袋口，放入酒坛内，加白酒浸泡，密封坛口，7 天后开封去药袋，药酒过滤，蜂蜜倒入酒中混匀即可饮用。

【功效】培补脾胃。

【主治】久服延年益寿，乌发养颜。

【用法】每次服 10 毫升，早、晚各服 1 次，饭前空腹服。

【注意】服药期间应节制房事。

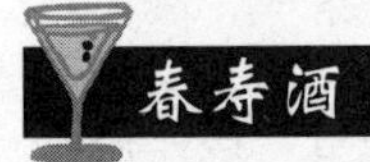

春寿酒

【原料】天冬、麦冬、熟地黄、生地黄、怀山药、莲子肉、红枣各等份。每 210 克药材用黄酒 2500 毫升。

【制作】将前 7 味捣碎，混匀，置容器中，加入黄酒，密封，隔水加热后，静置数日，即可饮用。

【功效】养阴生津，补肾健脾。

【主治】阴虚津亏并兼有脾弱所致的腰酸、须发早白、神志不宁、食少等症。有利于延缓因阴虚津少所致的“早衰、未老先衰”现象。

【用法】口服。不拘时，适量服用，药渣可制成丸剂服用，每丸重 6 克，每次 2 丸，日服 2 次。

【注意】服药期间应注意调节饮食。

神仙延寿酒

【原料】生地黄、熟地黄、天冬、麦冬、当归、川牛膝、川芎、白芍、茯苓、知母、杜仲、小茴香、巴戟天、枸杞子、肉苁蓉各60克，破故纸、砂仁、白术、远志各30克，人参、木香、石菖蒲、柏子仁各15克，黄柏90克，白酒30公斤。

【制作】将前24味捣碎，入布袋，置于容器中，加入白酒。密封，隔水加热1.5小时，取出容器，埋入土中3日以去火毒，静置待用。

【功效】滋阴助阳，益气活血，清虚热，安神志。

【主治】气血虚弱，阴阳两亏，夹有虚热而出现的腰酸腿软、乏力、气短、头眩目眩、食少消瘦、心悸失眠等症。

【用法】每次服10～15毫升，每日服1或2次。

【注意】服药期间应注意调节饮食。

延龄酒

【原料】枸杞子240克，龙眼肉120克，当归60克，炒白术30克，大黑豆100克，白酒5000～7000毫升。

【制作】将前4味捣碎，置容器中，加入白酒，另将黑豆炒至香，趁热投入酒中，密封，浸泡10日后，过滤去渣，即可饮酒。

【功效】养血健脾，延缓衰老。

【主治】精血不足，脾虚湿困所致的头晕、心悸、睡眠不安、目视不明、食少困倦、筋骨关节不利等症；或身体虚弱，面色不华。平素偏于精血不足，脾气不健者，虽无明显症状，宜常服，具有保健延年的作用。

【用法】每次服10毫升，日服2次。

【注意】服药期间应注意调节饮食。

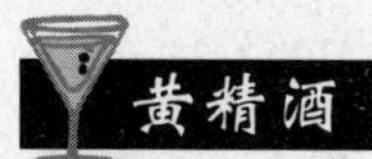

黄精酒

【原料】黄精、苍术各500克，侧柏叶、天冬各600克，枸杞根400克，糯米1250克，酒曲1200克。

【制作】将上药置大砂锅内，加水煎至1000毫升，待冷备用。如无大砂锅，亦可分数次煎。再将糯米淘净，蒸煮后沥半干，倒入净缸中待冷，然后将药汁倒入缸中，加入酒曲（先研细末），搅拌均匀，加盖密封，置保温处。经21日后开封，压去糟，贮瓶备用。

【功效】补养脏气，益脾祛湿，润血燥，乌须发，延年益寿。

【主治】体倦乏力，饮食减少，头晕目眩，面肢浮肿，须发枯燥变白，肌肤干燥、易痒，心烦少眠。

【用法】每次服10～25毫升，每日早、晚各服1次。

【注意】服药期间应注意调节饮食。

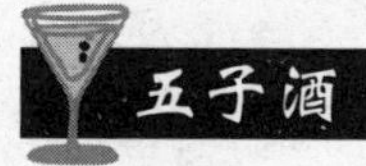

五子酒

【原料】枸杞子、菟丝子、女贞子、覆盆子、五味子各50克，白烧酒2500毫升。

【制作】将前5味装入布袋，置容器中，加入白酒，密封，浸泡15日后即可饮酒。

【功效】益精气，抗早衰。

【主治】肝肾亏虚，遗精早泄，腰膝酸软，未老先衰。

【用法】每次服15～30毫升，每日早、晚各服1次。

【注意】服药期间应注意调节饮食。

延年百岁酒

【原料】大熟地黄、紫丹参、北黄芪各50克，当归身、川续断、枸杞子、龟甲胶、鹿角胶各30克，北丽参（切片）、红花各15克，黑豆（炒香）100克，苏木10克，米双酒1500毫升。

【制作】将前5味研成粗粉，与余药（二胶先烊化）同置容器中，加入米双酒，密封，浸泡1～3个月后即可取用。

【功效】补气活血，滋阴壮阳。

【主治】早衰，体弱或病后所致之气血阴阳惧不足而症见头晕眼花、心悸气短、四肢乏力及腰膝酸软等。

【用法】口服：每次服15～30毫升，每日早、晚各服1次。

【注意】服药期间应注意调节饮食。

精神药酒秘方

【原料】东北人参、干地黄、甘枸杞子各15克，淫羊藿、沙苑蒺藜、母丁香各9克，沉香、远志肉各3克，荔枝核7枚（捣碎），60度高粱白酒1000毫升。

【制作】将前9味先去掉杂质、灰尘，再同置容器中，加入白酒，密封，浸泡45日后即可饮用。

【功效】补气养阴，温肾健脾。

【主治】体虚精神疲乏。

【用法】口服：每次服10毫升，每日1次，宜徐徐服之。

【注意】青壮年及阴虚肝旺者禁用。

补肾壮阳酒

【原料】老条党参、熟地黄、枸杞子各20克，沙苑子、淫羊藿、公丁香各15克，远志肉10克，广沉香6克，荔枝肉10个，白酒1000毫升。

【制作】将前9味加工使细碎，入布袋，置容器中，加入白酒，密封，置阴凉干燥处。经3昼夜后，打开口，盖一半，再置文火上煮数百沸，取下稍冷后加盖，再放入冷水中拔出火毒，密封后放干燥处，21日后开封，过滤去渣，即可饮用。

【功效】补肾壮阳，养肝填精，健脾和胃，延年益寿。

【主治】肾虚阳痿，腰膝无力，血虚心悸，头晕眼花，早泄、气虚乏力、面容萎黄、食欲缺乏及中虚呃逆、泄泻等症。老年阳气不足而无器质性病变时，经常适量饮用，可延年益寿。

【用法】口服：每次空腹温服10～20毫升，每日早、晚各服1次，以瘥为度。

【注意】阴虚火旺者慎用，服用期禁服郁金。

玉竹高龄酒

【原料】玉竹、桑椹各488克，白芍、茯苓、党参、菊花各122克，炙甘草、陈皮各31克，制何首乌183克，当归91克，白酒5000毫升。

【制作】将前10味共制为粗末，用白酒浸渍10~15日后，按渗滤法缓缓渗滤，收集渗滤液；另取蔗糖3000克，制成糖浆，加入滤液中，另加红曲适量调色，搅匀，静置，滤过约制成5000毫升，贮瓶备用。

【功效】补脾肾，益气血。

【主治】精神困倦，食欲缺乏等症。

【用法】口服：每次空腹温服25~50毫升，日服1次。

【注意】服药期间应注意调节饮食。

滋补肝肾酒

【原料】女贞子、胡麻仁、枸杞子各60克，生地黄30克，冰糖100克，白酒2000毫升。

【制作】将胡麻仁水浸，去掉浮物，洗净蒸过，研烂；余药捣碎，与胡麻仁同入布袋，待用；另将冰糖放锅中，加水适量，置文火上加热溶化，待变成黄色时，趁热用净细纱布过滤一遍，备用，将白酒放入容器中，加入药袋，加盖，置炉上文火煮至鱼眼沸时取下，待冷后密封，置阴凉处隔日摇动数下，浸泡14日后，过滤去渣，加入冰糖液，再加入500毫升凉开水，拌匀，过滤，贮瓶备用。

【功效】滋肝肾，补精血，益气力，乌须发，延年益寿。

【主治】腰膝酸软，肾虚遗精，头晕目眩，须发早白，老年肠燥便秘等症。

【用法】口服：每次空腹温服10~20毫升，每日早、晚各服1次。

【注意】老年人、壮年人常饮此酒，有“延年益寿、抗早衰”作用。

合和酒

【原料】甜杏仁60克，花生油40克，地黄汁150毫升，大枣30克，生姜汁40毫升，蜂蜜60克，白酒1500毫升。

【制作】将生姜汁同白酒、花生油搅匀，倒入瓷坛内；将蜂蜜重炼，将捣烂成泥的杏仁、去核的大枣，同蜂蜜一起趁热装入瓷坛内，置于文火上煮沸；将地黄汁倒入冷却后的药液中，密封，置阴凉干燥处，7日后开封，过滤，备用。

【功效】补脾益气，调中和胃，养阴生津，强身益寿。

【主治】脾胃不和，气机不舒，食欲缺乏，肺燥干咳，肠燥便秘等症。

【用法】口服：每日早、中、晚作膳饮服，以不醉为度。

【注意】中老年阴虚干咳、肠燥便秘者，常服此酒，能获养身益寿之效。

草还丹酒

【原料】石菖蒲、补骨脂、熟地黄、远志、地骨皮、牛膝各30克，白酒500毫升。

【制作】将前6味共研细末，置容器中，加入白酒，密封，浸泡5日后即可饮用。

【功效】理气活血，聪耳明目，轻身延年，安神益智。

【主治】老年人五脏不足，精神恍惚、耳聋耳鸣，少寐多梦，食欲缺乏等症。

【用法】口服：每次空腹服10毫升，每日早、午各服1次。

【注意】服药期间应注意调节饮食。

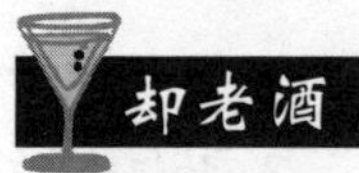

却老酒

【原料】甘菊花、麦冬、枸杞子、焦白术、石菖蒲、远志、熟地黄各60克，白茯苓70克，人参30克，肉桂25克，何首乌50克，白酒2000毫升。

【制作】将前11味共制为粗末，置于容器中，加入白酒，密封，浸泡7日后，过滤去渣，即成。

【功效】益肾健脾，养血驻颜。

【主治】精血不足，身体衰弱，容颜无华，毛发憔悴。

【用法】每次空腹温服10毫升，日服2或3次。

【注意】服药期间应注意调节饮食。

延寿九仙酒

【原料】人参、炒白术、茯苓、炒甘草、当归、川芎、熟地黄、白芍（酒炒）、生姜各60克，枸杞子250克，大枣（去核）30枚，白酒17500毫升。

【制作】将前11味捣碎，置容器中，加入白酒，密封，隔水加热至鱼眼沸，置阴凉干燥处，浸泡5~7日后，过滤去渣，即可饮酒。

【功效】补气血，益肝肾，疗虚损，返老还童。

【主治】诸虚百损。

【用法】不拘时候，适量饮用，勿醉。

【注意】服药期间应注意调节饮食。

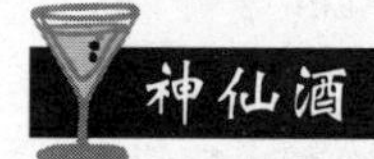

神仙酒

【原料】肥生地黄、菊花、当归各30克，牛膝15克，红糖600克，好陈醋600毫升，干烧酒5000毫升。

【制作】将前4味入布袋，待用；将干烧酒置容器中，以红糖、陈醋和水调匀，去药渣入酒内，再装入药袋，密封，浸泡5~7日后即可饮酒。

【功效】益精血，明耳目，添筋力，延衰老。

【主治】诸虚百损。

【用法】不拘时候，随意饮服。勿醉。

【注意】服药期间应注意调节饮食。

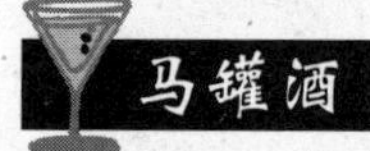

马罐酒

【原料】生天雄60克，商陆根、踯躅各30克，乌头（肥大者）1枚，附子5枚，桂心、白蔹、茵芋、干姜各15克，白酒4500毫升。

【制作】将前9味切碎，入布袋，置容器中，加入白酒，密封，浸泡7日后，过滤去渣，即可饮酒。

【功效】除风气，通血脉，益精华，定六腑，聪明耳目，悦泽颜色。

【主治】体质虚弱，病在腰膝悉主之。

【用法】口服，初服5毫升，稍加至20~30毫升，以知为度，日服3次。将药渣晒干研细末，每日酒送服3克。

【注意】忌生冷、鸡肉、猪肉、豆豉。夏日恐酒酸，以油单覆之，下垂井中，近水不酸也。

松子酒

【原料】松子仁 600 克，甘菊花 300 克，白酒 1000 毫升。

【制作】将松子仁捣碎，与菊花同置容器中，加入白酒，密封，浸泡 7 日后，过滤去渣，即可饮酒。

【功效】益精补脑。

【主治】虚羸少气，体弱无力，风痹寒气。

【用法】口服，每次空腹服 10 毫升，日服 3 次。

【注意】服药期间应注意调节饮食。

黄精延寿酒

【原料】黄精、白术各 4 克，天冬 3 克，松叶 6 克，枸杞子 5 克，酒曲适量。

【制作】将前 5 味加水适量煎汤，去渣取液，加入酒曲拌匀，如常法酿酒。酒熟即可饮用。

【功效】延年益寿，强筋壮骨，益肾填精，调和五脏。

【主治】食少体虚，筋骨软弱，腰膝酸软。

【用法】口服，不拘时候，适量饮服，勿醉。

【注意】服药期间应注意调节饮食。

松龄太平春酒

【原料】熟地黄、当归、枸杞子、红曲、龙眼肉、荔枝蜜、整松仁、茯苓各 100 克，白酒 10000 毫升。

【制作】将前 8 味捣碎，入布袋，置容器中，加入白酒，密封，隔水煮 1 炷香时间，或酒放 1 炷香时间，过滤去酒，即成。

【功效】益寿延年，如松之盛。

【主治】老年人气血不足，体质虚弱，心悸怔忡，健忘，失眠等症。

【用法】口服，每次服 25 毫升，每日早、晚各服 1 次。

【注意】服药期间应注意调节饮食。

三味杜仲酒

【原料】杜仲、丹参各 60 克，茯苓 30 克，白酒 2000 毫升。

【制作】将前 3 味共制为粗末，入布袋，置容器中，加入白酒，密封，浸泡 14 日后，过滤去渣，即成。

【功效】补肝肾，强筋骨，活血通络。

【主治】筋骨疼痛，足膝痿弱，小便余沥，腰脊酸困。

【用法】口服，每次服 10～15 毫升，每日早、晚各服 1 次。

【注意】服药期间应注意调节饮食。

鹿骨酒

【原料】鹿骨 100 克，枸杞子 30 克，白酒 1000 毫升。

【制作】将鹿骨捣碎，枸杞子拍破，置净瓶中，加入白酒，密封，浸泡 14 日后，过滤去渣，即可饮酒。

【功效】补虚羸，壮阳，强筋骨。

【主治】行走无力，筋骨冷痹，虚劳羸瘦，四肢疼痛。

【用法】口服，每次服 10～25 毫

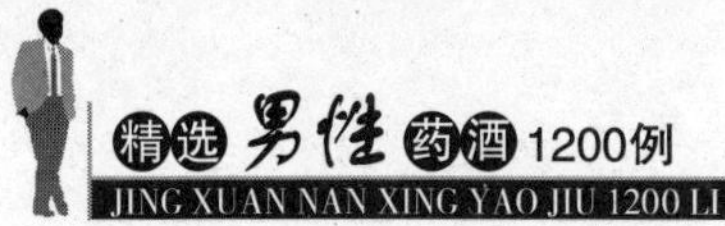

升，每日早、晚各服1次。

【注意】服药期间应注意调节饮食。

补肾延寿酒

【原料】熟地黄、全当归、石斛各100克，川芎40克，菟丝子120克，川杜仲50克，泽泻45克，淫羊藿30克，白酒1500毫升。

【制作】将前8味捣碎，置瓷坛中，加入白酒，密封，浸泡15日后，过滤去药渣，即可饮酒。

【功效】补精血，益肝肾，通脉降浊，疗虚损。

【主治】精血虚所致的早衰、消瘦、阳痿、腰膝酸痛等。

【用法】口服，每次空腹服10毫升，每日早、晚各服1次。

【注意】服药期间应注意调节饮食。

杞地红参酒

【原料】枸杞子、熟地黄、红参各80克，茯苓20克，何首乌50克，白酒1000毫升。

【制作】将前5味捣碎，置瓷坛中，加入白酒，密封，浸泡15日后，过滤去药渣，即可饮酒。

【功效】补肝肾，益精血，补五脏，益寿延年。

【主治】早衰，耳鸣，目昏花等。

【用法】口服，每次服10～20毫升，每日早、晚各服1次。

【注意】服药期间应注意调节饮食。

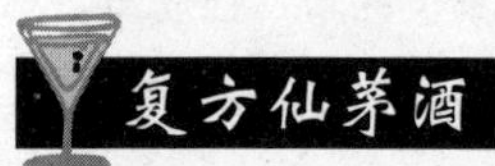

复方仙茅酒

【原料】仙茅、淫羊藿、五加皮各100克，白酒2000毫升。

【制作】将前3味捣碎，置瓷坛中，加入白酒，密封，浸泡14日后，过滤去药渣，即可饮酒。

【功效】温补肝肾，壮阳强身，散寒除痹。

【主治】老年昏耄，中年健忘，腰膝酸软。

【用法】口服，每次温服10～20毫升，每日早、晚各服1次。

【注意】服药期间应注意调节饮食。

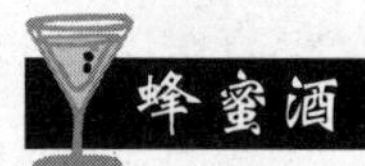

蜂蜜酒

【原料】蜂蜜500克，红曲50克。

【制作】将蜂蜜加水1000毫升，加红曲入内，拌匀，装入净瓶中，用牛皮纸封口，发酵一个半月即成。过滤去渣，即可饮用。

【功效】本品有补益与治疗作用。

【主治】成年和老年人长期饮用对身体都有好处，特别是对患有神经衰弱、失眠、性功能减退、慢性支气管炎、高血压、心脏病等慢性疾病患者，都大有裨益。

【用法】口服：不拘时，随量饮服。

【注意】服药期间应注意调节饮食。

防衰延寿酒

【原料】茯神、黄芪、芡实、党参、黄精、制首乌各15克，枸杞子、黑豆、紫河车、白术、菟丝子、丹参、山药、熟地黄、莲子、柏子仁各10克，葡萄干、龙眼干各20克，山茱萸、炙甘草、乌梅、五味子各5克，白酒2000毫升。

【制作】将上药共研为粗末，用纱布袋装，扎口，置容器中，加入白酒，密封浸泡14日。开封后取出药袋，压榨取酒，将榨取液与药酒混合，静置，过滤后即可饮用。

【功效】补益精气，通调脉络，抗老防衰。

【主治】肝肾不足，气血渐衰，体倦乏力，腰膝酸软，头晕健忘，失眠多梦，食欲减退，神疲心悸等。

【用法】口服，每次服10～20毫升，每日2次。

【注意】本方为北京名医施今墨的处方，原为丹剂，现改为酒剂。本方药性平和，补而不燥，尤其适合于心脑消耗较大的中、老年脑力劳动者服用。

清宫青春酒

【原料】天冬、麦冬、山药、山茱萸、茯苓、石菖蒲、远志各10克，熟地黄、柏子仁、巴戟天、泽泻、菟丝子、覆盆子、地骨皮各15克，牛膝、杜仲各20克，人参、木香、五味子各58克，川椒3克，肉苁蓉、枸杞子各30克，白酒2000毫升。

【制作】将上药共研为粗末，用纱布袋装，扎口，置容器中，加入白酒浸泡1个月。开封后取出药袋，压榨取液，将榨取液与药酒混合，静置，过滤后即可服用。

【功效】补虚损，调阴阳，壮筋骨，乌须发。

【主治】神衰体弱，腰酸乏力，健忘失眠，须发早白等症。

【用法】口服，每次服5～15毫升，每日1次，临睡前口服。

【注意】本方原为长春益寿丹，现改为酒剂。久服能乌须发，壮精神，健步履，延年益寿。

四季春补酒

【原料】人参、炙甘草各10克，大枣（去核）30克，炙黄芪、制何首乌、党参、淫羊藿、天麻、麦冬各15克，冬虫夏草5克，白酒500毫升。

【制作】将上药共研为粗末，纱布袋装，扎口，置容器中，加入黄酒浸泡7日。加白酒，继续浸泡7日后，取出药袋，压榨取液，将榨取液与白酒混合，静置，滤过，装瓶备用。

【功效】扶正固本，协调阴阳。

【主治】元气虚弱，肺虚气喘，肝肾不足，病后体虚，食少倦怠等症。

【用法】口服：每次服20～30毫升，每日2次。

【注意】高血压患者慎用。此药酒适宜四季饮用，也适用于病后体虚或元气虚弱体质的人服之。

下元补酒

【原料】党参、茯神、生龙齿、生黄芪、巴戟天各15克，熟地黄40克，生白术、山药各20克，酸枣仁、沙苑子、菟丝子、金樱子各10克，炙远志、白莲须、莲心各5克，白酒1500毫升。

【制作】将上药共研为粗末，装入布袋中，扎口，置容器中，加入白酒浸泡。7日后取出药袋。压榨取液，将榨取液与药酒混合，静置，过滤后装瓶备用。

【功效】填补下元，健脾安神。

【主治】肝肾不足，心脾亏损，头晕目眩，腰膝酸软，心悸失眠，健忘神疲，遗精早泄等症。

【用法】口服：每次 20～30 毫升，临睡饮用。

【注意】本方为名老中医祝味菊所创膏方之一，现改为酒剂。

人参当归酒

【原料】红参、当归、淫羊藿各 15 克，五味子（制）10 克，麦冬、熟地黄各 20 克，白酒 1000 毫升。

【制作】将上药共研为粗末，纱布袋装，扎口，置容器中，加入白酒密封浸泡 14 日。开封后取出药袋，压榨取液，将榨取液与药酒混合，静置，过滤后，装瓶备用。

【功效】益气养血，滋阴补肾。

【主治】气血虚弱，肾亏阳痿、头晕目眩，面色苍白，梦遗滑精，体倦乏力等症。

【用法】口服，每次 10 毫升，日服 2 次。

【注意】本药酒配方，气血双补，阴阳并调，心肾兼顾，堪称保健药酒中的上品，尤其对中、老年人适宜。一般血压不高者可经常服用，但不要过量。

养元如意酒

【原料】党参、生地黄、黄芪、补骨脂、胡桃肉、熟地黄各 12 克，当归、茯苓、杜仲、枸杞子、灵虎骨（用狗骨倍量代）、沙苑子、川续断、楮实子、白术、何首乌、麦冬、天冬、山药、肉苁蓉、怀牛膝、覆盆子、菟丝子各 6 克，鹿角、锁阳、海马、熟附片、蛤蚧、淫羊藿、肉桂、桑螵蛸、白芍、红花、川芎、甘草、巴戟天、陈皮各 3 克，砂仁、沉香、公丁香、乳香、没药、龙眼肉各 15 克，白酒 15000 毫升。

【制作】将诸药研成细末，装入白布袋，放入酒坛内，加入白酒，密封浸泡 15 日后，即可服用。

【功效】保元固本，生精养血，强筋壮骨，驻颜益寿。

【主治】肾亏精少，真元大虚所致的阳痿、早泄、性欲减退、未老先衰、腰膝酸软等症。

【用法】口服，每晚温服 15 毫升。

【注意】凡阴虚燥热或外感发热者忌服。

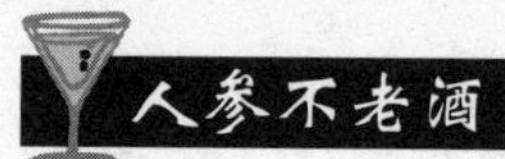

人参不老酒

【原料】人参、牛膝、菟丝子、当归各 20 克，杜仲 15 克，生地黄、熟地黄、柏子仁、石菖蒲、枸杞子、地骨皮各 10 克，白酒 2000 毫升。

【制作】将诸药研成细末，纱布袋装。扎口，置于干净容器中，加入白酒，密封浸泡 14 日后，取出药袋，压榨取液，将榨取液与药酒混合，静置。过滤装瓶，密封备用。

【功效】滋肾填精，补气益智。

【主治】腰膝酸软，神疲乏力，心悸健忘，头晕耳鸣等症。

【用法】口服，每次 10～20 毫升，每日 2 次。

【注意】长期服用此药酒，能延年

益寿，青春常驻，尤宜于老年人服用。

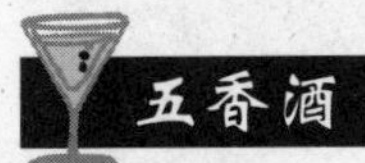

五香酒

【原料】 檀香、木香、乳香、川芎、没药各45克，丁香15克，人参120克，白糖霜7.5克，胡桃肉200个，红枣（去核）30枚。

【制作】 将上药前7味共为末，每料糯米五斗、酒曲7.5公斤、白烧酒三大坛，先将米蒸熟，晾凉，照常规酿酒法，置瓮缸内，封好口，待发。微温，入糖及烧酒、香料、桃、枣等物在内，将缸口封上，不使出气，每7日打开1次，仍封至七七日，榨取汁，分装备用。

【功效】 益气健脾，调和气血。

【主治】 养生延年。凡气虚不足，血行不畅之中、老年人均可服之。

【用法】 口服，每次服1～2杯，以腌物压之，有春风和煦之妙。

【注意】 凡有咽干舌燥、阴虚火旺症状者忌用。

补肾抗衰酒

【原料】 红参12克，三七10克，山茱萸15克，鸡血藤12克，当归10克，桂枝9克，丁香6克，鹿肾10克，鹿茸6克，阳起石15克，木瓜、破故纸、枸杞各10克，藏红花3克，巴戟天、海马、仙灵脾各10克，白酒1500毫升。

【制作】 鹿肾先用淡盐水洗净，再用黄酒浸泡至稍软，上笼蒸约30分钟，出笼后趁热切成厚约0．3厘米的薄片，晾干，加滑石粉炒至微黄。鹿茸烤热，喷洒黄酒，装入塑料袋内，待稍软湿润后锯成厚约2厘米的薄片。三七用香油炸至黄色。仙灵脾用炼好的羊尾脂炒至油润，阴干后杵成粗末，装布袋内。阳起石用无烟红炭火煅红透，3次，碾成粗末。诸药炮制好后，加入白酒浸泡21天，每3～5天将药酒摇匀一次。

【功效】 补肾抗衰，活血化瘀，疏风通络。

【主治】 适用于肾阳不足所见之畏寒怕冷，小便频繁，神疲乏力，气喘，气虚多汗，腰酸腿痛，性功能减退，骨质增生等。

【用法】 早晚空腹各服用1次，每次30～50毫升，30天为1个疗程。

周公百岁酒

【原料】 炙黄芪20克，茯神20克，熟地12克，生地12克，当归12克，党参10克，麦冬10克，茯苓10克，白术10克，山茱萸10克，川芎10克，枸杞10克，防风10克，陈皮10克，龟板胶10克，羌活10克，五味子10克，肉桂2克，红枣20枚，冰糖100克，高粱酒3000毫升。

【制作】 将上药共研成粗末，装入2层纱布制成的口袋中。药袋扎口后放入干净容器中，倒入高粱酒，密封，放阴凉处。7日后即可开封饮用。

【功效】 壮元气，和血脉，延年益寿。

【主治】 适用于气怯神疲，形体清瘦，腰膝酸软，耳目失聪等。

【用法】 空腹温服。每次20毫升，每日3次。

【注意】服药期间应注意调节饮食。

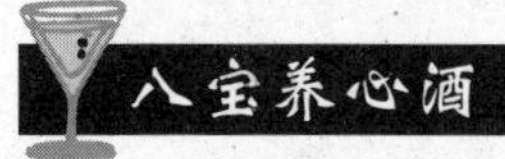

八宝养心酒

【原料】人参、龙眼、大枣、百合、淮山药各15克，白扁豆、薏苡仁各20克，莲子12克，冰糖适量，白酒适量。

【制作】将上药粉碎成粗末，用纱布袋装，扎口，以白酒密封浸泡14日，开封后取出药袋，静置后过滤即得。

【功效】补心脾、益气血、定神志。

【主治】适用于心脾虚弱、气血不足、食欲不振、失眠健忘、心悸多梦、神经衰弱、久病体虚、脾虚腹泻、贫血等症。

【用法】每次10～20毫升，每日2次，早晚饮服。

【注意】本酒适宜中老年人及体虚者进补。

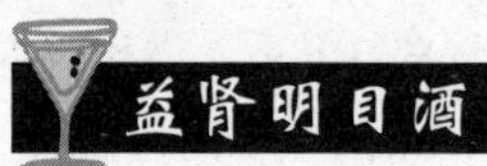

益肾明目酒

【原料】覆盆子50克，巴戟天、肉苁蓉、远志、川牛膝、五味子、续断各35克，山萸肉30克，醇酒1000毫升。

【制作】将上药共捣为粗末，用纱布袋盛之，置于净坛中，注酒浸之，密封口，春夏5日、秋冬7日，然后添冷开水1 000毫升，和匀备用。

【功效】益肾补肝，养心，聪耳明目，悦容颜。

【主治】适用于肝肾虚损、耳聋目昏、腰酸腿困、神疲力衰等症。

【用法】空腹温饮，每次10～15毫升，每日早、晚各服1次。

【注意】服药期间注意饮食调节。

四味秦椒酒

【原料】秦椒、白芷、旋复花各60克，肉桂25克，醇酒2 000毫升。

【制作】将秦椒微炒出“汗”后，将上4味药捣碎细，置净器中，倒入醇酒浸泡，密封5天后开封饮用。

【功效】补肾温阳，祛风和血。

【主治】适用于肾虚耳鸣、咳逆喘急、头目昏痛等。

【用法】空腹温服，每次10～20毫升，每日早、晚各服1次。

【注意】服药期间注意饮食调节。

菖蒲桂心酒

【原料】石菖蒲2克，木通5克，桂心、磁石各15克，防风、羌活各30克，白酒500毫升。

【制作】将石菖蒲以米泔水浸一宿后烘焙，桂心去粗皮。上6味药共捣碎，以白纱布包之，置于净器中，倒入白酒浸7天即成。

【功效】开窍祛风，纳气潜阳，安神。

【主治】适用于耳聋耳鸣等。

【用法】空腹温饮，每次10～15毫升，每日早、晚各服1次。

【注意】服药期间注意饮食调节。

山萸苁蓉酒

【原料】山萸肉25克，肉苁蓉60克，五味子35克，炒杜仲40克，川牛膝、菟丝子、白茯苓、泽泻、熟地

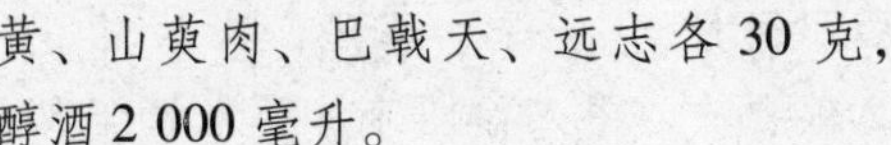

黄、山萸肉、巴戟天、远志各30克，醇酒2 000毫升。

【制作】将上药共加工捣碎，用绢袋或细纱布盛之，放入净瓷坛或瓦罐内，倒入醇酒浸泡，封口。春夏5日、秋冬7日，即可开封，取去药袋，过滤澄清即成。

【功效】滋补肝肾。

【主治】适用于肝肾亏损、头昏耳鸣、耳聋、怔忡健忘、腰脚软弱、肢体不温等症。

【用法】空腹温饮，每次10～15毫升，每日早、晚各服1次。

【注意】服药期间注意饮食调节。

聪耳磁石酒

【原料】磁石30克，石菖蒲20克，木通5克，白酒1 700毫升。

【制作】将磁石捣碎，用纱布袋包裹；石菖蒲用米泔水浸2日后切碎，微火烤干。把3味药装入纱布袋里，与白酒同置入容器中，密封浸泡7天即可服用。

【功效】通窍，聪耳。

【主治】适用于肝肾阴虚所致之耳鸣、耳聋等症。

【用法】每日2次，每次20～30毫升。

【注意】服药期间注意饮食调节。

补精益血酒

【原料】赤白、何首乌各250克，生地、生姜汁各60克，红枣肉、胡桃肉、莲肉、蜂蜜各45克，当归、枸杞子各30克，麦冬15克，米酒3 500毫升。

【制作】将上药加工捣碎，用细纱布袋盛之，扎紧口，再将酒倒入净坛中，放入药袋，加盖密封，置阴凉处。隔日摇动数下，浸泡14天后，去掉药袋，然后再用细纱布过滤澄清，加蜂蜜，贮入净瓶中。

【功效】久服补精益血，延年益寿。

【主治】适用于精血不足、阴亏气弱所致的腰膝酸软、头眩耳鸣、易于疲倦、面色少华等症。平素体质偏于气阴不足而无明显症状者亦可饮用。

【用法】每日早、晚各服1次，每次15～20毫升。

【注意】阳虚怕冷患者忌用。

首乌地黄酒

【原料】制首乌、生地黄各40克，白酒1 000毫升。

【制作】先将首乌焖软，切成1厘米见方的小丁，生地黄洗净切片，同入瓷坛中，密封浸泡15天后即可服用。

【功效】补肝肾，益精血。

【主治】适用于肝肾虚所致的眩晕、乏力、遗精、健忘、消瘦、失眠及腰腿酸痛等症。

【用法】每日早、晚各服1次，每次15～30毫升。

【注意】服药期间注意饮食调节。

益寿酒

【原料】女贞子80克，旱莲草、桑椹各60克，黄酒1 500毫升。

【制作】将女贞子、旱莲草加工粗碎，桑椹微捣烂，然后用绢袋或细纱布袋扎紧口，放入坛内，倒入黄酒浸泡，加盖密封，置阴凉干燥处，每日摇动数下，经14天后开封，去掉药袋即可饮用。

【功效】滋肝肾，清虚热，健体益寿。

【主治】适用于肝肾不足所致头晕目眩、腰膝酸困、耳鸣等症。

【用法】空腹温饮，每次20～30毫升，每日早、晚各服1次。

【注意】此药酒呈黑色，服药能使牙齿变黑，故需每次饮后刷一次牙，可消失。阳虚怕冷者慎服。

熟地枸杞沉香酒

【原料】熟地、枸杞子各60克，沉香6克，白酒1 000毫升。

【制作】将上药加工捣碎，倒入净瓷瓶中，注入白酒封盖。置阴凉处，经常摇动，10天后开封，用纱布过滤一遍，澄清后倒入净瓶中即成。

【功效】补益肝肾。

【主治】适用于肝肾阴虚所致的脱发、健忘等症。

【用法】每日3次，每次10～15毫升。

【注意】服药期间注意饮食调节。

人参酒

【原料】①人参30克，白酒500毫升；②人参500克，糯米500克，酒曲适量。

【制作】①冷浸法：将人参放入白酒内，加盖密封，置阴凉处，浸泡7日后即可服用。酒尽添酒，味薄即止；②酿酒法：将人参压末，糯米煮半熟，沥干，酒曲压细末，合一处拌匀，入坛内密封，周围用棉花或稻草保温，令其发酵，10日后启封，即可服用。

【功效】补中益气，通治诸虚。

【主治】面色萎黄，神疲乏力，气短懒言，音低，久病气虚，心慌，自汗，食欲缺乏，易感冒等症。

【用法】每次20毫升，每日早、晚各服1次。

【注意】酒服尽，参可食之。临床证明，本药酒还可用于治疗脾虚泄泻，气喘，失眠多梦，惊悸，健忘等症。

双参酒

【原料】党参40克，人参10克，白酒500毫升。

【制作】将前2味切成小段（或不切），置容器中，加入白酒，密封，浸泡7日后，即可服用。

【功效】健脾益气。

【主治】脾胃虚弱，食欲缺乏，体倦乏力，肺虚气喘，血虚萎黄，津液不足等症。亦可用于治疗慢性贫血、白血病、佝偻病及老年体虚者等。

【用法】每次10～15毫升，每日早、晚各服1次。须坚持常服。

【注意】党参应选用老条党参为好。本方去人参，名党参酒，但疗效不如本方优。

人参茯苓酒

【原料】人参、生地黄、白茯苓、白术、白芍、当归、红曲面各30克，川芎15克，龙眼肉120克，高粱酒2000毫升，冰糖250克。

【制作】将前9味共研为粗末，入布袋，置容器中，加入白酒，密封，浸泡4～7日后，过滤去渣，取药液，加入冰糖，溶化后即可饮用。

【功效】气血双补，健脾养胃。

【主治】气血亏损，脾胃虚弱，形体消瘦，面色萎黄等。

【用法】每次10～20毫升，每日2或3次，或适量徐徐饮之，不拘时。

【注意】服药期间注意饮食调节。

大黄芪酒

【原料】黄芪、桂心、巴戟天、石斛、泽泻、茯苓、柏子仁、干姜、蜀椒各90克，防风、独活、人参各60克，天雄（制）、芍药、附子（制）、乌头（制）、茵芋、制半夏、细辛、白术、黄芩、瓜蒌根、山茱萸各30克，白酒4500毫升。

【制作】将前23味共制为粗末，入布袋，置容器中，加入白酒，密封，浸泡3～7日后即可取用。

【功效】益气助阳，健脾利湿，温经通络。

【主治】内极虚寒为脾风。阴动伤寒，体重怠堕，四肢不欲举，关节疼痛，不欲饮食，虚极所致。

【用法】口服：初服30毫升，渐渐增加，每日2次。

【注意】《外台秘要》方中防风、独活、人参各为30克，余同上。忌食猪肉、桃、李、雀肉、生菜、生葱、炸物。

百益长春酒

【原料】党参、生地黄、茯苓各90克，白术、白芍、当归、红曲各60克，川芎30克，木樨花500克，龙眼肉240克，高粱酒1500毫升，冰糖1500克。

【制作】将前10味共研为粗末，入布袋，置容器中，加入高粱酒，密封，浸泡5～7日后，滤取澄清酒液，加入冰糖，溶化即成。

【功效】健脾益气，益精血，通经络。

【主治】气血不足，心脾两虚之气少乏力、食少脘满、睡眠欠安、面色无华等症。气虚血弱，筋脉失于儒养，肢体运动不遂者亦可服用。

【用法】口服：每次25～50毫升，每日2或3次，或视个人酒量大小适量饮用。

【注意】服药期间注意饮食调节。

长生固本酒

【原料】人参、枸杞子、淮山药、辽五味子、天冬、麦冬、怀生地黄、怀熟地黄各60克，白酒1500毫升。

【制作】将前8味切碎，入布袋，置于容器中，加入白酒，密封，置入锅中，隔水加热约半小时，取出，埋入土中数日以出火毒，取出，静置后，即可取用。

【功效】益气滋阴。

【主治】气阴两虚所致的四肢无力、易于疲劳、腰酸腿软、心烦口渴、心悸多梦、头眩、须发早白等症。

【用法】口服：每次10毫升，每日早、晚各服1次。

【注意】凡体质偏气阴不足者，无明显症状亦可服用此酒，有保健养生之作用。

长春酒

【原料】炙黄芪、人参、白术、白茯苓、当归、川芎、姜半夏、熟地黄、官桂、橘红、制南星、白芍、姜厚朴、砂仁、草果仁、青皮、槟榔、苍术、丁香、木香、沉香、白豆蔻、藿香、木瓜、五味子、石斛、杜仲、薏苡仁、枇杷叶、炒神曲、炙桑白皮、炒麦芽、炙甘草各9克，白酒200升。

【制作】将前33味如常法炮制加工后，各按净量称准，混匀，等分为20包。每用1包，入布袋，置于容器中，加入白酒10公斤，密封，浸泡3～10日（按季节气温酌定），即可服用。

【功效】益气养血，理气化痰，健脾和胃。

【主治】气血不足，痰湿内盛，饮食不消所致的气短乏力、面色少华、食欲缺乏、胸闷痰多、呕逆、腹胀等症。

【用法】口服：每日清晨服用10毫升。

【注意】无明显症状、素体气血虚弱、湿盛而偏寒的人可常服此酒。阴虚而有燥热表现者忌服。

扶衰仙凤酒

【原料】肥母鸡1只，大枣200克，生姜20克，白酒2500毫升。

【制作】将鸡去毛，开肚去肠，清洗干净，切成数小块；将生姜切薄片，大枣去核。然后将鸡、姜、枣置于瓦锅内，将白酒全部倒入，用泥封闭坛口。另用一大铁锅，倒入水，以能浸瓦坛一半为度。将药坛放入锅中，盖上锅盖。置火上，先用武火煮沸，后用文火煮约2小时，即取出药液，放凉水中拔出火毒，即成。

【功效】补虚，健身，益寿。

【主治】劳伤虚损，瘦弱无力等症。

【用法】口服：每次用时，将鸡、姜、枣和酒随意食之，每日早、晚各服1次。

【注意】无明显症状、素体气血虚弱、湿盛而偏寒的人可常服此酒。阴虚而有燥热表现者忌服。

万全药酒

【原料】当归、白术、远志、云茯苓各90克，紫草、白芍各60克，生黄芪120克，川芎、甘草各45克，生地黄、胡桃仁、小红枣、龙眼肉、枸杞子、潞党参各150克，黄精、五加皮各210克，破故纸30克，白酒10公斤，白糖、蜂蜜各1500克。

【制作】将前18味用水煎2次，共取浓汁1000毫升，加入白酒、白糖和蜂蜜，拌匀，即成。

【功效】益气健脾，温肾柔肝，活血通络。

【主治】气血虚弱，肾阳不足所致的虚弱病症，如气短乏力、面色无华、食欲缺乏、头晕心悸、腰膝酸软无力等症。

【用法】口服：每次30～50毫升，

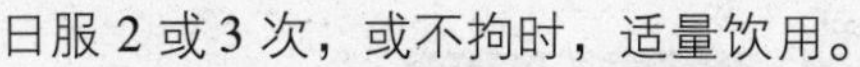

日服 2 或 3 次，或不拘时，适量饮用。

【注意】若平素气血不足、偏于虚寒者，如无明显症状，也可饮用。

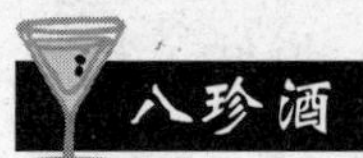

八珍酒

【原料】炒白术、全当归各 90 克，人参、南芎各 30 克，白茯苓、白芍各 60 克，炙甘草 45 克，五加皮 240 克，小肥红枣、生地黄、核桃肉各 120 克，糯米酒 20 公斤。

【制作】将前 11 味切薄片，入布袋，置于容器中，加入白糯米酒，密封，隔水加热约 14 小时后，取出，埋入土中 5 日以出火毒，取出静置 21 日后，过滤去渣，即可服用。

【功效】气血双补，健脾利湿。

【主治】食少乏力，易于疲劳，面色少华，头眩气短，腰膝酸软等症。

【用法】口服：每次温服 10 ~ 20 毫升，日服 3 次，或不拘时，适量饮用。

【注意】如见热象，如口干、心烦、口舌生疮、舌赤者，不宜饮用此药酒。

十全大补酒

【原料】党参、炒白术、炒白芍、炙黄芪、白茯苓各 80 克，当归、熟地黄各 120 克，炙甘草、川芎各 40 克，肉桂 20 克，白酒 1720 毫升。

【制作】将前 10 味粉碎成粗粉，用白酒浸渍 48 小时后，按渗滤法，以每分钟 1 ~ 3 毫升的速度缓缓渗滤，收集滤液，加入蔗糖，搅匀，静置滤过，即成。

【功效】温补气血。

【主治】气血两虚，面色苍白，气短心悸，头晕自汗，体倦乏力，四肢不温等症。

【用法】口服：每次温服 15 ~ 30 毫升，日服 2 次。

【注意】凡外感风寒、风热、阴虚阳亢者不宜服用此酒。

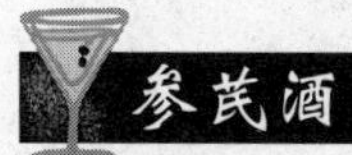

参芪酒

【原料】黄芪、党参各 30 克，怀山药、茯苓、扁豆、白术、甘草各 20 克，大枣 15 枚，白酒 1500 毫升。

【制作】将上 8 味共研粗末，入布袋，置容器中，加入白酒，密封，置阴凉干燥处，浸泡 14 日，过滤去渣，贮瓶备用。

【功效】益气健脾，兼补血。

【主治】气虚乏力，不思饮食，面黄肌瘦，血虚萎黄等症。

【用法】口服：每次温服 10 ~ 20 毫升，每日早、晚各服 1 次。

【注意】服药期间注意饮食调节。

参桂酒

【原料】人参 15 克，肉桂 3 克，低度白酒 1000 毫升。

【制作】将上 2 味置容器中，加入白酒，密封，浸泡 7 日后即可取用。

【功效】补气益虚，温经通脉。

【主治】中气不足，手足麻木，面黄肌瘦，精神萎靡等症。

【用法】口服：每次服 20 ~ 50 毫升，每日早、晚各服 1 次。

【注意】临床证明对肺脾气虚，阳虚身冷，便溏泄泻，纳呆神疲，肢软无力，手足麻木，腰膝冷痛等有较好疗效；对脾肾阳虚的大便溏泄和常感身倦疲惫、昏昏欲眠者疗效亦颇佳。

乌鸡参归酒

【原料】 嫩乌鸡1只，党参、当归各60克，白酒1000毫升。

【制作】 将乌鸡去毛，去肠杂等；再将党参、当归洗净，切碎，纳入鸡腔内，用白酒和水1000毫升，煎煮鸡和党参、当归，约煮至半，取出鸡，即成。

【功效】 补虚养身。

【主治】 虚劳体弱羸瘦，气短乏力，脾肺俱虚，精神倦怠等症。

【用法】 口服：每次50～100毫升，兼食鸡肉，每日早、晚各服1次。

【注意】 服药期间注意饮食调节。

三圣酒

【原料】 人参、怀山药、白术各20克，白酒500毫升。

【制作】 将前3味加工使碎，入布袋，置于砂锅内，加入白酒，盖好，放文火上煮沸，待冷，加盖密封，置于阴凉处，3日后开封，悬起药袋沥尽，再用细纱布过滤一遍，贮瓶备用。

【功效】 大补元气，生津止渴，健脾和胃。

【主治】 体虚气弱，面黄肌瘦，气短，心慌，食欲缺乏等症。

【用法】 口服：每次服10～20毫升，每日早、中、晚各服1次。

【注意】 凡见禀赋不足，或老年气虚而致脾胃虚弱者可常饮服。不善饮酒者，可用黄酒热浸。阴虚火旺者慎服。

参蛤虫草酒

【原料】 人参30克，冬虫夏草（人工）30克，核桃仁30克，蛤蚧一对。

【制作】 将蛤蚧去头足，打碎，与诸药置陶瓷或玻璃容器中，加白酒2000毫升，密封浸泡21天，滤取上清液待用，药渣可再加适量白酒浸泡一次再用。

【功效】 补肺益肾，纳气平喘。

【主治】 用于咳嗽气喘，动则气促喘甚，腰酸耳鸣，阳痿早泄等症。

【用法】 口服：每次10～20毫升，每天早、晚各空腹服1次。

【注意】 适宜于支气管哮喘缓解期、老年慢性支气管炎伴肺气肿。支气管哮喘发作期、心脏病引起的咳喘均禁用。

龙眼酒

【原料】 龙眼肉200克，白酒600毫升。

【制作】 将上药置容器中，加入白酒，密封，浸泡15日后即可取用。

【功效】 益气血，补心血，安神益智。

【主治】 思虑过度，劳伤心脾引起的惊悸、失眠、健忘、食少、体倦以及虚劳衰弱的气血不足症。

【用法】 口服：每次10～20毫升，每日2次。

【注意】 服药期间注意饮食调节。

术苓忍冬酒

【原料】 白术、白茯苓、甘菊花各

60克，忍冬叶40克，白酒1500毫升。

【制作】将前4味共为粗末，入布袋，置容器中，加入白酒，密封，浸泡7日后，开封，再添加冷开水1000毫升，备用。

【功效】健脾燥湿，清热平肝。

【主治】脾虚温盛，胃脘痞满，心悸，目眩，腰脚沉重等症。

【用法】口服：每次温服20～40毫升，每日2次。

【注意】服药期间注意饮食调节。

人参百岁酒

【原料】红参1克，熟地黄9克，玉竹、何首乌各15克，红花、炙甘草各3克，麦冬6克，上好白酒及蔗糖适量。

【制作】将上药以上好白酒1072毫升作为溶剂，置坛内密封，浸渍2日以上，按每分钟1～3毫升的速度渗滤。然后渗滤液与压榨得到的药液合并，加入蔗糖100克，搅拌溶解后，静置滤过，贮瓶备用。

【功效】补养气血，乌须黑发，宁神生津。

【主治】头晕目眩，耳鸣健忘，心悸不宁，失眠多梦，气短汗出，面色苍白，舌淡脉细弱等症。

【用法】口服：每次温服15～30毫升，每日2次。

【注意】高血压患者慎饮此药酒，感冒时暂停饮服。

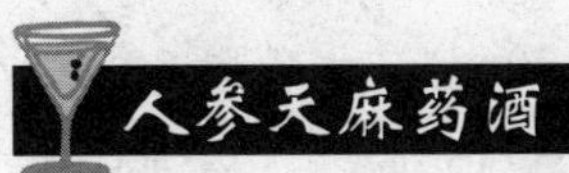

人参天麻药酒

【原料】天麻、川牛膝各210克，黄芪175克，穿山龙700克，红花28克，人参40克，50度白酒10升，蔗糖850克。

【制作】将前6味酌予碎断，置容器中，加入白酒，密封，浸泡3～10日后取出浸液，去渣压榨，合并滤液，加蔗糖，搅拌溶解，密封，静置15日以上，滤过，分装。

【功效】益气活血，舒筋止痛。

【主治】气血不足，关节痛，腰腿痛，四肢麻木等症。

【用法】口服：每次10～20毫升，每日2次。

【注意】服药期间注意饮食调节。

人参天麻酒

【原料】人参、牛膝、天麻各15克，炙黄芪30克，白酒1000毫升。

【制作】将上药共研为粗末，用纱布袋装，扎口，白酒浸泡14日后取出药袋，压榨取液，将榨取液与药酒混合，静置，过滤后装瓶备用。

【功效】补气健脾，舒筋活络。

【主治】气虚血少，肢体麻木，筋脉拘挛或病后体虚等症。

【用法】口服：每次服10毫升，每日2或3次。

【注意】如伴有风湿痹痛者，配方中酌加羌活、独活、桂枝各10～20克。

人参地黄酒

【原料】人参15克，熟地黄60克，蜂蜜100克，白酒1000毫升。

【制作】将人参、熟地黄切成薄片，

一同置入干净容器中，入白酒浸泡，容器密封，14日后开封，开封后过滤去药渣，再加蜂蜜，搅拌均匀，静置，过滤，装瓶备用。

【功效】气血双补，扶羸益智。

【主治】气血不足，面色不华，头晕目眩，神疲气短，心悸失眠，记忆力减退等症。

【用法】口服：每次服15毫升，每日2次。

【注意】服药期间注意饮食调节。

人参首乌酒

【原料】人参30克，制首乌60克，白酒500毫升。

【制作】将上药共研为粗末，用纱布袋装，扎口，置于容器中，以白酒浸泡14日过滤，装瓶备用。

【功效】补气养血，益肾填精。

【主治】眩晕耳鸣，健忘心悸，神疲倦怠，失眠多梦，低血压，神经衰弱，脑动脉硬化等病而见有上述症状者均可用之。

【用法】口服：每次服10毫升，每日服3次。

【注意】方中人参，一般偏阳虚者用红参，偏阴虚者用生晒参，则效果更好。

人参大补酒

【原料】红参、茯苓各15克，蜜炙黄芪、玉竹各30克，炒白术、炙甘草各10克，白酒1000毫升。

【制作】将上药共研为粗末，用纱布袋装，扎口，置于容器中，以白酒浸泡。12日后取出约袋，压榨取液，将榨取液与药酒混合，静置，过滤，装瓶备用。

【功效】补气健脾。

【主治】脾胃虚弱，精神疲倦，食欲缺乏，腹泻便溏。

【用法】口服：每次服10～15毫升，每日服2或3次。

【注意】服药期间注意饮食调节。

金樱子酒

【原料】金樱子300克，何首乌120克，巴戟天、黄芪各90克，党参、杜仲、鹿筋、黄精各60克，枸杞子、菟丝子各30克，蛤蚧1对，三花酒5000毫升。

【制作】将上药加工成小块后，与白酒共置入容器中，密封，浸泡15日后即可取用。

【功效】补肾固精，益气养血。

【主治】气血两亏，素体羸弱，头晕目眩，倦怠乏力，遗精，早泄，小便频数而清长和遗尿等症。

【用法】口服：每次服20～30毫升，每日早、晚各服1次。

【注意】合外感发热者勿服。

参桂养荣酒

【原料】生晒参10克，糖参、党参、枸杞子各30克，龙眼肉30克，炒白术、川芎各15克，白酒500毫升，黄酒500毫升。

【制作】将上药共研为粗末，用纱布袋装，扎口，置容器中，与白酒、黄酒混合后浸泡，14 日后取出药袋，压榨取液，将榨取液与药酒混合，静置，过滤后装瓶备用。

【功效】补气养血，健脾安神。

【主治】气血不足，疲劳过度，身体虚弱，病后失调，食欲缺乏，虚烦失眠等症。

【用法】口服：每次服 20～30 毫升，每日 2 次。

【注意】服药期间注意饮食调节。

参杞补酒

【原料】人参 15 克，枸杞子、熟地黄各 30 克，白酒 500 毫升。

【制作】将上药共研为粗末，用纱布袋装，扎口，置容器中，入白酒浸泡，7 日后取出药袋，压榨取液。将榨取液与药酒混合，静置，过滤后即可服用。

【功效】补气养血。

【主治】气血不足，腰膝酸软，四肢无力，或视力模糊，头晕目眩等症。

【用法】口服：每次服 20 毫升，每日服 2 次。

【注意】服药期间注意饮食调节。

参味强身酒

【原料】红参、五味子各 15 克，白芍、熟地黄各 30 克，川芎 20 克，白酒 1000 毫升。

【制作】将上药共研为粗末，用纱布袋装，扎口，置容器中，入白酒浸泡，14 日后取出药袋，压榨取液。将榨取液与药酒混合，静置，过滤后即可服用。

【功效】益气养血，强身健脑。

【主治】气血不足，面色不华，头晕目眩，健忘不寐，心悸气短，自汗恶风等症。

【用法】口服：每次服 15～20 毫升，每日服 2 次。

【注意】感冒期间停用本酒。

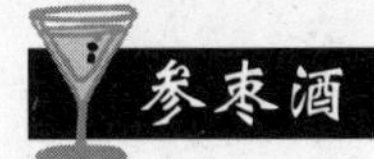

参枣酒

【原料】生晒参 30 克，红枣 100 克，蜂蜜 200 克，白酒 1000 毫升。

【制作】将生晒参切成薄片，红枣洗净，晾干剖开去核，将二药置于干净容器内，入白酒浸泡，密闭容器。14 日后开启，滤去药渣后，在滤液内加蜂蜜，调和均匀，装瓶密闭备用。过滤后的药渣可放原容器内，加少许白酒继续浸泡待用。

【功效】补中益气，养血安神。

【主治】精神倦怠，面色萎黄，食欲缺乏，心悸气短，通事善忘，失眠多梦，舌淡脉弱等症。

【用法】口服：每日早、晚空腹各服 1 次，每次服 15～20 毫升，红枣、参片可随意食用。

【注意】感冒时暂不服用本酒。

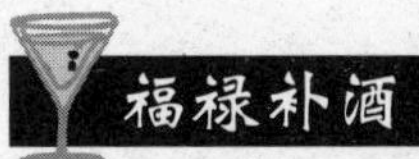

福禄补酒

【原料】红参、红花、鹿茸各 10 克，炙黄芪、桑寄生、女贞子、金樱子、锁阳、淫羊藿各 15 克，玉竹、炒薏苡仁各 30 克，炙甘草 6 克，白酒

1500毫升。

【制作】将上药共研为粗末，用纱布袋装，扎口，置容器中，入白酒浸泡14日后取出药袋，压榨取液。将榨取药液和药酒混合，静置，过滤后装瓶备用。

【功效】益气养血，补肾助阳，强筋壮骨。

【主治】气血两亏，阳虚畏寒，腰膝酸软，阳痿早泄，肩背四肢关节疼痛等。

【用法】口服：每次服15～20毫升，每日服2次。

【注意】屡用有效，久用效佳。

虫草补酒

【原料】冬虫夏草5克，生晒参10克，龙眼肉、玉竹各30克，淫羊藿15克，白酒500毫升，黄酒500毫升。

【制作】将上药共研为粗末，用纱布袋装，扎口，置容器中，再将白酒、黄酒混合后浸泡，14日后取出药袋，压榨取液，将榨取药液和药酒混合，静置，过滤后即成。

【功效】补气益肺，补肾纳气。

【主治】气虚咳喘，腰膝酸软等。

【用法】口服：每次服20～30毫升，每日服2次。

虫草田七酒

【原料】冬虫夏草5克，人参、三七各10克，龙眼肉30克，白酒1000毫升。

【制作】先将前3味药研为粗末，与龙眼肉共置入容器中（或装入纱布袋中），注入白酒，密封浸泡7日以上，过滤即得。

【功效】补气养血，宁心安神。

【主治】久病体虚，气血两亏，腰膝酸软，失眠等。

【用法】口服：每次服10～20毫升，每日服2次,。

【注意】该方对心脏有一定的保健作用，但不可贪杯多饮。

益气健脾酒

【原料】党参30克，炒白术、茯苓各20克，炙甘草10克，白酒500毫升。

【制作】将上药共研为粗末，用纱布袋装，扎口，置容器中，以白酒浸泡，7日后取出药袋，压榨取液，将榨取药液和药酒混合，静置，过滤后装瓶备用。

【功效】补气健脾。

【主治】脾胃气虚，短气无力，脘腹胀满，不思饮食等。

【用法】口服：每次服10～20毫升，日服2次。

【注意】本方原为汤剂，为气虚之祖方，今改用酒剂，验之临床，效果甚佳。对一般脾胃气虚的人，可以长期服用，有较好的保健作用。消化性溃疡病患者忌服。

浸黄酒

【原料】人参（拣肥大者，去芦）15克，白术（去梗，泔浸，土炒）36克，茯苓（坚白者，去皮，为末，水澄，去浮，晒干）24克，大甘草

（炙）15克，全当归（酒浸，姜制）18克，生、熟地黄（酒浸）各15克，白芍（酒炒）15克，牛膝（去苗，酒浸，焙）24克，杜仲（姜汁炒）18克，生姜（洗，切片）15克，黄柏（厚者，酒洗，炒）30克，知母（南者，去皮、毛，酒炒）24克，破故纸（盐、酒炒）9克，甘州枸杞（去萼）30克，茅山苍术（浸，炒）18克，山药（大者，焙）15克，锁阳（酥炙，如无，以肉苁蓉代）21克，山茱萸（去核）21克，石菖蒲（去毛，焙）15克，远志（甘草水煮，去心）15克，陈皮（去白，盐水浸，焙）21克，莲肉（去心，焙）24克，鹿角霜（如无，以菟丝子代）15克，天冬（去心）15克，麦冬（去心）15克，冬用黄酒，夏用烧酒50壶。

【制作】将上药制净，称足。冬用黄酒、夏用烧酒50壶，坛内生绢袋装药系口，入坛中，春浸14日，夏浸7日，秋浸14日，冬浸23日，取出备用。

【功效】补气血虚损，理脾胃，滋肾水，强腰脚，益精神，开心，明目。

【主治】一切虚损诸症。

【用法】口服：每日饮服数杯。

【注意】服药期间注意饮食调节。

大补药酒

【原料】党参100克，黄芪（蜜制）100克，山药100克，白术（炒）100克，白芍（炒）80克，甘草（蜜制）40克，当归100克，茯苓100克，杜仲（盐制）100克，川芎40克，黄精（制）280克，蔗糖3.2公斤，玉竹（制）280克，白酒32升。

【制作】将上药混匀置容器内，加入白酒和蔗糖，密封浸泡10~20日后即可。

【功效】益气补血。

【主治】气血两虚，倦怠乏力。

【用法】口服：每次服10~15毫升，一日服2或3次，温服。

【注意】服药期间注意饮食调节。

五龙二补酒

【原料】金环蛇、银环蛇、眼镜蛇、过树溶蛇、三索锦蛇各20克，党参、蛤蚧、锁阳、枸杞子、杜仲、巴戟天各15克，白酒1000毫升。

【制作】将上药按常规制成药酒即可。

【功效】补气补血，温肾壮阳，舒筋活络，祛风除湿，行气止痛。

【主治】头晕耳鸣，心悸失眠，阳痿遗精，夜尿过多，风湿骨痛等。

【用法】口服：每次服10~15毫升，一日服2次。

人参全芍酒

【原料】生晒参、参须、白芍各30克，白酒500毫升。

【制作】将上药投入白酒中，密封，浸泡1个月即可取用。

【功效】益气养血，健肺强身。

【主治】气血不足，乏力眩晕等。

【用法】口服：每次服5~10毫升，每日服2次。

【注意】本酒饭后服用。

人参山鸡补酒

【原料】人参50克，茯苓、白术、鸡肉、麻雀各100克，白酒1500毫升。

【制作】将上药置容器内，加入白酒，密封，浸泡1个月即可取用。

【功效】大补气血，强筋壮骨。

【主治】素体虚弱，病后虚损，气血不足等。

【用法】口服：每次服10～15毫升，每日服2次，早、晚温服。

【注意】服药期间注意饮食调节。

归圆杞菊酒

【原料】当归身（酒洗）30克，龙眼肉240克，枸杞子120克，甘菊花60克，白酒浆3500毫升，好烧酒1500毫升。

【制作】将前4味共制为粗末，入布袋，置容器中，加入白酒浆和烧酒，密封，浸泡月余后即可饮用。

【功效】补心肾，和气血，益精髓，壮筋骨，发五脏，旺精神，润肌肤，悦颜色。

【主治】气血不足，养生健身等。

【用法】口服：不拘时，随意饮之。

【注意】服药期间注意饮食调节。

万寿药酒

【原料】红枣1000克，石菖蒲、川郁金、五加皮、陈皮、茯神、牛膝、麦冬各30克，全当归160克，红花15克，烧酒12公斤。

【制作】将前10味共制为粗末，入布袋，置容器中，加入烧酒，密封，隔水加热半小时，取出放凉，埋入土中数日以出火毒，取出开封即可饮用。

【功效】养血宁心，健脾化湿，益肾柔肝。

【主治】心血不足，湿浊内阻，精神不振，神志不宁；或肝肾不足，筋骨乏力等。

【用法】口服：每次服20～40毫升，或适量服，每日服2次。

【注意】服药期间注意饮食调节。

地胡酒

【原料】大熟地黄250克，胡麻仁100克，薏苡仁30克，白酒1500毫升。

【制作】将胡麻仁蒸熟捣碎，薏苡仁捣碎，熟地黄切碎，共入布袋，置容器中，加入白酒，密封，放在阴凉处，浸泡1日后，开封，去掉药袋，沥干，再用细纱布过滤一遍，贮瓶备用。

【功效】养阴血，补肝肾，通血脉，祛风湿，强筋骨。

【主治】精血亏损，肝肾不足之腰膝软弱、筋脉拘挛、屈伸不利等症。

【用法】口服：每次服10～20毫升，每日早、晚各服1次。

【注意】本药酒药性平和，是老年人的佳品，常服有利于健康。

归圆仙酒

【原料】当归、龙眼肉各50克，白酒300毫升。

【制作】将前2味置容器中，加入

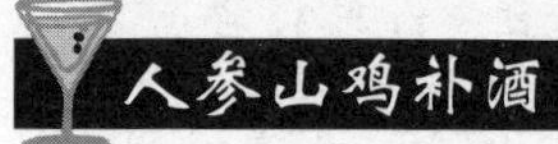

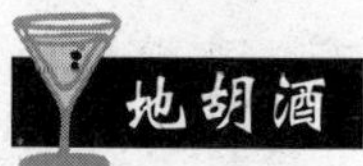

白酒，密封，浸泡 7 日后即可取用。

【功效】养血活血。

【主治】血虚诸症。

【用法】口服：不拘时，徐徐饮之。

【注意】本药酒常服有利于健康。

宫方定风酒

【原料】天冬、麦冬、生地黄、熟地黄、川芎、五加皮、川牛膝各 15 克，川桂枝 9 克，汾酒 10 公斤，净白蜜、赤砂糖各 500 克，陈米醋 500 毫升。

【制作】将前 8 味捣碎，入布袋，置瓷坛内，加入汾酒和白蜜、赤砂糖、米醋，搅匀，豆腐皮封口，压以巨砖，置水锅内蒸 3 柱香，取起，埋入土中 7 日以出火毒。取出即可服用。

【功效】滋阴，补血，熄风。

【主治】血虚诸症。

【用法】口服：不拘时饮之。饮贵微醺，不过姿耳。

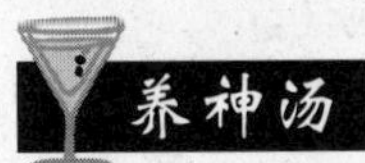

养神汤

【原料】大熟地黄 90 克，甘枸杞、白茯苓、怀山药、当归身、建莲肉各 60 克，薏苡仁、酸枣仁、麦冬、川续断各 30 克，广木香、大茴香各 15 克，丁香 6 克，龙眼肉 250 克，白酒 10 公斤。

【制作】将前 14 味，其中茯苓、山药、薏苡仁、建莲肉制为细末；余药制成饮片，一起装入容器中，加入白酒，密封，隔水加热至药材浸透，取出，静置数日后，过滤去渣，即成。

【功效】益精血，补心脾，安神定悸。

【主治】心脾两虚，精血不足的神志不安，心悸失眠等症。平素气怯血弱者，亦可饮用。

【用法】口服：每次服 10 ~ 20 毫升，每日服 2 或 3 次，或不拘时，适量服之。

【注意】本药酒常服有利于健康。

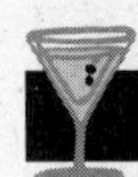

圆肉补血酒

【原料】龙眼肉、制首乌、鸡血藤各 250 克，米酒 1500 毫升。

【制作】将前 3 味捣碎或切碎，置容器中，加入米酒，密封，浸泡 10 日后，过滤去渣，即成。在浸泡过程中，每日振摇 1 或 2 次，以促使有效成分的浸出。

【功效】养血补心，益肝目。

【主治】血虚气弱所致的面色无华、头眩心悸、失眠、四肢乏力、须发早白等症。

【用法】口服：每次服 10 ~ 20 毫升，每日服 1 或 2 次 。

【注意】本药酒常服有利于健康。

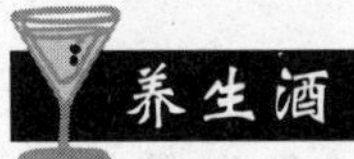

养生酒

【原料】当归身（酒洗）、甘菊花各 30 克，龙眼肉 240 克，枸杞子 120 克，白酒浆 3500 毫升，烧酒 1500 毫升。

【制作】将前 4 味捣碎，入布袋，置容器中，加入烧酒和白酒浆，密封，浸泡 1 个月以上，便可饮用。

【功效】益精血，养肝肾，强身健体，养生防病。

【主治】 血虚精亏，面色不华，头晕目眩，视物昏花，睡眠不安，心悸健忘等症。

【用法】 口服：每次服10～20毫升，每日服2次。

【注意】 无病之人饮用，具有“补益强身，养生防病”的作用。因而古人称该酒“润肌肤、驻颜色”。白酒浆系指初酿，其色未变之酒，滴花烧酒系蒸馏酒，白酒亦可。

鹿血酒

【原料】 鹿茸内骨髓；鹿颈静脉内鲜血；宰鹿时取血可风干成紫棕色片状的固体均可，白酒适量。

【制作】 将鹿茸内骨髓浸入白酒中，制成20%的药酒；将鹿颈静脉血合入白酒，制成30%的药酒；固体的血片研细，兑酒即成。

【功效】 益精血，养心神。

【主治】 多种血液病，对慢性苯中毒造成的血液病也有较好的疗效，还可治疗老年人精亏血虚，心悸不安等症。

【用法】 口服：每次服10毫升，每日服3次。

【注意】 凡有虚热、实热者不宜服此酒，高血压、肝炎、肾炎等患者忌用。

鸡子阿胶酒

【原料】 鸡子黄4枚，阿胶40克，青盐适量，米酒500毫升。

【制作】 将鸡蛋打破，按用量去清取黄，备用。持米酒倒入坛中，置于文火上煮沸，下入阿胶，化尽后再下入鸡蛋黄（先搅化）、青盐拌匀。再煮数沸即离火，待冷后，放入净器中，静置备用。

【功效】 补血止血。

【主治】 体虚乏力，血虚萎黄，虚劳咳嗽，吐血，便血等症。

【用法】 口服：每次适量温饮，每日早、晚各服1次。

【注意】 本方用于一般病后体虚的辅助治疗，颇有疗效。

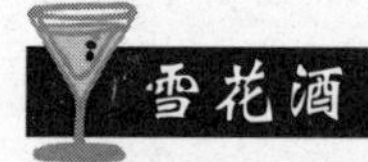

雪花酒

【原料】 羊肉臀肉500克，龙脑冰片、木香各少许，白酒适量。

【制作】 将羊肉去筋膜，温水浸洗，片作薄片，以极好白酒蒸煮令肉烂，切细研成膏，另用羊骨髓90克，肾巢脂30克，于铁锅内溶作油，去渣，兑入先研膏内，并研令匀；又入龙脑冰片伴和，倾入瓷瓶中，候冷。龙脑冰片候极温方入，如无龙脑冰片，入木香少许伴和亦可，二味各入少许尤佳。

【功效】 益精血，强筋骨。

【主治】 精亏血少所致诸症。

【用法】 口服：用时每取出适量（10～20克）切作薄片，入酒杯中，以温酒（白酒）浸饮之适量。

【注意】 本药酒有营养保健作用。

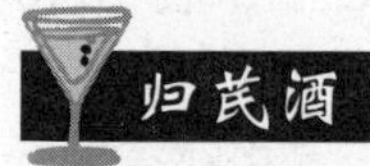

归芪酒

【原料】 当归、黄芪、鸡血藤各30克，白酒500毫升。

【制作】 将前3味切成薄片，置容器中，加入白酒，密封，浸泡10～15日后，过滤去渣，即成。

【功效】益气，养血，活血。

【主治】血虚诸症。

【用法】口服：每次服10～20毫升，日服2或3次。

【注意】家传秘方，临床应用，可随证加味。

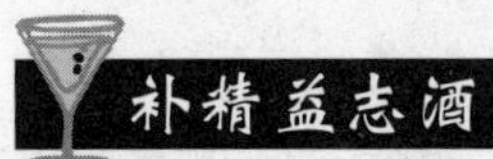

补精益志酒

【原料】熟地黄120克，全当归150克，川芎、杜仲、白茯苓各45克，甘草、金樱子、淫羊藿各30克，金石斛90克，白酒1500毫升。

【制作】将前9味共研为粗末，入布袋，置容器中，加入白酒，密封，浸泡7～14日后即可取用。

【功效】益肾活血，补精养老。

【主治】虚劳损伤，精血不足，形体消瘦，面色苍老，饮食减少，肾虚阳痿，腰膝酸软等症。

【用法】口服：每次空腹服30～50毫升，每日早、晚各服1次。

【注意】服药期间注意饮食调节。

黄精补酒

【原料】黄精、当归各100克，黄酒2000毫升。

【制作】将上药共研成粗末，用纱布袋装，扎口，入黄酒浸泡1小时后，将泡酒容器置锅内，隔水文火加热14小时，待凉后将其移至阴凉处，7日后开封取出药袋，压榨取液，将榨取液和药酒混合，静置，过滤，即得。

【功效】益气养血，滋阴补虚。

【主治】气血不足，面乏华色，短气懒言，头晕目眩，倦怠乏力，食欲缺乏，或心悸健忘等症。

【用法】口服：每次温饮30毫升，每日2次。

【注意】服药期间注意饮食调节。

补血调元酒

【原料】鸡血藤50克，骨碎补100克，制首乌、黄芪、麦芽各30克，女贞子、党参、佛手各15克，白砂糖120克，白酒2000毫升。

【制作】将上药共研为粗末，纱布袋装，扎口，置干净容器中，加入白酒，密封浸泡14日后启封。去药渣，加白砂糖搅拌均匀，待溶解后，过滤取液，即可。

【功效】健脾补肾，调补气血。

【主治】气血虚头晕，心悸，健忘，神疲纳少，面色不华，气短喘促，肢体麻木，骨质增生等症。

【用法】口服：每次服10～20毫升，每日2次。

【注意】痰热内盛者慎用。

地黄养血安神酒

【原料】熟地黄50克，枸杞子、当归、炒薏苡仁、制首乌各25克，龙眼肉20克，沉香米1.5克，白酒1500毫升。

【制作】将上药共研为粗末，纱布袋装，扎口，置干净容器中，加入白酒，密封浸泡7日后，取出药袋，压榨取液，将榨取液与药酒混合，静置，过滤，即得。

【功效】养血安神。

【主治】失眠健忘，心悸怔仲，须

发早白，头晕目涩等症。

【用法】口服：每次温服10～20毫升，每日2次。

【注意】服药期间注意饮食调节。

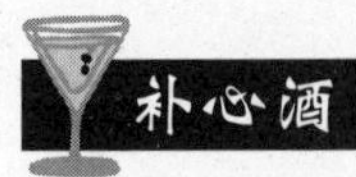

补心酒

【原料】麦冬60克，柏子仁、白茯苓、当归身、龙眼肉各30克，生地黄45克，低度白酒5000毫升。

【制作】将前6味切碎或捣碎，入布袋，置容器中，加入白酒，密封，浸泡7日后即可取用。

【功效】补血滋阴，宁心安神。

【主治】阴血不足，心神失养所致的心烦、心悸、睡眠不安、精神疲倦、健忘等症。

【用法】口服：每次服30～50毫升，每日2次，或适量饮用。

【注意】服药期间注意饮食调节。

长生酒

【原料】枸杞子、茯神、生地黄、熟地黄、山茱萸、牛膝、远志、五加皮、石菖蒲、地骨皮各18克，白酒500毫升。

【制作】将前药捣碎，入布袋，置容器中，加入白酒，密封，浸泡2周后即可取用，酒尽添酒，味薄即可。

【功效】滋补肝肾，养心安神。

【主治】肝肾不足，腰膝乏力，心悸，健忘，须发早白等症。

【用法】口服：每日早晨服10～20毫升，不可过量。

【注意】忌食萝卜。

滋阴百补药酒

【原料】熟地黄、生地黄、制首乌、枸杞子、沙苑子、鹿角胶各90克，当归、胡桃肉、龙眼肉各75克，肉苁蓉、白芍、人参、牛膝、白术、玉竹、龟甲胶、白菊花、五加皮各60克，黄芪、锁阳、杜仲、地骨皮、丹皮、知母各15克，黄柏、肉桂各30克，白酒5000毫升。

【制作】将前26味细挫，入布袋，置容器中，冲入热白酒，密封，浸泡15日后即可取用。

【功效】滋阴泻火，益气助阳。

【主治】阴虚阳弱，气血不足，筋骨痿弱者服用，可改善由此引起的劳热（自觉午后发热），形瘦，食少，腰酸腿软等症。

【用法】口服：每次温服15～30毫升，或适量饮用。每日早、晚各服1次。

【注意】体质偏于阴阳两弱者适宜饮用，有养生保健之功。

葡萄酒

【原料】干葡萄末250克，红曲、糯米各1250克。

【制作】按常法酿酒。将糯米蒸熟，候冷，入曲与葡萄末、水10公斤，搅拌令匀。入瓮盖覆，保温，候熟即成。

【功效】养目阴，健脾胃。

【主治】胃阴不足，纳食不佳，肌肤粗糙，容颜无华等症。

【用法】口服：不拘时候，随量温饮，勿醉。

【注意】坚持服用，其效始著。

天冬酒

【原料】天冬15公斤，糯米11公斤，酒曲5公斤。

【制作】将天冬（去心）捣碎，加水220升，煎至减半，糯米浸，沥干，蒸饭，候温，入酒曲（压碎）和药汁拌匀，入瓮密封，保温，如常法酿酒。酒熟，收贮备用。

【功效】清肺降火，滋肾润燥。

【主治】肺肾阴亏，虚劳潮热，热病伤津，燥咳无痰等症。

【用法】口服：每日临睡前服10~30毫升。

【注意】凡风寒咳嗽、脾胃虚寒和便溏者不宜服用。

山药酒

【原料】怀山药、山茱萸、五味子、灵芝各15克，白酒1000毫升。

【制作】将前4味置容器中，加入白酒，密封，浸泡1个月后，过滤去药渣，即成。

【功效】生津养阴，滋补肝肾。

【主治】肺肾阴亏之虚劳痰嗽、口干少津、腰膝酸软、骨蒸潮热、盗汗遗精等症。

【用法】口服：每次服10毫升，每日2次。

【注意】服药期间注意饮食调节。

长生滋补酒

【原料】熟地黄、党参、黄芪、女贞子各15克，玉竹、陈皮各10克，蜂蜜、蔗糖（或白砂糖）各100克，白酒1000毫升。

【制作】将上药研为粗末，用纱布袋装，扎口，置容器中，加入白酒浸泡7日后去药渣过滤取液，酒液中加入蜂蜜、蔗糖，搅拌溶解后过滤即制成药酒。

【功效】滋阴补血，益气增智。

【主治】面色萎黄，唇甲色淡，头目眩晕，心悸气短，健忘少寐，神疲乏力，舌质淡白，脉细无力等症。

【用法】口服：每次服15~20毫升，每日2次。

【注意】病证属实、热者忌服。

杞蓉补酒

【原料】枸杞子、首乌（制）、肉苁蓉、麦冬各30克，当归、补骨脂、淮牛膝、红花、神曲、茯苓各20克，栀子10克，冰糖150克，白酒2000毫升。

【制作】将上药研为粗末，用纱布袋装，扎口，置容器中，加入白酒浸泡14日后，再将冰糖打碎入药酒内，和匀，瓶装，备用。

【功效】补肝肾，益精血。

【主治】腰膝酸软，头晕目眩，精神倦怠，健忘耳鸣，少寐多梦，自汗盗汗，舌淡白，脉沉细等症。

【用法】口服：每次服10~15毫升，每日2次。

【注意】感冒者暂时停服。

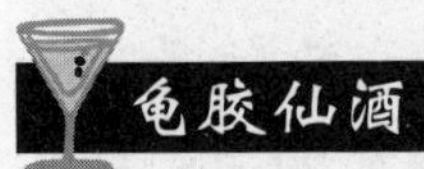

龟胶仙酒

【原料】龟甲胶50克，金樱子、

党参、女贞子、枸杞子、当归、熟地、地黄各30克，白酒2500毫升。

【制作】将上药研为粗末，入布袋，扎口，置容器中，加入白酒密封，浸泡15～30日后，收液即成药酒，瓶装，备用。

【功效】滋补肝肾，益气养血。

【主治】头晕耳鸣，面色苍白，疲乏健忘，腰膝酸软，舌淡红苔少，脉虚弱等症。

【用法】口服：每次饭后服20～30毫升，每日2次。

【注意】脾虚便溏者忌服。

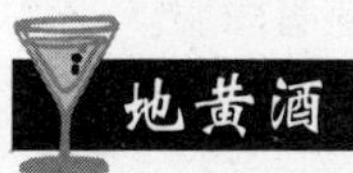

地黄酒

【原料】生地黄汁1200克，杏仁、大麻子各100克，糯米1000克，酒曲150克。

【制作】先以生地黄汁渍曲，待发酵；糯米作饭，冷暖适宜；杏仁、大麻子研末，与米饭拌匀，共分8份。每取1份，投曲汁中和之，候饭消；再收第2份，依法酿制，余此类推。如此，待酒沸定，封泥14日。取清液，备用。

【功效】滋阴充悦，益气明目。

【主治】虚羸。

【用法】口服：每次温服50～100毫升，每日2次。

【注意】服之令入充悦，益气力，轻身明目。

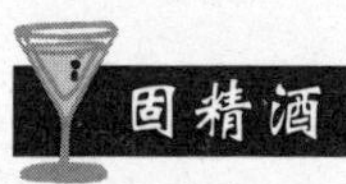

固精酒

【原料】枸杞子120克，当归（酒洗切片）60克，熟地黄90克，白酒1000毫升。

【制作】将前3味置容器中，加入白酒，密封，隔水煮沸20分钟，取出，埋入土中7日以去火毒。取出开封，即可取用。

【功效】滋阴，活血，益肾。

【主治】阳痿不育。

【用法】口服：每次服30～50毫升，每日早、晚各服1次。

【注意】服药期间注意饮食调节。

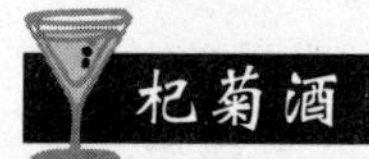

杞菊酒

【原料】枸杞子50克，甘菊花10克，麦冬30克，杜仲15克，白酒1000毫升。

【制作】将前4味捣碎为粗末，置容器中，加入白酒，密封，浸泡21日后，过滤去药渣，即成。

【功效】养肝明目，补肾益精。

【主治】腰背疼痛，足膝酸软，头晕目眩，阳痿遗精，肺燥咳嗽等。

【用法】口服：每次服150毫升，每日服2次。

【注意】服药期间注意饮食调节。

熟地枸杞酒

【原料】大熟地60克，枸杞子30克，檀香15克，白酒750毫升。

【制作】将前3味捣碎，入布袋，置容器中，加入白酒，密封，每日振摇1次，浸泡14日后，过滤去药渣，即可取用。

【功效】养精血，补肝肾。

【主治】病后体虚，精血不足，神疲乏力、腰膝酸软，阳痿，须发早白等症。

【用法】口服：每次服20毫升，每

日服2次。

【注意】凡脾虚气滞，痰多便溏者忌服。

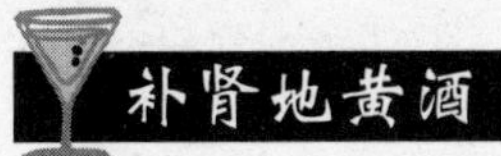

补肾地黄酒

【原料】生地黄、牛蒡根各100克，大豆（炒香）200克，白酒2500毫升。

【制作】将前2味切片，与大豆一同入布袋，置容器中，加入白酒，密封，浸泡5～7天后，即可取用。

【功效】补肾通络。

【主治】老年人肾水不足，风热湿邪，壅滞经络，心烦，关节筋骨疼痛，日久不愈者。

【用法】口服：每次服15～30毫升，每日服3次，或不拘时，随量饮之。

【注意】勿醉。

禾花雀补酒

【原料】禾花雀（又名麦黄雀、寒雀）12只，当归、菟丝子、枸杞子各15克，龙眼肉20克，补骨脂9克，白酒1500毫升。

【制作】将禾花雀除去羽毛及内脏，用水洗净血迹，置炭火上烤干至有香味，与其余诸药、白酒共置入容器中，密封，浸泡3～6个月即可。

【功效】滋补强壮，祛风湿，通经络。

【主治】年老体弱，腰膝酸软，倦怠乏力，头昏目眩，风湿关节疼痛。

【用法】口服：每次服20～50毫升，每日早、晚各服1次。

【注意】凡高血压、心脏病患者忌服。

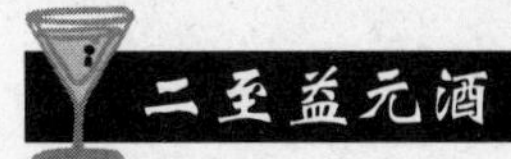

二至益元酒

【原料】女贞子、旱莲草各30克，熟地黄、桑椹子各20克，白酒500毫升，黄酒1000毫升。

【制作】将上药共研为粗末，纱布袋装，扎口，置容器中，加入白酒、黄酒混合后密封浸泡上药。7日后取出药袋，压榨取液，将榨取液和药酒混合，静置，过滤，即得。

【功效】滋养肝肾，益血培元。

【主治】肝肾阴虚，腰膝酸痛，眩晕，失眠，须发早白。也可用于神经衰弱，血脂过高等。

【用法】口服：每次服20毫升，每日2次。

【注意】脾胃虚寒、大便溏薄者慎用。

二至桑椹酒

【原料】女贞子、旱莲草、桑椹子各200克，白酒4000毫升。

【制作】将旱莲草切碎，同女贞子、桑椹子用纱布袋盛之，扎口，置于干净容器中，入白酒浸泡，密封。7日后开封，去药袋，过滤取液，装瓶备用。

【功效】补肝肾，滋阴血。

【主治】肝肾阴虚，头晕目眩，耳鸣眼花，腰膝酸软，脱发，遗精，失眠多梦等症。

【用法】口服：每次服20～30毫升，每日1或2次，空腹饮用。

【注意】长期适度服用本药酒，可改善高血脂和血液高黏度，具有良好的保健、抗衰老作用。

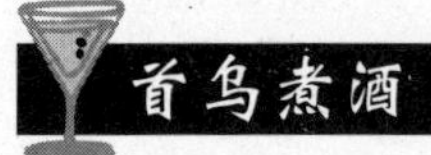

首乌煮酒

【原料】制何首乌120克，当归、芝麻各60克，生地黄80克，白酒1500毫升。

【制作】先将芝麻捣成细末，何首乌、当归、生地黄捣成粗末，一并装入白纱布袋中，扎口，置于瓷坛中，倒入白酒，加盖，文火煮数百沸后离火，待冷却后密封，置阴凉干燥处。7日后开启，去药袋，过滤后即可饮用。

【功效】补肝肾，益精血，乌须发，润肠通便。

【主治】因肝肾不足引起的阴虚血枯，头晕目眩，腰酸腿软，肠燥便秘，须发早白等症。

【用法】口服：每次服10～20毫升，每日2次，早、晚空腹温饮。

【注意】本药酒对中老年人精血不足，伴有便秘干燥者尤为适宜，但脾虚便溏者慎用。

当归枸杞酒

【原料】当归、鸡血藤、枸杞子、熟地黄各30克，白术、川芎各20克，白酒1500毫升。

【制作】将上药洗净，晒干切细，装入纱布袋中，扎口，置于酒坛中，密封，30日后启封，过滤，去渣，备用。

【功效】滋阴养血，调补肝肾。

【主治】中老年人阴血不足，肝肾两虚，肢体麻木，腰腿酸软，步履艰难，视物昏花，记忆力减退等症。

【用法】口服：每次服10～20毫升，每日早、晚各服1次。

【注意】本药酒药性平和，滋阴补血，可长期服用。

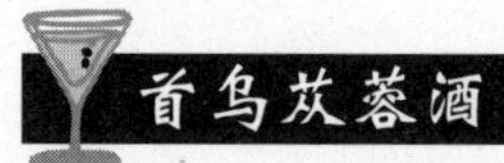

首乌苁蓉酒

【原料】制首乌、当归、生地黄、肉苁蓉、芝麻各20克，白蜜30克，白酒1000毫升。

【制作】将上药共研为粗末，用纱布袋装，扎口，置于容器中，加入白酒浸泡，14日后取出药袋，压榨取液。将榨取液与药酒混合，静置，过滤，装瓶备用。

【功效】补肾养血，润肠通便。

【主治】精血不足，肠燥便秘。

【用法】口服：每次服10～20毫升，每日3次，空腹服。

【注意】本药酒尤其适用于老年人肠燥便秘者，若脾虚便溏者忌服。

天王补心酒

【原料】人参、玄参、丹参、茯苓、远志、桔梗、五味子各20克，当归、麦冬、天冬、柏子仁、酸枣仁各40克，生地黄100克，白酒2500毫升。

【制作】将上药共研为粗末，用纱布袋装，扎口，置于容器中，加入白酒浸泡，7日后取出药袋，压榨取液。将榨取液与药酒混合，静置，过滤，装瓶备用。

【功效】滋明清热，养心安神。

【主治】阴血不足，心烦失眠，精神衰疲，健忘盗汗，大便干结。

【用法】口服：每日临睡前服20毫升。

【注意】本药酒尤其适用于心阴不足类型的神经衰弱；脾胃虚寒，湿痰多者慎用。

疗疾延寿酒

【原料】黄精、苍术各100克，天冬74克，松针150克，枸杞子150克，50度酒2500毫升。

【制作】将上药投入白酒中，密封，浸泡半个月即可饮服。

【功效】滋精养血，益气生津。

【主治】中老年人精气亏虚，未老先衰，须发早白等症。

【用法】口服：每次服20毫升，每日2次。

【注意】服药期间注意饮食调节。

首乌酒

【原料】制首乌150克，生地黄150克，夜交藤100克，低度白酒5000毫升。

【制作】将首乌择净杂质，洗净，用温水闷软，切成薄片；生地、夜交藤洗净后，切成薄片，晾干水气，将三药一并置于酒坛内，倒入白酒，搅拌均匀后，封严坛口，每隔3日开坛搅拌1次，10～15日后即可开坛取用。

【功效】补益肝肾，调和气血。

【主治】肝肾阴虚，神经衰弱，腰膝酸软等症。

【用法】口服：适量温服。

【注意】服药期间注意饮食调节。

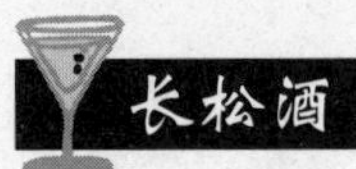

长松酒

【原料】长松45克，熟地黄24克，生地黄、黄芪（蜜炙）、陈皮各23克，当归、厚朴、黄柏各15克，白芍药（煨）、人参、枳壳各12克，苍术（米泔水制，半夏制）、天冬、麦冬、砂仁、黄连各9克，木香、蜀椒、胡桃仁各6克，小红枣肉8个，老米一撮，灯芯（5寸长）120根。

【制作】将上药一料分十剂，绢袋盛之，凡米五升，造酒一尊，煮一袋，埋入地窖子，久乃饮。

【功效】滋补肝肾，益气活血。

【主治】一切风虚。

【用法】口服：适量温服。

【注意】服药期间注意饮食调节。

固本延龄酒

【原料】当归、巴戟天、肉苁蓉、杜仲、人参、沉香、小茴香、破故纸、熟地黄、石菖蒲、青盐、木通、山茱萸、石斛、天冬、陈皮、狗脊、菟丝子、牛膝、酸枣仁、覆盆子各30克，枸杞子、神曲各60克，川椒21克，白豆蔻、木香各9克，砂仁、大茴香、益智仁、乳香各15克，狗胫骨200克，淫羊藿120克，糯米1000克，大枣500克，生姜60克（捣汁），鲜山药120克（捣汁），远志30克，白酒35公斤。

【制作】将前32味和远志共制为粗末，糯米同大枣同蒸为熟饭，待温，加入姜汁、山药汁、药末和120克炼蜜，拌和令匀，分作4份，分别装入4个绢袋，各置酒坛中，每坛各注入白酒的1/4，密封，浸泡21日后，即可取用。

【功效】温肾阳，益气血，散寒邪，

通经络。

【主治】肾阳不足，气血不足，腰膝酸痛，筋骨无力，食少腹满，面色不华等症。

【用法】口服：每次温服10～20毫升，每日早、晚各服1次，以病愈为度。

【注意】本方中原用豹骨120克，今以狗胫骨200克代之。用之临床，效果亦佳。

八味黄芪酒

【原料】黄芪、五味子各60克，萆薢、防风、川芎、川牛膝各45克，独活、山茱萸各30克，白酒1500毫升。

【制作】将前8味共研为粗末，入布袋，置容器中，加入白酒，密封，浸泡5～7日后，过滤去药渣，即成。

【功效】益气活血，益肾助阳，祛风除湿。

【主治】阳气虚弱，手足逆冷，腰膝疼痛等症。

【用法】口服：每次空腹温服10～20毫升，每日服1或2次。

【注意】服药期间注意饮食调节。

清宫大补酒

【原料】鹿茸、杜仲、人参、白酒（或糯米、酒曲）适量。

【制作】本酒系采用清朝宫廷秘方，用传统工艺方法精制而成（浸渍法或酿酒法）。

【功效】滋肾壮阳，健脾和中。

【主治】疲乏神倦，食欲缺乏，失眠，头晕，耳鸣，腰酸，健忘，性功能减退等一切脾肾虚损之症。

【用法】口服：每次饭后服20毫升，每日服2次。

【注意】服药期间注意饮食调节。

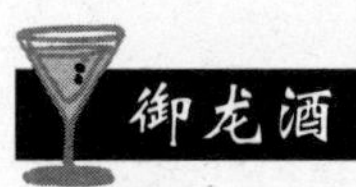

御龙酒

【原料】人参30克，鹿茸20克，龙滨酒500毫升。

【制作】将人参、鹿茸浸泡于龙滨酒内10日后即可饮用。

【功效】补气益血，活络祛湿，壮阳耐寒。

【主治】疲乏神倦，气短赖言，食欲缺乏，畏寒怕冷，腰酸腿软，健忘，失眠等虚损之症。

【用法】口服：每次饭后服20毫升，每日服2或3次，亦可佐餐饮用。

【注意】本品为高级低度补酒，常服效佳。

肉桂黄芪酒

【原料】黄芪、肉桂、蜀椒、巴戟天、石斛、泽泻、白茯苓、柏子仁各90克，炮姜80克，防风、独活、党参、白芍、制附子、制川乌、茵芋、半夏、细辛、白术、炙甘草、栝楼根、山茱萸各30克，白酒2000毫升。

【制作】将前22味共研为粗末，置于容器中，加入白酒，密封，浸泡7日后，过滤去药渣，即成。

【功效】温补脾肾，祛风除湿，温经通络。

【主治】脾虚，肢体畏寒，倦怠乏力，四肢不欲举动，关节疼痛，不思饮食等症。

【用法】口服：初服30毫升，渐加之，以微麻木为度，每日服2或3次。

【注意】服药期间注意饮食调节。

助阳益寿酒

【原料】老条党参、熟地黄、枸杞子各20克，沙苑子、淫羊藿、公丁香各15克，广沉香6克，远志肉、荔枝肉各10克，白酒1000毫升。

【制作】将前9味共研为粗末，入布袋，置容器中，加入白酒，密封，置阴凉干燥处，经3昼夜后，稍打开盖。再置文火煮、百沸，取下稍冷后，加盖，再放入凉水中拔出火毒，密封后置干燥处，经21日后开封，去掉药袋，即可饮用。

【功效】补肾壮阳，益寿延寿。

【主治】肾虚阳痿，腰膝无力，头晕眼花，心悸，遗精，早泄，面色发白等症。

【用法】口服：每次空腹温服10～20毫升，每日早、晚各服1次。

【注意】无明显症状，且体质偏阳虚者，常服之，有“益寿延年”之功。

参椒酒

【原料】丹砂（细研后，用水飞过，另包）20克，人参、白茯苓各30克，蜀椒（去目并闭口者，炒出汗）120克，白酒1000毫升。

【制作】上药除丹砂外，将其余药共捣为粗末，与丹砂同置容器中，加入白酒密封，浸泡5～7日后，过滤去渣，即成。

【功效】温补脾肾。

【主治】脾肾阳虚，下元虚冷，耳目昏花，面容苍白等症。

【用法】口服：每次空腹温服10毫升，每日3次，勿间断。

【注意】临床证明，本酒不仅适用上述诸症，对因脾肾阳虚所致诸症亦获良效。

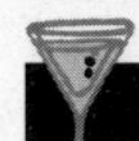

巴戟熟地酒

【原料】巴戟天、甘菊花各60克，熟地黄45克，枸杞子、蜀椒各30克，制附子20克，白酒1500毫升。

【制作】将前6味共研为粗末，置于容器中，加入白酒，密封，浸泡5～7日后，过滤去药渣，即成。

【功效】温补肾阳，散寒除湿。

【主治】肾阳久虚，遗精，阳痿早泄，腰膝酸软等症。

【用法】口服：每次温服15～30毫升，每日2次，或不拘时适量饮用，以瘥为度。

【注意】服药期间注意饮食调节。

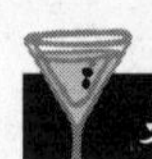

灵脾血藤酒

【原料】仙灵脾100克，鸡血藤80克，白酒（或米酒）1000毫升。

【制作】将前2味切碎，置于容器中，加入白酒，密封，浸泡10日后，过滤去药渣，即成。

【功效】温补肾阳，舒筋活络。

【主治】肾阳不足的腰膝酸痛，筋骨疼痛等症。

【用法】口服：每次温服10～20毫

升，每日3次。

【注意】服药期间注意饮食调节。

硫黄酒

【原料】老硫黄30克，川椒120克，柯子72粒，白酒500毫升。

【制作】将前3味捣碎，置于容器中，加入白酒，密封，浸泡7日后，过滤去药渣，即成。

【功效】温肾壮阳。

【主治】诸虚百损皆可。

【用法】口服：每次服5～10毫升，每日2次。

【注意】服药期间注意饮食调节。

健步酒方

【原料】生羊肠（洗净、晾干）1具，龙眼肉、沙苑蒺藜（隔纸微焙）、生薏苡仁（淘净、晒干）、仙灵脾、真仙茅各120克，滴花烧酒10000毫升。

【制作】将前6味切碎，，置于容器中，加入烧酒，密封，浸泡21日后，过滤去药渣，即成。

【功效】温肾补虚，散寒利湿。

【主治】下部（焦）虚寒者宜之。

【用法】口服：频频饮之，常令酒气相续为妙。

【注意】服药期间注意饮食调节。

仙灵脾酒

【原料】仙灵脾（挫鹅脂30克炒）180克，陈橘皮15克，连皮大腹槟榔、黑豆皮、淡豆豉各305克，桂心35克，生姜2克，葱白3根，白酒1200毫升。

【制作】将前8味细挫，入布袋，置于容器中，加入白酒，密封，用糠灰火外煨24小时，取出候冷，去药渣，即成。

【功效】补肾益精，壮阳通络，健脾利湿。

【主治】肾虚精气不足诸症。

【用法】口服：每次空腹或夜卧前各服10毫升。

【注意】服此酒后，再用水浴药淋浴，以壮阳气。

白术酒

【原料】白术、地骨皮、荆实各150克，菊花90克，糯米600克，酒曲适量。

【制作】将前4味以水煎至减半，去药渣，澄清取汁，糯米，用曲拌匀，如常法酿酒，至酒熟。

【功效】温气散寒，祛风解毒。

【主治】心虚寒气，心手不遂。

【用法】口服：随量饮之，常取半醉，勿令至吐。

【注意】服药期间注意饮食调节。

西洋药酒方

【原料】红豆蔻（去壳）、肉豆蔻（面裹煨，用粗纸包，压去油）、白豆蔻（去壳）、高良姜、甜肉桂各30克，公丁香15克，戥淮5克，白糖霜120克，鸡子清2枚，干烧酒500毫升。

【制作】先将前7味各研细末，混匀备用；再将白糖霜加水1碗，入铜锅内煎化，再入鸡子清，煎10余沸，入干

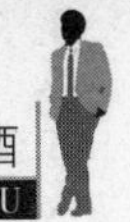

烧酒，离火，将药末入锅内拌匀，以火点着烧酒片刻，即盖锅，火灭，用纱布滤去渣，入瓷瓶内，用冷水冰去火气即成。

【功效】温中散寒，理气止痛。

【主治】脾胃虚寒，气滞脘满，进食不化，呕吐恶心，腹泻腹痛。

【用法】口服：每次温服 15～30 毫升，每日 2 次，或不拘时，适量饮用，以瘥当度。

【注意】服药期间注意饮食调节。

三物延年酒

【原料】猪肾 2 具，杜仲 60 克，肉桂 20 克，白酒 2000 毫升。

【制作】先将猪肾洗净，用花椒盐水腌去腥味，切成小碎块；其余 2 味药共研为粗末，与猪肾同置容器中，加入白酒，密封，浸泡 14 日后，过滤去渣，即成。药渣再添酒浸，味薄即止。

【功效】补肾壮阳。

【主治】肾虚遗精，腰膝疼痛，体倦神疲，行走无力，耳鸣等症。

【用法】口服：每次温服 15～30 毫升，每日 2 次。

【注意】服药期间注意饮食调节。

巴戟牛膝酒

【原料】巴戟天、生牛膝各 300 克，白酒 1000 毫升。

【制作】将前 2 味洗净，切碎，置容器中，加入白酒，密封，浸泡 20～30 日后，过滤去药渣，即成。

【功效】补肾壮阳，强筋骨，祛风湿。

【主治】体质虚羸，阳痿不举，五劳七伤百病等。

【用法】口服：每次服 20 毫升，每日 2 次。

【注意】服药期间注意饮食调节。

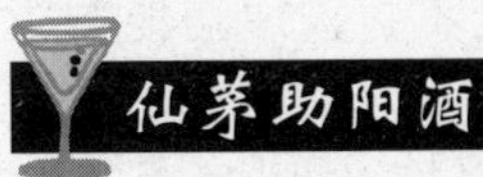

仙茅助阳酒

【原料】仙茅（用乌豆汁浸 3 日，九蒸九晒）200 克，白酒 1000 毫升。

【制作】将上药切碎，置容器中，加入白酒，密封，浸泡 7 日后过滤去渣，即成。

【功效】补肾壮阳，祛风除湿。

【主治】阳痿，精冷，畏寒，腰膝冷痛等症。兼治老年人遗尿，小便余沥等症。

【用法】口服：每次空腹服 10～15 毫升，日服 2 次。

【注意】相火旺盛者忌服。

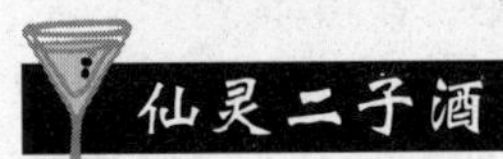

仙灵二子酒

【原料】淫羊藿、菟丝子、枸杞子各 20 克，白酒 500 毫升。

【制作】将前 3 味捣碎，置容器中，加入白酒，密封，浸泡 7 日后过滤去渣，即成。

【功效】补肾壮阳。

【主治】肾虚阳痿，腰腿冷痛等症。

【用法】口服：每次服 20～30 毫升，日服 2 次。

【注意】服药期间注意饮食调节。

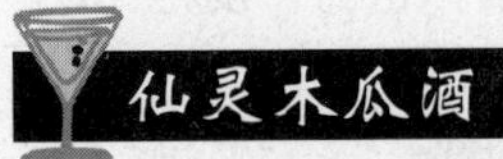

仙灵木瓜酒

【原料】仙灵脾 15 克，川木瓜 12

克，甘草9克，白酒500毫升。

【制作】将前3味捣碎，置容器中，加入白酒，密封，浸泡7日后过滤去渣，即成。

【功效】益肝肾，壮阳。

【主治】阳气不振，性功能减退等症。

【用法】口服：每次服15～20毫升，日服3次。

【注意】服药期间注意饮食调节。

清宫换春酒

【原料】巴戟天50克，枸杞子50克，肉苁蓉30克，人参20克，低度白酒1000毫升。

【制作】浸渍法用白酒，酿酒法加糯米、酒曲。本酒是根据清代宫廷秘方，用传统工艺精制而成。属低度药酒。

【功效】壮肾阳，益精血。

【主治】身体虚损，神疲健忘，腰膝酸软，阳痿，遗精、性功能减退等虚损之症。

【用法】口服：每次服20毫升，日服2次，或佐餐饮用。

【注意】服药期间注意饮食调节。

鹿茸虫草酒

【原料】鹿茸20克，冬虫夏草90克，高粱酒1500毫升。

【制作】将前2味切薄片，置于容器中，加入高粱酒，密封，浸泡10日后，过滤去药渣，即成。

【功效】补肾壮阳。

【主治】肾阳虚衰，精血亏损所致的腰膝酸软无力，畏寒怕冷，阳痿不育等症。

【用法】口服：每次服20～30毫升，日服2次。

【注意】服药期间注意饮食调节。

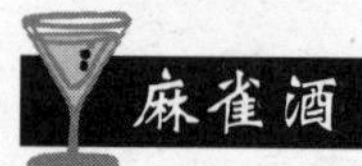

麻雀酒

【原料】麻雀3只，菟丝子15克，肉苁蓉30克，黄酒（或米酒）1000毫升。

【制作】将麻雀去毛爪及内脏；肉苁蓉切片，与菟丝子一齐置容器中，加入黄酒，密封，浸泡15日后，过滤去渣，即成。

【功效】补肾壮阳，益气固本。

【主治】阳痿。

【用法】口服：每次服10～20毫升，日服2次。

【注意】服药期间注意饮食调节。

雀肉补骨脂酒

【原料】麻雀9只，补骨脂、远志、蛇床子、小茴香各30克，冰糖90克，白酒2000毫升。

【制作】将麻雀去毛爪及内脏，洗净备用；将余前4味药捣碎，与麻雀同入布袋，置容器中，加入白酒，加盖，置文火上煮约30分钟，离火待冷，密封，浸泡7日后，过滤去渣，即成。

【功效】补肾阳，暖腰膝，壮身体。

【主治】腰膝冷痛，小腹不温，阳痿、耳鸣，小便频数、精神不振等肾虚症状。

【用法】口服：每次空腹服10～20毫升，日服2次。

【注意】服药期间注意饮食调节。

鹿鞭酒

【原料】鹿鞭1条，白酒1000毫升。

【制作】将上药先用温水泛润，去内膜，切片，再置于容器中，加入白酒，密封，浸泡1个月后即可取用。

【功效】补肾阳，益精血。

【主治】肾阳不足，精血亏损，腰膝酸软，肢体乏力，畏寒怕冷，阳痿等症。

【用法】口服：每次服10毫升，日服2次。

【注意】凡阴虚火旺者忌服。

核桃酒

【原料】核桃仁30克，小茴香5克，杜仲、补骨脂各15克，白酒500毫升。

【制作】将前4味切碎，置容器中，加入白酒，密封，浸泡15日后，过滤去渣，即成。

【功效】温阳补肾，固精。

【主治】肾阳虚弱，腰膝酸软，阳痿，滑精，小便频数等症。

【用法】口服：每次服20毫升，日服2次。

【注意】凡阴虚火旺者忌服。

白玉露药酒

【原料】当归、陈皮各30克，肉桂24克，零陵香、排草各15克，木香、公丁香各6克，佛手18克，冰糖1000克，白酒6000毫升。

【制作】将上药与白酒一起置入容器中，密封浸泡7日后，再隔水煮蒸14小时，待冷却后启封，加入冰糖溶化即成。

【功效】开胃顺气，温中祛寒。

【主治】身体羸弱，食欲缺乏，食后易胀，面色淡白，胸腹胀闷不适等症。

【用法】口服：每次服15～30毫升，每日早、晚各服1次，饭前服用。

【注意】服药期间注意饮食调节。

参茸补血酒

【原料】人参、三七、炒白术、茯苓、炙甘草各15克，鹿茸10克，黄芪、党参、熟地黄各30克，炒白芍、当归、川芎各20克，肉桂5克，白酒2000毫升。

【制作】将上药共研为粗末，用纱布袋装，扎口，置容器中，加入白酒浸泡。14日后取出药袋，压榨取液，将榨取液与药酒混合，静置，过滤即成。

【功效】补元气，壮肾阳，益精血，强筋骨。

【主治】心肾阳虚，气血两亏，腰膝酸软，精神不振，身倦乏力，头晕耳耳鸣，遗精滑精，盗汗自汗等症。

【用法】口服：每次服10～15毫升，日服2或3次。

【注意】阴虚火旺者慎用；高血压患者忌用。

扶老强中酒

【原料】神曲100克，炒麦芽50

克，吴茱萸、干姜各25克，白酒1500毫升。

【制作】将上药共研成粗末，用纱布袋装，扎口，置容器中，加入白酒浸泡。7日后取出药袋，压榨取液，将榨取液与药液混合，静置，过滤后即可服用。

【功效】温中消食。

【主治】脾胃虚寒，消化不良，食少腹胀等症。

【用法】口服：每次服10～20毫升，日服2次，饭前空腹服用。

【注意】本药酒对老年人脾胃阳虚，阴寒内盛所致的消化不良，食少腹胀或腹痛尤宜。

杞菊调元酒

【原料】菊花、枸杞子、巴戟天、肉苁蓉各90克，白酒2000毫升。

【制作】将上药共研成粗末，装入细纱布袋并扎紧袋口，放进酒坛中，加入白酒，密封，浸泡7日后，启封过滤，兑入1.5升冷开水即成。

【功效】温肾壮阳，养肝明目。

【主治】年老体弱，元气亏而致下元虚冷，小便清长，少腹不温，腰膝酸软，筋骨痛楚，听力失聪，视物不清等症。

【用法】口服：每日早、晚空腹温服20～30毫升，日服2次。

【注意】服药期间注意饮食调节。

雪莲虫草酒

【原料】雪莲花100克，冬虫夏草50克，白酒1000毫升。

【制作】将雪莲花切碎，与冬虫夏草、白酒共置入容器中，密封浸泡15日后即可服用。

【功效】补虚壮阳。

【主治】性欲减退或阳痿。

【用法】口服：每次服15毫升，每日早、晚各服1次。

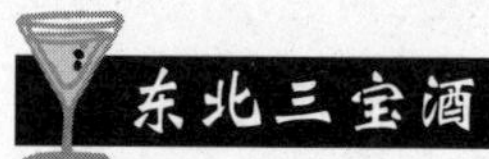

东北三宝酒

【原料】人参、鹿茸各30克，貂鞭1具，白酒1000毫升。

【制作】将人参、鹿茸切成薄片（切人参宜用竹刀或铜刀，不宜用铁刀，以免降低药效），貂鞭、白酒共置入容器中，密封浸泡15日即成。服用500毫升酒后，可再添入500毫升白酒，如此添至药味淡薄为止。

【功效】补肾壮阳。

【主治】肾阳衰微，表现有肢冷畏寒，腰膝酸软，阳痿，滑精，精神萎靡，阴囊湿冷，小便清长等症。

【用法】口服：每次服20毫升，每日早、晚各服1次。

【注意】本药酒药性温燥，非肾阳虚弱者不宜应用。如果作为保健延年药酒服用，应适当减少人参、鹿茸的用量。

药酒秘方

【原料】生羊肾1具，沙苑蒺藜（隔纸微炒）120克，龙眼肉20克，淫羊藿（用铜刀去边毛，羊油拌炒）120克，仙茅（真者，用糯米汤泡去赤汁）120克，薏苡仁120克，滴花烧酒10000毫升。

【制作】将上药投入烧酒中，密封，

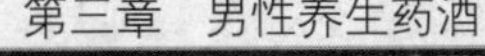

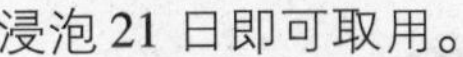

浸泡21日即可取用。

【功效】温肾壮阳，祛风除湿。

【主治】中、老年肾阳虚衰，兼乌须发。

【用法】口服，适量饮用。

【注意】阴虚内热或阳热素盛者忌服。

参茸貂肾药酒

【原料】貂肾10具，驴肾2只，狗肾2具，海马7克，鹿茸（去毛）250克，红参（去芦）500克，熟地黄1500克，肉苁蓉1500克，菟丝子1500克，淫羊藿1500克，韭菜子（炒）1500克，肉桂1500克，锁阳1500克，黄芪1500克，杜仲炭500克，大海米500克，补骨脂（盐制）1500克，牡蛎（煅）1500克，狗脊（烫）1500克，枸杞子1500克，白糖4000克，60度白酒600升。

【制作】将上药置干容器内，加入白酒及白糖，拌匀，密封，浸泡1个月后即可饮用。

【功效】滋补肝肾，壮阳祛寒。

【主治】肾虚精冷，腰腿酸痛，阳痿不举，阴囊潮湿，头晕耳鸣等症。

【用法】口服：每次服20毫升，一日服2或3次，温服。

【注意】阴虚内热或阳热素盛者忌服。

参茸三七酒

【原料】人参15克，鹿茸15克，三七（熟）150克，白术（麸炒）90克，茯苓（蒸）60克，五味子（蒸）90克，枸杞子60克，肉苁蓉90克，补骨脂（盐制）90克，麦冬90克，巴戟天（盐制）60克，怀牛膝（酒制）30克，白酒10升，蔗糖45克。

【制作】将上药置于容器内，加入白酒及蔗糖，拌匀，密封，浸泡15～30日后即可饮用。

【功效】益气补血，温肾壮阳，养心安神。

【主治】气血不足，病后虚弱，阳痿，遗精，失眠健忘等症。

【用法】口服：每次服10毫升，一日服3次。

【注意】高血压患者、感冒热证者忌用。

三味抗衰酒

【原料】枸杞子700克，北山楂300克，肉苁蓉500克，白酒7500毫升。

【制作】将上药用粮食白酒浸泡，约1个月后过滤取净汁，入瓶密贮备用。

【功效】养阴益精，健脾补肾，益气和血，抗衰强身。

【主治】中老年体虚等症。

【用法】口服：每次服50～100毫升，可以常饮。

【注意】服药期间注意饮食调节。

保命延寿烧酒

【原料】人参、当归、白茯苓、乌药、杏仁、砂仁、川乌、草乌、何首乌、五加皮、枸杞子、牛膝、杜仲、肉桂、苍术各15克，肉苁蓉、破故纸、甘草各30克，木香、枳壳、干姜、狗骨（酥炙，原虎骨）、香附、白芷、厚朴、陈皮、白术、川芎、麻黄、羌活、独活、川椒、白芍、生地黄、熟地黄、天冬（去心）、麦冬（去心）、防风、荆芥、五味子、小茴香、细辛、沉香、白蔻各9克，枣肉60克，真蜂蜜1000克，核桃仁120克，真酥油250毫升，天麻9克，生姜120克，高度烧酒20公斤。

【制作】将上药除酥、蜜2味，各精制，称足，装入绢袋中，入无水高度烧酒，同酥、蜜入坛中，将坛口密封严固，用桑柴文武火烧二柱香，待大锅中水冷取出，埋阴地，3日出火毒。

【功效】和脾胃，养丹田，强壮筋骨，益精补髓，聪耳明目，定五脏，安魂魄，润肌肤，和容颜，强阴壮阳，能除万病。

【主治】中老年人一切虚损证。

【用法】口服：常饮1～2杯。

【注意】服药期间注意饮食调节。

刺梨清酒

【原料】鲜刺梨500克，酒曲适量，糯米2.5公斤。

【制作】将刺梨洗净，沥干，压榨取汁，备用。糯米蒸煮，待凉后和入酒曲及刺梨汁酿制。

【功效】滋补强身，抗衰防癌。

【主治】用于年迈体弱者。

【用法】口服：每次50～100毫升，每天1次。

【注意】近年研究发现，刺梨具有良好的抗癌作用。

洞天长春酒

【原料】党参15克，炙黄芪15克，狗脊15克，女贞子15克，覆盆子15克，熟地黄30克，制首乌12克，牛膝12克，当归12克，陈皮12克，南沙参9克，炒杜仲9克，川芎9克，百合9克，茯苓9克，炒白芍9克，炒白术6克，炙甘草6克，山药6克，泽泻6克。

【制作】将诸药共为粗末，纱布袋装，扎口，置干净容器中，倒入白酒2500毫升浸泡，密闭容器。14天后开封，取出药袋，压榨取液。将榨得的药液与浸出液合并，加白砂糖250克混匀，溶解后过滤取液即得，装瓶密封。

【功效】补气血，益肾精。

【主治】用于面色不华，倦怠乏力，心悸怔忡，耳鸣健忘，头晕目眩，自汗盗汗，口干咽燥，短气声怯，腰膝酸痛，遗精阳痿等症。

【用法】口服：每次10～20毫升，每天2次。

【注意】本方原为膏剂，现改为酒剂。

祝氏下元补酒

【原料】党参15克，熟地黄40克，茯神15克，生龙骨15克，生白术20克，生黄芪15克，山药20克，酸枣仁10克，炙远志5克，巴戟天15克，沙苑子10克，枸杞10克，菟丝子10克，金樱子10克，莲须5克，莲子心5克。

【制作】将上药粉碎成粗末，装入

纱布袋中，扎口，白酒1500毫升浸泡，密封。7天后启封，取出药袋，压榨取液。将榨得的药液与浸出液混合后静置，过滤后即得。

【功效】填补下元，健脾安神。

【主治】用于肝肾不足，心脾亏损，头晕目眩，腰膝酸软，心悸失眠，健忘神疲，遗精早泄等症。

【用法】口服：每次20～30毫升，临睡时饮用。

【注意】此方是名老中医祝味菊所创膏方之一，现改为酒剂。

复方虫草补酒

【原料】冬虫夏草（人工）10克，人参15克，淫羊藿30克，熟地黄50克。

【制作】将人参切成薄片，与冬虫夏草同放于一干净容器中，用白酒250毫升浸泡密封。淫羊藿、熟地黄切细，用750毫升白酒浸泡，14天后，过滤去药渣，将药液与人参、冬虫夏草的浸出液合并。药酒饮用完后，人参、冬虫夏草药渣可分次嚼食。

【功效】补气血，抗衰老。

【主治】用于未老先衰，年老体弱或用脑过度，记忆力衰退，性功能减退，肢体倦怠，酸痛不适等症。

【用法】口服：每次20毫升，每天1～2次。

【注意】阳虚怕冷者，将人参改用红参则更好。本方尚有增强心肌耐缺氧的能力，对老年体弱、心功能衰退者也有一定的保健作用。

虫草壮元酒

【原料】冬虫夏草（人工）5克，人参10克，黄芪15克，党参20克，制何首乌15克，熟地黄20克。

【制作】将上药粉碎成粗末，纱布袋装。将白酒500毫升与黄酒500毫升混合后浸泡上药。14天后取出药袋，压榨取液。将压榨得到的药液与浸出液混合，静置，过滤后即得。

【功效】益气补肺，滋养肝肾。

【主治】用于体虚，精神倦怠，头晕健忘等症。

【用法】口服：每次20毫升，每天2次。

【注意】全方重在培补元气。常服本方能补元气、强体魄，故将此方命名为虫草壮元酒。

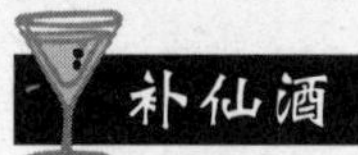

补仙酒

【原料】干地黄30克，菊花30克，当归30克，牛膝15克，红砂糖200克，烧酒500毫升，糯米甜酒500毫升，食醋适量。

【制作】以适量食醋将红砂糖调匀，一同加入酒内；将其余药物切碎，装纱布袋中，浸泡酒中，密封7天后，取药袋压榨，将榨得药液与浸出液混合，过滤后即得。

【功效】补肝肾，益阴血。

【主治】用于老年精血亏损，容颜憔悴等症。

【用法】口服：每次20毫升，每天2次，老年人若血压不高，可长期服用。

【注意】本方配制时，白菊花、黄菊花均可选用；牛膝以怀牛膝为好。

八仙长寿酒

【原料】干地黄30克，山药15克，山茱萸15克，茯苓12克，丹皮12克，泽泻12克，麦冬10克，五味子10克。

【制作】将上药研成粗末，纱布袋装，白酒1000毫升浸泡。密封14天后，取出药袋，将压榨药渣所得药液与浸出液混合，过滤后即得。

【功效】补肾养肺。

【主治】用于老年人肺肾阴虚，咳喘气短，腰膝酸软，遗精耳鸣等症。

【用法】口服：每次20毫升，每天1次。

【注意】此方由六味地黄丸加麦冬、五味子而成，所制丸剂又名麦味地黄丸。

补精益老酒

【原料】熟地黄、全当归各40克，金樱子、淫羊藿各20克，川芎、杜仲、白茯苓各25克，甘草10克，石斛30克。

【制作】将上药共碎为粗末，放于纱布袋中，扎口，置于干净容器中，白酒1500毫升浸泡，密封。春夏浸7天，秋冬浸14天即可。开封后去渣装瓶备用。

【功效】益精血，补虚损。

【主治】用于虚劳损伤，精血不足，形体消瘦，面色苍白，饮食减少，腰膝酸软，阳痿遗精等症。

【用法】口服：每日早、晚空腹温饮，每次10~20毫升。

【注意】服药期间注意饮食调节。

长春益寿酒

【原料】天冬、麦冬、山茱萸、茯苓、泽泻、石菖蒲各15克，熟地黄25克，山药、柏子仁、远志各20克、牛膝、杜仲各35克，人参、木香各10克，五味子12克，巴戟天、覆盆子、菟丝子各18克，花椒6克，肉苁蓉40克，枸杞子30克，地骨皮16克，米酒3500毫升。

【制作】将诸药粉碎成粗末，放入净酒坛中加米酒搅拌均匀，浸透密封，于阴凉处浸泡，每天振摇1次，促进中药有效成分浸出，3~4周后启封，用细纱布过滤去药渣，澄清装瓶即可饮用。

【功效】补虚损、壮筋骨、调阴阳。

【主治】适用于肾阴阳两虚所致的体倦腰软，神衰力弱等。

【用法】每日服1次，每次服20毫升，晚睡前服用。

【注意】体质阴虚者可经常饮用。

龟龄补酒

【原料】龟甲（制）30克，鹿茸5克，人参、茯苓各10克。

【制作】将上药粉碎成粗末，纱布袋装，扎口，用白酒500毫升浸泡14天。开封后取出药袋，压榨取液，将榨得的药液与浸出液混合，静置后过滤即得。

【功效】滋阴助阳，宁心安神。

【主治】用于阳虚阴亏，心悸失眠，遗精，阳痿，腰膝酸软，两目昏花，全身瘦弱等症。

【用法】口服：每次10毫升，每天1～2次。

【注意】本方由《医方考》所载龟鹿二仙胶变通而来。

颐和春补酒

【原料】人参10克，山萸肉15克，天冬、茯苓、麦冬、柏子仁、五味子、熟地黄各20克，巴戟天、山药、木香、怀牛膝、川椒、生地黄、泽泻、杜仲各15克，石菖蒲、菟丝子、肉苁蓉、枸杞子、覆盆子、地骨皮各10克，远志6克，60度白酒2000毫升。

【制作】将上述23味中药粉碎为粗粉，用优质60度白酒适量，分2次浸渍，每次一周，合并2次浸渍液，加蜂蜜适量，调整含醇量至规定浓度，搅匀，静置，滤过即得。

【功效】平衡阴阳，补益脾肾。

【主治】用于肾虚、心脾两虚证。症见腰膝酸软，畏寒肢冷，体倦乏力，头昏眼花，心悸失眠，多梦遗精，病后体虚等。

【用法】每次10～20毫升，每日1次。

【注意】本酒可作为虚证患者经常性的辅助治疗。

枸蓉补酒

【原料】枸杞、何首乌（制）、牛膝、红花、麦冬、当归、肉苁蓉各30克，神曲、补骨脂、茯苓各20克，栀子10克，冰糖150克。

【制作】将上药除冰糖外均制成粗末，用纱布袋装，白酒2000毫升浸泡14天，去渣过滤取液。最后再将冰糖打碎溶入酒内即得。

【功效】补肝肾，益精血。

【主治】用于腰膝酸软，头晕目眩，精神倦怠，健忘耳鸣，少寐多梦，自汗盗汗等症。

【用法】口服：每次10～15毫升，每天2次。

【注意】服药期间注意饮食调节。

中藏延寿酒

【原料】黄精、苍术各40克，天冬30克，松叶60克，枸杞50克。

【制作】除枸杞、天冬外，诸药切细，将所有的药物装入纱布袋中，扎口，置一干净容器中，加白酒1500毫升浸泡。14天后取出纱布袋，压榨取汁。将榨得的药液与浸出液混合，过滤后装瓶备用。

【功效】益气阴，健脾胃，抗衰老。

【主治】用于中老年人抗老防衰；或用于气阴不足，脾胃不调，倦怠乏力，气短食少等症。

【用法】口服：每次15毫升，每天2次。

【注意】相传本方为三国时代名医

华佗所创。

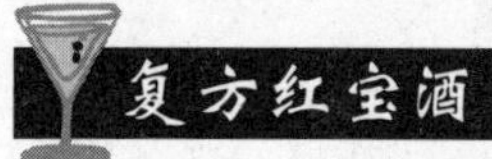

复方红宝酒

【原料】 绞股蓝50克，枸杞100克，生姜50克。

【制作】 将生姜切薄片，上药用38度白酒1000毫升浸泡7天，即可饮用。

【功效】 抗衰老，延年益寿。

【主治】 用于中老年人保健，抗衰老。

【用法】 口服：每天服50毫升，分3次于饭后30分钟服。

【注意】 绞股蓝，又名七叶胆，有良好的降血脂作用。本品不仅有类似人参样的强壮补益作用，还有延缓衰老以及抗氧化的药理作用。

四季春补酒

【原料】 人参、炙甘草各10克，大枣（去核）30克，黄芪、何首乌（制）、党参、淫羊藿、天麻、麦冬各15克，冬虫夏草（人工）5克。

【制作】 将上药粉碎成粗末，纱布袋装，以黄酒1000毫升浸泡7天。加白酒500毫升继续浸泡7天后，取出药袋，压榨取液体，将榨得的药液与浸出液混合，静置后过滤即得。

【功效】 扶正固本，协调阴阳。

【主治】 用于元气虚弱，肺虚气喘，肝肾不足，病后体虚，食少倦怠等症。

【用法】 口服：每次20～30毫升，每天2次。

【注意】 此药酒可四季饮，但高血压患者慎用。

人参固本酒

【原料】 制首乌、人参、熟地黄、天冬、生地黄、麦冬、枸杞子、当归各36克，茯苓18克，米酒2000毫升。

【制作】 将诸药粉碎成粗末，放入净瓷坛内，加米酒约2000毫升，待中药浸透加盖密封置阴凉处浸泡，并经常摇动促使药内有效成分溶出，2～3周后启封，滤去药渣，澄清即可。

【功效】 滋补肝肾，填精髓，补益气血，安神益智。

【主治】 适用于腰膝酸软、体倦无力、精神萎靡、失眠、食欲不振等。

【用法】 每天早、晚各饮1次，每次空腹饮服10～20毫升。

【注意】 服用期间注意饮食调节。

人参当归酒

【原料】 红参、当归、淫羊藿各15克，五味子（制）10克，麦冬、熟地黄各20克。

【制作】 将上述药物粉碎成粗末，纱布袋装，白酒1000毫升浸泡14天。开封后取出药袋，压榨取液，将榨得的药液与原药酒混合，静置后过滤即得。

【功效】 益气养血，滋阴补肾。

【主治】 用于气血虚弱，肾亏阳痿，头晕目眩，面色苍白，梦遗滑精，身倦乏力等症。

【用法】 口服：每次10毫升，每天2次。

【注意】 本药酒气血双补，阴阳并

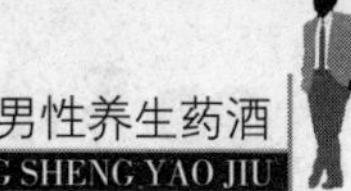

调，心肾兼顾，堪称为保健药酒中的上品，尤其对中、老年人适宜。一般血压不高者可经常服用，但不要过量。

古汉养生酒

【原料】 生晒参20克，黄芪、枸杞、女贞子（制）、黄精（制）各30克。

【制作】 将生晒参、黄芪、黄精切薄片，女贞子打碎。诸药装纱布袋中，以白酒1000毫升浸泡，密闭容器。14天后去药袋，压榨取汁，将榨得的药汁与浸出液合并，过滤装瓶，密闭备用。

【功效】 补气益阴。

【主治】 用于头晕耳鸣，精神萎靡，失眠健忘，腰膝酸软，气短乏力，面色萎黄，神经官能症，低血压及各种贫血病人，凡有上述症状者也可服用。

【用法】 口服：每次10～20毫升，每天早、晚饮用。

【注意】 属实热证者忌服。

玉竹长寿酒

【原料】 玉竹、白芍各30克，当归、党参、何首乌（制）各20克。

【制作】 将上药切碎成粗末，纱布袋装，白酒1000毫升浸泡。7天后取出药袋，压榨取液，并将榨取液与药酒混合，静置后过滤，即得。

【功效】 益气血，健脾胃。

【主治】 用于气阴不足，身倦乏力，食欲不振，血脂过高等症。

【用法】 口服：每次10～20毫升，每天2次。

【注意】 本药酒有补益气血，延年益寿之效。

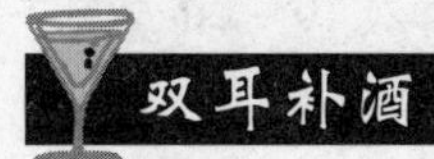

双耳补酒

【原料】 白木耳、黑木耳各20克，冰糖40克。

【制作】 将白、黑木耳用温开水浸透，去掉残根，再用温开水反复洗几遍，捞出后沥半干，切成细丝备用。加入糯米酒1500毫升，置文火上煮，待微沸时加入木耳丝，煮约半小时后离火，待冷后加盖密封。经一昼夜开封滤渣，贮存备用。把冰糖放锅中，加适量水，置火上煮热至沸，糖色将要变黄时离火，速用纱布过滤一遍，倒入药酒中搅匀，静置后即得。

【功效】 滋阴润肺，养胃生津。

【主治】 用于体虚气弱，虚热口渴，食欲不振，大便干燥等症。

【用法】 口服：每次随量温服，每天早、中、晚各1次。

【注意】 本药酒不宜长久贮存，以放入冰箱冷藏室保存为宜。

当归枸杞酒

【原料】 当归、鸡血藤、枸杞、熟地黄各30克，白术、川芎各20克。

【制作】 将上药洗净，晒干切碎，装入纱布袋中，置入酒坛中，用白酒1500毫升浸泡，密封。1个月后启封，取出药袋，压榨取液，与浸出液混合，过滤，即得。

【功效】 滋阴养血，调补肝肾。

【主治】 用于中老年人阴血不足，

肝肾两虚，肢体麻木，腰腿酸软，步履困难，视物昏花，记忆力减退等症。

【用法】 口服：每次10～20毫升，每天2次，早、晚饮用。

【注意】 本方药性平和，滋阴补血，可长期适量服用。

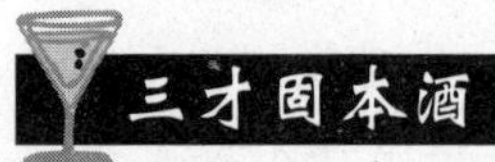

三才固本酒

【原料】 干地黄、茯苓、熟地黄各60克，人参、天冬、麦冬各30克。

【制作】 将上药切碎成粗末，用细纱布袋装，加入白酒2500毫升，置文火上煮数百沸，取下候凉，密封，置阴凉处。5天后开封，去药袋，贮入净瓶中备用。

【功效】 补肾润肺，益气养阴。

【主治】 用于中老年气阴不足，腰膝酸软，气短乏力，咽干，咳嗽痰少，食欲不振，面色无华等症。

【用法】 口服：每次10～20毫升，每天早、中、晚各服1次。

【注意】 天冬、地黄、人参三药配伍同用，《温病条辨》中称三才汤，取药名中“天、地、人”三材之意。本药酒药性平和，中老年气阴不足者可常服，能获延年益寿之功。

滋阴百补药酒

【原料】 熟地黄、干地黄、制何首乌、枸杞、沙苑子、鹿角胶各9克，当归、胡桃肉、龙眼肉各7克，肉苁蓉、白芍、人参、牛膝、白术、玉竹、龟甲胶、白菊花、五加皮各6克，黄芪、锁阳、杜仲、地骨皮、丹皮、知母各5克，黄柏、肉桂各3克。

【制作】 将上药捣碎，用纱布袋装，用白酒2000毫升浸泡，密封坛口。15天后取出药袋，压榨取液，与浸出液混合，过滤，即得。

【功效】 调补阴阳，益精健骨，养血补气。

【主治】 用于阴虚阳弱，气血不足，筋骨瘦弱引起的劳热、形瘦、食少、腰酸腿软等症。

【用法】 口服：每次10～20毫升，每天早、晚各服1次。

【注意】 服药期间注意饮食调节。

杞菊麦地酒

【原料】 枸杞、菊花各40克，麦冬、干地黄各30克，冰糖60克。

【制作】 将干地黄、麦冬捣碎，枸杞拍烂，同菊花共装入细纱布袋，备用。将冰糖放锅中，加适量水，置火上加温熔化，快变成黄色时，趁热用净纱布过滤一遍，备用。在1200毫升白酒中放入药袋，加盖密封，置阴凉干燥处。14天后开封，移去药袋，加入冰糖，再加入800毫升凉开水拌匀，静置过滤，贮入干净玻璃瓶中。

【功效】 养肝明目。

【主治】 用于肝肾阴虚，腰膝酸软，视物不清，头晕，耳鸣，迎风流泪等症。

【用法】 口服：每次10～20毫升，每天早、晚各服1次。

【注意】 服药期间注意饮食调节。

轻身酒

【原料】 何首乌60克，全当归、肉苁蓉、亚麻子、干地黄各30克，白蜂蜜60克。

【制作】 将上药捣碎，用纱布袋装，倒入白酒2000毫升，加盖密封，置阴凉处，每日摇动数下。14天后开封，移去药袋，将蜂蜜炼过，加入药酒中，摇匀，再用细纱布过滤一遍，装入干净的玻璃瓶中，即得。

【功效】 滋阴补肾，益精润燥。

【主治】 用于腰膝酸软，头昏，肠燥便秘等症。

【用法】 口服：每次10～20毫升，每天早、中、晚各服1次。

【注意】 服药期间注意饮食调节。

女贞酒

【原料】 女贞子、旱莲草各50克，红枣20枚，蜂蜜100克。

【制作】 将女贞子拌蜜、酒蒸，晒干后研成粗末，旱莲草切细；红枣剖开去核。上药装入纱布袋，用白酒750毫升浸泡。密封14天后，取出药袋，压榨药渣取液。将压榨液与浸出液混合，再加入蜂蜜，搅拌均匀后，过滤即得。

【功效】 滋阴养血，降血脂。

【主治】 用于血虚，肝肾不足，眩晕眼花，腰膝酸软，须发早白，神经衰弱，血脂过高等症。

【用法】 口服：每次20毫升，每天早、晚各服1次。

【注意】 若血糖高者，本药酒中不放蜂蜜。

益阴酒

【原料】 干地黄30克，女贞子、枸杞、亚麻子各60克。

【制作】 将亚麻子水浸，去掉漂浮物，洗净蒸过，研烂；女贞子、枸杞、生地黄捣碎，同亚麻子装入细纱布袋中，备用。取100克冰糖放锅中，加水适量，置文火上加热溶化，待颜色转黄色时，趁热用纱布过滤一遍，备用。药袋放入白酒2000毫升中，置文火上煮，微沸时取下，冷却，密封，置阴凉处。隔天摇动数下，14天后开封，去掉药袋，加入冰糖，拌匀即成。

【功效】 补精血，乌须发，延年益寿。

【主治】 用于肾虚遗精，腰膝酸软，头晕目眩，须发早白，老人肠燥便秘等症。

【用法】 空腹服：每次10～20毫升，每天早、晚各服1次。

【注意】 服药期间注意饮食调节。

补血调元酒

【原料】 鸡血藤50克，骨碎补100克，制何首乌、黄芪、麦芽各30克，女贞子、党参、佛手各15克，白砂糖120克。

【制作】 将诸药制成粗末，装纱布袋中，倒入白酒2000毫升浸泡。容器加盖密封，14天后取出药袋，压榨取液，与浸出液混合，加白砂糖搅拌均匀，待溶解后过滤，即得。

【功效】 健脾补肾，调补气血。

【主治】 用于气血虚头晕，心悸健忘，神疲纳少，面色不华，气短喘促，肢体麻木，骨质增生症等。

【用法】口服：每次10～20毫升，每天2次。

【注意】痰热内盛者慎用。

参味强身酒

【原料】红参、五味子各15克，白芍、熟地黄各30克，川芎20克。

【制作】将诸药切碎成粗末，用纱布袋装，以白酒1000毫升浸泡。14天后取出药袋，压榨取液，将榨取的药液与浸出液混合，静置后过滤，即得。

【功效】益气养血，强身健脑。

【主治】用于气血不足，面乏华色，头晕目眩，健忘不寐，心悸气短，自汗恶风等症。

【用法】口服：每次15～20毫升，每天2次。

【注意】感冒期间停服。

生白扶正酒

【原料】红参6克，生黄芪30克，鸡血藤45克，何首乌（制）15克，木香6克。

【制作】将上药切碎成粗末，纱布袋装，用白酒1000毫升浸泡。14天后取出药袋，压榨取液，将压榨得到的药液与浸出液混合，静置后过滤，即得。

【功效】补气血，扶正气。升高白细胞。

【主治】用于放疗中出现的白细胞减少症。

【用法】口服：每次20毫升，每天2次。

【注意】本酒也可作为接触放射性物质的医师、科研人员等的保健品。

三味抗衰酒

【原料】甘枸杞700克，北山楂300克，肉苁蓉500克，白酒7.5公斤。

【制作】将北山楂、肉苁蓉粗碎，枸杞拍碎，放入净酒坛中，加入粮食白酒浸之，约1个月后过滤取汁，入瓶密贮备用。

【功效】养阴添精，健脾补肾，益气和血，抗衰强身。

【主治】年老阴精不足，食欲不佳，精神萎靡，体质衰老等。

【用法】每次50～100毫升，每日1次，可以常饮。

【注意】本方由3味药物组成，其中以枸杞为主，其配制比例也可按3:2:1的重量来测算，并可按常规制作药酒方法来配制（其中原方白酒与药物的比例浓度是75:15），如果能采用科学加工方法制作，其浸后药料再作利用处理则更好。此药酒滋而不腻，温而不燥，酸甜适口，四季可饮。

参枣酒

【原料】生晒参30克，红枣100克，蜂蜜200克。

【制作】将生晒参切成薄片；红枣洗净，晾干，剖开去核。用白酒1000毫升浸泡，密闭容器。14天后滤去药渣，再往滤液内加蜂蜜，调和均匀即得。过滤后的药渣可放回原容器内，加少许白酒继续浸泡待用。

【功效】补中益气，养血安神。

【主治】用于精神倦怠，面色萎黄，食欲不振，心悸气短，遇事善忘，失眠多梦等症。

【用法】口服：每次 10 ~ 20 毫升，每天早、晚空腹各饮 1 次。红枣、参片可随意食用。

【注意】阳虚体质者可选用红参，感冒时暂停服用。

人参酒

【原料】全须生晒参 1 支，蜂蜜 150 克。

【制作】将全须生晒参加白酒 500 毫升浸泡。密闭 14 天后加入蜂蜜。搅拌均匀即得。

【功效】补气强壮。

【主治】用于老年身体虚弱、气虚乏力、失眠心悸，或重病、久病后气短自汗、肢体倦怠、食欲不振等症。

【用法】口服：每次 20 毫升，每天 1 ~ 2 次。

【注意】全须生晒参是不经修支，保持完整的生晒参，补气力强。本酒忌与萝卜同服。

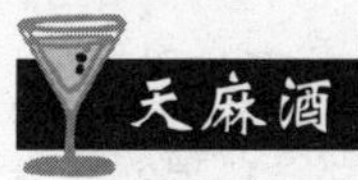

天麻酒

【原料】天麻 30 克，人参 15 克，三七 10 克，杜仲 20 克。

【制作】将上药切碎成粗末，用纱布袋装，以 1000 毫升白酒浸泡。7 天后取出药袋，压榨取液，再将榨取液与浸出液混合，静置后过滤，即得。

【功效】益气补肾，祛风活血。

【主治】用于神经衰弱，身体虚弱，身倦乏力，头晕目眩，或肢体麻木，筋骨挛痛等症。

【用法】口服：每次 10 ~ 20 毫升，每天 1 ~ 2 次。

【注意】本酒对神经衰弱患者尤其适宜。

西洋参酒

【原料】西洋参 15 克。

【制作】将西洋参切碎，或用白酒浸润透切薄片。白酒 250 毫升、黄酒 250 毫升混合后浸泡西洋参。10 天后即可饮用。

【功效】益气生津，清虚火。

【主治】用于气阴不足，咽干口燥，肺虚久咳，虚热疲倦等症。

【用法】口服：每次 25 毫升，每天 1 ~ 2 次。

【注意】西洋参药性偏凉，以益气养阴，清火生津见长。

健身药酒

【原料】巴戟天、肉苁蓉、黄精、淫羊藿、熟地黄、菟丝子、女贞子、金樱子各 15 克，当归、雄原蚕蛾（炒，去翅）、远志、制附子各 10 克，黄芪 20 克。

【制作】将上药切碎成粗末，纱布袋装，用白酒 2000 毫升浸泡。14 天后取出药袋，压榨取液，将榨得的药液与浸出液混合，静置后过滤即得。

【功效】强腰固肾，补气壮阳。

【主治】用于病后虚弱，精血不足，阳痿，遗精，遗尿，腰膝冷痛等症。

【用法】 口服：每次10～20毫升，每天1次，饭前饮服。

【注意】 阴虚火旺及高血压患者忌服。

虫草人参酒

【原料】 冬虫夏草（人工）5克，生晒参15克。

【制作】 将上药切碎成粗末，纱布袋装，用白酒500毫升浸泡。7天后取出药袋，压榨取液，再将榨得的药液与浸出液混合，静置后过滤，即得。

【功效】 补肾壮阳，益肺止咳。

【主治】 用于身体虚弱，阳痿不举，腰膝酸软，身倦乏力，虚喘咳嗽等症。

【用法】 口服：每次10～20毫升，每天1～2次。

【注意】 冬虫夏草常配伍人参同用，倍增其补益作用。

枸杞巴戟补酒

【原料】 枸杞30克，巴戟天30克。

【制作】 将上药切碎成粗末，纱布袋装，用白酒500毫升浸泡。7天后取出药袋，压榨取液，将榨取液与浸出液混合，静置后过滤，即得。

【功效】 补益肝肾，养血明目。

【主治】 用于肾虚腰痛，头目眩晕，视物昏花，阳痿，遗精，身体虚弱等症。

【用法】 口服：每次10～15毫升，每天2次。

【注意】 服药期间注意饮食调节。

男宝药酒

【原料】 狗鞭1具，驴阴茎1具，海马1只，人参20克，鹿茸5克，仙茅20克。

【制作】 将狗鞭、驴阴茎用酒浸透后切片，其余药材切碎成粗末。所有药材用纱布袋装，用白酒1000毫升浸泡。14天后取出药袋，压榨取液，将榨得的药液与浸出液混合，静置后过滤，即得。

【功效】 壮阳补肾。

【主治】 用于肾阳不足，阳痿早泄等症。

【用法】 口服：每次20毫升，每天1～2次。

【注意】 完整的狗鞭、驴阴茎均包括阴茎和睾丸，内含雄性激素，为本方壮阳补肾的主要药物。本酒阴虚火旺者忌服。

海狗肾酒

【原料】 海狗肾1只，人参15克，山药50克。

【制作】 将海狗肾用酒浸透后切片，人参、山药切碎成粗末。将上述药物用纱布袋装，用白酒1000毫升浸泡。1个月后取出药袋，压榨取液，将榨得的药液与浸出液混合，静置后过滤即得。

【功效】 补肾壮阳，补气益精。

【主治】 用于各种虚损，精血不足，阳痿等症。

【用法】 口服：每次10～15毫升，每天2次。

【注意】 服药期间注意饮食，节制房事。

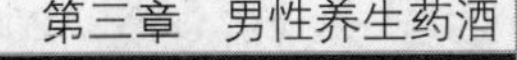

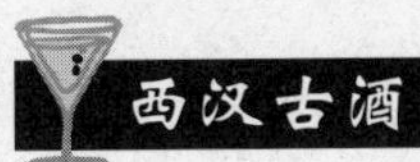

西汉古酒

【原料】鹿茸2克，蛤蚧（酒炙）19.5克，狗鞭（酒炙）9.6克，黄精200克，枸杞100克，松子仁50克，柏子仁65克，蜂蜜250克。

【制作】将上药切碎成粗末，入纱布袋内，用白酒3000毫升浸泡。14天后去渣过滤取液。将蜂蜜炼至嫩蜜，待温，加入药酒中，搅匀，即得。

【功效】补益肾阳，强壮筋骨，养心安神。

【主治】用于腰酸肢冷，阳痿遗精，心悸气短，健忘不寐，或咳喘日久，动则喘甚等症。

【用法】口服：每次20～30毫升，每天2次。

【注意】阴虚火旺者忌用。感冒时停服。

人参鹿茸酒

【原料】红参20克，鹿茸10克，白糖150克。

【制作】将上药切碎成粗末，纱布袋装，用白酒1000毫升浸泡。7天后取出药袋，压榨取液。将压榨得到的药液与浸出液混合，静置后过滤，即得。

【功效】补气助阳，益肾填精。

【主治】用于肾精亏损，气血不足，阳痿，以及更年期综合征。

【用法】口服：每次10～15毫升，每天2次。

【注意】阴虚火旺及高血压患者忌用。

琼玉膏酒

【原料】白晒参、白茯苓各30克，生地黄60克，蜂蜜60克，白酒1000毫升。

【制作】将蜂蜜化入白酒内，放进酒坛中；然后各药共研碎成粗末装入纱布袋内，扎紧袋口，放入酒坛中，加盖；将酒坛放于较大锅内隔水煮炖至起鱼眼泡时，取出趁热密封坛口，并放进凉水中或埋于泥土内退火，放于阴凉处，贮存15天即可开封饮酒。

【功效】填精补髓。

【主治】可补脏腑，添精神，强身健体，增强抗病能力，乌发驻颜等。

【用法】每次服10毫升，早、晚各服1次。

【注意】服药期间忌食葱、蒜、萝卜。

坎离药酒

【原料】苍术40克，黄柏80克，川椒、破故纸、五味子、甘草各10克，菜油、牛乳、米泔水、童便各适量，蜂蜜100克，白酒1000毫升。

【制作】将苍术去粗皮分4份，每份分别用川椒、破故纸、五味子、甘草炒，炒后只留苍术；黄柏亦分成4等份，分别用油酥、牛乳、米泔水、童便制；酒坛内倒入白酒，加蜂蜜混匀，放入制过的苍术、黄柏，密封坛口，15天后开封，滤去药渣饮酒。

【功效】滋阴降火，开胃进食。

【主治】可强筋骨，健体格，除湿

热等。

【用法】每次服10毫升，早、晚各服1次。

【注意】服药期间忌食辛辣之品。

胡桃酒

【原料】胡桃仁、破故纸、杜仲各30克，萆薢18克，白酒1000毫升，食盐10克。

【制作】将以上各药共研成粗末，放入清洁的酒坛中，加白酒、食盐密封浸泡，7天后开封滤去药渣，即可饮酒。

【功效】益血补髓，强筋壮骨。

【主治】可强身健体，增强抗病力，亦可悦心润肌，延年明目等。

【用法】每次服10～15毫升。早、晚各服1次。

【注意】注意饮食调节，不宜过食油腻。

还少药酒

【原料】熟地、淮山药、枸杞、茯苓各30克，山萸肉、肉苁蓉、杜仲各18克，牛膝、楮实子各12克，远志、小茴香、五味子各10克，白酒2000毫升，蜂蜜180克。

【制作】将以上诸药共研碎成粗末，装入纱布袋中，扎紧袋口，白酒放入清洁的酒坛中，加蜂蜜搅匀，再放入药袋子，密封坛口，12天后开封饮酒。

【功效】补肾填精，强筋壮骨。

【主治】用于体弱多病，四肢不温等；服后还可令人身体轻健，筋骨壮盛，悦泽固齿，容颜悦泽。

【用法】每次服10～15毫升。早、晚各服1次。

【注意】服药期间应节制房事。

四至不老酒

【原料】明松香、柏子仁各20克，白茯苓30克，黄菊花15克，白酒1000毫升，蜂蜜60克。

【制作】将以上诸药共研碎成粗末，装入纱布袋中，扎紧袋口，白酒放入清洁的酒坛中，加蜂蜜搅匀，再放入药袋子，密封坛口，7天后开封饮酒。

【功效】强筋补益。

【主治】用于体弱乏力，不耐烦劳者。

【用法】每次服10毫升，早、晚各服1次。

【注意】服药期间注意饮食调节。

御米酒

【原料】霜茄根、桑寄生、枸杞子各30克，五加皮、苍耳子、淮牛膝各15克，薏苡仁酒1500毫升。

【制作】将以上各药放入容器内，加薏苡仁酒煮30分钟左右，倒入坛中，密封坛口，放于较潮湿的土地上退火，贮存7天后开封滤去药渣，即可饮酒。

【功效】壮筋骨、通经络，养精元，益神气。

【主治】久服行步轻键，延年益寿。

【用法】每次服10～20毫升，早、晚各服1次。

【注意】服药期间注意饮食调节。

何首乌酒

【原料】 制何首乌60克，淮牛膝各20克，黑豆、红枣肉各30克，白酒1500毫升。

【制作】 将以上各药与白酒共入坛中封口浸泡7天，即可开封饮酒；制备及饮酒过程中不可用铁器。

【功效】 壮筋骨，益气血。

【主治】 能增强抗病能力，久服轻身延年，乌须发。

【用法】 每次服10毫升，早、晚各服1次。

【注意】 忌葱、蒜、萝卜。

五加皮酒

【原料】 五加皮30克，当归、怀牛膝各20克，地榆10克，白酒1500毫升。

【制作】 将以上各药共研成粗末，装入纱布袋内，扎紧袋口，放入清洁的酒坛中，加白酒密封浸泡，7天后开封饮酒。

【功效】 强筋骨，填精髓，祛风湿。

【主治】 用于关节疼痛，屈伸不利，筋脉拘挛，或肢体麻木等症。

【用法】 每次服10～15毫升，早、晚各服1次，饭前空腹服。

【注意】 服药期间注意饮食调节。

黄精酒

【原料】 黄精60克，苍术30克，地骨皮、侧柏叶各18克，天冬15克，糯米5000克，酒曲适量。

【制作】 将各药放入砂锅内，加清水高于药面1厘米左右，煮取药液2次，两次药液混合后再煮，成浓缩液备用；糯米煮饭加药液、酒曲混匀放入坛中，密封坛口，用棉絮等物围裹酒坛以保温，不要透气，15天后酒成，开封饮酒。

【功效】 滋阴养血。

【主治】 用于肝肾阴虚，腰膝酸软，健忘失眠等症。

【用法】 每次服20毫升，早、晚各服1次。

【注意】 服药期间注意饮食调节。

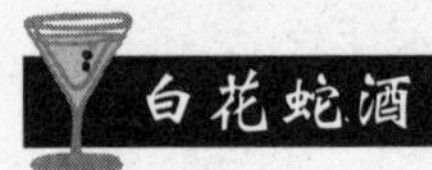

白花蛇酒

【原料】 白花蛇1条（约30克），当归、天麻、五加皮各30克，羌活、秦艽各15克，防风10克，糯米酒1500毫升。

【制作】 将以上各药共研成粗末，装入纱布袋中，扎紧袋口，放入装有米酒的坛内，悬于锅上，隔水煮炖1小时，取出密封坛口，放于泥地上自然冷却退火。贮存15天开封去药袋，饮酒。

【功效】 祛风活络，强筋壮骨。

【主治】 用于冷风顽麻，中风偏瘫，筋脉拘急，关节不利等症。

【用法】 每次服15～20毫升，早、晚各服1次，饭后温服。

【注意】 服药期间注意饮食调节。

补益人参酒

【原料】 黄芪24克，白晒参、白术各15克，制附子12克，陈皮、木香各10克，桂心、五味子、甘草各6

克，白酒1000毫升，蜂蜜50克。

【制作】将以上各药共研成粗末，装入纱布袋中，扎紧袋口，放入酒坛内，加白酒浸泡，盖上坛盖，3天后将酒坛悬放于盛水大锅内，隔水煮炖1小时左右，取出趁热密封坛口，待冷，贮存12天，开封取出药袋，药酒过滤，蜂蜜掺入已滤药酒中混匀即可饮酒。

【功效】益气健脾。

【主治】用于脾胃气虚，不思饮食，肌体瘦弱，四肢无力等症。

【用法】每次服10毫升，早、晚各服1次，饭前空腹服。

【注意】服药期间忌生冷。

补益黄芪酒

【原料】黄芪、熟地黄各24克，白晒参、淮山药、白术、茯苓、麦冬、石斛各15克，制附子、山萸肉、当归、牛膝、陈皮各12克，桂心、五味子各6克，白酒2000毫升，蜂蜜100克。

【制作】将以上各药共研成粗末，装入纱布袋中，扎紧袋口，放入酒坛内，加白酒浸泡，盖上坛盖，3天后将酒坛悬放于盛水大锅内，隔水煮炖1小时左右，取出趁热密封坛口，待冷，贮存12天，开封取出药袋，药酒过滤，蜂蜜掺入已滤药酒中混匀即可饮酒。

【功效】益气健脾。

【主治】用于脾胃虚弱，食不消化，肌体瘦弱，四肢无力等症。

【用法】每次服10毫升，早、晚各服1次，饭前空腹服。

【注意】服药期间忌生冷。

鹿衔草酒

【原料】鹿衔草30克，香巴戟、制首乌、鸡屎藤、爬岩姜、刺五加、淫羊藿各15克，白酒1500毫升，蜂蜜100克。

【制作】将以上各药共研成粗末，装入纱布袋中，扎紧袋口，放入酒坛内，加白酒浸泡，密封坛口，7天后开封去药袋，药酒过滤，蜂蜜倒入酒中混匀即可饮用。

【功效】补肝肾，祛风湿。

【主治】适用于肝肾不足，头晕耳鸣，筋骨酸软无力，或兼风湿骨病等症。

【用法】每次服10毫升，早、晚各服1次，饭前空腹服。

【注意】服药期间注意饮食调节。

桂圆肉酒

【原料】桂圆肉50克，白酒500毫升。

【制作】将桂圆放入酒瓶内，加白酒封口浸泡，7天后开瓶饮酒。

【功效】补心安神，养血益脾。

【主治】适用于心脾不足，心悸失眠，神疲乏力，食少倦怠，身体瘦弱，体虚力弱等症。

【用法】每次服10毫升，早、晚各服1次，饭前空腹服。

【注意】服药期间注意饮食调节。

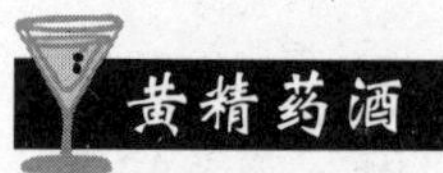

黄精药酒

【原料】黄精、枸杞各50克，白

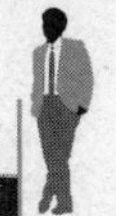

酒 1000 毫升，白糖 50 克。

【制作】将黄精切碎，与枸杞一起放进酒瓶内，加白酒、白糖密封浸泡，7 天后即可开瓶饮酒。

【功效】补脾肾，益精气。

【主治】适用于脾胃虚弱，肾精不足，头晕耳鸣，体倦乏力，腰酸腿软等症。

【用法】每次服 10 毫升，早、晚各服 1 次，饭前空腹服。

【注意】服药期间注意饮食调节。

补益石斛酒

【原料】黄芪、石斛、熟地黄、淮山药各 24 克，制附子，鹿茸、茯苓、防风、泽泻、丹皮、萆薢各 10 克，山萸肉、杜仲、肉苁蓉、补骨脂各 15 克，肉桂、五味子、远志各 6 克，白酒 2500 毫升，蜂蜜 150 克。

【制作】将以上各药共研成粗末，装入纱布袋中，扎紧袋口，放入酒坛内，加白酒浸泡，盖上坛盖，3 天后将酒坛悬放于盛水大锅内，隔水煮炖 1 小时左右，取出趁热密封坛口，待冷，贮存 15 天，开封取出药袋，药酒过滤，蜂蜜掺入已滤药酒中混匀即可饮酒。

【功效】益气血，补五脏。

【主治】适用于虚损，元气虚弱，脚膝无力，五脏不足等症。

【用法】每次服 10 毫升，早、晚各服 1 次，饭前空腹服。

【注意】忌生冷。

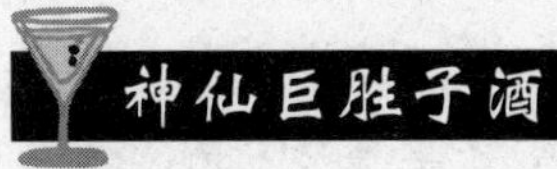

神仙巨胜子酒

【原料】胡麻仁、熟地黄、生地黄、何首乌、枸杞子各 24 克，菟丝子、覆盆子、肉苁蓉、巴戟天、酸枣仁、淮牛膝、茯苓、莲米、淮山药各 15 克，白晒参、制附片、柏子仁、破故纸、广木香、芡实、莲花药、天冬、楮实子、韭菜子、续断、菊花各 10 克，五味子、官桂各 6 克，白酒 3000 毫升，蜂蜜 500 克。

【制作】将以上各药共研成粗末，装入纱布袋中，扎紧袋口，放入酒坛内，加白酒浸泡，盖上坛盖，3 天后将酒坛悬放于盛水大锅内，隔水煮炖 1 小时左右，取出趁热密封坛口，待冷，贮存 12 天，开封取出药袋，药酒过滤，蜂蜜掺入已滤药酒中混匀即可饮酒。

【功效】添精补髓，强壮筋骨。

【主治】安魂定魄，滋益容颜，壮筋骨，润肌肤，补精髓，黑发坚齿，增视力，除疾病。

【用法】每次服 10 毫升，早、晚各服 1 次，饭前空腹服。

【注意】忌生冷。

安国公浸酒

【原料】松节、枸杞、干茄根各 30 克，当归、狗骨（原处方虎骨）、鳖甲、淮牛膝、晚蚕沙各 18 克，秦艽、萆薢、羌活、防风各 12 克，白酒 2000 毫升，冰糖 100 克。

【制作】将以上各药共研成粗末，装入纱布袋中，扎紧袋口，放入酒坛内，加白酒浸泡，盖上坛盖，3 天后将酒坛悬放于盛水大锅内，隔水煮炖 1 小时左右，取出趁热密封坛口，待冷，贮存 12 天，开封取出药袋，药酒过滤；冰糖熬成糖汁掺入药酒中混匀即可饮酒。药袋中药末取出烘干，研细装入2号胶囊备用。

【功效】强筋壮骨，祛除风寒湿邪。

【主治】治诸风五痹，偏瘫肢体顽麻，骨节酸痛等症。

【用法】每次服10毫升，早、晚各服1次；胶囊每次2～4粒，白开水送服，饭前空腹服。

【注意】忌生冷、葱、蒜等物。

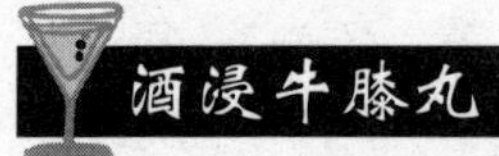

酒浸牛膝丸

【原料】淮牛膝30克，狗骨（原处方虎骨）18克，制附子12克，白酒500毫升，蜂蜜50克。

【制作】将以上各药共研成粗末，装入纱布袋中，扎紧袋口，放入酒坛内，加白酒浸泡，盖上坛盖，3天后将酒坛悬放于盛水大锅内，隔水煮炖1小时左右，取出趁热密封坛口，待冷，贮存15天，开封取出药袋，药酒过滤，蜂蜜掺入已滤药酒中混匀即可饮酒。药袋中药末取出烘干，研细装入2号胶囊备用。

【功效】强筋壮腰。

【主治】治疗腰腿筋骨软弱无力等症。

【用法】每次服10毫升，同时服胶囊2粒，早、晚各服1次，饭前空腹服。

【注意】忌生冷、葱、蒜等物。

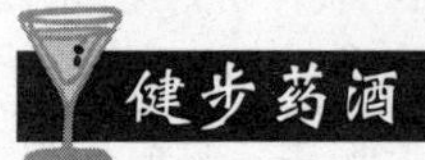

健步药酒

【原料】制川乌、防己、羌活、柴胡、滑石、天花粉、泽泻、苦参、肉桂、炙甘草各10克，白酒1000毫升，蜂蜜100克。

【制作】先将川乌用清水煮炖30分钟左右，滤出药液再煮，浓缩成药汁；其余诸药与白酒一起放进清洁的酒坛内，加川乌药汁密封浸泡10天后，开封取出药袋；药酒过滤，蜂蜜掺入酒中即可饮用。

【功效】强筋骨，除寒湿。

【主治】治疗脚膝无力，屈伸不得，腰背腿脚沉重，行步艰难等症。

【用法】每次服10毫升，早、晚各服1次。

【注意】饭前空腹服。

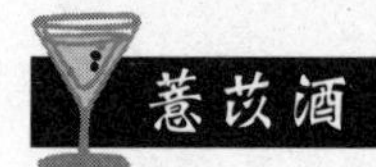

薏苡酒

【原料】薏苡仁、淮牛膝各20克，海桐皮、五加皮、白术、独活、防风、杜仲各10克，熟地黄15克，白酒1000毫升，白糖50克。

【制作】将以上各药共研成粗末，装入纱布袋内，扎紧袋口，放进酒坛中，加白酒密封浸泡12天，开封去药袋，药酒过滤，加白糖搅匀即可服用。

【功效】祛风除湿。

【主治】治疗风寒湿痹，下肢软弱无力，关节酸痛重者等症。

【用法】每次服10毫升，早、晚各服1次，饭前空腹服。

【注意】忌生冷、油腻食物。

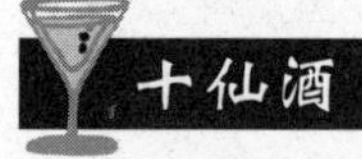

十仙酒

【原料】枸杞子40克，当归、川芎、白芍、熟地黄、黄芪、人参、白术、白茯苓、炙甘草各50克，生姜100g，红枣50枚，白酒2000毫升。

【制作】将前12味共制为粗末，入布袋，置容器中，加入白酒，密封，隔水煮30分钟，取出静置10日后即可服用。

【功效】补益气血。

【主治】身体虚弱，气血不足诸症。

【用法】每次20毫升，每日服2次。

【注意】忌生冷、油腻食物。

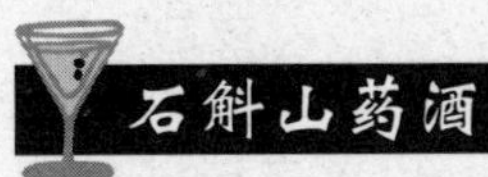

石斛山药酒

【原料】石斛20克，怀山药、熟地黄各60克，山茱萸、怀牛膝、白术各30克，白酒3000毫升。

【制作】将前6味共制为粗末，入布袋，置容器中，加入白酒，密封，隔日振摇数下，浸泡14日后，过滤上酒，即成。

【功效】补肾，养阴，健脾。

【主治】腰膝酸软，体倦乏力，食欲缺乏，头晕等症。

【用法】每次15～25毫升，日服3次。

【注意】忌生冷、油腻食物。

轻身酒

【原料】何首乌60克，全当归、肉苁蓉、胡麻仁、生地黄各30克，蜂蜜60克，白酒2000毫升。

【制作】将前5味共制为粗末，入布袋，置容器中，加入白酒，密封，隔日振摇数下，浸泡14日后，过滤去药渣，加入蜂蜜，拌匀，即成。

【功效】益精润燥。

【主治】腰膝酸软，头昏目暗，肠燥便秘等症。

【用法】每次服10～20毫升，日服3次。

【注意】忌生冷、油腻食物。

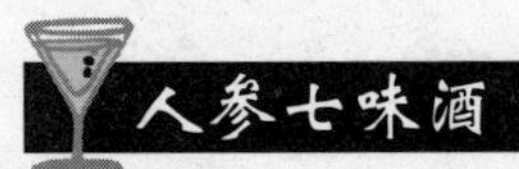

人参七味酒

【原料】人参40克，龙眼肉、生地黄各20克，当归25克，酸枣仁10克，远志15克，冰糖40克，白酒1500毫升。

【制作】将前6味共制为粗末，入布袋，置容器中，加入白酒，密封，浸泡14日后，去药袋；另将冰糖置锅中，加水适量，文火煮沸，色微黄之际，趁热过滤，倒入药酒中，搅匀，即成。

【功效】补气血，安心神。

【主治】气虚血亏之体倦乏力，面色不华，食欲缺乏，惊悸不安，失眠健忘等症。

【用法】每次服10～20毫升，早、晚各服1次。

【注意】忌生冷、油腻食物。

双乌暖胃酒

【原料】川乌（烧存性）、草乌（烧存性）、当归、黄连、生甘草、高良姜、陈皮各5克，烧酒5000毫升，甜酒2500毫升，红砂糖520克。

【制作】将前7味捣碎，入布袋，待用；另将红砂糖以水、醋各半调匀，去渣，与药袋同置于容器中，加入烧酒和甜酒，密封，浸泡5日后，过滤去渣，即可饮酒。

【功效】温通经络，暖补脾胃。

【主治】脾胃虚弱，精神疲乏等症。

【用法】不拘时间，随量饮用。

【注意】忌生冷、油腻食物。

加味养生酒

【原料】枸杞子、牛膝、山茱萸、生地黄、杜仲、菊花、白芍各60克，五加皮、桑寄生各240克，龙眼肉240克，木瓜、当归各30克，桂枝9克，白酒10000毫升。

【制作】将前13味共制为粗末，入布袋置于容器中，加入白酒，密封，浸泡10日后，过滤去渣，即可饮酒。

【功效】益精血，强筋骨，祛风湿。

【主治】腰膝疼痛，四肢麻木，头目眩晕，风湿痹痛等症。

【用法】每次服10～20毫升，日服2次。

【注意】忌生冷、油腻食物。

扶衰酒

【原料】五味子、柏子仁、丹参各6克，龙眼肉、党参各9克，白酒600毫升。

【制作】将前5味共制为粗末，入布袋置于容器中，加入白酒，密封，浸泡14日后（浸泡期间，每日振摇1次），过滤去渣，即可饮酒。

【功效】补气血，滋肺肾，宁心安神。

【主治】体虚无力，食欲缺乏，怔忡健忘，心悸不安，失眠等症。

【用法】每次20毫升，每日服2次。

【注意】忌生冷、油腻食物。

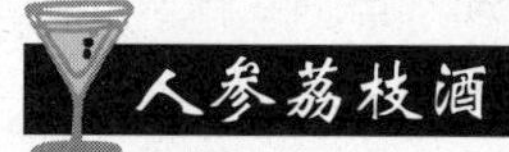

人参荔枝酒

【原料】人参13克，荔枝肉100克，白酒500毫升。

【制作】将前2味共制为粗末，置于容器中，加入白酒，密封，浸泡7日后，即可饮酒。

【功效】大补元气，安神益智。

【主治】体质虚弱，精神萎靡等症。

【用法】每次20毫升，每日服2次。

【注意】常用此酒，有“延年益寿、安神益智”之功。

人参葡萄酒

【原料】人参20克，葡萄100克，白酒500毫升。

【制作】将人参切碎，葡萄绞汁，同置于容器中，加入白酒，密封，每日振摇1次，浸泡7日后即可饮酒。

【功效】益气，健脾，补肾。

【主治】体虚气弱，腰酸乏力，食欲缺乏，心悸，盗汗、干咳咳嗽，津液不足等症。

【用法】每次服10毫升，每日服2次。

【注意】常作为肺结核辅助治疗之用。阴虚火旺者忌服。

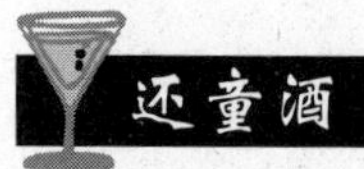

还童酒

【原料】熟地黄、生地黄、秦艽、麦冬各9克，川萆薢、怀牛膝、苍术、陈皮、川续断、枸杞子、陈皮、木瓜各6克，小茴香、羌活、独活、乌药各3克，桂皮1.5克，白酒1000毫升。

【制作】将前17味共制为粗末，入布袋中，置于容器中，加入白酒，密封，浸泡14日后，过滤去药渣，即可饮酒。

【功效】添精补髓，强筋壮骨，疏风活络，大补元气。

【主治】肝肾虚弱，腰膝酸，肢体麻木等症。

【用法】每次15毫升，每日服2次。

【注意】忌生冷、油腻食物。

木瓜牛膝酒

【原料】木瓜、牛膝各25克，白酒500毫升。

【制作】将前2味制为粗末，置于容器中，加入白酒，密封，浸泡15日后，过滤去药渣，即可饮酒。

【功效】舒筋活络，祛风除湿。

【主治】关节僵硬，活动不利，肋骨酸痛等症。

【用法】每次10毫升，每日服2次。

【注意】忌生冷、油腻食物。

乌蛇黄芪酒

【原料】乌蛇肉90克，炙黄芪、当归各60克，桂枝30克，白芍25克，白酒3000毫升。

【制作】将前5味制为粗末，置于容器中，加入白酒，密封，隔水熬煮1小时，取出待冷，浸泡7日后，过滤去渣，即成。药渣添酒再煮，味薄即止。

【功效】补气活血，祛风通络。

【主治】半身不遂，肌肉消瘦，肢体麻木等症。

【用法】每次10毫升，每日服2次。

【注意】忌生冷、油腻食物。

健康补肾酒

【原料】熟地黄、龙眼肉、地骨皮、当归、牛膝各120克，沙苑子（盐炒）、杜仲（盐炒）、巴戟天（去心盐炒）、枸杞、菟丝子（炒）、楮实子（炒）、韭菜子（炒）、怀山药各60克，补骨脂（盐炒）30克，蔗糖480克，白酒9600毫升。

【制作】将前14味共制为粗末，置于容器中，加入白酒和蔗糖制成的糖酒作溶剂，密封，浸渍18小时后，按渗滤法，以每分钟1～3毫升的速度进行渗滤，收集滤液，静置，滤过，即可饮酒。

【功效】补肾益脾，强健腰膝。

【主治】脾肾虚弱，腰膝酸软，年老体虚，精神疲倦等。

【用法】每次服10～20毫升，日服2次。

【注意】风寒感冒者停服。

五积散酒

【原料】茯苓80克，桔梗、当归、白芍、陈皮、苍术（炒）、白芷、厚朴（姜制）、枳壳（炒）、麻黄、制半夏、甘草各60克，川芎、干姜各30克，蔗糖2000克，白酒17500毫升。

【制作】将前14味共制为粗末，置于容器中，加入白酒，浸渍15日后，按渗滤法，以每分钟1～3毫升的速度进行渗滤，收集滤液；另取蔗糖制成糖浆，待温，加入上述渗滤液中，搅匀，静置，滤过，约制成17500毫升，分装贮瓶，备用。

【功效】散寒解表，祛风燥湿，消积止痛。

【主治】风寒湿痹、头痛、身痛、腰膝冷痛及外感风寒、内有积滞等症。

【用法】口服：每次15～30毫升，每日2次。

【注意】忌生冷、油腻食物。

胡桃滋肾酒

【原料】胡桃肉、胡桃夹、磁石、菖蒲各20克，黄酒2500毫升。

【制作】将上药捣碎，置于瓷坛中，倒入黄酒浸泡，密封，25天后经过滤即成。

【功效】益肾补脑。

【主治】适用于肾亏所致的耳鸣耳聋等症。

【用法】每次20毫升，每日1～2次。

【注意】服药期间注意饮食调节。

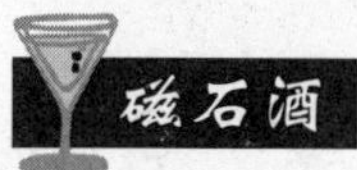

磁石酒

【原料】磁石25克，木通、石菖蒲各250克，白酒2 000毫升。

【制作】前3味药捣碎，用白布包之，置于净器中，用白酒浸之，封口，夏3日、冬7日即成，去渣备用。

【功效】开窍，纳气，潜阳。

【主治】适用于肝肾虚所致的耳聋耳鸣。

【用法】每次饭后饮30～50毫升。

【注意】服药期间注意饮食调节。

龟地酒

【原料】龟胶、枸杞子、生地黄各60克，石决明、甘菊花各30克，白酒2000毫升。

【制作】将前5味共研为粗末，入布袋，置容器中，加入白酒浸泡15天后经过滤即成。

【功效】滋肾阴，平肝阳，清热，健耳明目。

【主治】适用于肝肾亏虚所致耳聋耳鸣、头晕目眩、腰膝酸软等症。

【用法】每次10～20毫升，每日2次。

【注意】服药期间注意饮食调节。

桑茴酒

【原料】桑寄生30克，小茴香、鲜石菖蒲、九月菊、鲜木瓜各20克，白酒2500毫升。

【制作】将上药用纱袋装，悬于净器中，倒入白酒浸之，经7天取用。

【功效】清心，滋肝，补肾。

【主治】适用于肝肾虚损引起的眩晕耳鸣、消化不良、行走无力等。

【用法】每日早晨空腹温饮20～30毫升。

【注意】服药期间注意饮食调节。

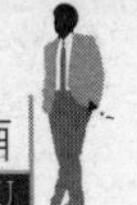

白石英酒

【原料】白石英、磁石各30克，白酒500毫升。

【制作】将2药捣筛为末，生白布袋贮，置净瓶中，倒入白酒浸之，封口，经7天后开取。

【功效】温肾纳气，镇静安神。

【主治】适用肾虚耳聋，表现为耳聋耳鸣日久不愈，伴有畏寒肢冷、腰膝酸软、遗精阳痿、倦怠乏力等症。

【用法】早、晚各1次，每次20毫升，温服。

【注意】服药期间注意饮食调节。

桑龙药酒

【原料】桑椹子60克，龙眼肉60克，烧酒1500毫升。

【制作】将上药置于容器中，注入烧酒加盖密封，隔日摇晃数下，经14天后开封饮用。

【功效】滋阴养血。

【主治】适用于心脾不足，阴虚血少所致的心悸失眠，体弱少力，耳聋目眩等症。

【用法】每次15~20毫升，每日3次。

【注意】凡大便溏泻者慎用。

松龄太平春酒

【原料】熟地500克，当归250克，红花25克，枸杞子250克，佛手25克，桂圆肉500克，松仁250克，茯神100克，陈皮50克，玉泉白酒5000毫升。

【制作】将诸药放入坛内，倒入玉泉白酒，封盖，浸泡28天即成。

【功效】补肾生精，健脾益气，养血活络。

【主治】肾虚血亏，头晕腰酸，食少神疲，失眠等症。

【用法】每次服50毫升，每日2次，饭后饮服。

【注意】服药期间注意饮食调节。

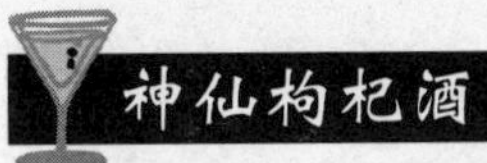

神仙枸杞酒

【原料】枸杞子250克，生地黄150克，大麻子250克，白酒2500毫升。

【制作】将枸杞捣破，生地黄切片，大麻子捣碎。先将大麻子炒熟，摊凉去热气，与地黄、枸杞相和，装入绢袋中，扎紧口，放入罐内，将白酒倒入罐内，封盖，浸泡7~14日即成。

【功效】益阴补血，强身健体。

【主治】适用于阴血亏虚所致头晕目眩，食少神疲，失眠等症。

【用法】任意取服，常令体中微有酒力醺醺为妙。

【注意】服药期间注意饮食调节。

龙眼桂花悦容酒

【原料】龙眼肉500克，桂花120克，冰糖240克，白酒5000毫升。

【制作】先将龙眼肉、桂花洗净与冰糖一同放入酒中，置于陶瓷类器中密封3个月后服用。愈陈愈佳。

【功效】补气益血，宁心养神，健

脑益智，悦容润肌。

【主治】失眠健忘，心烦不宁，神经衰弱，老年性痴呆等。

【用法】每次 15 ~ 30 毫升，每日 2 次。

【注意】高血压及阴虚体质者慎服。

鱼鳔鹿角酒

【原料】黄鱼鳔、鹿角各 59 克，黄酒 500 毫升。

【制作】将鹿角切成薄片，与黄鱼鳔炒至色黄质脆，共研细末，置容器中，加入黄酒，密封，浸泡 7 日后即可取用。

【功效】滋阴补肾，强身健体。

【主治】肾虚腰痛，腰膝酸冷等症。

【用法】每次 20 毫升，每日 3 次。用时摇匀。将药末与酒一同饮服。

【注意】服药期间注意饮食调节。

狗脊参芪酒

【原料】狗脊、丹参、黄芪各 30 克，当归 25 克，防风 15 克，白酒 1000 毫升。

【制作】将前 5 味粗碎，入布袋，置于容器中，加入白酒，密封，浸泡 15 日后，过滤去渣，即成。

【功效】补肝肾，益气血，祛风湿，通经络。

【主治】肝肾虚弱，气血不足，风湿痛等症。

【用法】口服：每次 20 毫升，每日 3 次。

【注意】服药期间注意饮食调节。

桑枝酒

【原料】桑枝、黑大豆（炒香）、五加皮、木瓜、十大功劳、金银花、薏苡仁、黄柏、蚕沙、松仁各 10 克，白酒 1000 毫升。

【制作】将前 10 味捣碎，入布袋，置于容器中，加入白酒，密封，浸泡 15 日后，过滤去渣，即成。

【功效】祛风除湿，清热通络。

【主治】湿热痹痛，口渴心烦、筋脉拘急等症。

【用法】口服：每次 30 毫升，每日 3 次。

【注意】服药期间注意饮食调节。

菟丝杜仲酒

【原料】菟丝子 30 克，牛膝、炒杜仲各 15 克，低度白酒 500 毫升。

【制作】将前 3 味捣碎，入布袋，置于容器中，加入白酒，密封，浸泡 7 日后，过滤去渣，即成。

【功效】补肝肾，壮腰膝。

【主治】肝肾虚损，腰膝酸痛，神疲乏力等症。

【用法】口服：每次 30 毫升，每日 2 次。

【注意】服药期间注意饮食调节。

红参鹿茸酒

【原料】红参 10 克，鹿茸 3 克，白酒 500 毫升。

【制作】将前 2 味蒸软后，置于容器中，加入白酒，密封，浸泡 15 日后，即可取用。

【功效】补气壮阳。

【主治】阳虚畏寒，肢体不温等症。本药酒用于治疗性功能减退症，效果亦佳。

【用法】口服：每次10～20毫升，每日2次。

【注意】阴虚火旺者忌服，夏日不宜服用。

黄芪红花酒

【原料】黄芪、党参、玉竹、枸杞子各15克，红花9克，白酒500毫升。

【制作】将前3味切碎，与枸杞子、红花一同入布袋，置容器中，加入白酒，密封，浸泡30日后，过滤去渣，即成。

【功效】补气健脾，和血益肾。

【主治】四肢乏力，精神疲倦，气血不和等症。

【用法】口服：每次30毫升，每日2次。

【注意】服药期间注意饮食调节。

天麻石斛酒

【原料】石斛、天麻、川芎、仙灵脾、五加皮、牛膝、萆薢、桂心、当归、牛蒡子、杜仲、制附子、乌蛇肉、茵芋、狗脊、丹参各20克，川椒25克，白酒1500毫升。

【制作】将前17味捣碎，置容器中，加入白酒，密封，浸泡7日后，过滤去渣，即成。

【功效】舒筋活血，强筋壮骨，祛风除湿。

【主治】中风手足不遂，骨节疼痛，肌肉顽麻，腰膝酸痛，不能仰俯，腿脚肿胀等症。

【用法】口服：每次10～15毫升，每日3次。

【注意】服药期间注意饮食调节。

九制豨莶草药酒

【原料】豨莶草（九制）712克，海风藤、千年健、威灵仙、油松节、川牛膝、川续断、桑寄生、白术、狗脊、苍术、陈皮、杜仲、当归、伸筋草、玉竹、秦艽各130克，地枫皮、没药（去油）、红花、独活、川芎、乳香（去油）各80克，肉桂60克，防己110克，麻黄20克，红糖5000克，白酒50公斤。

【制作】将前26味捣碎，混匀，置容器中，加入白酒，密封，浸泡30日以上，每日搅拌1次，1周后每周搅拌1次，过滤去渣，另取红糖，用少量白酒加热溶化，加入滤液内，混匀，制成50公斤药酒。静置10日，取上清液，滤过，贮瓶备用。

【功效】活血补肾，祛风除湿。

【主治】肝肾不足，骨病膝弱，四肢麻痹，腰酸腿病，手足无力，口眼歪斜，语言不利等症。

【用法】口服：每次温服30～60毫升，每日2次。

【注意】九制豨莶草制法：将豨莶草洗净，切碎，加黄酒适量，放入锅内蒸透，闷一夜，晒干，再加黄油，如此九蒸九晒，即成。

枸杞山药酒

【原料】枸杞子1500克，怀山药500克，黄芪、麦冬各200克，生地黄、酒曲各300克，糯米2000克。

【制作】将前5味加工成粗末，置砂锅中，加水3000毫升，加盖，置文火上煮数百沸，取下待冷，备用；将酒曲压细，备用；再将糯米加水浸，沥干，蒸饭，待冷，入药、曲拌匀置容器中，密封，置保温处，如常法酿酒。14日后酒熟，去渣，贮瓶备用。

【功效】滋补肝肾，益气生津。

【主治】腰膝酸软，头晕目暗，精神不振，消渴等症。

【用法】口服：每次20毫升，每日3次。

【注意】服药期间注意饮食调节。

首乌地黄酒

【原料】熟地黄240克，何首乌、薏苡仁、枸杞子各120克，当归、龙眼肉各90克，檀香9克，白酒10000毫升。

【制作】将前7味加工成粗末，入布袋，置容器中，加入白酒，密封，经常振动，浸泡14日后，过滤去渣，即成。

【功效】益精血，养心脾。

【主治】腰酸，失眠，头晕，耳鸣，心悸、食欲缺乏等症。

【用法】口服：每晚临睡前服5~10毫升。

【注意】服药期间注意饮食调节。

五味九香酒

【原料】九香虫、五味子、肉豆蔻各30克，党参20克，白酒1000毫升。

【制作】将前4味加工成粗末，入布袋，置容器中，加入白酒，密封，隔日摇动数下，浸泡14日后，过滤去渣，即成。

【功效】温补脾肾，散寒止泻。

【主治】脾肾虚弱引起的腹部畏寒，脐周疼痛，形寒肢冷，泻后痛减等症。

【用法】口服：每次服10~15毫升。

【注意】服药期间注意饮食调节。

钟乳浸酒方

【原料】钟乳粉90克，石斛、牛膝、黄芪、防风各60克，熟地黄150克，白酒1000毫升。

【制作】将前6味细搓，入布袋，置容器中，加入白酒，密封，浸泡3~7日后，过滤去渣，即成。

【功效】补养五脏，疗风气，坚筋骨，益精髓。

【主治】虚劳不足等症。

【用法】口服：每次10~15毫升。

【注意】宜节饮食，忌阳事。

种子延龄酒

【原料】生地黄、熟地黄、天冬、麦冬、当归、白术、白茯苓、大枣肉、制何首乌、牛膝、杜仲、枸杞子、巴戟肉、肉苁蓉、龟甲各60克，南芎、菟丝子、川续断、远志肉、破故纸、山茱萸、石斛、甘菊花、陈皮、柏子仁、酸枣仁、小茴香、龙眼肉、青盐、胡桃肉、生姜、灯心各30克，白芍45克，人参、木香、石菖蒲、砂仁各15克，白酒20 000毫升。

【制作】 将前37味细挫，置容器中，加入白酒，密封，以文火加热1.5小时后，取出置于盛有冷水的水缸内，并注意随时换用新的冷水，3日后过滤取药液。药渣再加白酒10公斤，按上法先加热，后冷浸，滤取酒液，与压榨液、前滤液合并，装坛内，密封，埋入土中3日。以去火毒即得。也可采用冷浸法，密封，浸泡21日后，过滤去渣，将药渣晒干，研细，做蜜丸，并用此药酒送服。

【功效】 补脾肾，壮筋骨，养血柔肝，利窍安神。

【主治】 肾脏虚损，气血不足，腰膝酸软，须发早白，头晕，耳鸣，面色不华，动则劳倦，心神不宁，婚后无子等症。老年人服之，延年益寿。

【用法】 口服：每次服15～30毫升，每日早、晚各服1次。或适量饮用。

【注意】 如有虚热者，可在本方中加入黄柏、知母各60克。本力中原有虎骨30克，今以菟丝子、川续断各30克代之。

养荣酒

【原料】 白茯苓、甘菊花、石菖蒲、天冬、白术、生黄精、生地黄各50克，人参、肉桂、牛膝各30克，白酒1500毫升。

【制作】 将前10味捣碎，入布袋，置容器中，加入白酒，密封，浸泡5～7日后，过滤去渣，即成。

【功效】 补脾肾，益气血，养荣润肤。

【主治】 体质衰弱，身倦乏力，面容憔悴等症。

【用法】 口服：每次空腹温服30～50毫升，每日早、晚各服1次。

【注意】 服药期间注意饮食调节。

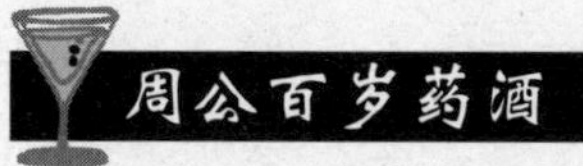

周公百岁药酒

【原料】 黄芪（蜜炙）、茯神各60克，潞党参、麦冬、茯苓、白术、枣皮、川芎、龟甲胶、阿胶、防风、广皮、枸杞子各30克，当归、熟地黄、生地黄各36克，桂心18克，五味子、羌活各24克，红枣1000克，冰糖1500克，高粱酒15000毫升。

【制作】 将前19味加工捣碎，入布袋，置容器中，加入白酒、大枣和冰糖，密封，浸泡30日后，过滤去渣，即成。

【功效】 补益气血，养心安神。

【主治】 虚损，五劳七伤，精神疲倦，心悸气短，喘促多汗，头晕目眩，健忘寐差，筋骨疼痛，腰酸肢麻，面容憔悴，反胃噎膈，脉虚无力等症。老年人常服，亦能乌须黑发。

【用法】 口服：每次服30～50毫升，每日服2次。不善饮酒者可减半，并以温开水冲淡服之

【注意】 凡阴虚火旺者慎服，病证属实者忌服。

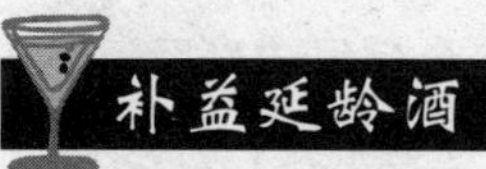

补益延龄酒

【原料】 潞党参、沉香、丁香、檀

香、甘草各30克，白茯苓、熟地黄、当归、广皮、白术、黄芪、枸杞子、白芍各60克，红曲120克，蜂蜜3000克，高粱酒15000毫升，酒酿4000克。

【制作】将前13味加工使碎，置容器中，加入高粱酒。红曲、酒酿和蜂蜜，密封，浸泡15日后，药性尽出，即可开封启用。

【功效】健脾养胃，顺气消食，调营益气。

【主治】诸虚百损。

【用法】口服：不拘时候，随意饮用。

【注意】本方为祖传秘方。

腰痹痛药酒

【原料】当归、木瓜、川牛膝、杜仲、桑寄生、秦艽、续断、生地、白芍、千年健、透骨草、桂枝、川芎、甘草各30g。

【制作】上药纱布包裹，置入42度1500毫升白酒中，煮沸后文火煎至药液约剩600毫升，取出药包，加入红糖100克，融化后药液装瓶备用。

【功效】强身健骨，通经活络，标本兼顾。

【主治】慢性腰肌劳损、骨质增生、腰椎间盘退变、骨质疏松、椎管狭窄等多种慢性腰痛。

【用法】每次15毫升，每日3次。2周为1个疗程，1个疗程结束后间隔2周，再进行下1个疗程治疗，一般治疗3~5个疗程。

【注意】服药酒期间如腰痛发作较重者，可采用对症治疗。

秦艽酒

【原料】秦艽、牛膝、川芎、防风、桂心、独活、茯苓各30克，杜仲、丹参各240克，附子（炮裂去皮、脐）、石斛（去梢黑者）、炮姜、麦冬、地骨皮各45克，五加皮150克，薏苡仁30克，大麻仁（炒）60克，白酒7500毫升。

【制作】将前17味加工使碎，置容器中，加入白酒，浸泡7~10日后，过滤去渣，即成。

【功效】祛风湿，补脾肾，活血通络。

【主治】肾劳虚冷干枯，忧患内伤，久坐湿地亏损。

【用法】口服：每次10~15毫升，每日2次。

【注意】服药期间注意饮食调节。

黄芪浸酒方

【原料】黄芪、萆薢、桂心、制附子、山茱萸、白茯苓、石楠各30克，防风45克，石斛、杜仲（炙微黄）、肉苁蓉（酒浸炙）各60克，白酒1800毫升。

【制作】将前11味加工使碎，置容器中，加入白酒，浸泡4~7日后，过滤去渣，即成。

【功效】补益肝肾，温经散寒，疏风渗湿。

【主治】虚劳膝冷。

【用法】口服：每次 5 ~ 10 毫升，每日 3 次。

【注意】服药期间注意饮食调节。

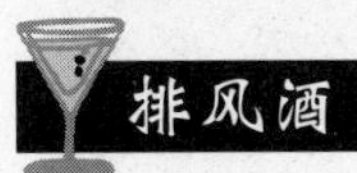

排风酒

【原料】防风、升麻、桂心、独活、天雄（制）、羌活各 30 克，仙人掌及根 500 克，白酒 1500 毫升。

【制作】将前 7 味细挫，置容器中，加入白酒，浸泡 5 ~ 7 日后，过滤去渣，即成。

【功效】祛风湿，助肾阳，清虚热。

【主治】风劳虚热，头顶攻急，言语错乱，心膈烦闷，四肢拘急，手足酸痛。

【用法】口服：每次 10 ~ 15 毫升，每日 2 次。

【注意】服药期间注意饮食调节。

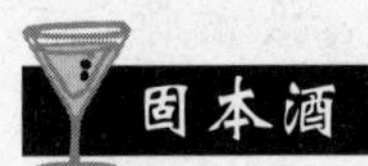

固本酒

【原料】生地黄、熟地黄、白茯苓各 60 克，天冬、麦冬、人参各 30 克，白酒 5000 毫升。

【制作】将前 6 味切片，置容器中，加入白酒，浸泡 3 日后，并以文火隔水煮 1 ~ 2 小时，以酒色黑为度，待冷，过滤去渣，静置数日，即成。

【功效】滋阴益气，乌须发，美容颜。

【主治】劳疾，面容憔悴，须发早白等症。

【用法】口服：每次服 15 ~ 30 毫升，每日 1 或 2 次，或并用铜钱炒韭子米（每次 0.5 ~ 1.5 克），以此酒送服。

【注意】服药期间注意饮食调节。

九仙酒

【原料】枸杞子 24 克，当归身、川芎、白芍、熟地黄、人参、白术、白茯苓各 30 克，大枣 10 枚，生姜 60 克，炙甘草 30 克，白酒 2500 毫升。

【制作】11 味捣碎，置容器中，加入白酒，浸泡 14 日后，即可，冬季制备时，可采用热浸法，即密封后，隔水加热 30 分钟，取出，静置数日后，过滤去渣，即可服用。

【功效】大补气血，保健强身。

【主治】凡气血不足引起的诸虚损证，体质素属气怯血弱，而无明显症状者，亦可用之。

【用法】口服：每次服 15 ~ 30 毫升，每日 2 或 3 次，或适量饮之。

【注意】本药酒药性平和，有病治病，无病健身，为治病与保健之良方。

石斛酒

【原料】石斛 120 克，丹参、川芎、杜仲、防风、白术、人参、桂心、五味子、白茯苓、陈皮、黄芪、怀山药、当归、炮干姜各 60 克，炙甘草 30 克，牛膝 90 克，白酒 8000 毫升。

【制作】将前 17 味细挫，入布袋，置容器中，加入白酒，密封，浸泡 7 日后，过滤去渣，即成。

【功效】健脾补肾，活血通络，益气暖胃。

【主治】风虚劳，脚气痹弱，筋骨疼痛，腹内冷，不思食。

【用法】口服：不拘时，每次温服

5～15毫升，日2次。

【注意】服药期间注意饮食调节。

琼浆药酒

【原料】鹿茸、龙眼肉各30克，人参、川附片、黄精（酒炙）、冬虫夏草、当归、佛手、驴肾各60克，陈皮90克，狗脊（砂烫去毛）、枸杞子、补骨脂（盐水制）、金樱肉、韭菜子、淫羊藿（羊油制）、怀牛膝、灵芝各120克，麻雀头50个（约30克），红糖3000克，红曲140克，白蜜5000克，45度白酒50公斤。

【制作】将前19味称取加工洁净、炮制合格的药材，放置洁净容器内，装上回流罐，另取白酒，分别放入白酒25公斤、15公斤、10公斤。加入红曲兑色，每次均加热至酒沸半小时后，放去药液，将残渣压榨，榨出液与3次浸出液合并，混匀，置罐内，混匀，贮存1个月，静置，滤过，分装即得。

【功效】滋补气血，助阳益肾。

【主治】肾阳虚损，精血耗伤，气血虚弱，体质虚弱，神情倦怠，腰酸腿软，四肢无力，手足不温，精神不振，阳痿不举，肾衰寒气，遗精泄泻，阴囊湿冷等症。

【用法】口服：不拘时，每次温服9～15毫升，每日2或3次。

【注意】阴虚阳亢者忌服。

黄芪酒

【原料】黄芪、独活、山茱萸、桂心、蜀椒、白术、牛膝、葛根、防风、川芎、细辛、制附子、炙甘草各90克，大黄30克，干姜75克，秦艽、当归、制乌头各60克，白酒8000毫升。

【制作】将前18味共捣碎，置容器中，加入白酒，密封，浸泡10日后，过滤去渣，即成。

【功效】补肝肾，祛风湿，活血通络。

【主治】大风虚冷，偏枯，脚肿满，主百病。

【用法】口服：不拘时，每次温服10～15毫升，渐渐增之，每日3次。

【注意】若大虚加肉苁蓉、玉竹、石斛各60克，多忘加石菖蒲、紫石英各60克，心下有水气加茯苓、人参各60克，山药90克。药渣可再加酒浸泡，或曝干研末，以白酒送服。

参茸药酒

【原料】生黄芪620克，熟地黄300克，木通、紫梢花、煅龙骨、车前子、韭菜子、桑螵蛸、沙参、煅牡蛎、全蝎、独活、制川乌、制草乌各60克，广木香、煅干漆、破故纸、革薢、肉豆蔻各90克，菟丝子、淫羊藿、巴戟肉、蛇床子、肉苁蓉、大茴香、山茱萸（酒制）、茯苓、青风藤、海风藤、川芎、木瓜、威灵仙各120克，灯心12克，马蔺子、荜澄茄、海龙、马蔺花各30克，枸杞子560克，海马15克，当归、怀牛膝、红花、菊花各240克，核桃仁150克，白术、白芷各180克，五加皮、广皮各500克，片姜黄740克，人参、栀子各1500克，远志肉80克，玉竹2000克，党参2240克，阿胶6公斤，白蜜10

公斤，冰糖 20 公斤，白酒 200 公斤。两次兑入药如下：鹿茸面 500 克，沉香面 36 克，蔻仁面、母丁香面各 90 克，檀香面 120 克，公丁香面、砂仁面、肉桂面各 60 克。

【制作】 先将白酒注入缸内，用栀子浸酒，视色适合后去渣，再将党参以前诸药（53 味）用水熬汁（水煎 2 或 3 次），过滤去渣取药液（合并混合），进一步将药液熬成稀膏状，另化白蜜、阿胶，一起兑入酒中，再用水将冰糖溶化，兑入酒中，最后将 2 次兑入药面浸入酒中，密封，冷浸数日即成。

【功效】 温补肾阳，调和脏腑，祛风除湿，舒筋活络，益气活血，化瘀消胀，固肾涩精。

【主治】 阳虚寒盛，气血不足，脾胃气滞，内湿痹阻而出现的身体衰弱，筋骨萎软，腰膝疼痛，脘腹胀满，腹泻痞积，男子遗精，阳痿等症。

【用法】 口服：每次服 15 毫升，每日 3 次。

【注意】 阴虚火旺者忌服。

百补酒

【原料】 鹿角（蹄）120 克，知母 40 克，党参 30 克，怀山药（炒）、茯苓、炙黄芪、芡实、枸杞子、菟丝子、金樱子肉、熟地黄、天冬、楮实子各 24 克，牛膝 18 克，麦冬、黄柏各 12 克，山茱萸、五味子、龙眼肉各 6 克，白酒 6000 毫升，蔗糖 630 克。

【制作】 将前 19 味切碎，置容器中，用白酒分 2 次密封浸泡，第 1 次 30 日，第 2 次 15 日，倾取上清液，滤过；另将蔗糖制成单糖浆，待温，缓缓兑入上述滤液中，搅匀，静置，滤过，贮存待用。

【功效】 补气血，益肝肾，填精髓。

【主治】 身体虚弱，遗精，多汗，腰膝无力，头晕目眩等症。

【用法】 口服：每次 30～60 毫升，每日 2 次。

【注意】 阴虚火旺者忌服。

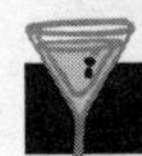

白花蛇药酒

【原料】 白花蛇肉 30 克，全蝎 6 克，当归、防风、羌活、白芷、天麻、赤芍、甘草、鸡血藤、乳香、没药、红花、菊花、木瓜各 15 克，马钱子（炙）、血竭各 9 克，白酒 2500 毫升，白糖 1000 克。

【制作】 将一条白花蛇去头、尾各 3 寸，用白酒浸后去骨刺取净肉，再将 17 味药装入纱布袋里，与白酒、白糖共置入罐内，密封后放入锅中煮沸 3 小时，待凉后去渣即成。

【功效】 通经活络，祛风除湿。

【主治】 中风后半身不遂、口眼歪斜；风寒湿痹有筋挛足痿、肢体不仁、关节疼痛；恶疮疥癞等症。

【用法】 口服：每日早、晚各服 1 次，每次服 15～20 毫升，温服。

【注意】 本药酒活血通经力强，且全蝎、马钱子有一定的毒性，不宜增量饮用。

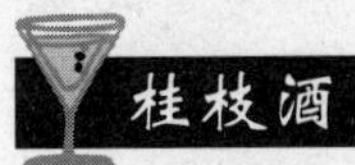

桂枝酒

【原料】 桂枝、云茯苓各 40 克，川芎、独活、炙甘草、牛膝、山药、制附子、杜仲、陆英根、炮姜、踯躅花各30克，防风、白术各35克，茵芋20克，白酒2500毫升。

【制作】将前15味捣碎，置容器中，加入白酒，密封，浸泡7日后，过滤去渣，即成。

【功效】补脾肾，祛风湿，温经通络，利窍。

【主治】四肢抽搐，肌肉疼痛，体虚乏力，关节不利，口噤，口眼歪斜，言语不清等症。

【用法】口服：每日临睡前空腹随量饮服。

【注意】服药期间注意饮食调节。

万灵至宝仙酒

【原料】淫羊藿300克，当归240克，雄黄、黄柏各60克，仙茅、列当、知母各120克，白酒7500毫升。

【制作】将前7味切碎，置容器中，加入白酒，密封，桑柴武火悬瓶隔水煮6小时，再埋地下3日去火毒。取出，浸泡7日后捞出药渣，过滤去渣即成。药渣再晒干研为细末，稻米面打为糊丸如梧桐子大，装瓶备用。

【功效】生精血，益肾水，助阳补阴，健身强体。

【主治】阳痿，遗精，滑精，精浊、小便淋漓不尽；诸虚亏损，五劳七伤等症。

【用法】口服：每次服药酒30毫升，药丸30粒，每日早、晚各服1次。

【注意】坚持服用，每收良效。

淫巴酒

【原料】淫羊藿、巴戟天各250克，白酒1500毫升。

【制作】将前2味切碎，与白酒同置容器中，密封浸泡7日后即可饮用。

【功效】壮阳祛风。

【主治】神经衰弱，性欲减退，风湿痹痛，肢体瘫痪，末梢神经炎等症。

【用法】口服：每次服20毫升，每日早、晚各服1次。

【注意】服药期间注意饮食调节。

山药茱萸酒

【原料】怀山药100克，山茱萸30克，五味子、人参各10克，白酒1000毫升。

【制作】将前4味捣碎，置容器中，加入白酒，密封，浸泡7日后，过滤去渣，即成。

【功效】益精髓，健脾胃。

【主治】体质虚弱、头晕目眩，心悸怔忡，失眠多梦，遗精，早泄，盗汗等症。

【用法】口服：每次15～20毫升，每日2次。

【注意】验之临床，多效。

补虚黄芪酒

【原料】黄芪、五味子各60克，萆薢、防风、川芎、川牛膝各45克，独活、山茱萸各30克，白酒3000毫升。

【制作】将前8味细碎，入布袋，置容器中，加入白酒，密封，浸泡5～7

日后，过滤去渣，即成。

【功效】补虚泻实，活血祛风，温经止痛。

【主治】虚劳，手足遂冷，腰膝疼痛等症。

【用法】口服：每次服10～15毫升，每日1或2次。

【注意】服药期间注意饮食调节。

小金牙酒

【原料】小金牙、细辛、地肤子、莽草、干地黄、防风、葫芦根、附子、茵芋、川续断、蜀椒、独活各120克，白酒4000毫升。

【制作】将小金牙研细末，入布袋，余11味皆薄切，同置于容器中，加入白酒，密封，浸泡4～7日后，过滤去渣，即成。

【功效】补肾壮骨，祛风除湿，温经通络。

【主治】百病虚劳，湿冷，肌缓不仁，不能行步等症。

【用法】口服：每次温服20毫升，日渐增之，每日2次。

【注意】服药期间注意饮食调节。

喇嘛酒方

【原料】胡桃肉、龙眼肉各120克，枸杞子、何首乌、熟地黄各30克，白术、当归、川芎、牛膝、杜仲、豨莶草、茯苓、丹皮各15克，砂仁、乌药各7.5克，白酒2500毫升。

【制作】将前15味切碎，入布袋，置容器中，加入白酒，加盖，隔水加热至沸，候冷，再加入滴花烧酒7500毫升，密封，浸泡7日后，过滤去渣，即成。

【功效】滋肾舒筋，养血祛风，温经通络。

【主治】半身不遂，风痹麻木等症。

【用法】口服：每次随量饮之，每日3次。

【注意】服药期间注意饮食调节。

鲁公酿酒

【原料】干姜、踯躅、桂心、甘草、川续断、细辛、附子、秦艽、天雄、石膏、紫菀各150克，葛根、石龙芮、石斛、通草、石楠、柏子仁、防风、巴戟天、山茱萸各120克，牛膝、天冬各240克，乌头20枚，蜀椒100克，糯米15公斤，酒曲500克。

【制作】将上药捣碎，以水5000毫升浸渍3日，入酒曲合渍；糯米浸湿，沥干，蒸饭．候冷，入药材与水中拌匀，合配。置容器中，密封，置保温处，候酒熟（约酿3宿），去渣，即成。

【功效】壮肾阳，祛风湿，温经通络。

【主治】中风偏枯半死，行劳得风，若鬼所击，四肢不遂，不能行步，不能自解衣带等症。

【用法】口服：每次空腹服10～15毫升，日服2次。待酒尽，取药渣，晒干研细末，服之（每次5克，酒送）。

【注意】服药期间注意饮食调节。

增损茵芋酒

【原料】茵芋叶、制川乌、石楠叶、防风、川椒、制附子、北细辛、独活、卷柏、肉桂、天雄（制）、秦艽、防已各30克，踯躅花（炒）、当归、干地黄各60克，芍药30克，白酒5000毫升。

【制作】将前18味捣碎，置容器中，加入白酒，密封，浸泡3～7日后，过滤去渣，即成。

【功效】补肾助阳，祛风除湿，温经通络。

【主治】半身不遂，肌肉干枯，渐渐细瘦，或时酸痛等症。

【用法】口服：初服10毫升，渐增之，以知为度，日服2次，常令酒气相续。

【注意】服药期间注意饮食调节。

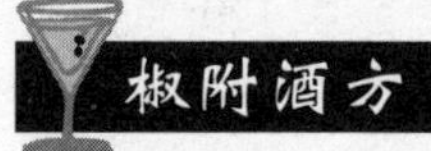

椒附酒方

【原料】蜀椒、附子、干地黄、当归、牛膝、细辛、薏苡仁、酸枣仁、麻黄、杜仲、萆薢、五加皮、晚蚕沙、羌活各30克，白酒2000毫升。

【制作】将前14味生用，捣碎，置容器中，加入白酒，密封，浸泡5～7日后，过滤去渣，即成。

【功效】滋阴活血，祛风除湿，温经通络。

【主治】半身不遂，肌肉偏枯，或言语微涩，或则口眼微斜，举动艰辛等症。

【用法】口服：不拘时，每次温服10毫升，常觉醺醺为妙，或病势急，其药即将酒煎沸，趁热投之，候冷，即旋饮之。

【注意】服药期间注意饮食调节。

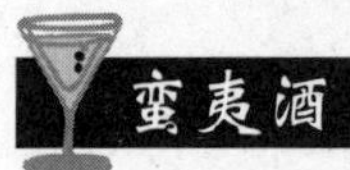

蛮夷酒

【原料】远志、矾石各60克，白术、狼毒、石楠、龙胆草、川续断、羌花、白石英、代赭石、石韦、白石脂、玄参、天雄、防风、山茱萸、桔梗、藜芦、卷柏、寒水石、白芷、秦艽、芒硝、怀山药、黄芩、黄连、大黄、麻黄、干地黄、前胡、生甘草、菟丝子、芍药、紫菀、菖蒲各30克，石膏75克，蜈蚣1条，杏仁20枚，糯米22500克，酒曲1500克。

【制作】将前39味共研细末，过筛入布袋，以清水22公斤煎取浓汁待用。将糯米浸湿，沥干，蒸饭，待冷，入酒曲、药汁，拌匀，置于容器中，并以药袋置酿中，密封，保温，如常法酿酒。经3～10日后，酒成，过滤去渣，并压榨药袋，两液合并，贮瓶备用。

【功效】补肾健脾，祛风除湿，清热解毒，消积导滞。

【主治】八风十二痹，偏枯不遂，宿食，久寒虚冷，五劳七伤等症。

【用法】口服：每次服20～30毫升，每日3次。将药渣晒干为细末，每次用酒送服3～5克，以身体缓和为度。

【注意】服药期间注意饮食调节。

二活川芎酒

【原料】羌活、独活各15克，川芎20克，黑豆（炒香）、大麻仁各30克，米酒2000毫升。

【制作】将前5味（除黑豆外）捣碎，置容器中，加入米酒，密封，浸泡10余日后，开封，再将黑豆炒香令烟起，趁热投入酒中，候冷，过滤去渣，即成。

【功效】祛风，活血，解痉。

【主治】中风初得，颈项强直，肩背酸痛，肢体拘急，时有恶风，发热等症。

【用法】口服：每次20～30毫升，每日早、晚各服1次。

【注意】服药期间注意饮食调节。

茵芋酒

【原料】茵芋、独活、狗脊、制川乌、天麻、制附子、制天雄各60克，踯躅（炒黄）30克，牛膝、防风各90克，桂心45克，白酒3000毫升。

【制作】将前11味捣碎，入布袋，置容器中，加入白酒，密封，浸泡10日后，过滤去渣，即成。

【功效】祛风除湿，温经通络。

【主治】风无问新久及偏枯，顽痹不仁，肢节缓急等症。

【用法】口服：每次10～30毫升，每日3次。

【注意】忌食生冷、鱼及鸡、猪、鹅、鸭肉。

补肾健脾酒

【原料】白术（土炒）、青皮、生地黄、厚朴（姜炒）、杜仲（姜炒）、破故纸（微妙）、广陈皮、川椒、巴戟肉、白茯苓、小茴香、肉苁蓉各30克，青盐15克，黑豆（炒香）60克，白酒1500毫升。

【制作】将前14味共研粗末，置容器中，加入白酒，密封，浸泡7～10日后，过滤去渣，即成。

【功效】补肾健脾。

【主治】脾肾两虚，男子阳痿等症。

【用法】口服：每次空腹服15～30毫升，每日早、晚各服1次。

【注意】服药期间注意饮食调节。

三石酒

【原料】白石英150克，阳起石90克，磁石120克，白酒1500毫升。

【制作】将三石捣成碎粒，用水掏洗干净，入布袋，置容器中，加入白酒，密封，每日摇动数下，浸泡7～14日后，过滤去渣，备用。

【功效】补肾气，疗虚损。

【主治】精神萎靡，少气无力，动则气喘，阳痿、早泄及心神不安的心悸失眠等症。

【用法】口服：每次适量温服，日服3次。

【注意】服药期间注意饮食调节。

红参海狗肾酒

【原料】红参1根，海狗肾1具，高粱酒1500毫升。

【制作】先将海狗肾洗净，切碎，入布袋，与红参一同置容器中，加入高粱酒，密封，浸泡10～15日后即可取用；酒尽添酒，味薄即止。

【功效】大补元气，强肾壮阳，益精填髓。

【主治】中老年人元气不足，肾阳虚衰所致的阳痿，精冷，神疲乏力等症。

【用法】口服：每次10毫升，日服2次。

【注意】服药期间注意饮食调节。

三两半药酒

【原料】当归、黄芪（蜜炙）、牛

膝各10克，防风5克，白酒240毫升，黄酒800毫升，蔗糖84克。

【制作】将前4味粉碎成粗粉，置容器中，加入白酒和黄酒，浸渍48小时后，按渗滤法以每分钟3~5毫升的速度进行渗滤，并在滤液中加入蔗糖，搅拌后，静置数日，滤过，即成。

【功效】益气活血，祛风通络。

【主治】气血不和，四肢疼痛，感受风湿，筋脉拘挛等症。

【用法】口服：每次30~60毫升，每日3次。

【注意】若在前4味各药以3倍量入剂，用之临床，功力尤佳。用治关节痛，肌肉疼痛，上方加桂枝30克，白花蛇45克，疗效好。

薏苡牛膝酒

【原料】薏苡仁120克，牛膝70克，赤芍、酸枣仁（炒）、炮姜、制附子、柏子仁、石斛各45克，炙甘草30克，白酒1500毫升。

【制作】将前9味共研为粗末，入布袋，置容器中，加入白酒，密封，浸泡7~10日后，过滤去渣，即成。

【功效】益肝肾，利关节，祛湿除痹。

【主治】肝风筋脉拘挛，关节不可屈伸等症。

【用法】口服：不拘时，每次温服10毫升，日服2次。

【注意】服药期间注意饮食调节。

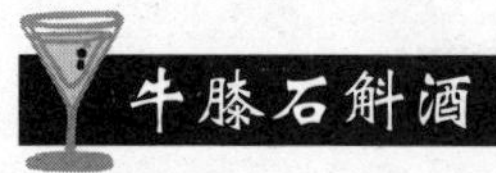

牛膝石斛酒

【原料】牛膝40克，石斛、杜仲、丹参、生地黄各20克，白酒500毫升。

【制作】将前5味捣碎，置容器中，加入白酒，密封，浸泡7日后，过滤去渣，即成。

【功效】补肾强骨，活血通络。

【主治】肾虚腰痛，关节疼痛等症。

【用法】口服：不拘时，每次温服10~15毫升，日服3次。

【注意】服药期间注意饮食调节。

五加皮酒方

【原料】五加皮150克，枳刺60克，猪椒根皮（洗净）、大麻仁、丹参各90克，肉桂、当归、炙甘草、秦椒（炒）、白鲜皮、木通各30克，天雄（制）、川芎、干姜、薏苡仁各15克，白酒7500毫升。

【制作】将前15味细挫，入布袋，置容器中，加入白酒，密封，浸泡4~7日后，过滤去渣，即成。

【功效】祛风湿，助肾阳，壮筋骨。

【主治】筋虚极，善悲，颜面苍白，手足拘挛，举动缩急，腹中转痛等症。

【用法】口服：每次温服5~15毫升，渐加至30~40毫升，日2次，以瘥为度。

【注意】服药期间注意饮食调节。

天雄浸酒方

【原料】制天雄、茵芋各90克，蜀椒（炒）、防风、羊踯躅（炒）各45克，制乌头、制附子各60克，炮姜30克，白酒15000毫升。

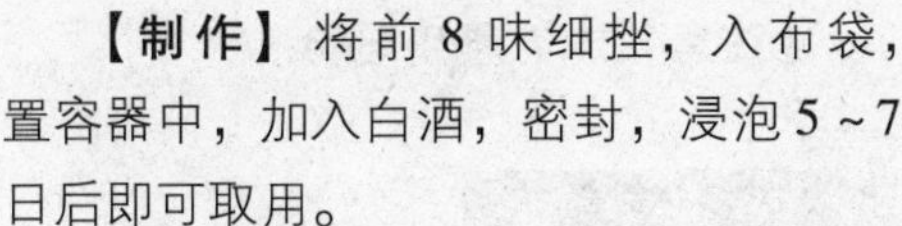

【制作】将前8味细挫，入布袋，置容器中，加入白酒，密封，浸泡5～7日后即可取用。

【功效】补肾阳，壮筋骨。

【主治】肾风筋急，两膝不得屈伸，手不为用，起居增剧，恶寒，通身流肿生疮。凡风冷疾病在腰膝，挛急缓纵等症。

【用法】口服：每次空腹服10～15毫升，每日早晨、临卧前各服1次。酒尽，将药渣晒干，共研细末，每服1.5～3克，以白酒送服。

【注意】服药期间注意饮食调节。

虫夏壮元酒

【原料】冬虫夏草5克，人参10克，党参、熟地黄各20克，黄芪、制何首乌各15克，白酒500毫升，黄酒500毫升。

【制作】将以上诸药共研为粗末，用纱布袋装，扎口，置容器中，将白酒、黄酒混合后浸泡。14日后取出药袋，压榨取液，将榨取液与药酒混合，静置，过滤，即得。

【功效】益气补肺，滋养肝肾。

【主治】体虚，精神倦怠，头晕健忘等症。

【用法】口服：每次20毫升，日服2次。

【注意】常服本药酒能补元气，强体魄。

洞天长寿酒

【原料】党参、炙黄芪、狗脊、女贞子、覆盆子各15克，熟地黄30克，制首乌、淮牛膝、当归、陈皮各12克，南沙参、炒杜仲、川芎、百合、茯苓、炒白芍各9克，炒白术、炙甘草、山药、泽泻各6克，白砂糖250克，白酒2500毫升。

【制作】将以上诸药共研为粗末，用纱布袋装，扎口，置入干净容器中，倒入白酒浸泡，密封。14日后开封，取出药袋，压榨取液，将榨取液与药酒混合，加白砂糖，搅拌均匀，溶解后过滤取液，装瓶密封备用。

【功效】补气血，益肾精。

【主治】面色不华，倦怠乏力，心悸怔忡，耳鸣健忘，头晕目眩，自汗盗汗，口干咽燥，气短声怯，腰膝酸痛，遗精，阳痿等症。

【用法】口服：每次10～20毫升，每日2次。

【注意】本方原为膏剂，现改为酒剂。验之临床多效。

枳术健脾酒

【原料】枳实（炒）20克，白术30克，麦芽（炒）、谷芽（炒）各15克，白酒500毫升。

【制作】将上药共研为粗末，用纱布袋装，扎口，置入干净容器中，倒入白酒浸泡7日，取出药袋，压榨取液，静置，过滤，即得。

【功效】健脾，消痞，化滞。

【主治】脾虚气滞，饮食停聚，心下痞闷，脘腹胀满，不思饮食等症。

【用法】口服：每次10～20毫升，每日服2或3次。

【注意】饭前空腹服之，屡用有效。

复方虫夏补酒

【原料】冬虫夏草5克，人参10克，淫羊藿15克，熟地黄25克，白酒1000毫升。

【制作】将上药共研为粗末，用纱布袋装，扎口，置入干净容器中，倒入白酒浸泡14日，取出药袋，压榨取液，静置，过滤，即得。

【功效】补精髓，益气血。

【主治】体质虚弱，用脑过度，记忆力减退，性功能减退，或肾虚咳喘，或肾虚久痹，肢麻筋骨萎软等症。

【用法】口服：每次20毫升，每日2或3次。

【注意】高血压患者慎用。

黑豆补肾酒

【原料】黑豆120克，杜仲、熟地黄、枸杞子各40克，牛膝、淫羊藿、当归、制附子、茵芋、茯苓、川椒、白术、五加皮、酸枣仁各30克，肉桂、石斛、羌活、防风、川芎各20克，白酒2000毫升。

【制作】先将黑豆炒熟，杜仲、淫羊藿微炒一下，然后与诸药一起研为粗末，放入酒坛，加入白酒，密封浸泡10日后，即可启封过滤去渣，装瓶备用。

【功效】补肾壮阳，祛风除湿，健腰蠲痹。

【主治】肾虚亏损，风湿痹着，腰痛沉重，延至腿脚肿痛，身体虚弱等症。

【用法】口服：每次服10～20毫升，日服2或3次。

【注意】本方屡用屡验。

强身药酒

【原料】党参1000克，制首乌750克，牛膝、焦山楂、生地黄、桑寄生、丹参、熟地黄、五加皮、女贞子、鸡血藤、炒白术、山药、焦六神曲、炒麦芽、木瓜各500克，制香附、陈皮、姜半夏、桔梗、大枣各250克，红花125克，白酒86升。

【制作】将诸药研为粗末，加入白酒作溶剂，分2次加热回流提取，每次2小时，然后回收药渣余液，合并酒液过滤，静置沉淀，取上清液，装瓶备用。

【功效】强身活血，健胃消食。

【主治】身体衰弱，神倦乏力，脾胃不和，食欲缺乏等症。

【用法】口服：每次15～26毫升，每日服2次。

【注意】服药期间注意饮食调节。

虎鹿二仙酒

【原料】狗骨（原虎骨）500克，鹿筋1000克，枸杞子500克，龙眼肉500克，怀牛膝250克，当归250克，白酒适量。

【制作】先将狗骨、鹿筋分别用开水煮片刻，洗净，煎熬成膏，再将枸杞子等药物熬成膏，诸药膏合在一起，加入白蜜500克，再略熬成膏。以每15克膏用1000毫升酒的比例，用好烧酒浸泡即可。

【功效】补肝肾，益气血，祛风寒，强筋骨。

【主治】肝肾不足，风寒入侵，腰

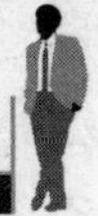

膝酸软，举步无力，筋骨关节疼痛等症。

【用法】 口服：适量饮服。

【注意】 本酒性温，凡湿热浸淫，肺热伤津所致的痿证不可使用。

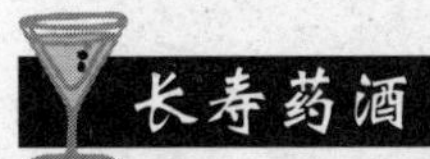

长寿药酒

【原料】 生羊肾一具，沙苑蒺藜、龙眼肉、淫羊藿、仙茅、薏苡仁各50克，50度白酒5000毫升。

【制作】 将上药置于容器内，加入白酒，密封，浸泡21日后即可取用。

【功效】 温肾壮阳，祛风除湿。

【主治】 中老年人肾阳虚衰之阳痿不举，精冷滑泄，腰膝疼痛，瘦弱无力等症。

【用法】 口服：每次20毫升，每日服2次。

【注意】 服药期间注意饮食调节。

第二节 益智健脑酒

智能障碍是一个重要的医学问题，这类疾患在包括老龄各个年龄段均可发生。基于老龄化社会的现状，益智健脑成为医学研究的重要领域之一。中医学将人的各种智力活动归属于心，神之所出是与心的功能分不开的。正如《素问注证发微·灵兰秘典论》："心者，君主之官，乃五脏六腑之大主也，至虚至灵，具众理而应万事，神明从此出焉"。肾精是智力发生的根本，"脑为髓之海"。这是说脑功能的物质基础是脑髓。"人始生，先成精，精成则脑髓生"，肾精充足，髓海得养，脑肾精充足，髓海得养，脑发育健全，则精力充沛，耳聪目明，思维敏捷，动作灵巧，故肾精充则神明。发育健全，则精力充沛，耳聪目明，思维敏捷，动作灵巧，故肾精充则神明。中医学认为肾精亏虚是智力障碍的根本，脾虚、痰湿是其关键，其发生与心脾肾功能失调最为密切，所以养心健脾补肾是中医学益智的核心法则。临床常用养心益智、健脾益智、补肾益智、补髓益智、开窍益智、化痰开窍等进行治疗。所用药物有黄芪、枸杞子、黄精、柏子仁、黑芝麻、淮山粉、干地黄、菟丝子、桑椹、桂圆肉等。

精神药酒方

【原料】 枸杞子30克，熟地黄、红参、淫羊藿各15克，沙苑蒺藜25克，母丁香10克，沉香5克，荔枝核12克，炒远志3克，冰糖250克，白酒1000毫升。

【制作】 将前9味捣碎，置容器中，加入白酒和冰糖，密封，浸泡1个月后，过滤去渣，即成。

【功效】 健脑补肾。

【主治】 凡因脑力劳动过度出现精神疲倦，头昏脑胀，腰酸背痛，遗精、阳痿；亦治男子阳虚精亏不育之症。

【用法】 每晚服20毫升，分数次缓缓饮下。

【注意】 幼儿、少年禁服本酒。

茯神散药酒

【原料】人参、远志、茯神各10克，生地黄、熟地黄、龙骨、天门冬各30克，菖蒲15克，白酒1500毫升。

【制作】将以上诸药共研成粗末，装入纱布袋中，扎紧袋口，放进酒坛中，加白酒密封浸泡，7天后开封去药袋，过滤，即得。

【功效】补心虚，治健忘。

【主治】适用于气血俱虚，精神离散，多忧虑，耳目不聪者。

【用法】每次服10毫升，早、晚各服1次，饭前空腹服。

【注意】服药期间应节制房事。

补脾枕中酒

【原料】龟甲、龙骨、远志、菖蒲各50克，白酒1500毫升。

【制作】将以上诸药共研成粗末，装入纱布袋中，扎紧袋口，放进酒坛中，加白酒密封浸泡，7天后开封去药袋，过滤，即得。

【功效】补心定志。

【主治】适用于心虚健忘，心神不宁，烦躁少寐等症。

【用法】每次服10毫升，早、晚各服1次，饭前空腹服。

【注意】服药期间应节制房事。

远志散酒

【原料】白茯苓30克，桂心15克，菖蒲15克，白晒参、草决明、远志、生地黄、熟地黄各10克，白酒1000毫升。

【制作】将以上诸药研成粗末，装入纱布袋中，扎紧袋口，放进酒坛中，加白酒密封浸泡，10天后开封去药袋，白酒过滤，即可饮用。

【功效】益智明目，补心定志。

【主治】适用于记忆力下降，心神不安，耳目不聪等症。

【用法】每次服10毫升，早、晚各服1次，饭前空腹服。

【注意】饮后食温粥少许。

脑伤宁酒

【原料】鹿茸、人参、黄连、茯苓、柏子仁、酸枣仁、远志各15克，当归、白芍、川芎、桃仁、红花、牛膝各30克，陈皮、半夏、竹茹、枳实各10克，知母、菊花、薄荷、柴胡各9克，石膏50克，冰片5克，甘草6克，白酒1500毫升，白糖200克。

【制作】将上药共为粗末，装入布袋，置容器中，加入白酒和白糖，密封浸泡15日后，取液分装，每瓶250毫升。

【功效】醒脑安神。

【主治】头晕头痛，目眩耳鸣，心烦健忘，失眠多梦，心悸不宁，舌质紫暗，苔薄白或白腻，脉沉细或沉涩等症。本药酒可供脑震荡后遗症，更年期综合征，神经衰弱，偏头痛，血管神经性头痛以及各种功能性或器质性心脏病而见记忆力减退、头晕目眩、耳鸣患者服用。

【用法】每次服20~25毫升，每日

3次。

【注意】阴虚火旺者慎用。

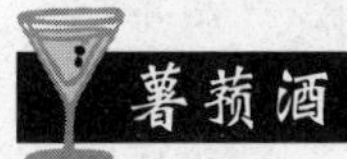

薯蓣酒

【原料】淮山药、枸杞各20克，白茯苓、天冬各15克，白晒参、淮牛膝、制附片、桔梗、菖蒲各10克，远志、桂心各6克，白酒1500毫升，蜂蜜100克。

【制作】将以上各药共研成粗末，装入纱布袋中，扎紧袋口，放入酒坛内，加白酒浸泡，盖上坛盖，3天后将酒坛悬放于盛水大锅内，隔水煮炖1小时左右，取出趁热密封坛口，待冷，贮存15天，开封取出药袋，药酒过滤，蜂蜜掺入已滤药酒中混匀，即得。

【功效】补心，益智，安神。

【主治】适用于心气不足，心神不宁，记忆力减退，反应迟钝等症。

【用法】每次服10毫升，早、晚各服1次，饭前空腹服。

【注意】注意饮食调节。

菖蒲人参酒

【原料】白晒参、菖蒲、防风、柏子仁、百部、远志各10克，茯苓、杜仲、丹参、麦冬各15克，熟地黄、淮山药各20克，五味子、桂心各6克，白酒1500毫升，冰糖100克。

【制作】将以上各药共研成粗末，装入纱布袋内，扎紧袋口，放进清洁的酒坛内加白酒密封浸泡，12天后开封去药袋，药酒过滤；冰糖加少许清水熬成糖汁，掺入已滤药酒中，混匀，即得。

【功效】养心安神，益智开窍。

【主治】适用于心血不足，智力低下，或健忘痴呆等症。

【用法】每次服10毫升，早、晚各服1次，饭前空腹服。

【注意】注意饮食调节。

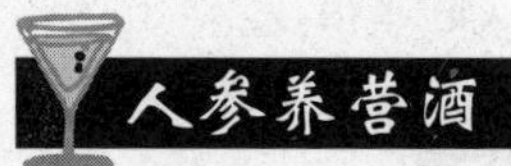

人参养营酒

【原料】白晒参、白术、当归各12克，黄芪、熟地黄、茯苓、白芍各15克，陈皮、五味子、炙甘草、生姜、大枣肉各10克，远志、桂心各6克，白酒1500毫升，冰糖100克。

【制作】将以上各药共研成粗末，装入纱布袋内，扎紧袋口，放进清洁的酒坛内加白酒密封浸泡，12天后开封去药袋，药酒过滤；冰糖加少许清水熬成糖汁，掺入已滤药酒中，混匀，即得。

【功效】益气养血，安神定志。

【主治】适用于脾肺气虚，营血不足，惊悸健忘，呼吸少气，烦热自汗，体倦食少，智力低下等症。

【用法】每次服10毫升，早、晚各服1次，饭前空腹服。

【注意】注意饮食调节。

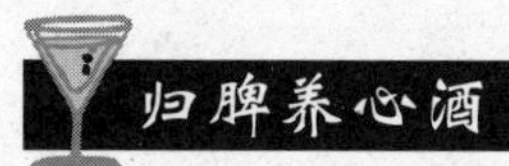

归脾养心酒

【原料】酸枣仁、龙眼肉各30克，党参、黄芪、当归、白术、茯苓各20克，木香、远志各10克，炙甘草6克，白酒1500毫升。

【制作】将以上诸药共研为粗末，用纱布袋装，扎口，白酒浸泡。14日后取出药袋，压榨取液，将榨取液与药酒混合，静置，过滤后即可服用。

【功效】补脾养心，益气养血。

【主治】思虑过度，劳伤心脾，心悸怔忡，健忘失眠；本药酒对于神经衰弱及各种抑郁、倦怠、失眠者应用较好。

【用法】每次服 20 毫升，日服 2 次。

【注意】阴虚火旺者慎用。

健脑补肾酒

【原料】刺五加、黄精、党参、黄芪、桑椹子、枸杞子、熟地黄、淫羊藿、山药、山楂、陈皮各 10 克，雄蚕蛾 10 只，蜂蜜 100 克，白酒 1000 毫升。

【制作】将诸药切碎，用纱布袋装，扎口，置入干净容器中，加入白酒，密封浸泡。14 日后启封，取出药袋，压榨取液，将榨取液与药酒混合，静置，加入蜂蜜，搅拌均匀，过滤后装瓶备用。

【功效】益气健脾，补肾健脑。

【主治】脾肾精气虚衰，神疲乏力，头晕目眩，失眠健忘，食欲缺乏，耳鸣失聪，腰膝酸软，阳痿早泄，心悸气短，舌淡脉弱。老年虚证尤宜。

【用法】每次服 10～20 毫升，日服 2 次。

【注意】阴虚火旺及湿热内盛者忌服。

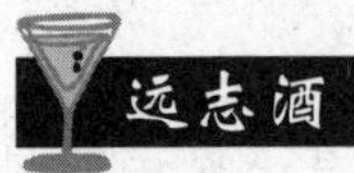

远志酒

【原料】远志、熟地黄、淮山药、天冬、龙齿各 20 克，麦冬、五味子、前仁、茯苓、茯神、地骨皮、桂心各 10 克，白酒 1500 毫升，冰糖 100 克。

【制作】将以上各药共研成粗末，装入纱布袋内，扎紧袋口，放进清洁的酒坛内加白酒密封浸泡，12 天后开封去药袋，药酒过滤；冰糖加少许清水熬成糖汁，掺入已滤药酒中，混匀即可饮酒。

【功效】镇惊安神，补养心肾。

【主治】心肾不足，惊悸，健忘，夜寐不安，梦扰不宁，面色少华，足膝酸痛等症。

【用法】每次服 10 毫升，早、晚各服 1 次，饭前空腹服。

【注意】注意饮食调节。

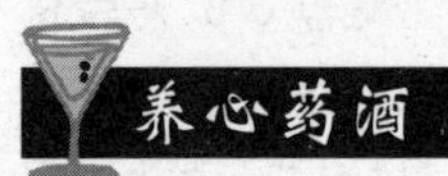

养心药酒

【原料】白晒参、天冬、麦冬各 12 克，熟地黄、黄芪各 20 克，当归、茯神各 15 克，白术、菖蒲、远志、木通、淮牛膝各 10 克，白酒 1500 毫升，冰糖 100 克。

【制作】将以上各药共研成粗末，装入纱布袋内，扎紧袋口，放进清洁的酒坛内加白酒密封浸泡，12 天后开封去药袋，药酒过滤；冰糖加少许清水熬成糖汁，掺入已滤药酒中，混匀即可饮酒。

【功效】益气补肾，养阴开窍。

【主治】适用于气阴不足，上盛下虚，心烦少寐，惊悸健忘，头晕耳鸣．智力低下等症。

【用法】每次服 10 毫升，早、晚各服 1 次，饭前空腹服。

【注意】注意饮食调节。

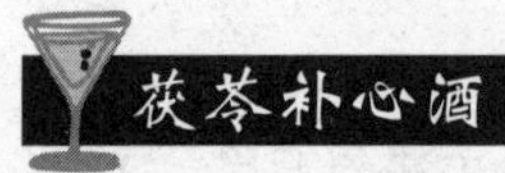

茯苓补心酒

【原料】茯苓、赤小豆各 24 克，

白晒参、大枣肉、麦冬、紫石英各12克，桂心、炙甘草各10克，白酒1000毫升，蜂糖50克。

【制作】将以上各药共研成粗末，装入纱布袋中，扎紧袋口，放进酒坛中，加白酒密封浸泡，10天后开封去药袋，药酒过滤，加入蜂糖混匀即可饮酒。

【功效】养心安神。

【主治】心气不足，心神不宁，善悲愁易怒，心中烦闷，善忘，善恐，多汗，流冷涎等症。

【用法】每次服10毫升，早、晚各服1次，饭前空腹服。

【注意】注意饮食调节。

芳香驱秽饮药酒

【原料】藿香、佩兰各20克，菖蒲、郁金、苍术各15克，白酒500毫升，冰糖50克。

【制作】将以上各药共研成粗末，装人纱布袋内，扎紧袋口，放进清洁的酒坛内加白酒密封浸泡，10天后开封去药袋，药酒过滤；冰糖加少许清水熬成糖汁，掺入已滤药酒中，混匀即可饮酒。

【功效】芳香，化浊，开窍。

【主治】适用于有害气体中毒，出现精神障碍，神情痴呆，反应迟钝，行走步态不稳，动作迟缓，心烦不寐，记忆力下降等症。

【用法】每次服10毫升，早、晚各服1次，饭前空腹服。

【注意】注意饮食调节。

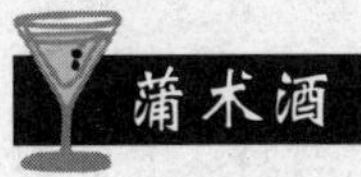

蒲术酒

【原料】石菖蒲、白术各250克，白酒1250毫升。

【制作】将石菖蒲切碎蒸透，白术切细，共盛入绢袋，与白酒同置入容器中，密封浸泡，夏秋7天、冬春14天便可服用。

【功效】化湿开窍，健脾养胃。

【主治】适用于中老年人心脾两虚，表现为早衰健忘、视力减退、耳鸣耳聋、心悸、食欲不振、腹胀便溏等。

【用法】每次服20～40毫升，每日3次。

【注意】阴虚火旺者，症见烦躁易怒、潮热颧红、盗汗失眠、口干舌红者忌服。

地骨皮酒

【原料】地骨皮48克，远志、熟地黄、菟丝子、五味子各36克，石菖蒲、川芎各24克，白酒1 200毫升。

【制作】将上药加工粗碎，装入纱布袋扎紧袋口，放入坛内，倒入白酒，加盖封固，置阴凉处，经常摇动，7天后开封过滤即可。

【功效】补益心肾，益智健脑。

【主治】适用于健忘、注意力不集中、失眠多梦、头昏目眩、耳鸣、腰膝酸软等症。

【用法】口服：每次15～30毫升，早、晚各服1次，

【注意】服药期间注意饮食调节。

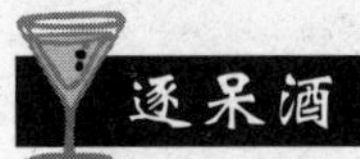

逐呆酒

【原料】白晒参、茯神、白芥子、菟丝子、白术各15克，制附子、法半夏、白薇各12克，白酒1000毫升，

蜂蜜100克。

【制作】 将以上各药共研成粗末，装入纱布袋中，扎紧袋口，放入酒坛内，加白酒浸泡，盖上坛盖，3天后将酒坛悬放于盛水大锅内，隔水煮炖1小时左右，取出趁热密封坛口，待冷，贮存15天，开封取出药袋，药酒过滤，蜂蜜掺入已滤药酒中混匀即可饮酒。

【功效】 补益心脾，安神除痰。

【主治】 适用于病久不愈，心脾两虚，神志呆滞，记亿力减退，反应迟钝，默默无言等症。

【用法】 每次服10毫升，早、晚各服1次，饭前空腹服。

【注意】 服药期间注意饮食调节。

归魂饮药酒

【原料】 白晒参、川贝母各15克，白芍、香附、郁金各12克，白酒500毫升，冰糖50克。

【制作】 将以上诸药和冰糖一起放进酒坛中，加白酒密封浸泡，15天后开封饮酒。

【功效】 养心气，解肝郁。

【主治】 心虚肝郁，神志呆滞，夜寐不安，失眠多梦，心神不宁，坐立不安等症。

【用法】 每次服10毫升，早、晚各服1次，饭前空腹服。

【注意】 服药期间注意饮食调节。

治健忘酒

【原料】 龙骨、狗骨（原处方为虎骨）各50克，远志10克，白酒500毫升。

【制作】 将上药共碎，按常规制成药酒即可（或将以上诸药共研成细末，装入2号胶囊）。

【功效】 镇心，安神，开窍。

【主治】 久服令人聪明，增益智慧。

【用法】 每次服胶囊2～4粒（或药粉3克）早、晚各服1次，饭前白酒吞服。

【注意】 服药期间注意饮食调节。

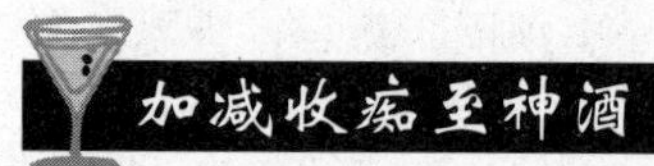

加减收痴至神酒

【原料】 酸枣仁、白芍、茯苓各15克，柴胡、当归、郁金、益智仁、莲心各12克，菖蒲、橘络、生甘草各6克，白酒1000毫升，冰糖50克。

【制作】 将以上各药共研成粗末，装入纱布袋内，扎紧袋口，放进清洁的酒坛内加白酒密封浸泡，12天后开封去药袋，药酒过滤；冰糖加少许清水熬成糖汁，掺入已滤药酒中，混匀即可饮酒。

【功效】 清心降痰，益智醒脑。

【主治】 心气不足，痰迷心窍，智力低下，或因脑发育不全，而致神志痴呆，口角流涎等症。

【用法】 每次服10毫升，早、晚各服1次，饭前空腹服。

【注意】 服药期间注意饮食调节。

首乌煮酒

【原料】 何首乌120克，胡麻仁、当归各60克，生地80克，白酒2500毫升。

【制作】 将何首乌、当归、生地加工切碎，胡麻仁捣烂，然后用绢袋盛

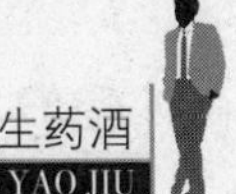

之，扎紧口，置于坛中，注入白酒，置文火煮数沸，待冷却后密封，置于阴凉干燥处，7天后开封，去药袋，静置澄清，即可饮用。

【功效】补肝阴，养精血，清热生津，乌须发，延年益寿。

【主治】适用于肝肾不足的阴虚血枯，腰膝酸痛，须发早白等症。

【用法】口服：每次饮服10～20毫升，每日早、晚各1次。

【注意】如觉味苦，可加适量冰糖娇味，大便稀溏者忌用。

复方虫草补酒

【原料】冬虫夏草（人工）5克，人参10克，淫羊藿15克，熟地黄25克。

【制作】将上药切碎成粗末，纱布袋装，用白酒1000毫升浸泡。14天后取出药袋，榨取药液，将榨得的药液与浸出液混合，静置后过滤即得。

【功效】补精髓，益气血。

【主治】用于体质虚弱，用脑过度，记忆力衰退，性功能减退，或肾虚咳喘，或肾虚久痹，肢麻筋骨痿软等症。

【用法】口服：每次20毫升，每日1～2次。

【注意】高血压患者慎用。

枸杞药酒

【原料】枸杞80克，熟地黄、黄精、百合各15克，远志9克，白砂糖150克。

【制作】将上药切碎成粗末，纱布袋装，用白酒1500毫升浸泡。14天后取出药袋，压榨取液。先将榨得的药液与浸出液混合，再加入白砂糖搅拌溶解，静置后过滤即得。

【功效】养血益精，宁心安神。

【主治】用于失眠多梦，心悸健忘，口干少津，面色不华等症。

【用法】口服：每次15～20毫升，每天2次，空腹服用。

【注意】痰湿内盛者慎用。

九转黄精酒

【原料】黄精120克，当归60克，白酒1500毫升，蜂蜜100克。

【制作】将各药切碎，放进酒坛中，加白酒密封浸泡，15天后开封滤出药渣，药酒加蜂蜜混匀；滤出的药渣，炕干研成细末，装入2号胶囊（无胶囊时，药粉亦可）。

【功效】醒脑益智。

【主治】先天性痴呆，智力低下，反应迟钝，语言不清，口角流涎等症。

【用法】药酒每次服10毫升，早、晚各服1次，服药酒同时可服胶囊2～4粒，或药粉1～3克，饭前空腹服。

【注意】服药期间注意饮食调节。

十味温胆酒

【原料】酸枣仁30克，熟地黄24克，白晒参、茯苓各15克，法半夏12克，枳实、陈皮各10克，远志、五味子、炙甘草各6克，白酒1000毫升，冰糖50克。

【制作】将以上诸药共研成粗末，装入纱布袋中，扎紧袋口，放进酒坛中，加白酒密封浸泡，10天后开封去药袋，药酒过滤；冰糖熬成糖汁掺入药酒中混匀即可饮酒。

【功效】涤痰开窍，益智宁心。

【主治】心虚胆怯，遇事易惊，日久神情痴呆，心烦不寐，记忆力下降等症。

【用法】每次服10毫升，早、晚各服1次，饭前空腹服。

【注意】服药期间注意饮食调节。

读书丸浸酒

【原料】远志、熟地黄、菟丝子、五味子各18克，石菖蒲、川芎各12克，地骨皮24克，白酒600毫升。

【制作】将前7味捣碎，置容器中，加入白酒，密封，浸泡7日后，过滤去渣，贮瓶备用。勿泄气。

【功效】滋肾养心，健脑益智。

【主治】青年健忘，症见心悸、失眠、头痛耳鸣，腰膝酸软等症。

【用法】每次服10毫升，早、晚各服1次。

【注意】如瘀血内蓄，痰迷心窍，心脾两虚所致的健忘，不可服用此药酒。

石燕酒

【原料】石燕20枚，白酒1000毫升。

【制作】将上药炒令熟，入白酒浸泡3日即可。

【功效】益精气，强身。

【主治】体质虚弱，精神疲倦，健忘，思维迟钝。

【用法】每晚临睡时服10～20毫升。

【注意】服药期间注意饮食调节。

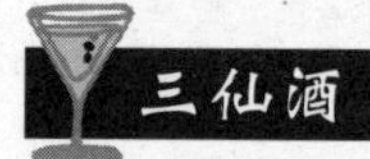

三仙酒

【原料】龙眼肉250克，桂花60克，白糖120克，白酒2 500毫升。

【制作】将前2味药与白糖、白酒共置入容器中，密封静置浸泡。浸泡时间愈久愈佳。

【功效】益心脾，补气血，养颜。

【主治】适用于思虑过度，面色不华，精神萎靡，健忘等症。

【用法】口服：每次服20～30毫升，每日1～2次。

【注意】服药期间注意饮食调节。

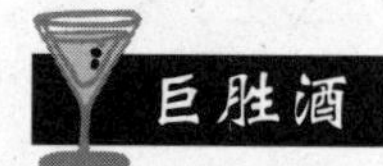

巨胜酒

【原料】薏苡仁100克，黑芝麻、生地黄各125克，白酒3 000毫升。

【制作】将黑芝麻炒熟，薏苡仁炒至略黄。两药合起略捣烂后与切成小块的生地黄共装入纱布袋里，与白酒一起置入容器中，密封浸泡12天即可服用。

【功效】补肝肾，润五脏，填精髓，祛湿气。

【主治】适用于体质虚弱、神衰健忘、记忆力减退、失眠多梦、心悸怔忡等症。

【用法】口服：每日1～2次，每次饮服20～30毫升。

【注意】服药期间注意饮食调节。

松叶酒

【原料】松叶150克，竹叶75克，蜂蜜90克，白酒1500毫升。

【制作】将松叶、竹叶洗净、切碎、晾干，与蜂蜜同放入白酒中，搅拌均匀，加盖密封浸泡30天即成。

【功效】消除疲劳，提神醒脑。

【主治】对动脉硬化有辅助治疗作用。

【用法】口服：每次10～25毫升，每日1～2次。

【注意】服药期间注意饮食调节。

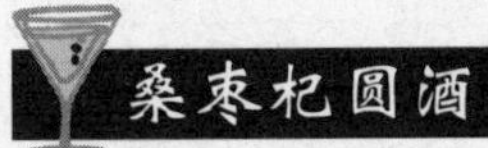

桑枣杞圆酒

【原料】枸杞子30克，桂圆肉30克，桑椹子30克，大枣30枚，白酒1000毫升。

【制作】将上药加工捣碎，用绢袋盛之，扎紧口，坛中倒入白酒，放入药袋，加盖密封，置于干燥阴凉处，每日摇晃数下，经浸泡14天后，视其颜色呈娇红，药酒即成，取出药袋即可饮用。

【功效】滋阴补血。

【主治】适用于阴血亏虚所致头晕目眩，心悸气短，四肢乏力，面色无华，失眠多梦等症。

【用法】口服：每次10～20毫升，每日2次。

【注意】服药期间注意饮食调节。

十二红药酒

【原料】熟地黄、续断各30克，黄芪、牛膝各25克，山药、龙眼肉、当归各15克，何首乌（制）、党参、茯苓、杜仲各20克，大枣40克，红花5克，甘草5克，砂糖400克。

【制作】将上药先以白酒2000毫升浸泡14天，过滤取液。药渣用1000毫升白酒再浸泡14天，过滤取液。先将2次滤液混合，再将砂糖用少量白酒加热溶化后加入药酒内，搅匀，静置沉淀后取上清液，备用。

【功效】补气养血，健脾安神。

【主治】用于失眠多梦，心悸健忘，面色少华等症。

【用法】口服：早晨和临睡前各饮用20毫升，每天2次。

【注意】本药酒对神经衰弱，属气血不足、肝肾亏损者尤为适宜。

地黄养血安神酒

【原料】熟地黄50克，当归、何首乌（制）、枸杞、炒薏苡仁各25克，龙眼肉20克，沉香末1.5克。

【制作】将上药切碎成粗末，纱布袋装，用白酒1500毫升浸泡。7天后取出药袋，压榨取液，将榨得的药液与浸出液混合，静置后过滤即得。

【功效】养血安神。

【主治】用于失眠健忘，心悸怔忡，须发早白，头晕目涩等症。

【用法】口服：每次15～20毫升，每天2次，温服。

【注意】本方重在养血安神，对于血虚所致上述表现及神经衰弱者有一定保健功能。

灵芝酒

【原料】灵芝25克，人参15克。

【制作】将上药切碎成粗末，纱布袋装，用白酒500毫升浸泡。7天后取出药袋，压榨取液，将榨取液与浸出液混合，静置后过滤，即得。

【功效】益气安神。

【主治】用于气虚乏力，心悸健忘，失眠，神经衰弱。

【用法】口服：每次20毫升，每天2次。

【注意】药酒中也可酌加蜂蜜或白糖60克以调味。

葆春康福酒

【原料】人参、枣仁、灵芝各10克，黄芪、枸杞子各20克，鹿茸、五味子各5克，蜂蜜200克。

【制作】将诸药共为粗末，纱布袋装，用白酒1000毫升浸泡，密封容器。14天后启封，取出药袋，压榨取液。先将榨得的药液与浸出液混合，再加蜂蜜调匀，过滤后装瓶即可。

【功效】补气养血，益精安神。

【主治】用于健忘多梦，心悸不宁，梦遗滑精，面色少华等症。

【用法】口服：每次10～20毫升，每天3次。

【注意】全方药性偏温，故实热证者忌用。方内人参可选用生晒参，以免红参药性过于偏温。

天王补心酒

【原料】人参、玄参、丹参、茯苓、远志、桔梗、五味子各20克，当归、麦冬、天冬、柏子仁、酸枣仁各40克，干地黄100克。

【制作】将上药研成粗末，纱布袋装，置于洁净容器中，加入白酒2500毫升，密封浸泡。7天后开启，去药渣，过滤，即得。

【功效】滋阴清热，养心安神。

【主治】用于阴血不足，心烦失眠，大便干结等症。

【用法】口服：每天临睡前半小时饮20毫升。

【注意】本药酒对心阴不足类型的神经衰弱尤为适宜。由于方内大量配伍凉性滋阴药物，且剂量较大，故脾胃虚寒、湿痰多者忌用。

人参不老酒

【原料】人参、菟丝子各20克，川牛膝、当归各30克，杜仲15克，干地黄、熟地黄、柏子仁、石菖蒲、枸杞、地骨皮各10克。

【制作】将诸药共研为粗末，纱布袋装，用白酒2000毫升浸泡。密封容器，14天后，去药渣并压榨药袋，取汁与浸出液混合，过滤装瓶即可。

【功效】滋肾填精，补气益智。

【主治】用于腰膝酸软，神疲乏力，心悸健忘，头晕耳鸣等症。

【用法】口服：每次10～20毫升，每日2次。

【注意】全方气血阴精俱补，尤宜于老年人服用。

人参五味子酒

【原料】生晒参15克，鲜人参（每支7～10克）3支，五味子70克。

【制作】将五味子碾碎，生晒参切片，用纱布袋装，与整支鲜人参放在容器内，倒入白酒1500毫升浸泡。7天后去纱布袋，将药酒静置，过滤，即得。

【功效】补气强心，滋明敛汗。

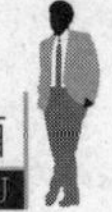

【主治】用于汗多肢倦，心悸气短，头晕乏力，健忘少寐，面色少华，神经衰弱等症。

【用法】口服：每次 20 毫升，每天 2 次。

【注意】五味子和人参配伍合用，能镇静安神，改善人的智力活动，提高工作效率。

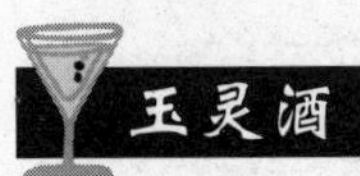

玉灵酒

【原料】龙眼肉 100 克，西洋参 20 克，白糖 100 克。

【制作】将西洋参切碎成粗末，与龙眼肉同置纱布袋中，白酒 1000 毫升浸泡。21 天后取出药袋，加入白糖，搅拌均匀，静置后过滤备用。药袋可再用 250 毫升白酒浸泡，7 天后取出药袋，压榨取液，将榨取液并入浸出液，静置后过滤备用。将前后 2 次药酒合并，即得。

【功效】益气养心。

【主治】用于老年体弱，心慌气短，自汗盗汁等症。

【用法】口服：每次 10 ~ 30 毫升，每天 1 次，睡前服用。

【注意】本方不用人参而用西洋参，其原因为西洋参性凉而补，凡欲用人参而不受人参之温补者，旨可以此代之参。长期小剂量服用西洋参和龙眼肉配制的药酒，对改善睡眠、增强体力、消除疲劳，具有良好的功效。

龙眼桂花酒

【原料】龙眼肉 125 克，桂花 25 克，白砂糖 60 克。

【制作】将龙眼肉、桂花与烧酒 1000 毫升同放入容器中，密封。1 个月后启封饮用。

【功效】安神定志，宁心悦颜。

【主治】用于心脾亏虚，证见头昏，体倦，心慌，失眠等症。

【用法】口服：每次 20 毫升，每天 2 次。

【注意】本药酒配方中另加桂花 20 克，有“暖脾胃，散风寒，通血脉”的功效。另外，也能使药酒香甜醇厚。

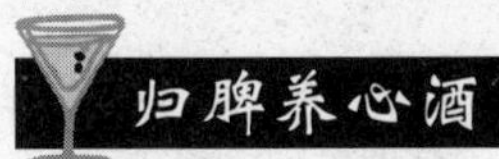

归脾养心酒

【原料】龙眼肉、酸枣仁各 30 克，党参、黄芪、党参、黄芪、白术、茯苓、当归各 20 克，炙甘草 6 克，木香、远志各 10 克。

【制作】将诸药切碎成粗末，纱布袋装，用白酒 1500 毫升浸 14 天后取出药袋，压榨取液，合并榨取液与浸出液，静置后过滤，即得。

【功效】补脾养心，益气养血。

【主治】用于思虑过度，劳伤心脏，心悸怔忡，健忘失眠等症。

【用法】口服：每次 20 毫升，每天 2 次。

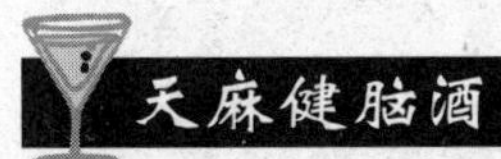

天麻健脑酒

【原料】天麻 15 克，黄芪、党参、何首乌（制）、枸杞、茯苓、五味子各 10 克。

【制作】将上药切碎成粗末，纱布袋装，用白酒 500 毫升浸泡。14 天后取出药袋，压榨取液，将榨得的药液与浸出液混合，静置后过滤，即得。

【功效】补肝肾，益气阴，安神

健脑。

【主治】用于肝肾阴虚，气虚所致气短神疲，失眠健忘，腰膝酸软，眩晕耳鸣，惊悸怔忡等症。

【用法】口服：每次20毫升，每天2次。

【注意】天麻是名贵中药，质量以冬麻为好。

康宝健脑补肾酒

【原料】五加皮、黄精、党参、黄芪、桑椹、枸杞、熟地黄、淫羊藿、山药、山楂、陈皮各10克，雄原蚕蛾10只，蜂蜜100克。

【制作】将诸药切细，纱布袋装，加入白酒1000毫升，密闭浸泡。14天后启封，取出药袋，压榨取汁，先将榨得的药液与浸出液混合，再加入蜂蜜搅拌均匀，过滤后装瓶即可。

【功效】益气健脾，补肾健脑。

【主治】用于脾肾精气虚衰，神疲乏力，头晕目眩，失眠健忘，食欲不振，耳鸣失聪，腰膝酸软，阳痿早泄，心悸气短。老年虚证尤宜。

【用法】口服：每次10～20毫升，每天2次。

【注意】阴虚火旺及湿热内盛者忌服。

五味子酒

【原料】五味子40克。

【制作】将上药用纱布袋装，加入白酒1000毫升密闭浸泡。14天后启封，取出药袋，压榨取汁，先将榨得的药液与浸出液混合，再加入蜂蜜搅拌均匀，过滤，即得。

【功效】宁心安神。

【主治】用于神经衰弱，心悸失眠等症。

【用法】口服：每次10毫升，每天2次，10天为1个疗程。

第三节　强筋壮骨酒

筋与骨指的是人体支持和运动有关的组织和器官。主要有骨骼、肌肉、肌腱等，也包括了有关的神经和血管等。中医学历来认为这一系统与五脏中的肝、肾关系甚为密切。因此要达到壮筋强骨，补养肝肾是重要环节。《内经·素问》说："肝生筋"，"肝之合精也"，"肝者罢极之本……其充在筋"，"丈夫七八肝气衰，筋不能动"等，均说明了肝与筋、筋与四肢关节的屈伸运动有着密切的关系。《内经》还说"肾主骨生髓，腰为肾之府"。肾气不足肾精虚衰时，会导致骨不强，筋不壮而有腰膝酸痛，行走乏力等。因此要壮筋强骨，必须补肝滋肾，治本获效。可用党参、黄芪、杜仲、牛膝、当归、熟地、巴戟天、仙灵脾、木瓜、益母草、三七、赤芍、狗脊、冬虫夏草等药物泡酒饮服。

延年石斛酒

【原料】石斛60克，淮牛膝15克，生地黄20克，杜仲10克，丹参10克，白酒1000毫升。

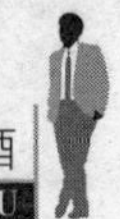

【制作】将前5味加工研碎，装入纱布袋中，置容器中，加入白酒，密封浸泡，7日后去渣即可饮酒。

【功效】补肾强筋，除痹。

【主治】腰腿疼痛，体倦无力，风湿痹痛等症。

【用法】每次服20毫升，早、晚各服1次。

【注意】服药期间应注意饮食调节。

虎杖桃仁酒

【原料】虎杖60克，桃仁9克，黄酒500毫升。

【制作】将前2味研烂，加入黄酒，浸泡3日后去渣，即可饮酒。

【功效】活血祛瘀，祛风通络，清热利湿，解毒。

【主治】猝发腹痛症结，痛不可耐等症。

【用法】每次50毫升，早、晚各服1次。

【注意】全方破瘀通经，利湿祛风。

桂姜附骨酒

【原料】肉苁蓉50克，淮牛膝40克，菟丝子、制附子、肉桂、炮姜、肉豆蔻各20克，补骨脂、枳实各25克，巴戟天30克，鹿茸10克，木香、蛇床子各15克，白酒2000毫升。

【制作】将以上诸药捣碎，用细纱布袋或白布袋装好，扎紧袋口。将药袋放入干净瓶子或酒坛内，倒入白酒，加盖密封，置阴凉干燥处。浸泡15~20日后，即可开封饮用。

【功效】壮阳益肾，强筋壮骨。

【主治】肾阳虚无力，大便溏泄，便质清冷，或久泻不止，完谷不化，阳痿不育，小便频数，夜尿多等症。

【用法】每次温服15~20毫升，早、晚各服1次。

【注意】阴虚火旺者忌服。

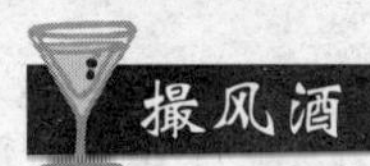

青风藤白酒

【原料】青风藤15克，白酒500毫升。

【制作】将青风藤加工切碎，置于容器中，加入白酒泡，每日振摇1次，7日后即可饮用。

【功效】祛风湿，通经络。

【主治】风湿痹痛，麻木瘙痒，水肿尿少，脚气湿肿等症。

【用法】每次服20毫升，每日早、晚各服1次。

【注意】服药期间应注意饮食调节。

撮风酒

【原料】寻风藤、青藤根、石薜荔、三角尖各30克，生姜、五加皮各45克，苍术、骨碎补、威灵仙、续断、川牛膝、甘草各15克，狗胫骨（原方为虎胫骨）100克，乌药、石楠叶、苏木、南木香、青木香、乳香各6克，当归、羌活、防风各10克，细辛、川乌头各3克，无灰酒6000毫升。

【制作】将诸药去除杂质，先将狗胫骨用水洗净，再用沙子炒至黄酥，再与其余药物共为细末，装入纱布袋中，扎紧袋口，放入小口瓷坛内，注入无灰酒，用油纸密封坛口。再将酒坛放入水中慢火煮沸4小时，取出停放5日后，滤取药液，瓶装备用。

【功效】祛风通络，强筋壮骨。

【主治】白虎历节风（痛风）、鹤膝风。

【用法】每次30毫升，1日3次，饭前空腹或临睡前温服。

【注意】忌与半夏、瓜蒌、贝母、白及、白蔹同用。

松节酒

【原料】松节400克，糯米5000克，甜酒曲500克。

【制作】将松节加水煎煮2小时，去渣取汁。糯米水浸12小时，捞出上笼蒸熟，甜酒曲研末。然后将松节药液、糯米饭、糯米泔水、甜酒曲混合调匀，同放瓷坛中密封酿酒。大约经过21昼夜，酒熟，压去糟粕，滤取药汁，装瓶密封备用。

【功效】祛风胜湿，止痛。

【主治】历节风、鹤膝风。

【用法】每次30毫升，1日3次，饭前空腹温服。或根据个人酒量适当增减用量，以不醉为度。

【注意】血燥有火者慎用。

附子杜仲酒

【原料】炙杜仲50克，淫羊藿15克，独活25克，牛膝25克，制附子30克，白酒1000毫升。

【制作】先将前5味药物放入白酒中，密封浸泡7日后，启封，去药渣，即得。

【功效】补肝益肾，强筋壮骨。

【主治】适用于感冒后身体虚弱，腰膝疼痛，步行困难等症。

【用法】每次服10～20毫升，每日早、晚各服1次。

【注意】服药期间应注意饮食调节。

牛膝羌活酒

【原料】川牛膝、羌活、鹿胫骨、萆薢各30克，制附子、当归、防风、肉桂各20克，白酒1500毫升。

【制作】将以上诸药捣碎，装入瓶中，倒入白酒，加盖密封，置于阴凉干燥处，浸泡15～20日后，即可开封饮用。

【功效】温肝活血，强筋壮骨，祛风涂湿。

【主治】适用于肝阳虚亏所致的腰膝、关节、筋骨酸软冷痛，不能行走站立，四肢不温，麻木困重，受寒当风则挛急作痛等症。

【用法】每次温服10～20毫升，每日早、晚各服1次。

【注意】服药期间应注意饮食调节。

独活酒

【原料】独活300克，白酒2500毫升。

【制作】将独活放入酒坛，倒入白酒，密封坛口，浸泡10日后即可饮酒。

【功效】祛风湿，止痛。

【主治】本酒适于腰膝酸困，腿脚沉重疼痛等症。

【用法】每日3次，每次空腹温饮15～20毫升。

【注意】服药期间注意饮食调节。

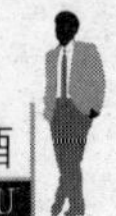

杞菊地冬酒

【原料】枸杞子、甘菊花各 80 克，麦冬、生地黄各 60 克，冰糖 120 克，白酒 2500 毫升。

【制作】将生地黄、麦冬捣碎，枸杞子拍烂，与菊花同放入酒坛内，加入冰糖，倒入白酒，密封坛口，置于文火上，烧沸 10 分钟，取下，放置 3 日后即可饮酒。

【功效】补肝肾，明目，止泪。

【主治】本酒适于肝肾不足引起的腰膝酸软，头目眩晕，视物模糊，迎风流泪等症。

【用法】每日 2 次，每次服 10 ~ 15 毫升。

【注意】服药期间注意饮食调节。

抗骨质增生酒

【原料】骨碎补、淫羊藿、鸡血藤各 30 克，肉苁蓉、狗脊、女贞子、熟地黄、牛膝各 20 克，莱菔子 10 克，白酒 2000 毫升。

【制作】将上药粉碎成粗粉，纱布袋装，扎口，白酒浸泡。14 日后取出药袋，压榨取液。将榨得的药液与药酒混合，静置，过滤，即得。

【功效】补肾，强筋骨，活血止痛。

【主治】用于增生性脊椎炎，颈椎综合征，骨刺等骨质增生症。

【用法】每次 10 ~ 20 毫升，每日 2 次。

【注意】服药期间注意饮食调节。

鹿骨酒

【原料】鹿骨 100 克，枸杞子 30 克，白酒 1500 毫升。

【制作】将鹿骨捣碎，枸杞子拍破，置于干净瓶中，倒入白酒，加盖密封，置阴凉干燥处，经 14 日后，静置澄清，即可饮用。

【功效】补肾气，强筋骨。

【主治】适用于肾气亏虚所致的形体消瘦、怯弱怕冷、腰膝酸冷、四肢不温、麻痹冷痛、筋骨瘦软、行走无力等症。

【用法】每次服 10 ~ 15 毫升，每日早、晚各服 1 次。

【注意】筋骨关节局部红、肿、热、痛或性欲亢进者，均不宜服。

骨碎补酒

【原料】骨碎补 120 克，黄酒 500 毫升。

【制作】将骨碎补洗净切碎，放入广口瓶中，黄酒倒入瓶中将骨碎补浸没，封紧瓶口。每日振摇 1 次，7 日后即可饮用。

【功效】补肾活血，接骨理伤。

【主治】适用于肾虚腰痛跌打损伤，骨折瘀肿，头昏，耳鸣，腰膝无力等症。

【用法】每次服 10 ~ 15 毫升，每日早、晚各服 1 次。

【注意】凡阴虚、血虚而有火者忌用。

牛膝狗脊参芪酒

【原料】狗脊、丹参、黄芪、川牛膝、独活、萆薢各 25 克，制附子 18 克，川芎 20 克，白酒 1500 毫升。

【制作】将以上诸药捣碎，用细纱布袋装好，扎紧袋口，放入酒坛中，倒入白酒，加盖密封，置阴凉干燥处，浸泡10~15日后，即可开封饮用。

【功效】补肝益肾，活血通络，祛风湿，壮筋骨。

【主治】适用于阳气亏虚，风湿内侵、气血不畅所致的腰脊强痛、俯仰不利、腿软无力等症。

【用法】不拘时，随量饮服。

【注意】服药期间应注意饮食调节。

补血壮骨酒

【原料】淫羊藿、巴戟天、鸡血藤各50克，米酒1000毫升。

【制作】将以上诸药以酒浸泡20日后，即可开封饮用。

【功效】补肾强筋，活血通络。

【主治】适用于肾虚腰痛，肢体麻木，瘫痪，风湿痹痛，跌打损伤等症。

【用法】每次服10毫升，每日早、晚各服1次。

【注意】服药期间应注意饮食调节。

淫羊藿地黄酒

【原料】淫羊藿250克，熟地黄150克，白酒1000毫升。

【制作】将上述二药捣细，以细纱布袋装好，置于酒瓶中，注入白酒，加盖密封。10日后，即可开封饮用。

【功效】温肾阳，祛风湿，强筋骨。

【主治】适用于肾阳亏虚，或挟有风湿所致的腰酸腿软，阳痿不举，精冷稀少不育，筋骨关节麻痹疼痛等症。

【用法】每日随量温饮。

【注意】感冒期间及阴虚火盛者均不宜饮。

蚁王酒

【原料】蚂蚁20克，白酒500毫升。

【制作】将蚂蚁泡入白酒内，7日后即可饮用。

【功效】祛风除湿，补肾壮骨，健体强身。

【主治】适用于肾虚腰痛，类风湿性关节炎，肺结核，贫血，阳痿，早泄，遗精等症。

【用法】每次服30~60毫升。

【注意】服药期间应注意饮食调节。

淫羊藿血藤酒

【原料】淫羊藿、巴戟天、鸡血藤各15克，冰糖30克，白酒500毫升。

【制作】将淫羊藿、巴戟天、鸡血藤洗净，泡入白酒内，加入冰糖浸泡7日后服用。

【功效】补肾壮阳，强筋骨，祛风湿。

【主治】适用于阳痿，风湿腰腿痛，肾虚腰痛等症。

【用法】每次服15~20毫升，每日早、晚各饮1次。

【注意】服药期间应注意饮食调节。

狗脊酒

【原料】狗脊40克，杜仲30克，续断30克，怀牛膝30克，威灵仙20克，通草12克，白酒1000毫升。

【制作】将以上诸药捣碎，装入瓶中，倒入白酒，加盖密封，置阴凉干燥处，浸泡 10～15 日后，即可开封澄清饮用。

【功效】补肝肾，强筋骨，祛风湿。

【主治】适用于肝肾阴血亏虚，风湿内侵所致的腰脊酸痛、下肢痞软无力、肌肉、关节疼痛、活动屈伸不利等症。

【用法】每次温服 15～20 毫升，每日早、晚各饮 1 次。

【注意】服药期间应注意饮食调节。

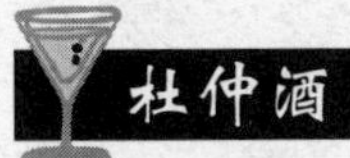

杜仲酒

【原料】杜仲 40 克，牛膝、石南藤各 20 克，羌活、防风各 15 克，附子 10 克，白酒 2500 毫升。

【制作】将前 6 味药去除杂质，用纱布袋盛，扎紧袋口，与白酒一起放入瓷坛中浸泡，每日摇晃 1 次，30 日后启封，滤取药液，瓶装备用。

【功效】补肝肾，强筋骨，祛风湿，活血祛瘀。

【主治】痛风，腰脚疼痛难忍者。

【用法】每次 30 毫升，1 日 3 次，饭前空腹温服。或根据个人酒量适当增减用量，以不醉为度。

【注意】血燥者慎用。

海桐皮酒

【原料】海桐皮、五加皮、独活、防风、全蝎、杜仲各 10 克，桂心、附子各 6 克，酸枣仁、薏苡仁、生地各 15 克，白酒 1500 毫升。

【制作】将上述诸药去除杂质，碎如豆大，用纱布袋盛，扎紧袋口，与白酒一起放瓷坛中浸泡，密封坛口，每日摇晃 1 次。35 日后启封，滤取药液，瓶装备用。

【功效】祛风胜湿，止痛。

【主治】痛风，膝、脚疼痛，行立不得。

【用法】口服：每次 10 毫升，1 日 2 次。

【注意】阴虚火旺者慎用。

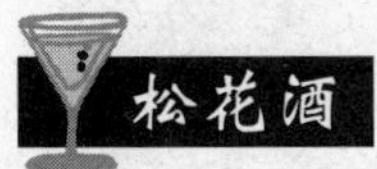

松花酒

【原料】松花粉 200 克，白酒 2000 毫升。

【制作】于 4～5 月马尾松开花时，将雄球花摘下，晒干，搓下花粉，蒸熟，装入纱布袋内扎口，放入酒坛，倒入白酒，密封坛口，浸泡 10 日后即可饮酒。

【功效】祛风益气，润肺养心。

【主治】适于体质虚弱，腰腿酸软，头昏目眩，中虚胃痛，皮肤时作麻木不适等症。

【用法】口服：每次 15～25 毫升，1 日 2 次。

【注意】服药期间注意饮食调节。

女贞子酒

【原料】女贞子 450 克，黄酒 2500 毫升。

【制作】将女贞子加工使碎，放入酒坛中，倒入黄酒，密封坛口，浸泡 10 日即可饮酒。

【功效】补肝肾，滋阴血，明目乌发，强筋骨。

【主治】本酒适于腰膝酸软，筋骨无力，上重下轻，头目眩晕及须发早白等症。

【用法】口服：每次15～20毫升，1日2次。

【注意】服药期间注意饮食调节。

壮骨驻颜酒

【原料】干地黄、熟地黄、黑大豆、赤首乌、白首乌、牛膝、肉苁蓉、枸杞子各30克，山药20克，藁本、川椒各15克，白酒1500毫升。

【制作】将上药粉碎成粗粉，纱布袋装，扎口，白酒浸泡。30日后取出药袋，压榨取液。将榨取液与药酒混合，静置，过滤，即得。

【功效】补肾养血，壮骨强筋。

【主治】用于肝肾不足，腰膝无力．眩晕目昏，面色不华，须发早白。

【用法】每次10～20毫升，每日2次。

【注意】服药期间注意饮食调节。

独活寄生药酒

【原料】独活、桑寄生、杜仲、川牛膝、狗脊各15克，细辛3克，白芍、桂枝各9克，全蝎6克，60～70度白酒250毫升。

【制作】将上药粉碎成粗粉，纱布袋装，扎口，用白酒浸泡，每天摇晃几次，3天后即可服用。

【功效】祛风湿，止痹痛，益肝肾，补气血。

【主治】肝肾两亏，气血不足，风寒湿邪外侵，腰膝冷痛，酸重无力，屈伸不利，或麻木偏枯，冷痹日久不愈（现广泛用于慢性关节炎、颈椎病、腰椎间盘突出症、骨性关节炎、风湿性关节炎、坐骨神经痛、小儿麻痹）。

【用法】每次20～25毫升，每日2次，15天为1个疗程。

【注意】服药期间注意饮食调节。

骨刺药酒

【原料】制川乌90克，肉苁蓉30克，骨碎补40克，狗脊60克，牛膝80克，鹿含草40克，熟地120克，海风藤100克，伸筋草30克，红花30克，桂枝60克，鸡屎藤100克，黄藤250克，陈皮100克，冰糖250克，55度以上白酒1000毫升。

【制作】将上药放入不锈钢锅内，加水5000毫升，浸泡2小时后，再用慢火煎3小时，水煎至1000毫升，将药水滤出，趁热放入冰糖，待糖完全溶解放凉后，再加入白酒与其混合，装瓶备用。

【功效】强筋健骨，活血化瘀，调补肾气，消肿止痛。

【主治】颈椎骨质增生，腰椎骨质增生，膝关节骨质增生，跟骨骨质增生，关节疼痛，关节活动障碍，关节腔积液，关节畸型，肢体麻木，因长期负重或关节劳损等。

【用法】每次20毫升，每日3次，饭后服用，一剂服用1个月，1个月为1个疗程。

【注意】对乙醇过敏者忌用。

生玉真散药酒（外用）

【原料】鲜生地、生白附子、生天南星、生旱半夏、野生天麻、防风、羌活、白芷各等份。

【制作】将以上药物研粉。取生玉真散粉100克浸入48～53度的白酒1000毫升中，用量大时，可按比例用大容器浸泡。每日搅拌1次，7日后取出药汁，将药汁30～40毫升均匀浸在大小适中的纱布块（或敷贴）上。

【功效】活血散瘀，软坚散结，消肿止痛，祛风止痹。

【主治】腰椎间盘突出症。

【用法】外用：敷贴在腰部，每2日换药1次，30天为1个疗程。

【注意】对乙醇过敏者忌用。

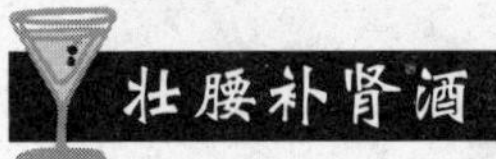

壮腰补肾酒

【原料】巴戟60克，肉苁蓉45克，川杜仲33克，人参25克，鹿茸片18克，蛤蚧1对，川续断30克，骨碎补15克，冰糖75克，50度谷烧酒1000毫升。

【制作】将以上药物用50度谷烧酒浸泡1个月后，即可饮酒。

【功效】壮阳，健腰，补肾。

【主治】腰膝酸软乏力，阳痿。

【用法】每次服10～20毫升。

【注意】感冒发热、溃疡病、呼吸道疾病、肝病及高血压患者忌服。

活血化瘀酒

【原料】田七（即三七）85克（打碎或切片），当归25克，川继断33克，苏木28克，川芎30克，红花18克，延胡索35克，香附15克，冰糖70克，50度谷烧酒1000毫升。

【制作】将以上药物用50度谷烧酒浸泡1个月后，即可饮酒。

【功效】活血化瘀止痛。

【主治】跌打损伤旧患，肌肉筋骨疼痛。

【用法】每次服10～15毫升，也可外搽患处。

【注意】感冒发热、溃疡病、呼吸道疾病、肝病及高血压患者忌服。

祛风活络酒

【原料】白花蛇90克，川芎32克，川木瓜20克，羌活、独活各25克，千年健40克，制川乌18克，秦艽28克，川牛膝45克，半枫荷50克，冰糖100克，50度谷烧酒1500毫升。

【制作】将以上药物用50度谷烧酒浸泡1个月后，即可饮酒。

【功效】祛风活络，活血止痛。

【主治】慢性风湿筋骨疼痛，且疼痛多发生于寒冷潮湿天气者。

【用法】每次10～15毫升，每日2～3次，也可外搽患处。

【注意】感冒发热、溃疡病、呼吸道疾病、肝病及高血压患者忌服。此药酒含川乌，不能多饮。

四虫雪莲酒

【原料】白花蛇1条，全蝎、雪莲花各15克，地龙、黑蚂蚁、威灵仙各20克，制乳香、制没药、当归各12克，制川乌、制草乌、川牛膝、红参各10克。

【制作】将上药切碎，装入纱袋，用白酒1000毫升浸泡，密封浸泡7天后，移去纱袋，过滤，即得。

【功效】祛风通络，散寒止痛，补肝益肾。

【主治】用于坐骨神经痛等症。

【用法】口服：每次10～15毫升，每天3次。服两周为1个疗程。

独活当归酒

【原料】独活、杜仲、当归、川芎、熟地黄、丹参各30克。

【制作】将上药切细，装入纱布袋中，用白酒1000毫升浸泡，密封，近火煨一夜。待候冷，取纱布袋，压榨取汁，与浸出液混合，静置后过滤，即得。

【功效】祛风湿，壮筋骨，好关节，和血止痛。

【主治】用于风湿性腰腿疼痛等症。

【用法】口服：每次15～30毫升，每天2～3次，温服。

【注意】服药期间注意防寒保暖。

杜仲独活酒

【原料】杜仲24克，独活、当归、川芎、干地黄各12克，丹参15克。

【制作】将上药研粗末，用纱布袋盛，入白酒500毫升中浸泡5天后，取出纱袋，压榨取液，与浸出液混合，过滤，即得。

【功效】补肾健腰，祛风活血。

【主治】用于坐骨神经痛等症。

【用法】口服：每次15～30毫升，每天2～3次。

【注意】服药期间注意防寒保暖；忌芜荑。

杜仲石楠酒

【原料】杜仲24克，石楠、羌活、附子（炮裂，去皮脐）、怀牛膝各9克，防风6克。

【制作】将上药研粗末，用纱布袋装，入白酒500毫升中浸泡7天，移去药袋，静置后过滤，即得。

【功效】补肾壮骨，祛风除湿。

【主治】用于腰脚疼痛等症。

【用法】口服：每次15～30毫升，每天2～3次。

【注意】服药期间注意防寒保暖。

青蛾补酒

【原料】杜仲、胡桃肉、续断肉、淫羊藿各30克，补骨脂、牛膝各20克。

【制作】将上药切碎成粗末，纱布袋装，扎口，用白酒1500毫升浸泡。14天后取出药袋，压榨取液。将榨得的药液与浸出液混合，静置后过滤，即得。

【功效】补肝肾，强筋骨。

【主治】用于老年骨质疏松症有腰腿酸疼，不耐负重等症。

【用法】口服：每次20毫升，每天2次。

【注意】本药酒长期服用，对老年骨质疏松症的治疗和调理有益。

秦巴杜仲酒

【原料】杜仲、枸杞、杜仲叶各20克，茯苓、牛膝、菟丝子、制何首乌、当归、补骨脂（制）各15克。

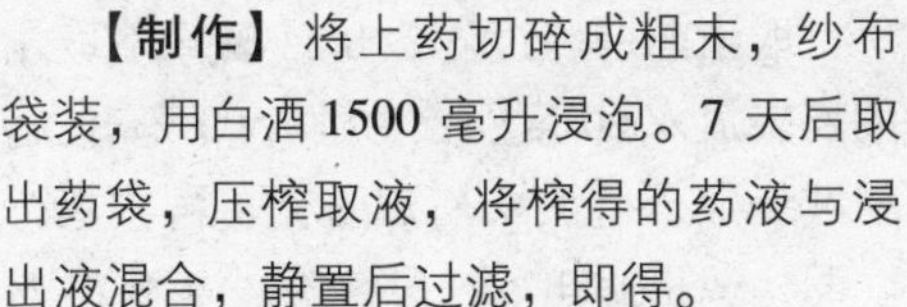

【制作】将上药切碎成粗末，纱布袋装，用白酒1500毫升浸泡。7天后取出药袋，压榨取液，将榨得的药液与浸出液混合，静置后过滤，即得。

【功效】补益肝肾，强健筋骨。

【主治】用于肝肾不足，腰膝酸软无力，肾虚腰痛等症。

【用法】口服：每次10毫升，每天2～3次。

【注意】服药期间注意防寒保暖。

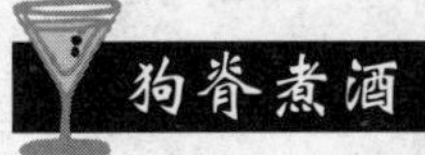

狗脊煮酒

【原料】狗脊、丹参、黄芪、萆薢、牛膝、川芎、独活各50克，附子（炮裂，去皮脐）15克。

【制作】将上药捣碎，纱布袋装，用白酒1000毫升浸泡，密封14天后开启，移去纱袋，过滤，即得。

【功效】祛风湿，强筋骨，益气活血。

【主治】用于腰痛强直，不能舒展等症。

【用法】口服：每次15～20毫升，每天2～3次。

【注意】《太平圣惠方》狗脊丸即以本品为主，主治少阴气衰、风寒、肾阳虚、外伤、湿邪五种腰痛。

海马千年健酒

【原料】海马、千年健、地龙、当归、川芎、参三七、自然铜、桑螵蛸、紫草、骨碎补、伸筋草、海风藤各10克，鸡血藤30克，五加皮、生姜各90克，制川草乌各8克。

【制作】将上药切碎，纱布袋装，用60度白酒2500毫升浸泡7天，移去纱袋，静置后过滤，即得。

【功效】疏风化湿，通经活络，散寒止痛。

【主治】用于坐骨神经痛等症。

【用法】口服：每次15毫升，每天2次。

【注意】服药期间注意防寒保暖。

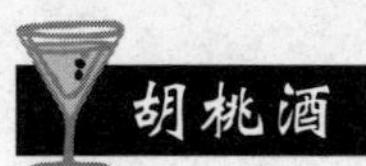

胡桃酒

【原料】胡桃仁120克，补骨脂60克，杜仲60克，小茴香20克。

【制作】将杜仲切细，其他药切碎成粗末，一起装入纱布袋，扎口，用白酒2000毫升浸泡。14天后取出药袋，压榨取液，将榨得的药汁与浸出液混合，静置后过滤，即得。

【功效】补肾，壮筋骨，乌须发。

【主治】用于肾气虚弱，有腰痛如折，或腰间似有物重坠，坐起艰难，或小便频数清长等症。

【用法】口服：每次20毫升，每天2次。

【注意】本药酒对老年人肠枯津少之便秘也适用。

蠲痹酒

【原料】鹿筋150克，鹿衔草100克，地龙60克，川牛膝、杜仲、枸杞各50克，蜂蜜适量。

【制作】将上药除蜂蜜外，共研成粗末，装入布袋扎紧，与白酒1000毫升，加蜂蜜约50克搅匀，共入密闭容器中浸泡。20天后取出药袋，压榨取汁，与浸出液混合、过滤，滤液低温（1～

10℃）静置沉淀5天，取上清液即得，置阴凉处保存。

【功效】祛风除湿，强筋健骨，活血通络，散瘀止痛。

【主治】用于坐骨神经痛等症。

【用法】口服：每次10～20毫升，每天3次，7天为1个疗程。

舒心镇痛酒

【原料】秦艽、羌活、当归、伸筋草、制南星、薏苡仁各15克，桂枝、全蝎各10克，木瓜、川牛膝各20克，海马2条，蜈蚣4条。

【制作】将上药洗净后置入瓦罐，入白酒1500毫升中，罐口用白纸覆盖，然后用细沙包压在纸上面，将药酒移至文火上煎熬，见纸边冒汗（蒸气露珠），随即端去药罐，冷却后滤去药渣即得。

【功效】祛风通络，活血止痛。

【主治】用于坐骨神经痛等症。

【用法】口服：每次20～30毫升，每天早、晚各服1次。服15天为1个疗程。

健腰蠲痹酒

【原料】山甲片、泽兰叶、千年健、肉苁蓉、乳药、没药、桂枝、桑枝各10克，当归、茯苓、鸡血藤、黄芪各20克，干地黄、熟地黄、杜仲、牛膝、川续断、骨碎补、桑寄生各30克，巴戟天、赤芍、党参、生甘草、菟丝子、陆英、仙灵脾各15克，地鳖虫5克，枸杞、木瓜各25克。

【制作】将上药切碎，纱布袋装，加入60度以上烧酒3000毫升，浸20天后，取出药袋，过滤浸出液备用。取出的药袋放入60度以上白酒2500毫升中，继续浸泡，待头次药酒服完，再按第一次制法滤出服用。一般每剂药浸酒2次，即可弃之。

【功效】益肾填精，壮腰健腿，温经通痹。

【主治】用于腰腿痛等症。

【用法】口服：每次15～25毫升，每天2次。服完2剂为1个疗程。

【注意】服药期间注意防寒保暖。

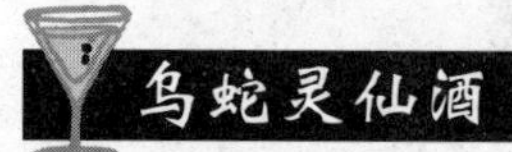

乌蛇灵仙酒

【原料】乌梢蛇、川芎各10克，威灵仙、独活、千年健、红花、当归、鸡血藤、黄芪各15克，土鳖虫、细辛各5克。

【制作】将上药切碎，纱布袋装，用黄酒750毫升浸泡，封闭瓶口。3天后可取浸出液服用，随服随添。

【功效】祛风除湿，通经活络，活血止痛。

【主治】用于坐骨神经痛。

【用法】口服：每次10毫升，每天2次，饮1000毫升酒为1个疗程。

【注意】服药期间注意防寒保暖。

风湿骨痛药酒

【原料】威灵仙、桑寄生、穿山龙、防已、独活、茜草、羌活各50克，马钱子（制）、麻黄各10克。

【制作】将上药研粗末，纱布袋装，用白酒2500毫升浸泡，14天后去药袋，过滤，加白糖20克，混匀，即得。

【功效】祛风除湿，通络止痛。

【主治】 用于腰腿疼痛，肢体麻木，手足拘挛，关节疼痛等症。

【用法】 温服：每次 10～15 毫升，宜从小剂量开始，逐步增加，每天 2～3 次。如服药后出现嚼肌及颈部肌抽筋感，咽下困难等，应减量或停药。

【注意】 马钱子有毒，故每次饮服不可过量。心脏病、高血压患者忌服。

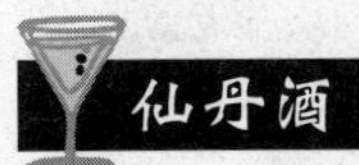

仙丹酒

【原料】 苏木、秦艽、牛膝、乳香、没药各 15 克，威灵仙、乌梢蛇、丹参、木瓜、透骨草各 30 克，羌活、五加皮、冰片各 10 克，花椒、补骨脂各 18 克，全蝎 5 克，川续断 12 克。

【制作】 将上药共研粗末，纱布袋装，用高粱酒 2000 毫升浸泡 5 天后，移去纱袋，将浸出液过滤，即得。

【功效】 祛风除湿，温经通络，补肾止痛。

【主治】 用于慢性腰肌劳损所致腰痛。

【用法】 外用：每次先将酒液搽于皮肤上，再拔火罐，留罐 20 分钟，每天 1 次，7 次为 1 个疗程。

【注意】 用本药酒外搽疼痛腰腿皮肤前，先局部按摩或用热毛巾做热敷，然后搽药，拔火罐，这样效果可能更好。

复方三七药酒

【原料】 三七、川芎、乳香、没药、土鳖虫各 30 克，补骨脂、淫羊藿、牛膝各 50 克，叶下花 80 克，四块瓦、当归、五加皮、大血藤各 60 克，全蝎、血竭各 10 克，制川乌、红花各 20 克，莪术、苏木、玄胡索、香附各 40 克。

【制作】 将上药碾碎，纱布袋装，用白酒 2000 毫升浸泡 14 天，移去药袋，取浸出液过滤，即得。

【功效】 舒筋活络，散瘀镇痛，祛风除湿，强筋壮骨。

【主治】 用于跌打损伤，风湿骨痛，四肢麻木等症。

【用法】 口服：每次 10～15 毫升，每天 2 次。

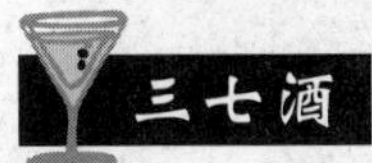

三七酒

【原料】 三七 30 克。

【制作】 将三七切碎成粗末，纱布袋装，用白酒 500 毫升浸泡，密封容器。浸泡期间，每天摇动容器 1 次，7 天后取出药袋，压榨取液，与浸出液混合，静置后过滤，即得。

【功效】 活血消肿，化瘀止痛。

【主治】 用于跌打损伤，瘀阻疼痛，及冠心病心绞痛等症。

【用法】 口服：每次 10～15 毫升，每天 2～3 次。亦可外用。

舒筋乐（外用）

【原料】 细辛、桂枝各 50 克，生川乌、生草乌各 60 克，丹皮 90 克，冰片 30 克，蟾酥、辣椒各 10 克，商陆、羌活、姜黄各 100 克，香薷、寻骨风各 150 克，四大天王 20 克。

【制作】 将上药碾成粗末，纱布袋装，用白酒 4500 毫升浸泡 7 天，取出药袋，浸出液备用；药袋再加适量白酒继续浸泡，5 天后过滤，两次浸出液合并，酌加白酒至4000毫升即得。

【功效】祛风，温阳，止痛。

【主治】用于外伤疼痛等症。

【用法】外用：先轻揉按摩患部至皮肤发热，用药棉浸蘸药液涂搽，若患部有皮下出血，忌用力过猛，以免出血增多。还可用本药酒加热，热敷患部，每次10～15分钟，每天3～4次。

【注意】仅供外用，忌内服。皮肤破溃处忌用。

红花酒煎（外用）

【原料】红花30克，栀子20克，桃仁20克，芒硝60克。

【制作】将上药共研粗末，加白酒适量，浸泡30分钟，微火煎煮10分钟，冷却去渣，过滤，即得。

【功效】活血祛瘀，消肿止痛。

【主治】用于关节扭伤等症。

【用法】外用：用纱布浸药酒在关节扭伤处作冷湿敷，1天4～6次，10天为1疗程。同时局部施以柔顺按摩法，即采取与肌纤维方向平行的手法，由近端向远端或由远端向近端理顺肌纤维之后，用石膏托、纸板或胶布、绷带等外固定损伤关节，限制其活动。

【注意】关节、软组织扭伤之初要防止损伤处进一步渗血，所以早期局部处理上强调作冷湿敷。

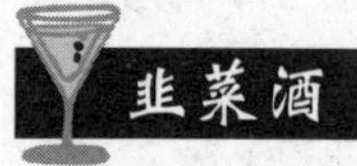

韭菜酒

【原料】生韭菜或韭菜根100克。

【制作】将生韭菜切细，置瓷器中，加黄酒100毫升，煎煮至沸即得；或生韭菜切细、捣汁，与黄酒100毫升调匀即得。以上为1天用量。

【功效】行气活血。

【主治】用于急性闪挫、扭伤，气滞血瘀者，亦可用于胸痹心痛及赤痢等症。

【用法】口服：每天1～2次，温服。韭菜捣烂亦可外敷患处。

【注意】也有报道用鲜韭菜250克，切细，放细盐3克，拌匀，捣成泥，外敷关节扭伤处，纱布包扎，并以酒频频湿润纱布，勿使干燥，3～4小时除去，次日再敷，一般敷2次即愈。

肿痛灵药酒（外用）

【原料】透骨草30克，乳香、没药、泽兰、艾叶各15克。

【制作】将上药用60度白酒500毫升浸泡3天，即成，备用。

【功效】行血消肿，温经通络。

【主治】用于软组织损伤等症。

【用法】外用：取大小适宜的敷料浸透药液，贴敷在患处，外用绷带包扎，每天更换1次，7天为1个疗程。用药第二天起，绷带包扎局部，外边可以配合作热敷（用热水袋）。皮肤破损处应伤口愈后再行此法。

【注意】透骨草又名地沟菜。民间有单用鲜品捣烂敷，或煎水洗患处，治疗跌打损伤，瘀血肿痛。

樟脑麝香酒（外用）

【原料】樟脑、红花、血竭、干地黄各10克，三七、薄荷各3克，冰片、人工麝香各0.2克。

【制作】将红花、血竭、三七、薄

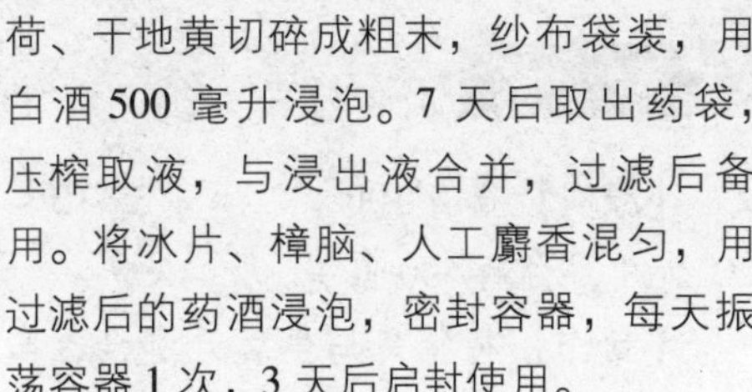

荷、干地黄切碎成粗末，纱布袋装，用白酒 500 毫升浸泡。7 天后取出药袋，压榨取液，与浸出液合并，过滤后备用。将冰片、樟脑、人工麝香混匀，用过滤后的药酒浸泡，密封容器，每天振荡容器 1 次，3 天后启封使用。

【功效】活血化痛，消肿止痛。

【主治】用于骨关节扭伤，软组织损伤等症。

【用法】外用：用手指蘸少许药酒，反复涂搽患处及其周围，并选用推搓、揉擦、按压、弹拨、拍打扳牵等手法，每次 15～20 分钟，每天 1 次，10 次为 1 个疗程。

【注意】骨关节和软组织的损伤，主要表现为局部的肿痛。

第四节　养颜护肤酒

面色红润、“神彩奕奕”的健康外表，表明气血充盈、脏腑调和。而面色无华、苍老多皱是容颜衰老之征象，反映了人体内气血的衰减、五脏六腑的老化。古往今来，诗书中“肤如凝脂面似美玉”的佳丽，不知令多少爱美的女性羡慕不已。但怎样才能拥有光滑、嫩白的皮肤呢？中医学中驻颜美容的中药极为丰富，它们不仅适用于女性，对男性来说同样具有美白润肤之效，而且少有毒副作用。调查显示，男性皮肤的特点是比女性厚，更富有弹性，这是因为他们皮肤纤维彼此连接很紧密。男性皮脂腺和汗腺较发达，因此毛发较重，对皮肤有很好的保护和营养作用，所以出现皱纹、皮肤松弛等衰老迹象比女性年龄大。但由于男性皮肤厚度和密度大于女性，所以其皮肤变化看起来比女性更明显和清晰。另外，男性经常刮胡子、不正确保养方式、不良的饮食习惯、吸烟、压力大等因素，往往把皮肤弄得更糟。中医学认为，皮肤面色黑而干涩，乃是饮食失节，气血失调，肾虚、肾色外露等原因所致，容颜的正常与否，是人体整个健康水平的反映，实际上是机体阴、阳、气血失调的表现。五脏各有所主，肝藏血，主筋和爪甲；心主血脉，其华在面；脾主肌肉四肢；肺主气、外合皮毛；肾为先天之本，主骨生髓。五脏所主，皆与人的容颜健康关系密切。因此，要想保持容颜美好，青春常驻，就不能单纯从颜面局部出发，而应该从调整机体内部的脏腑功能入手，纠正阴阳气血的失调。身体气血充实、精气旺盛，即健才能美、美依托于健。因此，临床采用益气活血、养颜抗皱，滋阴健脾、养血生肌、润肌肤、美容颜，补血养颜、洁肤润肤，养肝健脾、悦颜消斑，滋阴养血、驻颜等治则。

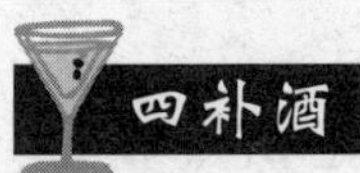

四补酒

【原料】柏子仁、何首乌、肉苁蓉、牛膝各 15 克，白酒 500 毫升。

【制作】将以上 4 味捣碎，置于容器中，加入白酒，密封，每日振摇 1 次，浸泡 20 日后，过滤去渣，即可饮酒。

【功效】益气血，补五脏，悦颜色。

【主治】气血不足，面色不华，心慌气短等。

【用法】每次10～20毫升，每日服2次。

【注意】服药期间应注意节制房事。

归芪白芍酒

【原料】当归24克，黄芪、白芍各12克，白术8克，冰糖20克，白酒600毫升。

【制作】将以上4味捣碎，入布袋，置于容器中，加入白酒，密封，每日振摇1次，浸泡21天后，去药袋，加入冰糖，溶化后，滤过，即可饮酒。

【功效】补气养血。

【主治】内伤劳倦，脾虚泄泻，食欲缺乏，面色不华，精神萎靡，血虚羸弱，眩晕头痛等。

【用法】空腹温服，每次20毫升，每日服2次。

【注意】服药期间应注意节制房事。

桃花酒

【原料】桃花（3月3日采）20克，白酒250毫升。

【制作】将上药加入白酒内浸泡3～5日即可饮用。

【功效】活血润肤，益颜色。

【主治】除百病，治皮肤老化，肤色无华等。

【用法】每次服15毫升，每日服2次；或临睡前服20毫升。

【注意】服药期间应注意饮食调节。

猪膏酒

【原料】猪膏100克，生姜汁10～20毫升，白酒500毫升。

【制作】将猪膏与生姜汁混合，用慢火煎至减半，入白酒混匀，滤过，即成。

【功效】开胃健脾，温中通便。

【主治】头晕目眩，两胁胀满、疼痛，大便不利，毛发枯黄，面色无华，口淡无味等。

【用法】每次服20～35毫升，每日早晨、中午和晚上临睡前各服1次。

【注意】服药期间应注意饮食调节。

鸡子美容酒

【原料】鸡子3枚，白酒500毫升。

【制作】将鸡蛋敲破，混入白酒中，密封，浸泡28日后，备用。

【功效】美容。

【主治】面色无华，憔悴。

【用法】外用：取此酒涂面，每日早、晚各1次。

【注意】服药期间应注意饮食调节。

参归补虚酒

【原料】全当归、白术各26克，川芎10克，人参、生地黄各15克，炒白芍18克，炙甘草、云茯苓各20克，五加皮25克，红枣、核桃肉各36克，白酒1500毫升。

【制作】将以上11味共研细粒，入布袋，置于容器中，加入白酒浸润，盖严，隔水加热煮1小时后，取下待冷，密封，埋入土中5日以出火毒，取出静置7日，过滤去渣，即可饮酒。

【功效】补气和血，调脾胃，悦颜色。

【主治】气血两虚、面黄肌瘦，食欲缺乏、精神萎靡等。

【用法】每次温服10～15毫升，日服3次。

【注意】服药期间应注意饮食调节。

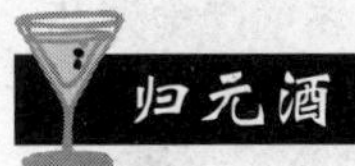

归元酒

【原料】当归、龙眼肉各15克，白酒500毫升。

【制作】将前2味置容器中，加入白酒，密封，浸泡7日后，过滤去渣，即可饮酒。

【功效】养血益颜。

【主治】黑色素沉着，皮肤老化等。

【用法】每晚睡前服20毫升。

【注意】服药期间应注意饮食调节。

美容酒

【原料】人参、当归、玉竹、黄精、制首乌、枸杞子各30克，黄酒1500毫升。

【制作】将前6味切片或捣碎，置容器中，加入黄酒，密封，经常摇动，浸泡7日后，过滤去渣，即可饮酒。

【功效】润肤乌发，健身益寿。

【主治】容颜憔悴，面色不华，身体羸弱，皮肤毛发干燥，甚则须发枯槁等症。

【用法】每次服20毫升，日服2次。

【注意】服药期间应注意饮食调节。

地杞血藤酒

【原料】熟地黄、枸杞子、何首乌、鸡血藤、全当归各60克，白酒2500毫升。

【制作】将前5味共制为粗末，置容器中，加入白酒，密封。经常摇动数下，浸泡14日后，过滤去药渣，即可饮酒。

【功效】补肝肾，填精血。

【主治】腰膝酸软，面色萎黄，体倦乏力，精神不振等症。

【用法】每次10～20毫升，每日服3次。

【注意】服药期间应注意饮食调节。

枸杞肉酒

【原料】核桃仁120克，杜仲60克，小茴香30克，白酒3500毫升。

【制作】将前3味粗碎，入布袋，置容器中，加入白酒，密封，每日振摇数下，浸泡15日后，过滤药渣，即成。

【功效】补肾壮腰。

【主治】腰膝酸痛，四肢无力，面色无华，体倦等症。

【用法】每次20毫升，每日服2次。

【注意】服药期间应注意饮食调节。

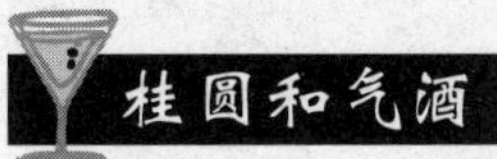

桂圆和气酒

【原料】龙眼肉250克，枸杞子120克，当归、菊花各30克，白酒3500毫升。

【制作】将前4味装入布袋，置容器中，加入白酒，密封，浸泡30日后，过滤去渣，即可饮酒。

【功效】养血润肤，滋补肝肾。

【主治】身体虚弱，皮肤粗糙、老化等。

【用法】每次15～20毫升，每日服2次。

【注意】身体强壮、内热甚者忌服。

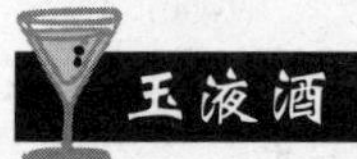

玉液酒

【原料】生猪板油50克，蜂蜜10～20克，白酒500毫升。

【制作】将猪板油切碎，置容器中，加入白酒和蜂蜜，盖好，置文火上煮数百沸，取下待温，过滤去渣，备用。

【功效】润肺生津，泽肤美发。

【主治】老年人肺虚久咳，肌肤粗糙，毛发枯黄等症。

【用法】空腹温服，每次20毫升，每日服3次。

【注意】服药期间应注意饮食调节。

矾石酒

【原料】矾石（烧炼各半）60克，石膏、代赭石、淮山药、蜀椒、远志、狠毒、半夏（洗）、芒硝、玄参、麻黄、防风、桔梗、干地黄、秦艽、石楠叶、石韦、黄连、莽草、寒水石、菟丝子、炙甘草各30克，白石英45克，杏仁（去皮尖）20枚，酒曲500克，糯米3000克。

【制作】将前24味共制为粗末，入布袋，待用；再将糯米淘洗干净，沥干，蒸饭，待温，入酒曲拌匀入瓮中，密封，保温，待酒熟后，取药袋入酒中，密封，浸泡7～10日后，过滤去渣，即成。或将药袋置容器中，加入白酒5000毫升，密封，浸泡7～10日后，过滤去渣，即可饮酒。

【功效】祛邪润肤，悦色驻颜。

【主治】体质虚弱，感受风湿，腰酸肢困，面色无华等症。

【用法】每次10～15毫升，每日服2次。

【注意】服药期间应注意饮食调节。

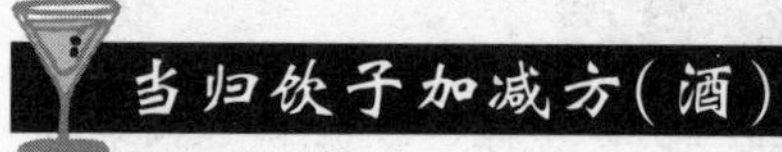

当归饮子加减方（酒）

【原料】当归、炙首乌各15克，生熟地各10克，白芍、丹参、鸡血藤、钩藤各20克（后下），白蒺藜25克，生黄芪、生龙牡各30克。水适量。

【制作】水煎备用（上方亦可用白酒或黄酒浸泡制成药酒服用）。

【功效】养血润肤，平肝熄风，止痒。

【主治】皮肤干燥、脱屑，心烦，易躁，急怒，头晕失眠，脉弦细等。

【用法】每日1剂，水煎分2次服（药酒根据个体酒量饮用）。

【注意】服药同时，可用薄荷脑2克，麝香草酚1克，甘油20毫升，75%乙醇加至100毫升，在瘙痒处涂搽，每日2次。

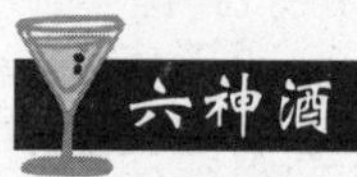

六神酒

【原料】人参、白茯苓、麦冬各60克，生地黄、枸杞子各150克，杏仁80克，白酒1500毫升。

【制作】将人参、白茯苓轧为细面；麦冬、杏仁、生地黄、枸杞子粗碎，置于砂锅中，加水 2500 毫升，煎至 1000 毫升，连同白酒置瓷锅中煮至 2000 毫升，倒入瓶中，再将上述人参、白茯苓粉倒入瓶中，密封，浸泡 7 日后，即可取用。

【功效】补精髓，益气血，悦颜色，健脾胃，延年益寿。

【主治】遗精，腰膝软弱，头昏神倦，大便秘结，肌肤不泽，面容憔悴等症。

【用法】每次空腹服 15 ~ 20 毫升，每日早、晚各服 1 次。

【注意】服药期间应注意饮食调节。

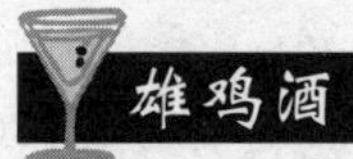

雄鸡酒

【原料】黑雄鸡 1 只（理如食法，和五味炒香熟），白酒 2000 毫升。

【制作】将鸡投入酒中封口，经宿取饮。

【功效】补益增白。

【主治】令人肤白。

【用法】不拘时，随量饮酒食鸡肉。

【注意】服药期间应注意饮食调节。

地黄糯米酒

【原料】干地黄 1500 克，糯米 2500 克，酒曲 180 克。

【制作】将地黄略蒸后捣碎，酒曲研末，备用，将糯米淘洗，沥干，蒸饭，待温，置容器中，加入地黄、酒曲拌匀，密封，保温，约经 21 日后酒熟，去渣即成。

【功效】补肝肾，滋阴血，乌须发，延年益寿。

【主治】肝肾阴血不足所致的腰酸腿软，耳鸣目眩，月经不调，须发早白，面色无华，脾胃虚弱，食后不消，身感乏力等症。

【用法】每次随量饮之，勿醉，日服 3 次；本酒亦有补益增白作用。

【注意】服药期间应注意饮食调节。

百病滋养酒

【原料】白鸽 1 只，血竭 30 克，黄酒 1000 毫升。

【制作】将白鸽去毛及肠杂，洗净，纳血竭（研末）于鸽腹内，针线缝合，入砂锅中，倒入黄酒，煮数沸令熟，候温，备用。

【功效】活血行瘀，补血养颜。

【主治】干血劳，症见面目黑暗，骨蒸潮热，盗汗，颧红，肤糙肌瘦等。

【用法】每次服 15 毫升，日服 2 次。

【注意】服药期间应注意饮食调节。

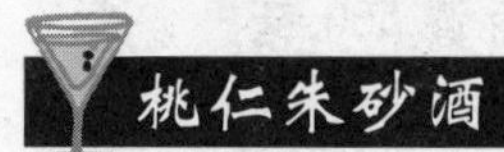

桃仁朱砂酒

【原料】桃仁 100 克，朱砂 10 克，白酒 500 毫升。

【制作】先将桃仁烫浸去皮尖，炒黄研末，置容器中，加入白酒，密封，煮沸，冷后加入朱砂（先研细），搅匀，静置经宿，过滤去渣，即成。

【功效】活血安神。

【主治】心悸怔忡，面色无华，筋脉挛急疼痛等症。

【用法】每次温服 15 ~ 20 毫升，日服 2 次。

【注意】忌过量服或持续服。

枸杞麻仁酒

【原料】枸杞子、火麻仁各750克，生地黄450克，白酒4000毫升。

【制作】将前3味捣碎，蒸熟，摊开晾去热气后置容器中，加入白酒，密封，浸泡7日后，过滤去渣，即可饮酒。

【功效】滋阴养血，润肠通便。

【主治】身体羸弱，肠燥便秘，面色萎黄，倦怠乏力，头昏目眩，口干食少等症。

【用法】每次服15～30毫升，日服2次。

【注意】本酒不拘时，随量饮之。

补仙酒

【原料】生地黄、菊花、当归各30克，牛膝15克，红砂糖200克，烧酒500毫升，糯米甜酒500毫升，食醋适量。

【制作】以食醋将红砂糖调匀，一同加入酒内，将其余药物一同装入纱布袋中，扎口，浸泡酒中，密封7日后，即可饮酒。

【功效】补肝肾，益阴血。

【主治】老年人精血亏损，容颜憔悴等症。

【用法】每次服20毫升，日服2次。

【注意】老年人若血压不高，可长期服用。

养颜酒

【原料】白茯苓、甘菊花、石菖蒲、天门冬、白术、生黄精、生地黄各50克，人参、肉桂、牛膝各30克，醇酒1500毫升。

【制作】将上药共捣研成末，用纱布包，置于净器中，用醇酒浸之，7日开取，去渣备用。

【功效】润肌肤，壮力气。

【主治】形容憔悴，身倦乏力等症。

【用法】口服：每日早、晚空腹温饮10～30毫升。

【注意】服药期间注意饮食调节。

酸枣仁酒

【原料】酸枣仁、黄芪、茯苓、五加皮各30克，天门冬、防风、独活、肉桂各20克，干葡萄、牛膝各50克，火麻仁100克，羚羊角6克，醇酒1500毫升。

【制作】将诸药捣碎，置于净器中，用醇酒浸泡，密封7天后开取，去渣。

【功效】润肌肤，养五脏。

【主治】肌肤粗糙，心神不宁等症。

【用法】口服：每日早、晚于食前随量温饮。

【注意】服药期间注意饮食调节。

白鸽煮酒

【原料】白鸽一只（去内脏），血竭30克，好白酒适量。

【制作】将血竭放入白鸽肚中，用小铁丝缝住，用好酒煮沸约10分钟鸽熟

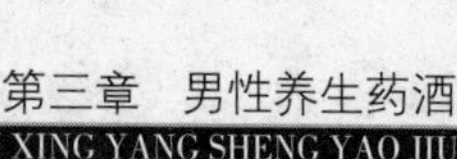

后，取下候温备用。

【功效】滋养润肤。

【主治】面目暗黑，肌体消瘦等症。

【用法】鸽肉分两次食用，酒徐徐饮完。

【注意】服药期间注意饮食调节。

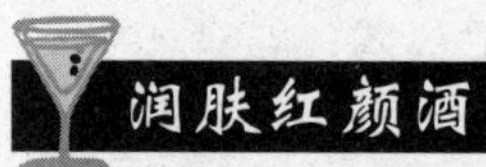

润肤红颜酒

【原料】核桃仁、红枣各 60 克，杏仁 20 克，当归、蜂蜜、酥油各 30 克，白酒 1500 毫升。

【制作】先将蜂蜜、酥油溶化，倒入酒中和匀，然后将其余 3 味药捣粗末放入酒内密封浸泡 14 天后即可饮用。

【功效】益精血，补肝肾，泽肌肤。

【主治】常服可使人的皮肤色泽红润，弹性增加，面色红润，同时还对皮肤粗糙、有皱纹、面色萎黄等未老先衰者有较好的治疗效果。

【用法】每日早、晚各服 1 次，每次 15 ~ 30 毫升。

【注意】服药期间注意饮食调节。

鱼腥草保健酒

【原料】鱼腥草 400 克，蜂蜜 100 克，黄酒 1500 毫升。

【制作】先将黄酒与蜂蜜混合入瓦罐内用中火烧开，再放入鱼腥草（切段）熬 10 分钟加盖密封冷却静置 10 天后饮用。

【功效】美容消斑。

【主治】常服此酒美容效果甚佳，可消除粉刺、雀斑、黑斑，使皮肤光滑柔嫩、滋润。

【用法】每日 2 次，每次 15 ~ 30 毫升。

【注意】此酒系日本民间验方。

地黄枸杞骨皮酒

【原料】生地黄、地骨皮、枸杞子各 30 克，白酒 1000 毫升。

【制作】将上药共捣研成末，用纱布包，置于净器中，用白酒浸泡 30 天后即可饮用。

【功效】滋阴清热，润肤健齿，乌发。

【主治】适用于肝肾阴虚所致的乏力、失眠、烦躁，午后及夜晚低烧、手足心热、皮肤皱纹过多、腰痛倦怠等症。长期服用还可使皮肤细腻、面色红润、皱纹减少，同时生发、乌发的作用亦较佳。

【用法】每日 2 ~ 3 次，每次 15 ~ 30 毫升。

【注意】服药期间注意饮食调节。

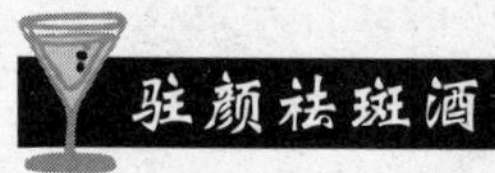

驻颜祛斑酒

【原料】柚子 5 个，生地黄、当归、芍药各 40 克，蜂蜜 50 克，白酒 4000 毫升。

【制作】将柚子洗净，切成 2 ~ 3 厘米大的块，同上药装入坛内，加黄酒浸泡 90 天，滤渣即可饮用。

【功效】养血驻颜，舒肝解郁，祛斑。

【主治】适用于皮肤色素沉着，皮肤老化、皱纹过多、面部痤疮及雀斑等症。

【用法】每日2次，每次20～30毫升。

【注意】服药期间注意饮食调节。

外用百部酒（外用）

【原料】百部100克。

【制作】将百部切碎，以60度高粱酒500毫升浸泡7天，去药渣，过滤后即得。

【功效】杀虫。

【主治】用于酒渣鼻，疥疮，癣症等。

【用法】外用：用棉签蘸药酒搽患处，每日2～3次。

驻颜酒

【原料】当归、白芍、熟地黄各30克，柚子120克。

【制作】将柚子连皮洗净、拭干、切成小块，其他药切碎，装纱布袋中，用白酒1500毫升浸泡90天。取出药袋后压榨取液。将榨得的药汁与浸出液混合，加入100克蜂蜜，搅拌均匀，静置后过滤即得。

【功效】养血驻颜。

【主治】用于气血不足，面色㿠白，发枯不荣。

【用法】口服：每次20～30毫升，每天1次。

【注意】另外，柚子果汁中含有类胰岛素样成分，还有降血糖作用。

壮骨驻颜酒

【原料】干地黄、熟地黄、黑大豆、赤首乌、白何首乌、牛膝、肉苁蓉、枸杞各30克，山药20克，藁本15克，花椒15克。

【制作】将上药切碎成粗末，装入纱布袋中，用白酒1500毫升浸泡。30天后取出药袋，压榨取液，将榨取液与浸出液混合，静置后过滤，即得。

【功效】补肾养血，壮骨强筋。

【主治】用于肝肾不足，腰膝无力，眩晕目昏，须发早白。

【用法】口服：每次10～30毫升，每天2次。

【注意】《千金方》、《本草衍义》中记载的豆淋酒，即以黑大豆炒熟，趁热用黄酒浸泡而成，专用于阴虚阳亢，虚风上扰，眩晕头痛，虚烦发热等。本方则用生黑大豆配伍补肝肾药，白酒浸泡而成。

红颜酒

【原料】核桃仁120克，红枣肉120克，甜杏仁30克，白蜜100克，酥油70毫升。

【制作】先将上药捣碎，纱布袋装。将白蜜、酥油溶入1000毫升白酒中，搅拌均匀，再将药袋浸入白酒中浸泡。7天后取出药袋，压榨取液，合并榨取液与浸出液，静置后过滤即得。

【功效】补肺肾，健脾胃，驻颜延年。

【主治】用于容颜憔悴，肌肤粗糙，大便干燥，及肺肾两虚之咳喘。

【用法】口服：每次10毫升，每天2次，早、晚各1次。

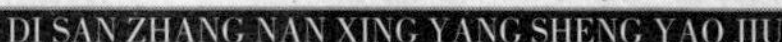

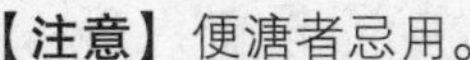

【注意】便溏者忌用。

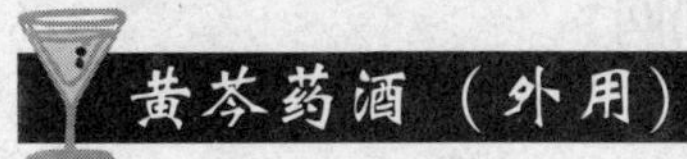

黄芩药酒（外用）

【原料】黄芩30克。

【制作】将黄芩切碎成粗末，纱布袋装，用高度烧酒200毫升浸泡。7天后取出药袋，压榨取液，与浸出液混合，静置后过滤即得。

【功效】清热解毒。

【主治】用于痤疮。

【用法】外用：用棉签蘸药酒搽患处，每日2～3次。

【注意】用药酒期间，饮食宜清淡，少吃油腻或刺激性食品、饮料。洗脸宜用中性肥皂。

苦参酒（外用）

【原料】苦参30克，百部、菊花、凤眼草各9克，樟脑12克。

【制作】除樟脑外，上药碎成粗末，纱布袋装，高度烧酒500毫升浸泡，7天后去药袋，加樟脑溶化后备用。

【功效】清热燥湿，疏风止痒，杀虫。

【主治】用于脂溢性皮炎，皮肤瘙痒症，单纯糠疹，玫瑰糠疹等。

【用法】外用：用棉签蘸药酒搽患处，每日1～2次。

【注意】用药酒期间，饮食宜清淡，少吃油腻或刺激性食品。

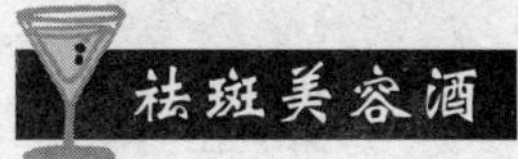

祛斑美容酒

【原料】鲜桃花250克，白芷30克。

【制作】将鲜桃花捣烂，白芷切碎成粗末，纱布袋装，用白酒1000毫升浸泡，密封容器。1个月后启封即得。

【功效】活血通络，除湿祛斑。

【主治】用于面有黑斑、黄褐斑等。

【用法】口服：每次10～20毫升，每天2次，早、晚各1次。

【注意】桃花如用干品，可用60克，但以鲜品为好。白芷的提取物常用于中药面膜中，有祛斑、增白的效果。

祛斑美容散（酒）

【原料】生地24克，当归、赤芍、桃仁、红花、柴胡、丹皮、云苓、泽泻各10克，川芎6克，萸肉、山药各12克，紫草15克。

【制作】上述诸药共烧干研细末过筛，装瓶备用（上方亦可用白酒或黄酒浸泡制成药酒服用）。

【功效】疏肝养肝，滋肾补肾，活血益血，化瘀除斑。

【主治】黄褐斑。

【用法】每日3次，温开水冲服（每剂5天服完），连服15天为1个疗程（药酒根据个体酒量饮用）。

第五节　乌发生发酒

头发是指在头顶和后脑勺部位的毛发。头发除增加人的美感外，主要是保护头脑。夏天可防烈日，冬天可御寒冷。细软蓬松的头发具有弹性，可以抵挡较轻的碰撞，还可以帮助头部汗液的蒸发。头发的主要成分是角质蛋白，约占97%。而角质蛋白是由氨基酸所组成。头发的生长受遗传、健康、营养和激素水平等多种因素的影响。人的头发和皮肤，需要经常的滋润和营养。中医学认为，血液具有营养和滋润全身机体组织的生理功能，在血循脉中运行，内至脏腑，外达皮肉筋骨，对全身所有组织器官的新陈代谢起着营养和滋润作用。古人所谓"发为血之余也……血主濡之"，即在血液的濡养下，人体脏腑组织才能各自正常发挥功能。血液濡养机体还可以从面色、肌肉、皮肤、毛发等方面表现出来。若血虚则无力营养和滋润头发健康生长。肝藏血，发由肝血所主。肝血亏虚，上荣于头面之血液不足，则须发易白，易脱落。肝在五行属木，肾在五行属水，需"滋水涵木"，肝血才能旺盛。因"精血同源"，故头发的生长赖于精血，精血亏虚则须发白而枯。青少年白发者，多为典型的未老先衰之证。常伴有盗汗遗精，怔忡惊悸，失眠多梦等心肾不交等症。故治疗白发必须补肝肾、填精血，令须发有充沛的精血濡养。

复方黎芦酊（外用）

【原料】黎芦、蛇床子、黄柏、百部、五倍子各4.5克，斑蝥3克，95%乙醇100毫升。

【制作】将前6味捣碎，置容器中，加入95%乙醇，密封，浸泡1周后，即可取用。

【功效】杀菌生发。

【主治】用棉签蘸此酊涂搽皮损处，可先试搽，如反应不严重，可搽较大范围，如皮损较广泛，则先剃发，每日涂搽1～2次。一般在涂后出现红斑、水泡。如见水泡，先停用，如见新皮后，再行应用。疱干后结痂，痂脱后，绒毛逐渐长出。

【用法】外用。

【注意】用药后出现水泡不要为虑，待水泡消失后，大多会结痂，痂落后新发长，故而以出现水泡为佳兆；忌内服。

十四首乌酒

【原料】何首乌30克，熟地黄24克，枸杞子、麦冬、当归、龙眼肉、西党参各15克，龙胆草、白术、茯苓各12克，广皮、五味子、黄柏各9克，黑枣30克，白酒1000毫升。

【制作】将前14味捣碎，置容器中，加入白酒，密封，浸泡14日后，过滤去药渣，即可服用。

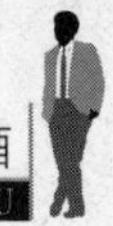

【功效】补肝肾，益气血，清湿毒，养血生发。

【主治】青壮年血气衰弱，头发脱落不复生，且继续脱落者。

【用法】口服：每次15毫升，每日早、晚各服1次。

【注意】本方为宋佩衍遗方，应用时忌鱼腥。

冬虫夏草酒

【原料】冬虫夏草100克，白酒400毫升。

【制作】将上药置容器中，加入白酒，密封，浸泡7日后，即可。

【功效】补气血，助生发，乌须发。

【主治】圆形脱发，脂溢性脱发，神经性脱发，小儿头发生长迟缓。

【用法】外用：用牙刷蘸此酒外擦1～3分钟，每日早、晚各1次。

生发酊（外用）

【原料】闹羊花60克，补骨脂30克，生姜50克，75%乙醇适量。

【制作】先将闹羊花、补骨脂捣碎，置容器中，加入75%乙醇500毫升，搅拌后盖严。将容器放蒸汽锅内，保持微温，浸泡9小时后，过滤去渣。滤液中再加入切碎的生姜，盖严，浸泡2昼夜，过滤，制成400毫升，分装，备用。

【功效】润肤生肌。

【主治】斑秃，脂溢性皮炎。

【用法】外用：外涂患处，日涂3次。

【注意】忌口服。

蔓荆附子酒（外用）

【原料】蔓荆子6克，附子2枚，白酒500毫升。

【制作】将前2味捣碎，置容器中，加入白酒，密封，浸泡14日后，过滤去渣，即成。

【功效】温阳祛风，通经和血。

【主治】头发脱落及偏、正头痛等症。

【用法】外用：每日取此酒洗头1或2次。

【注意】不效者，可再制再用；忌内服。

熟地枸杞沉香酒

【原料】熟地黄、枸杞子各60克，沉香6克，白酒1000毫升。

【制作】将前3味捣碎，置容器中，加入白酒，密封，浸泡10日后，过滤去渣，即成。

【功效】补肝肾，益精血。

【主治】肝肾精血不足所致的脱发、白发、健忘，甚至斑秃。

【用法】口服：每次服10毫升，日服3次。

【注意】服药期间注意饮食调节。

骨碎补酒（外用）

【原料】鲜骨碎补30克，洋金花、侧柏叶各9克，丹参20克，白酒500毫升。

【制作】将以上4味捣碎，置于容

器中，加入白酒，密封，浸泡7日后，过滤去渣，即成。

【功效】补肾通络，和血生发。

【主治】斑秃、脱发等。

【用法】外用：不拘时，取此酒涂搽患处。

【注意】忌内服。

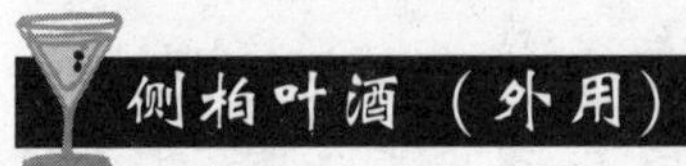

侧柏叶酒（外用）

【原料】鲜侧柏叶32克，60度白酒（或75%乙醇）100～500毫升。

【制作】将上药切碎，置容器中，加入白酒，密封，浸泡7日后，过滤去渣，即成。

【功效】清热凉血，祛风生发。

【主治】脱发，脂溢性皮炎等。

【用法】外用：外涂擦患部，日涂3次。

【注意】忌内服。

外敷斑秃酒（外用）

【原料】鲜骨碎补、何首乌各30克，丹参20克，洋金花，侧柏叶各9克，白酒250毫升。

【制作】将前5味捣碎，置于容器中，加入白酒，密封，浸泡7日后，即可取用。

【功效】补肾通络，和血生发。

【主治】斑秃，脱发等。

【用法】外用：涂搽患处，日涂搽3或4次。

【注意】忌内服。

三味柏叶酒（外用）

【原料】鲜侧柏叶、鲜骨碎补各30克，闹羊花9克，85%乙醇100毫升。

【制作】将以上3味捣烂，连汁置于容器中，加入85%乙醇，密封，浸泡2周后，过滤压榨取汁，备用。

【功效】补肾通络，凉血和血。

【主治】脱发。

【用法】外用：涂搽患处，日涂数次。

【注意】忌内服。

双花二乌酊（外用）

【原料】芫花、红花、制川乌、制草乌、细辛、川椒各3克，75%乙醇（或白酒）100毫升。

【制作】将前6味捣碎，置容器中，加入75%乙醇，密封，浸泡1周后，即可取用。

【功效】辛散通络，活血化瘀。

【主治】斑秃。

【用法】外用：涂搽患处，擦至头皮发热，发红为度，每日1次，30次为1个疗程。

【注意】忌内服。

斑秃酊（外用）

【原料】闹羊花、骨碎补各15克，川花椒30克，高粱酒150毫升。

【制作】将前3味共研为粗末，入有盖的玻璃瓶内，再注入高粱酒，将瓶盖盖紧，浸泡7日后，即可开始取用。

【功效】解毒，杀虫。

【主治】斑秃。呈圆形脱落，肤色红光亮，痒如虫行。

【用法】外用：先用老生姜切片，以截面擦患处，待擦至皮肤有刺痛感时，再用羊毫笔蘸药酒涂搽患处，则收效尤速。每日早、晚各1次。用药前，先摇动药瓶，使酒液均匀。

【注意】忌内服。

斑蝥酒（外用）

【原料】斑蝥（去头、足、翅）15只，白酒200毫升。

【制作】将上药研成粗末，置净瓶中，加入白酒，盖严，浸泡5~7日后即可取用。

【功效】攻毒，消疮。

【主治】斑秃。

【用法】外用：涂搽患处，日轻涂2次。

【注意】忌内服。

养血生发酒

【原料】何首乌（制）50克，当归、熟地黄、天麻各30克，川芎、木瓜各20克。

【制作】将上述诸药打碎研成粗末，纱布袋装，用白酒1000毫升浸泡。密闭14天后，取出药袋，压榨取液，与浸出液混合，过滤，即得。

【功效】养血补肾，祛风生发。

【主治】用于斑秃、全秃、脂溢性脱发。

【用法】口服：每次20毫升，每天2次。

【注意】血热者非本方所宜。

生发药酒（外用）

【原料】鲜骨碎补30克，斑蝥5只，高度烧酒150毫升。

【制作】将骨碎补打碎，于斑蝥一起用烧酒浸泡12日后，过滤，即得。

【功效】促进毛发生长。

【主治】斑秃。

【用法】外用：用药棉球蘸药酒搽患处。每日搽2或3次。

【注意】此药酒仅供外用，忌内服。

侧柏三黄生发酒（外用）

【原料】侧柏叶30克，大黄、黄芩、黄柏、苦参、川芎、白芷、白芥子各10克，冰片2克，高度白酒500毫升。

【制作】将上药除冰片外共研为粗末，用纱布袋装，扎口，置于容器中，加入白酒浸泡，7日后取出药袋，压榨取液，两液混合，静置，加入冰片，搅匀，过滤，即得。

【功效】促进毛发生长。

【主治】秃发，斑秃或脂溢性脱发。

【用法】外用：用棉签蘸药酒涂搽患处（脱落部位），日搽3或4次。

【注意】忌内服。

闹羊花酒（外用）

【原料】闹羊花21朵，鲜毛姜17片，高粱酒250毫升。

【制作】将上药投入高粱酒中，外用纸将碗口封固，放锅中隔水蒸1小时左右即可取用。

【功效】促进毛发生长。

【主治】斑秃。

【用法】外用：每日用药酒涂擦患处，日涂4或5次。

【注意】忌内服。

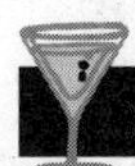

斑蝥侧柏酒（外用）

【原料】斑蝥5克，侧柏叶10，辣椒10克，干姜5克，白僵蚕10克，75%乙醇适量。

【制作】将上药按比例研为粗末，投入75%乙醇中，密封，浸泡1周后即可取用。

【功效】清热解毒，活血化瘀，祛风止痒。

【主治】斑秃。

【用法】外用：使用时以脱脂消毒棉蘸少许药液反复涂擦脱发处，直至出现微热或轻微刺激痛为度。每日1或2次。

【注意】本药液有毒，切勿入眼、口黏膜处，忌内服。用时蘸少许药液，以不流淌至正常皮肤为宜。3个月为1个疗程，半年内不见效则改用他法治疗。

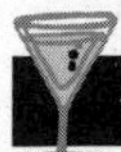

银花酒（外用）

【原料】金银花100克，白酒500毫升。

【制作】将上药与酒装入大口瓶中，密封，浸泡1周后，待酒呈棕黄色，备用。

【功效】清热解毒，活络生发。

【主治】斑秃。

【用法】外用：先用鲜生姜片擦斑秃处数遍，然后用纱布块蘸药酒擦病灶部位，约2~3分钟，待斑秃处皮肤发红为度，每日擦洗2次。

【注意】不可内服。

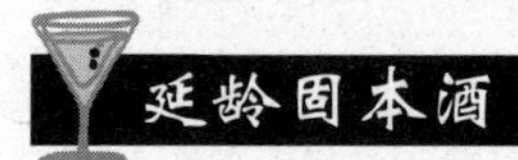

延龄固本酒

【原料】生地、熟地各20克，白晒参、菟丝子、肉苁蓉、淮山药、巴戟天、枸杞子、白茯苓、覆盆子、山茱萸、柏子仁各15克，天冬、麦冬、牛膝、杜仲、车前子、地骨皮、远志、木香各10克，五味子、石菖蒲、川椒各6克，白酒2500毫升。

【制作】将以上各药与白酒共入酒坛内，密封坛口，浸泡30天后，开封滤去药渣，即可服用。

【功效】补脾肾，益元气，养心神。

【主治】诸虚百损，阳事不举，须发早白等症。久服神气不衰，身体轻健。

【用法】每次10~20毫升，早、晚各服1次。

【注意】服药期间忌生冷、牛羊肉、萝卜、饴糖、酢酸物品。

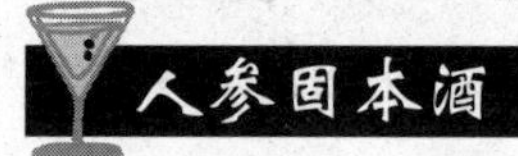

人参固本酒

【原料】人参30克、生地黄、熟地黄各60克，天冬、麦冬各20克，白酒1500毫升，蜂蜜150克。

【制作】将以上各药与白酒共入酒坛内，密封坛口，浸泡30天后开封，滤去药渣，加蜂蜜搅匀即可服用。

【功效】益气养血，填补肾精。

【主治】久服延年益寿，须发不白，颜貌不衰。

【用法】每次10～25毫升，早、晚各服1次。

【注意】服药期间忌食萝卜、葱、蒜。

元菟固本酒

【原料】熟地黄、生地黄各30克，天冬、麦冬、菟丝子、枸杞子、茯神、淮山药、莲米各18克，白晒参15克，五味子10克，白酒2000毫升，蜂蜜200克。

【制作】将以上各药与白酒共入酒坛内，密封坛口，浸泡30天后，开封滤去药渣，加蜂蜜搅匀即可。

【功效】补心肾，益精血。

【主治】乌须发，滋容颜，久服延年益寿。

【用法】每次服10～15毫升，早、晚各服1次。

【注意】服药酒期间忌食萝卜、葱、蒜。

不老药酒

【原料】矛山苍术40克，赤、白何首乌各20克，地骨皮10克，桑椹90克，黑豆、红枣各30克，白酒2000毫升，蜂蜜200克。

【制作】将以上各药与白酒共入酒坛内，密封坛口，浸泡30天后，开封滤去药渣，加蜂蜜搅匀即可饮用。

【功效】培补脾肾。

【主治】久服乌须发。

【用法】每次服10～15毫升，早、晚各服1次。

【注意】此酒宜饭前服用。

仙茅药酒

【原料】生地黄、熟地黄各30克，枸杞子、茯苓、柏子仁各20克，仙茅、苍术、车前子各15克，小茴香10克，白酒1500毫升。

【制作】将以上诸药共研成粗末，装入纱布袋内，扎紧袋口，与白酒共入坛中，密封坛口，浸泡15天后，开封去药袋饮酒。

【功效】滋补肝肾。

【主治】黑须发，壮筋骨，益精神，明目。

【用法】每次10～15毫升，早、晚各服1次。

【注意】此酒宜空腹服用。

七宝美髯酒

【原料】制首乌100克，茯苓50克，牛膝、当归各25克，枸杞子、菟丝子各20克，补骨脂15克，烧酒1500毫升。

【制作】将上药共为粗末，入纱布袋中，扎口，白酒浸泡，1个月后取出药渣，压榨取液，将两液混合，静置，过滤，即得。

【功效】补益肝肾，乌须黑发。

【主治】肝肾不足，须发早白，牙齿动摇，梦遗滑精，腰膝酸软，男性不育等症。

【用法】每次服15～20毫升，日服2次。

【注意】本方为抗衰老、延年益寿的良方，久服效佳。

鹿角霜酒

【原料】鹿角霜60克，制附片20克，淮山药、大枣各30克，蜂蜜120克，白酒1500毫升。

【制作】将鹿角霜、制附片、淮山药共研成粗末，与大枣一起装入纱布袋中，扎紧袋口；白酒倒入坛内，加入蜂蜜混匀后，放入药袋，盖上坛盖。浸泡3日后，将酒坛悬放于大锅内，隔水煮炖1小时左右，取出密封坛口，放于阴凉处，30天后开封去药袋，即可饮用。

【功效】补肾精，驻颜色。

【主治】养颜护肤。用于老年面色不华，须发早白等。

【用法】每次服10毫升，早、晚各服1次。

【注意】阴虚阳亢者慎服。

乌须固本酒

【原料】制首乌60克，生地黄、熟地黄、黄精、枸杞各20克，麦冬、白晒参、核桃仁、赤茯苓各15克，白术、柏子仁、松子仁、五加皮各10克，白酒2500毫升。

【制作】将以上各药与白酒共入清洁的容器中，封口浸泡12天后开封饮酒。

【功效】乌须明目，强筋壮骨。

【主治】须发早白，两目昏花，腰酸耳鸣，腰膝无力等症。

【用法】每次服10毫升，早、晚各服1次。

【注意】此酒宜空腹服用。

容颜不老酒

【原料】生姜60克，红枣30克，小茴香、甘草各15克，丁香、沉香、食盐各10克，米酒1000毫升。

【制作】将小茴香、丁香、沉香、甘草共研成粗末，生姜、红枣捣烂，各药一起加盐拌匀，装入纱布袋中，扎紧袋口，放入米酒中封口浸泡，15天后开封饮酒。

【功效】美容养颜。

【主治】久服可使容颜不老。

【用法】每次服10毫升，早、晚各服1次。

【注意】饭前空腹服，服用时宜缓缓饮入，不可过急。

菟丝药酒

【原料】菟丝子120克，白酒1000毫升。

【制作】将菟丝子同白酒一起放入酒坛中，密封酒坛，浸泡15天后开封滤去药渣即成。

【功效】补肝肾，益精髓。

【主治】腰膝酸痛，眼花耳鸣等，久服令人容颜光泽。

【用法】每次服10毫升，早、晚各服1次。

【注意】饭前空腹服。

桑椹酒

【原料】桑椹子100克，白酒1000毫升。

【制作】将桑椹子与白酒一起放入酒坛中，密封酒坛，浸泡15天后开封滤去药渣，即可饮用。

【功效】滋阴补血。

【主治】阴血不足，眩晕，失眠，以及肝肾阴虚，须发早白等症。

【用法】每次服10~15毫升，早、晚各服1次。

【注意】饭前空腹服。

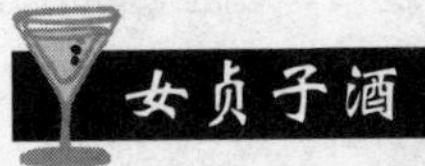

女贞子酒

【原料】女贞子250克，低度白酒750毫升。

【制作】将上药拍碎，置容器中，加入白酒，密封，浸泡5~7日后，过滤去渣，即成。

【功效】滋阴补肾，养肝明目。

【主治】阴虚内热，腰膝酸软，头晕目眩，肢体乏力，肾虚腰痛，须发早白，心烦失眠，口燥咽干，面色潮红，手足心热，舌红，脉弦细数等症。

【用法】每次温服15毫升，日服1~2次。

【注意】服药期间注意饮食调节。

旱莲酒

【原料】旱莲草120克，桑椹子60克，白酒1000毫升。

【制作】将旱莲草剪碎，与桑椹子、白酒一起放入酒坛中，密封酒坛，浸泡15天后开封滤去药渣即成。

【功效】养阴益肾，凉血。

【主治】肝肾阴亏。头晕目眩，头发早白等症。

【用法】每次服10~15毫升，早、晚各服1次。

【注意】饭前空腹服。

独参酒

【原料】人参15克，白酒500毫升。

【制作】将人参与白酒一起放入酒坛中，密封酒坛，浸泡15天后开封即成。

【功效】大补元气，补肺益脾，安神。

【主治】元气亏损，肺虚气喘，脾胃虚弱，倦怠乏力，食欲不振，胸腹胀满及心悸怔忡，失眠等症。

【用法】每次服10~15毫升，早、晚各服1次。

【注意】饭前空腹温服。

牛膝丸酒

【原料】牛膝、白芍各15克，黄芪、肉苁蓉、杜仲、续断、菟丝子、巴戟天、柏子仁各30克，蛇床子20克，远志、桂心、五味子各10克，白酒2500毫升，冰糖150克。

【制作】将上述各药共研碎，装入纱布袋内，扎紧袋口，与白酒一起放入酒坛中，密封酒坛，浸泡15天后开封滤去药渣；冰糖加少许清水熬成糖汁后，掺入已滤药酒中混匀即可饮酒。

【功效】补阳益精，明目驻颜，轻身强体。

【主治】阳气虚弱，腰背疼痛，健忘，小便频数，须发早白等症。

【用法】每次服10~15毫升，早、晚各服1次。

【注意】宜温服。

甜瓜子酒

【原料】甜瓜子 50 克，白芷 20 克，当归 30 克，川芎 12 克，白酒 1000 毫升，蜂蜜 60 克。

【制作】将上述各药捣碎一起放入酒坛中，密封酒坛，浸泡 15 天后开封去药袋，药酒过滤后加蜂蜜混匀即可。

【功效】补精气，益脏腑。

【主治】血虚脑髓空竭，血气不足，焦虑而头发早白或稀疏等症。

【用法】每次服 10 毫升，早、晚各服 1 次。

【注意】宜温服。

地黄煎酒

【原料】生地黄 60 克，牛膝 20 克，桂心 15 克，生黄精 20 克，肉苁蓉 20 克，制附子 10 克，补骨脂 20 克，菟丝子 20 克，白酒 1500 毫升，蜂蜜 100 克。

【制作】将上述各药共研成粗末，装入纱布袋内，扎紧袋口，与白酒同入容器内，盖上坛盖，浸泡 3 天后，将酒坛悬放于盛有清水的大锅内、加热煮炖 1 小时左右，取出趁热密封坛口，储存 15 天后，开封去药袋，药酒过滤后加蜂蜜混匀即成。

【功效】补精气，益脏腑。

【主治】精少健忘。久服可驻容颜，轻身健体，乌发等。

【用法】每次服 10 ~ 15 毫升，早、晚各服 1 次。

【注意】温服。

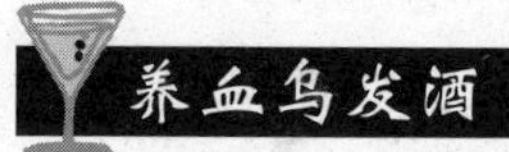

养血乌发酒

【原料】黄精、首乌、当归、女贞子、枸杞各 60 克，白酒（酒精度 55% 以上为佳）1500 毫升。

【制作】将上述各药共研成粗末，装入纱布袋内，扎紧袋口，与白酒同入容器内，盖上坛盖，浸泡 7 天后，即可饮用。

【功效】养血，乌发，止痛。

【主治】白发，肩臂疼痛，盗汗等。

【用法】每次服 25 毫升，早、晚各服 1 次。

【注意】温服。

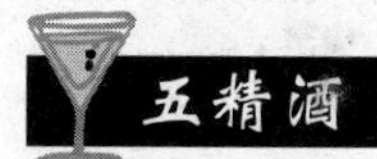

五精酒

【原料】枸杞子、天冬各 500 克，松叶 600 克，黄精、白术各 400 克，酒曲 1200 克，糯米 12500 克。

【制作】将前 5 味置砂锅中，加水煎汁 1000 毫升（一般水煎 2 次，浓缩而成）；酒曲研末，备用；糯米蒸熟沥半干后，倒入缸中待冷，加入药汁和曲末，拌匀，密封，置保温处，21 日后，候酒熟，去渣，备用。

【功效】补肝肾，益精血，健脾胃，祛风湿；常年补发，发白反黑，齿去更生。

【主治】体倦乏力，食欲缺乏，头晕目眩，须发早白，肌肤干燥，易痒等症。

【用法】每次服 10 ~ 25 毫升，日服 2 次。

【注意】忌食鲤鱼、桃李、雀肉等。

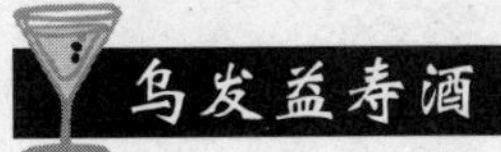

乌发益寿酒

【原料】女贞子 80 克，旱莲草、黑桑椹各 60 克，黄酒 1500 毫升。

【制作】将前 3 味捣碎，入布袋，置容器中，加入黄酒，密封，浸泡14 日后，过滤去渣，即成。

【功效】滋肝肾，清虚热，乌发益寿。

【主治】肝肾不足所致的须发早白，头晕目眩，腰膝酸痛，面容枯槁，耳鸣等症。

【用法】每次服 20～30 毫升，日服 2 次。

【注意】阳虚畏寒者慎服。

乌须酒

【原料】生地黄、何首乌各 120 克，熟地黄、天冬、枸杞子、当归各 60 克，麦冬 240 克，人参、牛膝各 30 克，黄米 2000 克，酒曲 10 块。

【制作】将前 9 味共制为末，加入酒曲（压细），拌黄米饭，按常法酿酒。酒熟，压去渣，即可服用。

【功效】泽肌肤，乌毛发，滋补肝肾。

【主治】精血不足，阴亏气弱所致的须发早白、面色少华、周身疲倦、腰膝酸软、头眩耳鸣等症。

【用法】清晨服 10～20 毫升。

【注意】平素体质偏于气阴不足而无明显症状者亦可饮之。服用期间忌食萝卜、葱、蒜。

龟台四童酒

【原料】胡麻仁 300 克，黄精 350 克，天冬、白术各 250 克，朱砂 10 克，桃仁 150 克，茯苓 200 克，糯米 5000 克，酒曲 320 克。

【制作】将前 7 味，除朱砂外，均置砂锅中，加水煎至 5000 毫升；将糯米浸湿，沥干，蒸饭，待冷，置坛中，加入药汁和酒曲（先研细末），拌和均匀，密封，21 日后，酒熟，用纱布去渣，贮入瓶中。将朱砂研末，倒入酒瓶中，拌匀，待澄清后，即可饮用。

【功效】悦容颜，乌须发，壮精神，安五脏，健身益寿。

【主治】容颜憔悴，须发早白，头晕眼花，体倦食少，多梦惊悸等症；精血亏虚体弱者经常服用，有强身健体、延年益寿之功。

【用法】每次温服 10～25 毫升，每日早、中、晚各服 1 次。

【注意】服药期间注意饮食调节。

中山还童酒

【原料】马蔺子、马蔺根各 100 克，黄米 500 克，陈曲 2 块，酒酵子 2 碗。

【制作】将马蔺子埋入土中 3 日，马蔺根切碎；将黄米加水煮成糜；陈曲研末，与酒酵子及马蔺子共合一处作酒，待熟，另用马蔺根加水煎 10 沸，取汁入酒内 3 日即成。

【功效】清热利湿，解毒，乌须发。

【主治】须发变白。

【用法】随时随量饮之，使之微醉。

【注意】服药期间注意饮食调节。

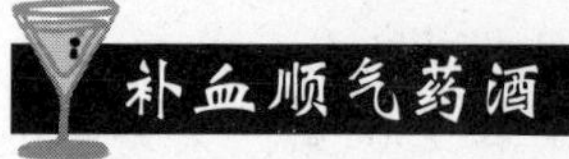

补血顺气药酒

【原料】天冬、麦冬各120克，怀生地黄、熟地黄各250克，人参、白茯苓、枸杞子各60克，砂仁21克，木香15克，沉香9克，白酒15000毫升。

【制作】将前10味共制为粗末，入布袋，置容器中，加入白酒，加盖，浸泡3日后，用文火再隔水煮半小时，以酒色转黑为宜。密封，再继续浸泡1～2日后，过滤去渣，即成。

【功效】滋阴益气，理气和中。

【主治】气血不足，乏力气短，面色无华，须发早白，精神不振，脾胃不和，脘满食少等。

【用法】不拘时候，适量饮用，勿醉。

【注意】如有热象，可去木香，人参减半。忌食萝卜、葱、蒜。

乌须黑发药酒

【原料】当归、枸杞子、生地黄、人参、莲心、桑椹子、何首乌各120克，五加皮60克，黑豆（炒香）250克，槐角子30克，没食子1对，旱莲草90克，五加皮酒15000毫升。

【制作】将前12味洗净切片或捣碎，入布袋，置容器中，加入五加皮酒，密封，浸泡21日后，压榨以滤取澄清液，贮瓶备用。将药渣晒干，共研细末，制为丸，如梧桐子大，备用。

【功效】补肝肾，益气血，祛风湿，乌须发，固肾气。

【主治】肾气不固，肝肾不足，气血虚弱所致的腰酸、头晕、遗精、须发早白、乏力等症。

【用法】每日适量饮用，并送服丸药。

【注意】五加皮酒应是用单味南五加皮酿制或白酒浸制而成的药酒。

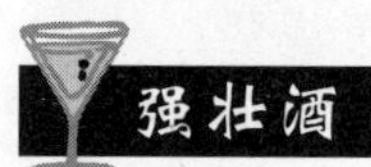

强壮酒

【原料】枸杞子、甘菊花、熟地黄、神曲各60克，肉苁蓉30克，肉桂20克，白酒2500毫升。

【制作】将前6味共制为粗末，入布袋，置容器中，加入白酒，密封，浸泡7日后，过滤去渣，即成。

【功效】补肝肾，益精血。

【主治】腰膝软弱，身疲乏力，须发早白等症。

【用法】每次服10～20毫升，日服3次。

【注意】服药期间注意饮食调节。

康壮酒

【原料】枸杞子、甘菊花、熟地黄、炒陈曲各45克，肉苁蓉36克，白酒1500毫升。

【制作】将前5味共制为粗末，入布袋，置容器中，加入白酒，密封，浸泡7日后，过滤去渣，加入凉白开水1000毫升，混匀，即可饮酒。

【功效】滋补肝肾，助阳。

【主治】须发早白，神疲乏力，腰膝酸软等症。

【用法】口服：不拘时，随量，空

腹温服。

【注意】服药期间注意饮食调节。

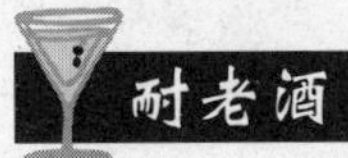

耐老酒

【原料】生地黄、枸杞子、滁菊花各250克，糯米2500克，酒曲200克。

【制作】将前3味加工使碎，置砂锅中，加水5000毫升，煎取2500毫升，倒入净瓶中，待冷备用；酒曲碎为粗末，备用；再将糯米洗净，蒸饭，沥半干，待冷后，拌入细曲末，然后倒入药坛内，与药汁拌匀，密封，置于保温处，经21日后，酒熟，去渣，贮瓶备用。

【功效】补精髓，延年益寿。

【主治】肝肾不足所致的头晕目眩、须发早白、腰膝酸软等症；阴虚久生内热，老年肝肾不足者经常饮用此药酒，能达到防病治病、延年益寿之功。

【用法】每次空腹温服20～25毫升，每日早、中、晚各服1次。

【注意】服药期间注意饮食调节。

百岁酒

【原料】箭芪（蜜炙）、茯神各60克，当归、熟地黄各36克，党参、麦冬、茯苓、白术、枣皮、川芎、龟胶、防风、枸杞子、广皮各30克，肉桂18克，五味子、羌活各24克，红枣1000克，冰糖1000克，高粱酒10000毫升。

【制作】将前18味捣碎，置容器中加入高粱酒和冰糖，密封，隔水煮一柱香时，取出，埋入土中7日以出火毒。过滤去渣，即成。

【功效】益气血，补肝肾，健脾胃，宁神志；治聋、明目、黑发、驻颜。

【主治】须发早白；常服此酒，还有强身健体、益寿延年之效。

【用法】每次空腹温服15～30毫升，每日3次。

【注意】服药期间注意饮食调节。

枸杞麻仁酒

【原料】枸杞子500克，生地黄、胡麻仁各300克，火麻仁150克，糯米1500克，酒曲120克。

【制作】将枸杞子拍碎，置砂锅中，加水3000毫升，煎至2000毫升，倒入坛中待冷；将糯米蒸熟，生地黄、酒曲捣为末，胡麻仁、火麻仁蒸熟捣烂，共入坛中，拌匀。密封，14日后，去渣，即成。

【功效】滋肝肾，补精髓，润五脏，养血益气。

【主治】须发早白，虚羸黄瘦，食欲缺乏，腰膝酸软等。

【用法】每次适量饮之，以不醉为度，日服3次。

【注意】服药期间注意饮食调节。

地膝酒

【原料】熟地黄、南五加皮、怀牛膝、酒曲各200克，糯米2000克。

【制作】将前3味置砂锅中，加水5000毫升，煎至3000毫升，待冷，倒入坛中；糯米蒸饭，待冷，酒曲（先研细末）入坛中，拌匀，密封，置保温处，如常法酿酒。至14日后，去渣，即成。

【功效】滋肝肾，壮筋骨，乌须发，轻身益寿。

【主治】容颜无华，须发早白，筋骨软弱，两足无力。

【用法】每次服15～20毫升，日服3次。

【注意】服药期间注意饮食调节。

地黄年青酒

【原料】熟地黄100克，万年青150克，桑椹120克，黑芝麻60克，怀山药200克，南烛子、花椒各30克，白果15克，白酒2000毫升。

【制作】将前8味捣碎，入布袋，置容器中，加入白酒，密封，浸泡7日后，过滤去渣，即成。

【功效】补肝肾，益精血，乌须发，聪耳明目。

【主治】肝肾亏损，须发早白，视听下降，未老先衰等症。

【用法】空腹温服，每次20毫升，日服2次。

【注意】忌食萝卜。

地术酒

【原料】生地黄40克，白术30克，枸杞子24克，五加皮20克，甘草12克，糯米600克，酒曲50克。

【制作】将前5味研碎，细曲研末，备用。将药置砂锅中，加水煮至1600毫升，去渣，倒入容器中，待冷，糯米洗净，蒸饭，待冷，入酒曲，拌匀，置容器中，拌匀，密封，置保温处，如常法酿酒。21日后药酒即熟，去渣，即成。

【功效】补肝肾，和脾胃，乌发明目。

【主治】腰膝酸软，视物模糊，须发早白，小便淋漓，脾虚泄泻，食欲缺乏等症。

【用法】每次服15～30毫升，日服3次，或不拘时候，随量饮之。

【注意】服药期间注意饮食调节。

一醉散酒

【原料】槐子12克，旱莲草1.5克，生地黄15克，白酒5000毫升。

【制作】将前3味共研细末，置容器中，加入白酒，密封、浸泡20日后，过滤去药渣，即成。

【功效】凉血，祛风，黑发。

【主治】须发早白。

【用法】每次服15毫升，日服2次。

【注意】服药期间注意饮食调节。

养血补肾酒

【原料】制首乌、枸杞子、生地黄各25克，淫羊藿、肉苁蓉、菟丝子、女贞子、杭菊、当归、白芍各15克，白酒500毫升。

【制作】将以上各药共研成粗末，放进酒器中，加白酒密封浸泡7天，开封去药渣，过滤，即可服用。

【功效】滋养肝肾，益精乌发。

【主治】适用于早年性白发等。

【用法】每次服10～15毫升，早、晚各服1次。

【注意】服药期间配合头部按摩可增强疗效。

首乌黑豆酒

【原料】制首乌90克，熟地黄、生地黄、天冬、麦冬各45克，枸杞子、牛膝、当归、女贞子各30克，黑豆（炒香）60克，白酒2500毫升。

【制作】将前10味捣碎，入布袋，置容器中，加入白酒，密封，浸泡15日后，过滤去渣，即成。

【功效】补肝益肾，生发乌发。

【主治】青年脱发和白发等症。

【用法】每次服20毫升，日服2次。

【注意】服药期间注意饮食调节。

经验乌须酒

【原料】大枸杞200克，生地黄汁300毫升，白酒1500毫升。

【制作】大枸杞要每年冬10月壬癸日，面东采摘红肥者，捣破，同酒盛于瓷器内，浸泡21日足，开封，添生地黄汁搅匀，各以纸3层封其口，侯至立春前30日开瓶饮用。

【功效】滋肝肾，乌须发，轻身健体。

【主治】须发早白。

【用法】空腹温服，每次20～30毫升，日服2次。

【注意】服药期间注意饮食调节。

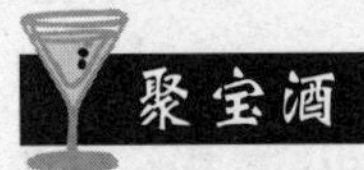

聚宝酒

【原料】熟地黄、五加皮、赤何首乌、白何首乌各120克，生地黄240克，白茯苓、甘菊花、麦冬、石菖蒲、甘枸杞、白术、当归、杜仲各60克，莲心、槐角子、天冬、苍耳子、肉苁蓉、人参、天麻、牛膝、沙苑蒺藜各30克，茅山苍术45克，沉香、防风各15克，白酒5000毫升。

【制作】将前25味洗净、切片、入布袋，置瓷坛中，入酒密封，浸泡7～14日后，取出药袋，过滤去酒，即成。同时将药残渣取出，曝干研细末，制成蜜丸如梧桐子大，备用。

【功效】补肝肾，健脾胃，祛风湿，壮筋骨，固精气，乌须发。

【主治】肝肾精血不足，气虚脾弱，筋骨不健出现的腰酸疼痛、遗精、早泄、头晕耳鸣、须发早白、四肢无力、骨节疼痛、饮食乏味、面色无华等；平素体质偏于气阴不足者亦可服之，用之得宜，有利于延年益寿。

【用法】每次服15～30毫升，每日早、中、晚饭前各服1次。早上宜在五更时服后当再卧片刻。

【注意】服酒后忌食生冷、葱、蒜、萝卜和鱼。

首乌归地酒

【原料】何首乌24克，当归28克，生地黄16克，黑芝麻仁12克，白酒500毫升。

【制作】将前4味捣碎，入布袋，置容器中，加入白酒，隔水以文火煮数沸，取出待冷后，密封，浸泡7日后，过滤去渣，即可饮酒。

【功效】补肝肾，养精血，清热生津，乌发。

【主治】阴虚血枯，腰膝酸痛，遗精，带下，须发早白等症。

【用法】每次服20毫升，日服2次。

【注意】凡大便稀溏者忌服。

叶酸桑椹酒

【原料】三叶酸、黑桑椹各250克，白酒1500毫升。

【制作】将前2味捣碎，置容器中，加入白酒，密封，浸泡7日后，即可饮酒。

【功效】润五脏，调气血，乌须发。

【主治】须发早白，腰酸，头晕目眩，燥热咳嗽，口渴，小便不利，耳鸣等症。

【用法】每次服15～30毫升，日服3次。

【注意】服药期间注意饮食调节。

首乌当归酒

【原料】何首乌、熟地黄各30克，当归15克，白酒1000毫升。

【制作】将前3味洗净，切碎，入布袋，置于容器中，加入白酒，密封，每日振摇数下，浸泡14日后，过滤去渣，即成。

【功效】补肝肾，益精血。

【主治】须发早白，腰酸，头晕，耳鸣等症。

【用法】每次服10～15毫升，日服2次。

【注意】服药期间注意饮食调节。

固本地黄酒

【原料】生地黄、熟地黄、天冬、麦冬、白茯苓、人参各30克，白酒1000毫升。

【制作】将前6味捣碎，置容器中，加入白酒，密封浸泡3日后，再用文火煮沸，以酒色变黑为度，埋入土中7日以去火毒，取出，过滤去渣，即成。

【功效】补益气血。

【主治】气血两虚。

【用法】每次服15～30毫升，日服3次，或不拘时，随量饮之。

【注意】服药期间注意饮食调节。

鹤龄酒

【原料】枸杞子、何首乌各120克，当归、天冬、生地黄各60克，党参、菟丝子、补骨脂、山茱萸各20克，怀牛膝90克，蜂蜜120克，白酒3000毫升。

【制作】将前10味共制为粗末，入布袋，置容器中，加入白酒，盖好，置文火上煮鱼眼沸，取下候冷，密封，埋入土中7日以去火毒，取出过滤去酒，加入蜂蜜，拌匀，即成。

【功效】补肝肾，益精血。

【主治】未老先衰，腰膝酸软，筋骨无力，眼目昏花，齿落，食欲缺乏，须发早白，精神萎靡。

【用法】每次服20毫升，日服3次。

【注意】服药期间注意饮食调节。

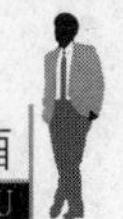

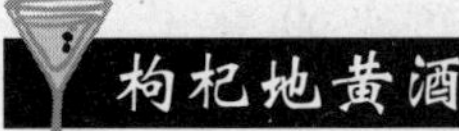

枸杞地黄酒

【原料】枸杞子60克，黑芝麻30克（炒），生地黄汁80毫升，白酒1000毫升。

【制作】将枸杞子捣碎，与黑芝麻同置容器中，加入白酒，密封，浸泡20日，再加入地黄汁，搅匀，密封，浸泡30日后，过滤去渣，即成。

【功效】滋阴养肝，乌须健身，凉血清热。

【主治】阴虚血热，头晕目眩，须发早白，口舌干燥等症。

【用法】每次空腹服20～30毫升，日服2次。

【注意】服药期间注意饮食调节。

二黑酒

【原料】黑豆、黑芝麻、大枣、何首乌、熟地黄各40克，当归、川芎各10克，60度米酒750毫升。

【制作】将上药投入米酒中，密封，浸泡15～20天后即可饮酒。

【功效】滋阴养血，乌须黑发。

【主治】少年白发。

【用法】每次服10毫升，日服3次，1个月为1个疗程。

【注意】服药期间注意饮食调节。

一醉不老丹

【原料】连花蕊、生地黄、槐角子、五加皮各60克，没食子6个，好清酒5000毫升。

【制作】将没食子捣碎，与余药用纱布袋盛，同入干净瓷坛内浸泡，春冬浸1月，秋20日，夏10日，紧封坛口，浸满日数后过滤出药液，装瓷坛内备用。

【功效】养血，乌须，黑发。

【主治】须发早白。

【用法】每次任意饮服，以微醉为度。须连日服，若不黑，再制，久服自黑。

【注意】五加皮经醇提取物具有抗炎、镇痛、降压和兴奋肠管的作用。

美髯酒

【原料】桑椹子（火烘干）300克，何首乌（用黑芝麻煮过）90克，冬青子（盐水炒）60克，旱莲草（晒干）90克，怀熟地黄200克，乌饭果叶（南烛子叶，切碎）90克，黑豆皮（不用豆）90克，干茄花（净花瓣）90克，乌犀角（用铜罐河水熬，滴水成珠，现以水牛角代）90克，无灰酒30000毫升。

【制作】将诸药用纱布袋盛之，投入酒内，封固坛口，煮3烛香时间（大约100分钟左右），放土地上出火气。

【功效】乌须发。

【主治】须发变白。

【用法】不拘时饮之，多少随意，每次饮时加青盐少许入肾经更佳。

【注意】腹胀者慎用。

黄精酒

【原料】黄精100克，白酒2500毫升。

【制作】将黄精洗净切片，装入纱布袋内，加入白酒，浸泡30日后即成。

【功效】乌发，益脾，润血燥。

【主治】发枯变白。

【用法】每次20毫升，1日3次。

【注意】脾虚有湿、咳嗽痰多者不宜服用。

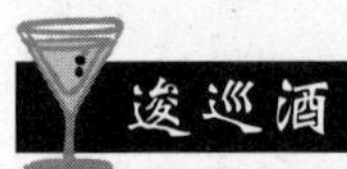

逡巡酒

【原料】马兰花6克，桃花10克，芝麻花10克，黄甘菊花30克，桃仁5枚，白面500克。

【制作】桃仁去皮尖后，余4味药阴干，白面同花调和作酒曲，纸包49天。用时，取已成酒曲1丸，面块1块，白水500毫升，入净器内，封盖，如淡再加酒曲1丸，21天后酒成，去渣取药液，装瓶备用。

【功效】补虚，乌发，悦容颜。

【主治】须发早白，容颜憔悴。

【用法】任意服用，勿醉为度。

【注意】桃花在农历三月三日采收，马兰花在农历五月五日采收，芝麻花在农历六月六日采收，甘菊花在农历九月九日采收，春分日取桃仁，此采收日指长江流域，非指北方。

乌须药酒

【原料】生地、熟地、何首乌（九蒸九晒）、枸杞、白菊花各500克，甘草30克，当归120克，白酒1000毫升。

【制作】将上述药入瓷坛内，倒入白酒1000毫升，封盖，浸21日，过滤榨压出药液，再兑入酒浆3000毫升，窖49天即成。

【功效】补肝益肾，养血乌发。

【主治】须发早白。

【用法】口服：每次60毫升，早、午、晚各服1次。

【注意】服药期间注意饮食调节。

枸杞人参酒

【原料】枸杞子35克，人参2克，熟地10克，冰糖40克，白酒1000毫升。

【制作】将上药加工切碎，用绢袋盛之，扎紧口，放入坛中，注入白酒，密封浸泡，置阴凉干燥处，每日摇晃数下，经14天后启封，然后加入溶化后之冰糖，摇匀，待澄清后即可饮用。

【功效】补血滋阴，乌须发，壮腰膝，增强视力，活血通经，清热生津，强身益寿。

【主治】适用于体虚贫血，营养不良，神经衰弱，头晕目眩，失眠乏力，食少盗汗，腰膝酸痛等症。

【用法】口服：每次10～15毫升，每日1次。

【注意】服药酒期间忌服萝卜、莱菔子，反藜芦。

樟脑斑蝥酒（外用）

【原料】斑蝥9克，樟脑18克。

【制作】将上述药物用75%乙醇500毫升浸泡1周，去药渣过滤即得。

【功效】攻毒逐瘀，促使生发。

【主治】用于斑秃。

【用法】外用：以棉签蘸药液轻涂患处，每天2次。

【注意】本品有毒，切勿入口、眼、鼻，以防刺激黏膜，发生不良反应。

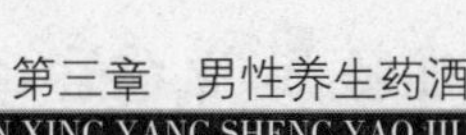

斑秃酒（外用）

【原料】新鲜骨碎补30克，洋金花9克，侧柏叶9克，丹参20克，何首乌30克。

【制作】将上药用250毫升高粱白酒浸泡7天，过滤后即得。

【功效】补肾通络，和血生发。

【主治】用于斑秃、脱发等症。

【用法】外用：每天不拘时用棉签蘸药酒涂搽患处。

【注意】不可误服。

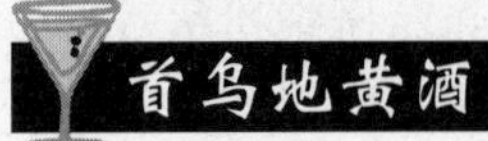

首乌地黄酒

【原料】制何首乌100克，干地黄60克。

【制作】将上药切碎成粗末，纱布袋装，用白酒1000毫升浸泡。14天后取出药袋，压榨取液，合并榨取液与浸出液，静置后过滤即得。

【功效】滋阴血，乌须发。

【主治】用于阴血不足，头晕目眩，健忘失眠，须发早白，脱发等症。

【用法】口服：每次15～30毫升，每天2次，早、晚各服1次。

【注意】本药酒取效贵在坚持。

一醉散

【原料】槐角15克，旱莲草30克，干地黄15克。

【制作】将上药研粗末，纱布袋装，白酒500毫升浸泡。密封。20天后，取出药袋，将压榨液与浸出液混合，过滤后即得。

【功效】乌须黑发。

【主治】用于须发早白。

【用法】口服：每次30～40毫升，每晚睡前服用。

【注意】槐角可用槐花代替，二者功效相近，槐花还具有软化血管的作用，用之代槐角时，用量适当增加到30克。

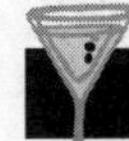

生发酒（外用）

【原料】诃子、桂枝、山柰、青皮各10克，樟脑1.5克。

【制作】将上述药物用75%乙醇200毫升浸泡7天，过滤去渣即得。

【功效】温通经脉，促使生发。

【主治】用于脱发患者。

【用法】外用：每天外搽脱发处2～3次。

【注意】忌食猪油、肥肉，洗头勿用碱性强的肥皂。

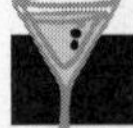

闹羊花生发酊（外用）

【原料】闹羊花60克，补骨脂30克，生姜60克。

【制作】将上述药物用75%乙醇浸泡，7天后过滤去渣，制成400毫升酊剂，备用。

【功效】祛风除湿，生发。

【主治】用于斑秃、脂溢性皮炎。

【用法】外用：每天外搽脱发处3次。

【注意】本品有毒，切勿内服。

第六节　减肥调脂酒

如今，心脑血管疾病已成为人们的健康杀手。诱发心脑血管病的因素很多，其中最主要的是高血压和高脂血症。相比之下，人们对高血压的防治比较重视，而由于高脂血症本身并不引起任何症状，因此患者大多听之任之，对高脂血症的危害性认识不足。高脂血症的主要危害是导致动脉硬化，使血管壁失去弹力，同时使血管变窄。一旦动脉硬化，就会引起严重后果。可见高脂血症如隐形杀手，暗藏在我们身边。肥胖是现代社会中常见的营养障碍性疾病，不仅是导致心脑血管疾病的高危因素，增加糖尿病、高血压、高脂血症以及癌症等多种疾病的发生率，还带来了很多社会问题和心理问题。中医学对肥胖问题早有认识。《素问·通评虚实论》曰“肥贵人，则膏粱之疾也”。《灵枢·卫气失常篇》论及人体肥瘦，认为“人有肥，有膏，有肉”，指出“三者，其血清，气滑少”，强调“必先别其类形，血之多少，气之清浊，而后调之，治无失常经”。后世又有“肥人多痰而经阻，气不运也”之说。再者，肥胖与过食肥甘，膏粱厚味之品有关。摄入精美而多，其有余部分化为膏脂，蓄积过多，则为“膏人”、“脂人”、“肥人”。究其病因病机，肥胖病多为本虚标实之证。本虚以气虚为主，若兼阴阳失调，可有气阳虚，或气阴虚。病位以脾为主，次为肾及肝胆，亦可及心肺，但总以脾肾气虚为多见，肝胆疏泄失调也可有。标实以膏脂、痰浊为主，常兼有水湿，亦有兼血瘀、气滞者。临床辨证将肥胖分为湿阻气滞型，脾肾阳虚型，肝热挟湿型，风湿挟热型，胃火炽盛型等，可分别予以祛痰化浊，利湿降脂，滋补肝肾，养血降火等药物泡酒治疗。

硝黄酒

【原料】 朴硝10克，大黄30克，白酒100毫升。

【制作】 将两味药研细粉状，用白酒100毫升，文火煎取50毫升，去渣备用。

【功效】 开结，消食，通便。

【主治】 食积不化，留滞中焦，腹部满闷，以及肥胖症。

【用法】 将上述药液1次饮服完，3天用1次。

【注意】 凡年老体弱及体质虚寒者忌用；大便泄泻如水者间隔时间以3～4天为宜，减肥者同时应控制饮食用量，少食含脂肪类食品，也可将上方用量在5天内分服。

秘传三意酒

【原料】 枸杞子750克，火麻仁750克，生地黄450克，白酒4000毫升。

【制作】 将上述3味药切碎，蒸熟，摊开晾去热气后，与白酒共置酒坛中，密封，浸泡7天后，便可服用。

【功效】 滋阴养血，补虚润肠。

【主治】 肥胖症，大便秘结。久病

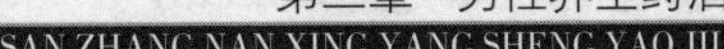

后肠燥便秘也可应用。

【用法】每次服 30～50 毫升，早、晚各服 1 次。

【注意】勿醉。便溏者慎用；大便泄泻如水者间隔时间以 3～4 天为宜，减肥者同时应控制饮食用量，少食含脂肪类食品，也可将上方用量在 5 天内分服。

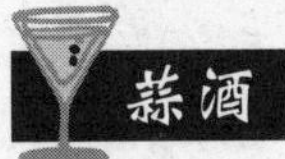

蒜酒

【原料】大蒜 1000 克，桃仁 500 克，淡豆豉 500 克，白酒 5000 毫升。

【制作】将上述各药研细末，用白纱布袋盛，与白酒一起入酒坛中浸泡，密封坛口，10 天后滤出药液，装瓶备用。

【功效】活血降脂，通五脏，宣郁除烦。

【主治】高脂血症。

【用法】口服：每次 10～20 毫升，每日 2 次。

【注意】阴虚火旺者慎用。

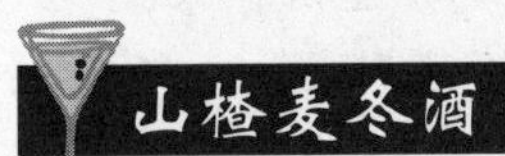

山楂麦冬酒

【原料】山楂片 50 克，麦冬 30 克，白酒（低度）1000 毫升。

【制作】将山楂片、麦冬放入白酒中，每日摇动 1～2 次，一周后饮用。边用边添加白酒（约再添 500 毫升）。

【功效】活血化瘀，清热，降脂。

【主治】高脂血症。

【用法】口服：每次 20 毫升，每日 1 次。

【注意】服药期间注意饮食调节。

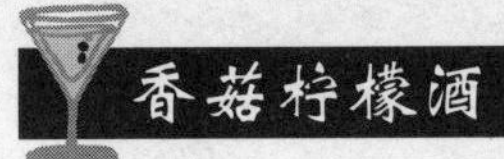

香菇柠檬酒

【原料】香菇 25 克，柠檬 1 枚，白酒 500 毫升，蜂蜜 80 克。

【制作】将以上前 2 味洗净晾干切片，置容器中，加入白酒，密封，浸泡 7 天后去柠檬，继续浸泡 7 天，加入鲜蜜，混匀即成。

【功效】健脾益胃。

【主治】用于高脂血症。

【用法】口服：每次 20 毫升，每日 2 次。

【注意】服药期间注意饮食调节。

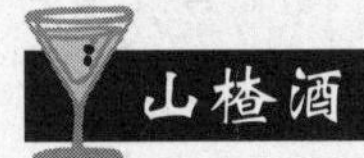

山楂酒

【原料】山楂 500 克，蜂蜜 250 毫升，白酒 1800 毫升。

【制作】将山楂切成片与蜂蜜一起放入酒坛中，倒入白酒，加盖，密封坛口，每日摇晃 2 次，浸泡 15 日后即可饮酒。

【功效】软化血管，扩张冠状动脉，降低血脂。

【主治】用于高脂血症。

【用法】口服：每次 10～20 毫升，每日 3 次。

【注意】服药期间注意饮食调节。

丹参决明子酒

【原料】丹参 180 克，决明子 180 克，山楂 90 克。

【制作】将上药切碎，装入纱袋，用白酒 2000 毫升浸泡，15 天后取出药袋，压榨取液，将压榨液与浸出液混合，过滤后即得。

【功效】散瘀降脂。

【主治】用于高脂血症。

【用法】口服：每次10～20毫升，每日3次。

【注意】原报道上方制成浸膏并加工成片剂服用，现改成酒剂；服药期间应注意控制饮食中脂肪的摄入量。

首乌降脂酒

【原料】何首乌（制）150克，枸杞100克，决明子300克。

【制作】将何首乌切片，决明子研碎，装入纱袋中，用白酒1500毫升浸泡10天，取出药袋，压榨取液，将压榨液与浸出液混合，过滤，即得。

【功效】益肾降脂。

【主治】用于高脂血症。

【用法】口服：每次10～15毫升，每日2～3次。

【注意】服药期间应注意控制饮食中脂肪的摄入量。

三七虎杖酒

【原料】三七30克，山楂240克，泽泻180克，决明子150克，虎杖150克。

【制作】将上药加工成粗末，装入纱袋中，用白酒2000毫升浸泡10天，取出药袋，压榨取液，将压榨液与浸出液混合，过滤，即得。

【功效】散瘀利湿，降脂。

【主治】高胆固醇血症。

【用法】口服：每次10～15毫升，每日2～3次。

【注意】服药期间应注意控制饮食中胆固醇的摄入量。

山楂麦芽酒

【原料】山楂150克，麦芽150克。

【制作】将上药加工成粗末，装入纱袋中，用白酒1000毫升浸泡15天后，取出药袋，压榨取液，将压榨液与浸出液混合，过滤，即得。

【功效】消食降脂。

【主治】Ⅱa及Ⅱb型高脂血症。

【用法】口服：每次10～15毫升，每日2～3次。

【注意】日常饮食应限制食物中的胆固醇摄入，减少动物性脂肪、全脂奶、奶油、奶酪、动物内脏、蛋黄的摄入。Ⅱb型患者应该低糖摄入和低脂饮食。

四味降脂酒

【原料】山楂150克，何首乌（制）、泽泻、决明子各75克。

【制作】将上药加工成粗末，装入纱袋，用白酒1000毫升浸泡，15天后取出药袋，压榨取液，将压榨液与浸出液混合，过滤，即得。

【功效】化瘀，利湿，降血脂。

【主治】高脂血症。

【用法】口服：每次服10毫升，每日2～3次。

【注意】注意控制饮食中脂肪的摄入量。

香菇酒

【原料】香菇（干品）50克，蜂

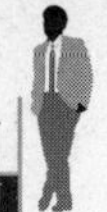

蜜 250 克，柠檬 3 只。

【制作】将香菇、柠檬洗净、晾干，柠檬切成两半，与蜂蜜一起放入酒坛中，加入 60 度白酒 1500 毫升，密封浸泡。7 天后将柠檬取出，再封口浸泡 7 天即可饮用。

【功效】健脾益胃。

【主治】高脂血症，维生素 D 缺乏症。

【用法】口服：每次服 20 毫升，每日 2 次。

【注意】注意控制饮食中脂肪及胆固醇的摄入量。

茵陈泽泻酒

【原料】茵陈蒿 100 克，泽泻 100 克，葛根 100 克。

【制作】将上药加工成粗末，装入纱袋，用白酒 1500 毫升浸泡，10 天后取出药袋，压榨取液，将压榨液与浸出液混合，过滤，即得。

【功效】利湿化瘀，降低血脂。

【主治】高胆固醇血症。

【用法】口服：每次 10～15 毫升，每日 2～3 次。

【注意】单用茵陈蒿也有效。注意控制饮食中胆固醇的摄入量。

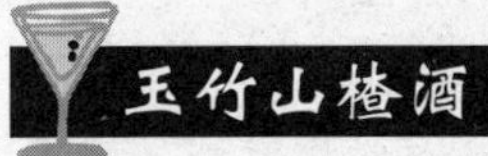

玉竹山楂酒

【原料】玉竹 100 克，山楂 100 克。

【制作】将上药洗净，晾干，加工成粗末，装入纱袋，用白酒 1000 毫升浸泡 10 天，取出药袋，压榨取液，将压榨液与浸出液混合，过滤，即得。

【功效】益阴化瘀，降低血脂。

【主治】高脂血症，冠心病。

【用法】口服：每次 10～15 毫升，每日 2～3 次。

【注意】注意控制饮食中脂肪的摄入量。

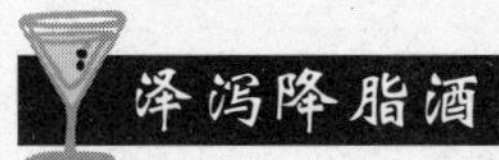

泽泻降脂酒

【原料】泽泻 700 克。

【制作】将泽泻加工成粗粒，装入纱袋，用白酒 1000 毫升浸泡 10 天，取出药袋，压榨取液，将压榨液与浸出液混合，过滤，即得。

【功效】降脂减肥。

【主治】高脂血症，肥胖症。

【用法】口服：每次 10～15 毫升，每日 2～3 次。

【注意】注意控制饮食中脂肪的摄入量。

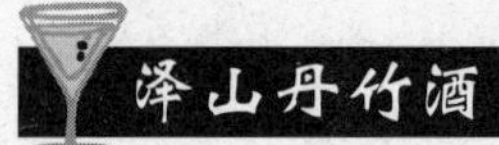

泽山丹竹酒

【原料】泽泻、山楂各 60 克，丹参、玉竹各 30 克。

【制作】将上药加工成粗末，装入纱袋，用白酒 1000 毫升浸泡，10 天后取出药袋，压榨取液，将压榨液与浸出液混合，过滤，即得。

【功效】利湿化瘀，益阴降脂。

【主治】高脂血症。

【用法】口服：每次 10～15 毫升，每日 3 次。

【注意】注意控制饮食中脂肪的摄入。

第四章　解酒醒酒验方

酒是人们常用的饮品，少量饮酒对身体有一定好处，有资料显示少量乃至中等量饮酒者缺血性心脏病死亡率比非饮酒者低，由于饮酒有增多血清高密度脂蛋白的作用，因而认为有预防冠状动脉硬化的效果。虽然一些酒类及其药酒有治病防病的效果，但饮用过量，可引起乙醇中毒，并引发多种疾病。乙醇中毒可引起肝脏、消化、神经、心脑血管、生殖和血液等器官的慢性损伤，甚至成为某些致死性疾病的基础病因。近期研究还表明，乙醇中毒与人胎畸形存在因果关系。

从消化道被吸收的酒，90% ~98%自门脉进入肝脏，并通过肝脏被代谢，经肝脏处理后的酒及其代谢物进入体循环，仅2% ~10%的酒经尿、汗、呼气排出，亦或转移至唾液或乳汁中。在肝脏，乙醇可分别通过4种酶作用被代谢成乙醛，乙醛再经肝细胞线粒体内的醛脱氢酶催化脱氢生成乙酸。酒的吸收速率在个体间存在有较大差异，在个体间相差2~3倍，这种差异是遗传和环境因素综合作用的结果。如白种人对乙醇不敏感，黄种人和黑种人对乙醇较敏感，各色人种对乙醇代谢速度取决于酶系统活性，而酶系统活性种族个体差异很大，有人在乙醇转化为乙醛后，乙醛较慢的转化为乙酸，因此乙醛浓度增高，乙醛对人体肝脏和胰脏功能有一定影响，因而较易发生酒精中毒。另外，乙醇及其代谢产物对神经系统具有直接和间接的损害，大量长期饮酒不仅造成急性酒精中毒，同时也可导致多种营养因子的缺乏，从而引发多种神经系统疾病。

中医学认为，适量饮酒，不仅能疏通经络，消除疲劳，祛湿驱寒，还有益身心健康。如能根据机体状况辨证加用药物浸泡成药酒应用，更能强身健体，解除病痛。为此，要使酒避害兴利，关键是饮酒要做到“适度”二字。那么如若不慎饮用过量，如何把酒精对身体的危害降到最低呢？首先强调醉酒后千万不能用浓茶解酒，喝浓茶非但不能解酒，还如同火上浇油，加速胃黏膜的损伤，加重心脏的负担，对人体造成更大的伤害。人们总结出了许多行之有效的醒酒验方，可根据醉酒程度予以选择应用。

紫葡萄汁

【原料】 紫葡萄1000克。

【制作】 将紫葡萄置容器中，添加清水200毫升，捣烂，武火煮沸，候冷，去渣留液，改文火煮沸，再候冷，再次去渣留液。

【功效】 生津，止渴，解酒。

【主治】 饮酒过量。

【用法】 口服。饮酒后服用100 ~150毫升。

【注意】 放冰箱中保存。

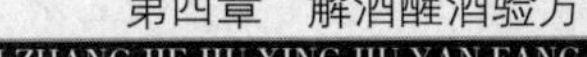

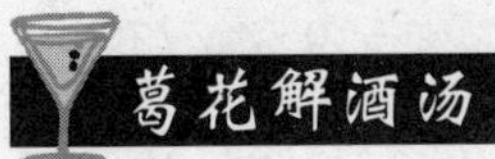

葛花解酒汤

【原料】 木香1.5克，橘皮、潞党参、猪苓、茯苓各4.5克，炒神曲、泽泻、干姜、白术各6克，青皮9克，白蔻仁、砂仁、葛花各15克。

【制作】 将以上各药共研成细末。

【功效】 生津健胃，止呕解酒。

【主治】 饮酒太过，呕吐痰涎，心神烦乱，胸膈痞塞，手足战摇，饮食减少，小便不利等症。

【用法】 每次服10克，白开水送服。

【注意】 瓶装保存。

枳具子汤

【原料】 枳椇子60克，人工麝香3克，面粉适量。

【制作】 将上药共研成细末，面糊为丸，做成梧桐子大；或装入2号胶囊。

【功效】 生津解热，解酒。

【主治】 饮酒多，发热，熏五脏，津液枯燥，血泣，小便并多，肌肉消灼，专嗜冷物寒浆等症。

【用法】 药丸每次服30丸，或服胶囊2~4粒，空腹盐汤送下。

【注意】 瓶装保存。

螺蚌葱豉汤

【原料】 田螺、河蚌、大葱、豆豉各适量。

【制作】 将田螺捣碎，河蚌取肉，同葱与豆豉共煮。

【功效】 祛热醒酒。

【主治】 饮酒过量醉而不省人事。

【用法】 每次饮汁1碗即解。

【注意】 冰箱中保存。

老菱角汤

【原料】 老菱角和鲜菱草共150克。

【制作】 加水适量，煎煮15分钟。

【功效】 止渴解酒。

【主治】 饮酒过量。

【用法】 水煎液，每次1碗。

【注意】 放冰箱中保存。

白茅根解酒方

【原料】 白茅根15~30克。

【制作】 将白茅根洗净，切断。

【功效】 凉血止血、清热利尿。

【主治】 解酒毒。

【用法】 水煎服。

【注意】 适当保存。

仙方内消丸

【原料】 青皮、陈皮、苍术、百草霜、香附、三棱、芫花、破故纸、皂角、莪术、干漆、官桂各30克，黑牵牛50克，法半夏18克。

【制作】 将以上诸药共研成细末，装入2号胶囊备用。

【功效】 养胃醒酒。

【主治】 酒食损伤脾胃。

【用法】 每次服2~4粒，白开水送服。

【注意】 瓶装干燥保存。

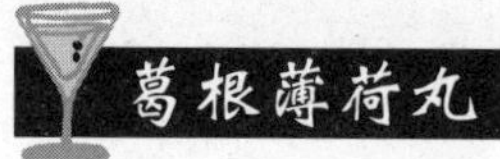

葛根薄荷丸

【原料】葛根20克，薄荷、砂仁各15克，甘草10克。

【制作】将以上各药共研成末，混合搅拌均匀，加工成如麻子大，备用。

【功效】解酒。

【主治】适于饮酒过度者。

【用法】用时取少许细嚼，有很好的解酒效果。

【注意】瓶装保存。

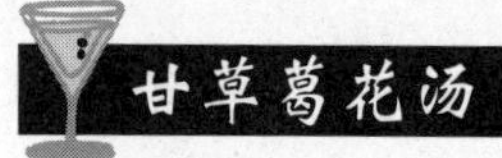

甘草葛花汤

【原料】甘草、干葛花、葛根、砂仁、贯众各30克。

【制作】将以上各药共研成细末，和匀备用。每次取药末15克，置于砂锅中，加水适量，煎数十沸，滤去药渣即可。

【功效】解酒毒。

【主治】适于饮酒过度，胸胁痞闷者。

【用法】不拘时顿服。

【注意】瓶装保存。

陈皮葛根汤

【原料】陈皮（去白，浸炒）、葛根各30克，甘草10克，石膏（打碎）15克。

【制作】将以上各药共研成粗末备用。

【功效】生津，止呕，解酒。

【主治】饮酒过度，酒毒积于肠胃，呕吐，不食汤水者。

【用法】用时取药末10克，加水一小碗，煎至七分，滤去药渣即可服用。

【注意】瓶装保存。

鲜藕解酒方

【原料】鲜藕500克，白糖适量。

【制作】将藕100～200克洗净削皮，切成薄片，放进滚沸的开水中一会儿，将藕片捞出放入少量白糖搅拌，待凉后备用。

【功效】凉血生津，除热清胃，解渴解酒。

【主治】饮酒过度。

【用法】一次食完，或将鲜藕捣烂取汁100～200毫升饮服。

【注意】注意保存。

菊花茄子羹

【原料】杭菊花40克，茄子、调味品各适量。

【制作】将菊花加水煮沸30分钟左右，去渣取汁。茄子洗净，切成斜片，放入烧热的素油锅内翻炒至快熟时，调入葱、姜、淀粉和菊花汁，翻炒片刻，滴些麻油即可。

【功效】清热解毒。

【主治】适用于酒后口渴。

【用法】适量服食。

【注意】注意保存。

木耳猪肉汤

【原料】木耳6克，佛手10克，薏苡仁20克，猪瘦肉50克，调味品适量。

【制作】将猪肉洗净，切丝，同木

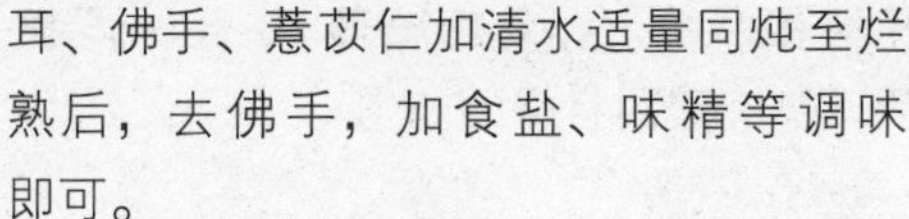

耳、佛手、薏苡仁加清水适量同炖至烂熟后，去佛手，加食盐、味精等调味即可。

【功效】疏肝健脾，化痰除湿。

【主治】适用于酒后胸中闷痛，身重乏力，肢体困重，心悸易寐等。

【用法】适量服食。

【注意】注意保存。

荠菜鸡蛋汤

【原料】荠菜200克，鸡蛋1个，调味品适量。

【制作】将荠菜洗净，加水2碗，煮至1碗时，打入鸡蛋，煮熟即可。

【功效】清热和胃。

【主治】适用于酒醉呕吐后食欲不振，胃脘隐痛等。

【用法】适量服食。

【注意】注意保存。

凉拌莴苣

【原料】莴苣、榨菜、调味品各适量。

【制作】将莴苣去皮，洗净，切丝；榨菜洗净，切丝，与莴苣同加葱、椒、盐、醋、香麻油适量拌匀即成。

【功效】清热利湿。

【主治】适用于酒醉后胃脘灼热，胃部隐痛，口干口苦等。

【用法】适量服食。

【注意】注意保存。

干姜胡椒砂仁肚

【原料】干姜、胡椒、砂仁各6克，肉桂、陈皮各3克，猪肚1个，调味品适量。

【制作】将猪肚洗净，诸药布包，加水同煮至猪肚烂熟后，去渣取汁饮服，猪肚取出切片，调味即成。

【功效】健脾益气，温中和胃。

【主治】适用于酒精性胃炎胃脘隐痛，喜热饮，纳差食少，面色无华等。

【用法】适量服食。

【注意】注意保存。

苦瓜塞肉

【原料】苦瓜200克，猪瘦肉150克，鸡蛋2个，枸杞苗、调味品适量。

【制作】将苦瓜洗净，切段去子，猪肉洗净，剁碎，加鸡蛋、酱油、食盐、味精、葱花、生姜等拌匀，塞入苦瓜中，置油锅中煎或炸熟即可。

【功效】清热利湿。

【主治】适用于酒后口干口苦，头昏目赤，纳差食少，小便短黄等。

【用法】将枸杞苗炖汤、调味送服苦瓜塞肉。

【注意】注意保存。

解酒汤

【原料】葛花12克，白扁豆花10克，茶叶、甘草各15克，绿豆60克，滑石18克，橘皮、云苓各12克，白蔻仁、苏梗各6克，大黄9克。

【制作】将上药水煎，过滤，备用。

【功效】健胃，解酒。

【主治】饮酒太过，酒精中毒等症。

【用法】每日1剂，分3次服。

【注意】瓶装保存。

拔丝苹果

【原料】 苹果、白糖各适量。

【制作】 将苹果去皮，洗净，切块；白糖放锅中，文火溶化后，下苹果翻炒，至白糖糊均匀黏附于苹果上即成。

【功效】 生津润肺，除烦解暑，开胃醒酒。

【主治】 适用于热病伤津，咽干口渴或肺燥干咳，热病心烦，暑热外感及病后胃纳不振，脘腹胀满或醉酒。

【用法】 适量服食。

【注意】 注意保存。

乌梅解酒方

取乌梅30克，水煎服。乌梅性味酸、平，入肝、脾、肺、大肠经。具有敛肺生津等功效。可用于治疗肺虚久咳，久泻久痢，虚热消渴等症。因其味酸能生津止渴，故可解醉酒烦渴。

浓米汤方

浓米汤中含有糖和维生素A、B，有醒酒、解毒之功效。如加入适量白糖，效果更佳。

牛奶方

牛奶与乙醇混合，可使蛋白质凝固，缓解酒在胃内的吸收，并可保护胃黏膜及醒酒。

大白菜方

将大白菜洗净，切成细丝，加些食用醋和白糖，拌匀后腌渍10分钟再食用，清凉酸甜且醒酒。

生姜方

酒醉后有恶心呕吐者，可取一小块生姜含于口内，可解酒止呕吐。

陈醋生姜红糖汤

取陈醋60克，生姜5克，红糖25克，加水适量，共煎后服食，可醒酒，酸遇乙醇即生成乙酸乙酯和水，可减轻乙醇对人体的损害。

蜂蜜水方

蜂蜜含有特殊果糖，可促进乙醇吸收与解酒，醒酒。蜂蜜还可治酒后头痛，尤其是红酒引起的头痛。蜂蜜还可催眠，第二天起床后不会头痛。

香蕉解酒方

酒后吃1~3根香蕉，能增加血糖浓度，降低乙醇在血液中的比例而醒酒，还能减轻心悸症状，消除胸口郁闷。

葡萄解酒方

取葡萄干30克或新鲜葡萄数枚，酒后嚼食，能生津止渴、解酒。葡萄含丰富的酒石酸，能与酒中乙醇相互作用形成酯类物质，达到解酒目的。饮酒前吃，能防醉酒。

马蹄解酒方

马蹄（即荸荠）适量，洗净捣成泥

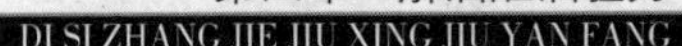

状，用纱布包裹压榨出汁饮服，可醒酒。尤适用于因饮高粱酒等烈性酒醉者。

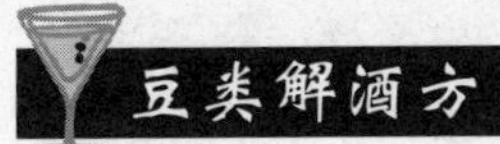

豆类解酒方

用绿豆、红小豆、黑豆各50克，加甘草15克，煮烂，一起服下。能提神解酒，缓解乙醇中毒症状。亦可取绿豆100克，加水适量煮烂，再加少许盐或蜂蜜，稍凉后服食，有解酒作用。

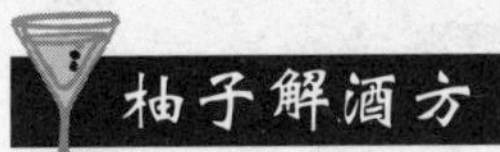

柚子解酒方

取柚子肉蘸白糖吃，可醒酒，解除口腔中酒气。

橄榄解酒方

取橄榄数枚直接服食，或加冰糖炖服，能醒酒，清胃热，促食欲（可治酒后厌食）。

蛋清解酒方

将生鸡蛋清、鲜牛奶、霜柿饼各适量煎汤服食，可消渴，清热，解醉。

豆腐解酒方

饮酒时宜多以豆腐菜肴作下酒菜，或酒后食些豆腐菜肴以利解酒，因为豆腐中半胱氨酸是一种主要氨基酸，它能解乙醇的毒性，食后可促进酒中乙醇迅速排泄。

葛花解酒方

中药葛花3～6克，加水适量煎汤服。葛花性平味甘，入肝、胃经，具有醒酒止渴功效，解酒效果甚佳。适用于饮酒过度，胃气受伤者。

芹菜汁方

芹菜适量，洗净切碎捣烂榨汁服食。芹菜中含有丰富的B族维生素，能分解乙醇，可治酒醉后头痛脑胀，颜面潮红，胃肠不适等症。

藕汁方

鲜藕数节，洗净后捣碎榨汁服食，有醒酒作用。

西红柿汁方

西红柿2个，洗净去皮榨汁服食，可醒酒。西红柿富含果糖，一次服食300毫升以上，能治酒后头晕。

雪梨汁方

雪梨2～3个，洗净，切片，捣成泥状，榨汁服食，可解酒。

甘蔗汁方

将洗净去皮的甘蔗，切成小节后榨汁服食，有解酒作用。

西瓜汁方

西瓜汁清热祛火，能加速乙醇从尿液中排出，解酒，可治酒后全身发热。

鲜柑橘皮水煎方

取适量新鲜柑橘皮，加水煎煮，再

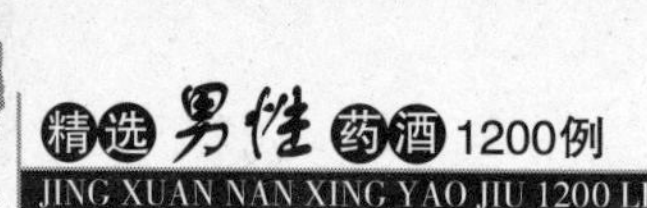

加适量食盐，一次服完。

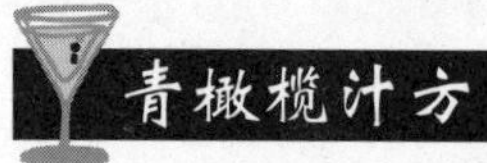

青橄榄汁方

选鲜橄榄（俗称青果）5～10 枚，去核取肉，捣烂，加白糖 30～50 克，水煎顿服，解酒效果好（或用橄榄沏茶喝）。

水煎菠萝方

取 3 个菠萝的果肉，用水煎煮后，取汁一次服下，有明显解酒效果。

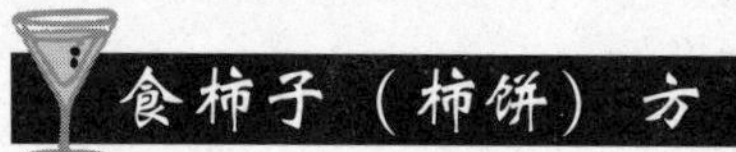

食柿子（柿饼）方

取鲜柿子，去皮食用；或用带“霜”柿饼，切碎，加少量水，煎后饮服。

食松花蛋方

取松花蛋 1～2 个，去皮洗净蘸醋吃。

菊花灯芯草方

菊花 10 克，灯芯草 7 根，共煎水服，有较明显的解酒效果。

白萝卜叶蛋清粥方

取白萝卜叶 60 克，洗净，切碎，与大米 50 克共煮粥，加入鸡蛋清 3 只调服。

生吃红薯方

生红薯洗净，绞碎，拌适量白糖服下，解酒效果极佳。

吃水果方

食用梨、橙、柑、橘、苹果、香蕉、西瓜、桑椹等水果，具有降低血液中的乙醇浓度，加速排泄而解酒的功效。

饮菜汤方

饮用清炖冬瓜汤，或喝一些清淡的其他菜汤，均可以解酒。

饮菠菜汁方

取菠菜适量洗净，连根捣烂取汁，服多次，疗效佳。对于胃寒醉酒者，宜用热水送服。

水煎黑豆方

取适量黑豆洗净煎汤，随时服，直至治愈。

白菜籽研末方

酒醉不醒取白菜籽适量研末，服 1 匙，可醒酒。

水果沙拉解酒方

吃水果沙拉解酒，是因为水果中的果酸能中和酒的代谢物乙醛，尤其是香蕉和梨，有非常好的醒酒功效。这种解酒法是将香蕉和梨一起切片，拌入沙拉酱即可，既是一道解酒菜，又是一道清口美食。

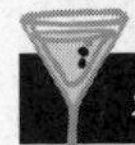

水煎竹叶治啤酒宿醉方

取竹叶12~13枚，切细，以540毫升水煎至一半，1日可服多次。

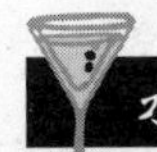

水煎扁豆衣方

取白扁豆衣10克，水煎饮服。

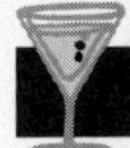

葛根鲤鱼治酒精中毒方

中药葛根不但可去酒毒，而且对饮酒所致的脚部神经痛也有效。嗜酒者一个月最好饮二次葛根汤。方剂组成：葛根150克，鲤鱼150克，水1.8升，共煮成400毫升即可饮用。对酒精中毒者十分有效。

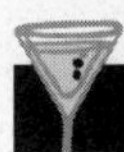

西洋参煎汤预防宿醉方

将西洋参煎汤饮之，再喝酒就不致宿醉。

糖醋泡菜方

将泡菜中的萝卜或黄瓜切成薄片，加上糖、醋凉拌，再浇上两勺泡菜卤水，也能解腻醒酒。

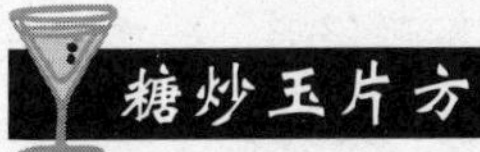

糖炒玉片方

将大白菜帮洗净，切成3厘米长、2~3毫米宽的窄条，加醋腌渍15分钟后取出，放少许油在锅内，用大火煸炒白菜，再加入糖、醋，翻炒起锅，色如白玉。

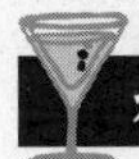

松花蛋蘸醋方

松花蛋1个，蘸醋徐徐吃下。

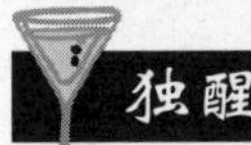

独醒汤

橘皮烘干为末，入盐15克，煮汤服之。

鲜橙方

鲜橙1个，榨汁饮之。或吃鲜橙1个，橘、柑亦可。

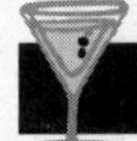

白萝卜汁方

取生白萝卜，洗净榨汁，稍加热服下，每次一茶杯，10分钟一次，3次可解去酒气。

盐渍李子方

平时取大一些的李子用食盐腌渍1周，取出晒干备用。宿醉者每天吃饭时服1个，疗效佳。醉酒服干李子，用米汤温服；或取新鲜李子直接食用，也有效果。

黄豆芽汤

黄豆芽汤对宿醉非常有效。酒醉者在喝过黄豆芽汤之后，第二天会感觉精神爽快，少有不适症状。

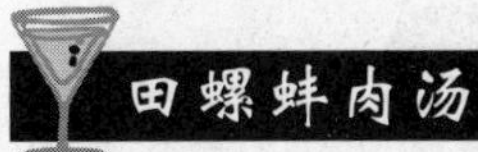

田螺蚌肉汤

田螺300克，蚌肉150克，水适量，煮汤。加油盐调味，饮汤食蚌肉，不吃田螺。注意：本方四季可用。田螺用前先用清水养24～48小时，并勤换水以去除污泥，然后用刀斩去田螺顶部少许。

霜柿饼奶汤

取柿饼3只，加少量水于小砂锅中煮烂，取其汁加入煮沸后的500克牛奶中调匀饮用。

陈茗粥

用陈茶叶10克，大米100克。先将茶叶择净，放入锅中，加清水适量，水煎取汁，而后加大米煮为稀粥，每日1剂，分上下午温服，连续2～3天。适用于食积不消，过食油腻，饮酒过量，口干烦渴，多睡不醒。

八珍醒酒汤

【原料】莲子、核桃仁、青梅各10克，白果、百合、白醋各5克，橘子瓣、山楂糕、白糖、冰糖各50克，红枣20克，精盐少许。

【制作】将以上各味加水煮成较稀的水果羹即可。

【功效】止渴，解酒。

【主治】饮酒过量或醉酒。

【用法】每日2次，每次服30～50克。

【注意】低温保存。

橘味醒酒汤

【原料】橘子和莲子罐头各半瓶，青梅25克，红枣50克，白糖30克，白醋30克，桂花、水、淀粉各少许。

【制作】将上药加1000毫升水煮熟，备用。

【功效】解酒，醒酒。

【主治】饮酒太过。

【用法】每日1剂，分次服完。

【注意】低温保存。

橄榄汤

【原料】生橄榄20克，冰糖30克。

【制作】将生橄榄洗净、打碎，与冰糖一起炖煮成汤。

【功效】清咽生津，除烦醒酒，解河豚毒。

【主治】酒毒湿热，饮食停滞。

【用法】每日1剂，分3次服用。

【注意】低温保存。

山楂茶

【原料】陈皮50克，山楂干100克，蜂蜜20毫升。

【制作】将陈皮、山楂洗净，放入锅中，加水煮20分钟，放温后加入蜂蜜调匀。

【功效】理气消食，提神醒酒。

【主治】饮酒过量，胸脘涨闷，饮食不消等。山楂可解酒化痰，增加胃液消化酶，促进乙醇分解。陈皮含挥发油，有行气健脾、降逆止呕、促进胃液分泌以及助消化的作用。蜂蜜含有丰富的果糖、葡萄糖、有机酸、维生素和微量元素，具有提高机体抵抗力和保肝护肝的作用。

【用法】经常饮用，每日3次服用。

【注意】低温保存。

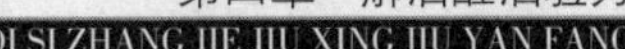

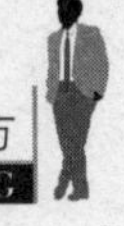

柚子汁解酒方

【原料】柚子1只，生姜5片。

【制作】先将柚子剥去瓣粒，后绞汁，生姜同样取汁，滴入柚子汁内即可。

【功效】生津和胃，止呕解酒。

【主治】饮酒过量或醉酒等。

【用法】所制作柚子汁分3~5次服完。

【注意】低温保存。

解酒汤

【原料】葛花12克，白扁豆花10克，茶叶、甘草各15克，绿豆60克，滑石18克，橘皮、云苓各12克，白蔻仁、苏梗各6克，大黄9克。

【制作】将上药用冷水浸泡10分钟后，再以文火水煎10分钟即可。

【功效】和胃止呕，解酒毒。

【主治】酒精中毒。

【用法】每日1剂，分3次服。

【注意】低温保存。

白糖煮菱角粉解酒方

每次用菱角粉30~50克，加白砂糖适量，加水煮成稠糊状服食。可解酒和中，助脾气，缓肝气。

白糖煮藕粉醒酒方

每次用藕粉30~50克，白砂糖适量加水煮成稠糊状服食。可生津止渴，清热除烦和醒酒。

姜汁菠菜解酒方

菠菜250克，生姜25克，食盐2克，麻油3克，味精、醋、花椒油各1克。凉拌，佐餐食之。该方能通肠胃，生津血，解酒毒。

橄榄酸梅汤

前者为每次用鲜橄榄（连核）60克，酸梅10克，稍捣烂，加清水3碗煎成1碗，去渣加白糖适量调味饮用。后者为每次用鲜橄榄（连核）10枚，略捣烂，清水2碗，煲至1碗，去渣，慢慢饮咽。均可清热解毒，生津止渴，解毒和醒酒。